Collagen Disease Revised Edition

新・膠原病教室

順天堂大学名誉教授
橋本博史 著
HIROSHI HASHIMOTO

株式会社 新興医学出版社

Collagen Disease, *Revised Edition*

Author; Hiroshi Hashimoto, MD, PhD

Professor Emeritus, Juntendo University

©2009 published by
SHINKOH IGAKU SHUPPAN CO., LTD TOKYO.
Printed & bound in Japan

発刊にあたって

　このたび，「新・膠原病教室」を発刊する運びとなりましたが，これは14年前に出版した「膠原病教室」の改訂版でもあります．初版の出版に際しては，患者さんからリウマチに関する本は沢山あるが，膠原病関係の本は少ないのは何故かとの素朴な問いかけが動機付けになりました．その後，長い年月が経ちましたが，この間のこの分野の医学の進歩は著しく膠原病関連の本も数多くみられるようになりました．当然のことながら，初版の改訂も急がれましたが，平成17年の順天堂大学膠原病内科教授定年退職を機に改訂の作業を進め，ほぼ時期同じくして生物学的製剤の導入による関節リウマチ治療の大きな変革も改訂への大きな動機付けとなりました．

　本の構成は初版と基本的に変わりませんが，初版と同様多くの文献を引用させていただくとともに，これまで筆者が報告してきた論文，図表，写真などを取り入れできるだけ分かり易い記述を心がけました．すなわち，歴史的な事項を加えたこと，臨床のカラー写真を多く掲載したこと，新たに提唱ないし改訂された診断基準や病型分類・病態分類，治療指針や治療のガイドライン，活動性や重症度の臨床評価票などを網羅したこと，膠原病にみられる合併症の項を加えたことなどです．また，膠原病に含まれる疾患の多くは難病に指定され特定疾患調査研究班が設置されていますが，それらの年次報告書を参考にさせていただくとともに，筆者が厚労省特定疾患難治性血管炎調査研究班と厚生科学免疫疾患の合併症と治療法に関する研究班の主任研究者として報告してきた実態調査の臨床データも一部紹介しています．目で見て分かり易くの思いから必然的に図表の枚数が多くなりましたが，図表の一部，特に，公的診断基準や分類基準，治療指針やガイドライン，活動性や重症度基準，疫学的臨床データなどは巻末にまとめて掲載し，本文中に巻末のページを記し引用し易くしました．

　このようなことから初版に比べページ数が多く，内容的にも多少専門的になり患者さんにとってやや難解と思われますが，リウマチ・膠原病の医療従事者・医療関係者のみならずリウマチ専門医を目指しておられる医師，研修医にとっては理解を深める上で有用ではないかと思っています．また，医学生や医療従事者を目指している方々にとっても知識の整理の一助として活用していただければ幸いです．

　リウマチ・膠原病の分野の知見は膨大で，すべてを網羅しているとはいい難く，また，日進月歩の医学の進歩に伴い常に改変の余地がありますが，幅広く多くの方々の目に触れていただき，ご批判，ご叱正いただければ幸甚です．

　末筆になりましたが，出版に際し多大なご尽力，ご支援をいただきました新興医学出版社の服部秀夫氏と編集部の皆様に深謝申し上げます．

平成21年2月

橋本　博史

目 次

第1章 膠原病とは？ その歩みについて ……………………………………………1
1．膠原病の名前の由来と含まれる病気 ………………………………………1
2．リウマチ・膠原病の歩み ……………………………………………………2

第2章 膠原病の位置づけ―膠原病とリウマチ，結合組織疾患，自己免疫疾患との関係 …………9

第3章 膠原病はどうして発病するのか ……………………………………………15
1．免疫の仕組みは ………………………………………………………………15
2．膠原病の発症原因 ……………………………………………………………24

第4章 膠原病の組織障害機序 ………………………………………………………29
1．組織障害機序 …………………………………………………………………29
2．補体の活性化 …………………………………………………………………30
3．炎症の反応期 …………………………………………………………………32

第5章 膠原病にみられる臨床像 ……………………………………………………35
1．好発年齢，性，患者数 ………………………………………………………35
2．初発症状，全身症状，病歴の特徴 …………………………………………35
3．関節症状 ………………………………………………………………………37
4．皮膚症状 ………………………………………………………………………41
5．内臓病変による臨床症状 ……………………………………………………48

第6章 膠原病の検査 …………………………………………………………………49
1．一般検査 ………………………………………………………………………49
2．免疫血清学的検査所見 ………………………………………………………51
3．画像検査 ………………………………………………………………………57
4．生理学的検査 …………………………………………………………………59
5．生検による組織学的検査 ……………………………………………………59

第7章 膠原病の診断と不全型への対応 ……………………………………………61

第8章 膠原病の治療法 ………………………………………………………………63
1．非ステロイド抗炎症薬（NSAIDs） …………………………………………64
2．副腎皮質ステロイド薬（ステロイド薬） …………………………………66
3．抗リウマチ薬または寛解導入薬または疾患修飾抗リウマチ薬（DMARDs） ………73
4．免疫抑制薬 ……………………………………………………………………83
5．アフェレシス療法 ……………………………………………………………87

第9章　膠原病に含まれる病気の特徴とその診断・治療 …………………………………91
A．関節リウマチ ……………………………………………………………………………91
- 1．関節リウマチとは ……………………………………………………………………91
- 2．病因 ……………………………………………………………………………………91
- 3．関節炎の病理と病態進展 ……………………………………………………………94
- 4．血管炎の病理 …………………………………………………………………………95
- 5．臨床症状 ………………………………………………………………………………97
- 6．検査所見 ……………………………………………………………………………100
- 7．診断，鑑別診断 ……………………………………………………………………102
- 8．RA の亜型 …………………………………………………………………………103
- 9．治療 …………………………………………………………………………………103
- 10．経過，合併症，予後 ………………………………………………………………107

B．全身性エリテマトーデス ………………………………………………………………109
- 1．概念 …………………………………………………………………………………109
- 2．病因 …………………………………………………………………………………109
- 3．病理組織学的所見 …………………………………………………………………113
- 4．病型分類，亜型 ……………………………………………………………………117
- 5．臨床症状 ……………………………………………………………………………121
- 6．検査所見 ……………………………………………………………………………126
- 7．診断，鑑別診断 ……………………………………………………………………127
- 8．臨床評価 ……………………………………………………………………………127
- 9．治療 …………………………………………………………………………………128
- 10．経過，合併症，予後 ………………………………………………………………130

C．全身性硬化症（強皮症） ………………………………………………………………132
- 1．全身性硬化症とは …………………………………………………………………132
- 2．病因 …………………………………………………………………………………132
- 3．病理 …………………………………………………………………………………133
- 4．分類 …………………………………………………………………………………133
- 5．臨床症状 ……………………………………………………………………………134
- 6．検査所見 ……………………………………………………………………………136
- 7．診断，鑑別診断 ……………………………………………………………………136
- 8．亜型 …………………………………………………………………………………137
- 9．治療 …………………………………………………………………………………137
- 10．経過，予後，死因 …………………………………………………………………138

D．多発性筋炎・皮膚筋炎 …………………………………………………………………138
- 1．多発性筋炎・皮膚筋炎とは ………………………………………………………138
- 2．病因 …………………………………………………………………………………139
- 3．病理 …………………………………………………………………………………139
- 4．分類 …………………………………………………………………………………139
- 5．臨床症状 ……………………………………………………………………………139
- 6．検査所見 ……………………………………………………………………………141
- 7．診断，鑑別診断 ……………………………………………………………………142

8．治療 …………………………………………………………………………………………… 142
　　9．経過，合併症，予後，死因 ………………………………………………………………… 142
E．シェーグレン症候群 …………………………………………………………………………… 143
　　1．シェーグレン症候群とは …………………………………………………………………… 143
　　2．分類 …………………………………………………………………………………………… 143
　　3．病因 …………………………………………………………………………………………… 143
　　4．病理 …………………………………………………………………………………………… 143
　　5．臨床症状 ……………………………………………………………………………………… 143
　　6．検査所見 ……………………………………………………………………………………… 145
　　7．診断 …………………………………………………………………………………………… 146
　　8．治療 …………………………………………………………………………………………… 146
　　9．経過，合併症，予後，死因 ………………………………………………………………… 147
F．混合性結合組織病と重複症候群 ……………………………………………………………… 147
　　1．混合性結合組織病とは，重複症候群とは ………………………………………………… 147
　　2．病因，病理 …………………………………………………………………………………… 148
　　3．症状 …………………………………………………………………………………………… 149
　　4．検査所見 ……………………………………………………………………………………… 149
　　5．診断，鑑別診断 ……………………………………………………………………………… 150
　　6．治療，予後 …………………………………………………………………………………… 150
G．血管炎症候群 …………………………………………………………………………………… 150
　Ⅰ．総論 …………………………………………………………………………………………… 150
　　　1．概念 ………………………………………………………………………………………… 150
　　　2．疫学 ………………………………………………………………………………………… 150
　　　3．分類 ………………………………………………………………………………………… 150
　　　4．病因 ………………………………………………………………………………………… 151
　　　5．病態発症機序 ……………………………………………………………………………… 153
　　　6．自己抗体 …………………………………………………………………………………… 154
　　　7．診断のアプローチ ………………………………………………………………………… 154
　Ⅱ．主な全身性血管炎 …………………………………………………………………………… 157
　　　1．結節性多発動脈炎（PN） ………………………………………………………………… 157
　　　2．顕微鏡的多発血管炎（MPA） …………………………………………………………… 159
　　　3．ウェゲナー肉芽腫症（WG） ……………………………………………………………… 160
　　　4．アレルギー性肉芽腫性血管炎（AGA）／チャーグ・ストラウス症候群（CSS） …… 162
　　　5．側頭動脈炎 ………………………………………………………………………………… 163
　　　6．高安動脈炎 ………………………………………………………………………………… 165
　　　7．皮膚白血球破砕性血管炎（過敏性血管炎） …………………………………………… 166
　　　8．シェーンライン-ヘノッホ紫斑病 ………………………………………………………… 168
　　　9．クリオグロブリン血症 …………………………………………………………………… 168
　　　10．川崎病 …………………………………………………………………………………… 168
H．抗リン脂質抗体症候群 ………………………………………………………………………… 169
　　1．定義 …………………………………………………………………………………………… 169
　　2．aPLの生物学的特性 ………………………………………………………………………… 170

  3．aPL の分類 ··· 170
  4．臨床症状 ·· 171
  5．診断 ·· 171
  6．治療 ·· 173
I．成人発症スチル病 ·· 174
  1．概念 ·· 174
  2．病因，病態 ··· 174
  3．臨床症状 ·· 174
  4．検査所見 ·· 174
  5．診断 ·· 175
  6．治療 ·· 175
  7．経過，予後 ··· 175
J．リウマチ熱（RF） ·· 175
  1．概念 ·· 175
  2．病因 ·· 175
  3．病理 ·· 176
  4．臨床症状 ·· 176
  5．検査所見 ·· 176
  6．診断，鑑別診断 ·· 176
  7．治療 ·· 177
  8．経過，予後，死因 ·· 177
K．ヒトアジュバンド病 ··· 177
  1．概念と分類 ··· 177
  2．診断のアプローチ ·· 177
  3．病態と疾患分布 ·· 178
  4．治療 ·· 178

第 10 章　膠原病に類似した疾患 ··· 179
A．ベーチェット病 ·· 179
  1．概念 ·· 179
  2．発症要因 ·· 179
  3．疫学 ·· 179
  4．病理 ·· 179
  5．分類 ·· 179
  6．症候 ·· 179
  7．検査所見 ·· 180
  8．診断，鑑別疾患 ·· 180
  9．治療 ·· 180
  10．経過，予後 ··· 181
B．血清反応陰性脊椎関節症 ··· 181
  1．強直性脊椎炎 ··· 181
  2．反応性関節炎 ··· 182

3．乾癬性関節炎 …………………………………………………………………………… 182
　　4．炎症性腸疾患に伴う関節炎 …………………………………………………………… 183
C．掌蹠膿疱症性骨関節炎，SAPHO 症候群 ……………………………………………… 183
D．再発性多発軟骨炎 …………………………………………………………………………… 184
　　1．概念 ……………………………………………………………………………………… 184
　　2．病理 ……………………………………………………………………………………… 184
　　3．症候 ……………………………………………………………………………………… 184
　　4．検査所見 ………………………………………………………………………………… 184
　　5．診断 ……………………………………………………………………………………… 184
　　6．治療 ……………………………………………………………………………………… 184
　　7．経過，予後 ……………………………………………………………………………… 185
E．リウマチ性多発筋痛症 …………………………………………………………………… 185
F．RS3PE 症候群 ……………………………………………………………………………… 185
G．アミロイドーシス ………………………………………………………………………… 185
　　1．定義 ……………………………………………………………………………………… 185
　　2．病因 ……………………………………………………………………………………… 185
　　3．分類 ……………………………………………………………………………………… 186
　　4．症候 ……………………………………………………………………………………… 186
　　5．検査所見 ………………………………………………………………………………… 186
　　6．診断 ……………………………………………………………………………………… 186
　　7．治療 ……………………………………………………………………………………… 186
　　8．経過，予後 ……………………………………………………………………………… 186
H．サルコイドーシス ………………………………………………………………………… 187
　　1．定義 ……………………………………………………………………………………… 187
　　2．疫学 ……………………………………………………………………………………… 187
　　3．病理 ……………………………………………………………………………………… 187
　　4．分類 ……………………………………………………………………………………… 187
　　5．症状 ……………………………………………………………………………………… 187
　　6．検査所見 ………………………………………………………………………………… 187
　　7．診断，鑑別疾患 ………………………………………………………………………… 188
　　8．治療 ……………………………………………………………………………………… 188
　　9．経過，予後 ……………………………………………………………………………… 188
I．ウェーバー・クリスチャン病 …………………………………………………………… 188
　　1．概念 ……………………………………………………………………………………… 188
　　2．病理 ……………………………………………………………………………………… 188
　　3．症候 ……………………………………………………………………………………… 189
　　4．検査所見 ………………………………………………………………………………… 189
　　5．診断 ……………………………………………………………………………………… 189
　　6．治療，予後 ……………………………………………………………………………… 189

  J．ライム病 ··· 189
  K．変形性関節症 ··· 190
  L．結晶性関節炎 ··· 190
   1．痛風 ·· 190
   2．偽痛風 ·· 191
  M．結合織炎，線維筋痛症候群 ·· 191
  N．慢性疲労症候群 ··· 192

第11章　膠原病にみられる合併症 ··· 193
   1．感染症 ·· 193
   2．糖尿病 ·· 197
   3．消化性潰瘍 ·· 197
   4．骨粗鬆症・圧迫骨折 ·· 197
   5．無菌性骨壊死 ·· 198
   6．血球貪食症候群 ·· 199
   7．播種性血管内凝固 ·· 199
   8．悪性腫瘍 ··· 200
   9．合併妊娠・出産 ·· 201

第12章　日常生活指導 ··· 209
   1．安静 ·· 209
   2．衣服 ·· 209
   3．食事 ·· 209
   4．住居 ·· 210
   5．家事 ·· 210
   6．薬剤 ·· 210
   7．歯の治療，外科的手術，他科受診 ·· 210
   8．予防接種について ·· 210
   9．紫外線，日光照射 ·· 211
  10．戸外スポーツ，レクリエーション ·· 211
  11．鍼，灸 ·· 211
  12．結婚 ·· 211
  13．妊娠・出産 ·· 211
  14．避妊 ·· 211
  15．医療費の公費負担 ·· 213
本文中の図表 ·· 215
文　献 ·· 269

巻頭カラー頁

第5章 カラーページ

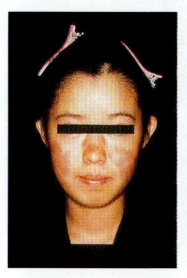

写真 5-1

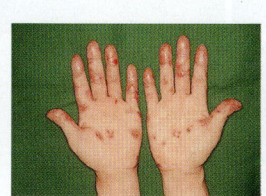

写真 5-2

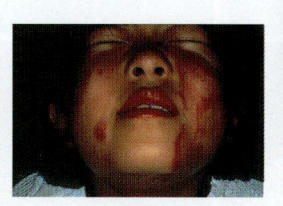

写真 5-3

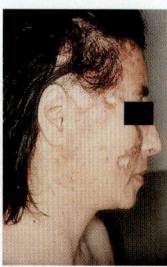

写真 5-4

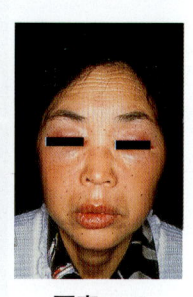

写真 5-5

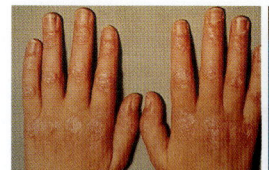

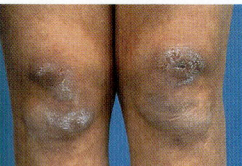

写真 5-6

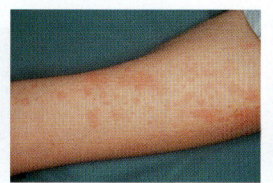

写真 5-7

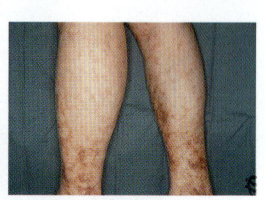

写真 5-9

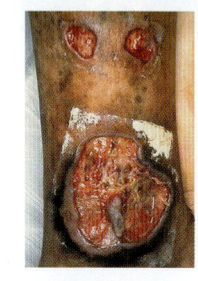

写真 5-10

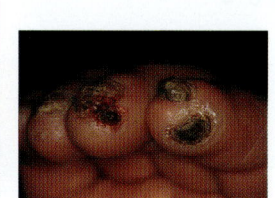

写真 5-11

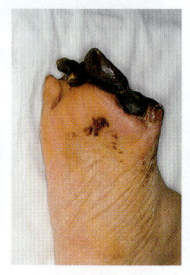

写真 5-12

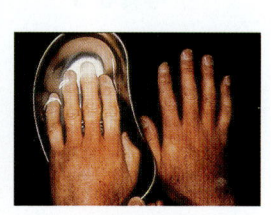

写真 5-13

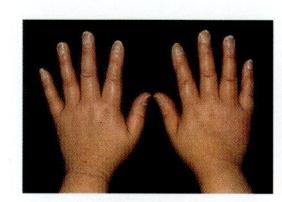

写真 5-15

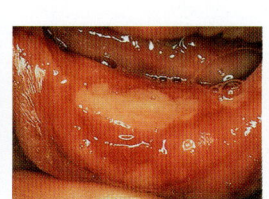

写真 5-17

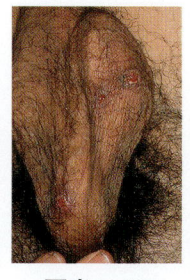

写真 5-18

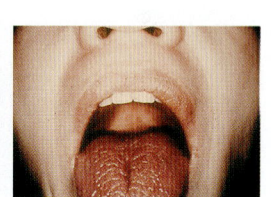

写真 5-19

第6章 カラーページ

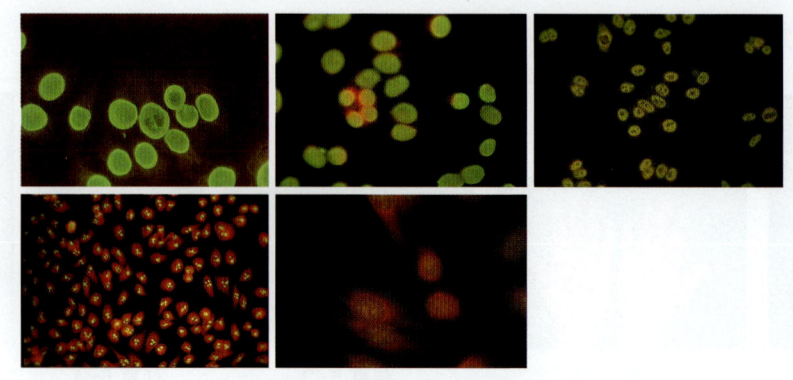

写真6-1

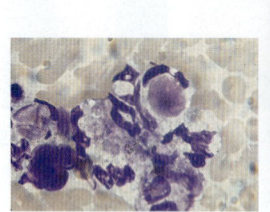

写真6-3 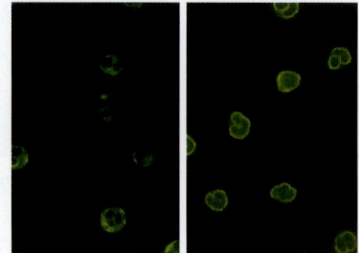　　　　　　写真6-4 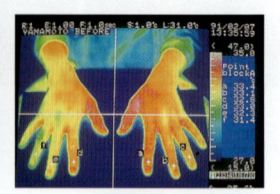　　　　　　写真6-5

第9章 カラーページ

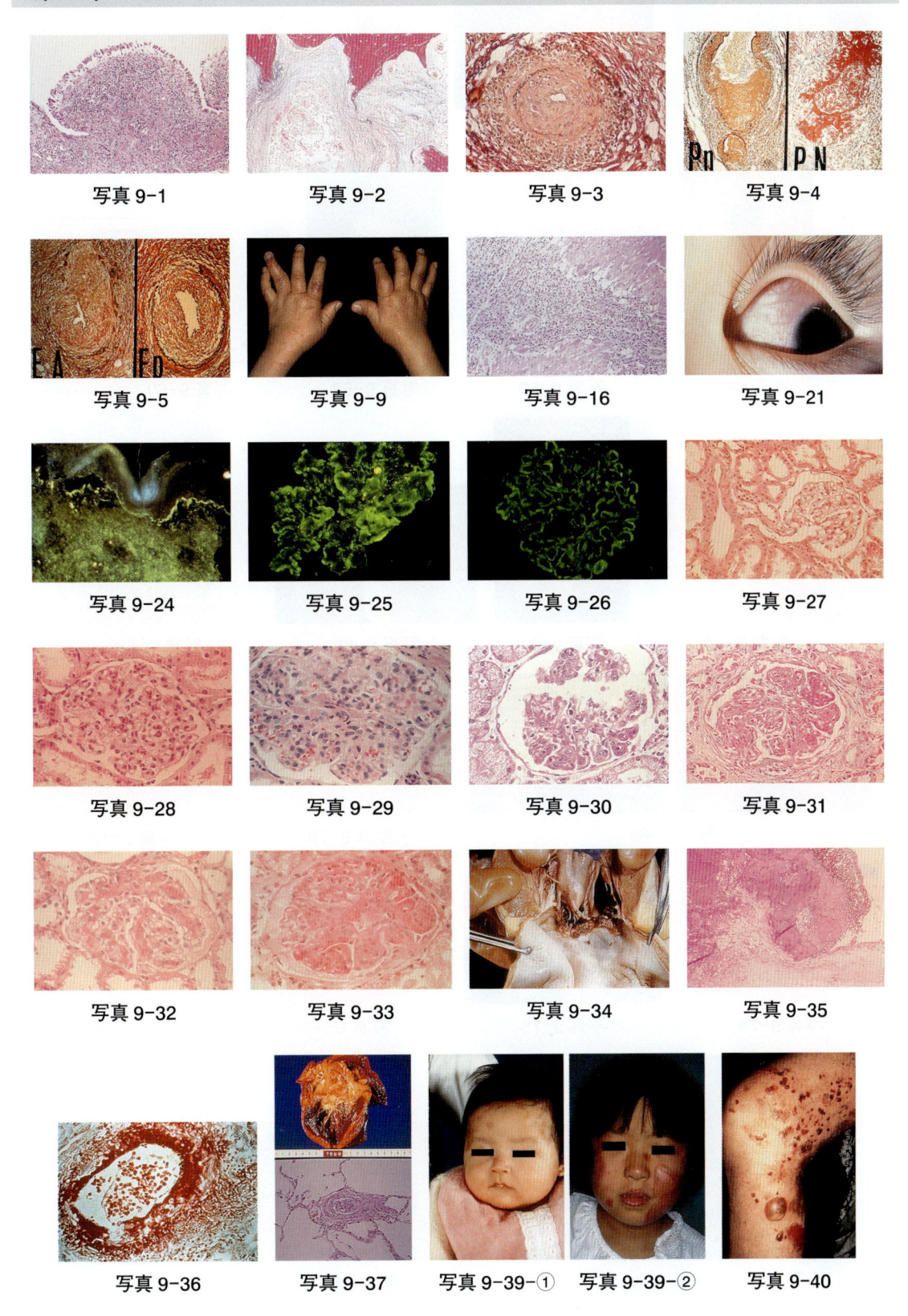

写真 9-1

写真 9-2

写真 9-3

写真 9-4

写真 9-5

写真 9-9

写真 9-16

写真 9-21

写真 9-24

写真 9-25

写真 9-26

写真 9-27

写真 9-28

写真 9-29

写真 9-30

写真 9-31

写真 9-32

写真 9-33

写真 9-34

写真 9-35

写真 9-36

写真 9-37

写真 9-39-①

写真 9-39-②

写真 9-40

写真 9-41

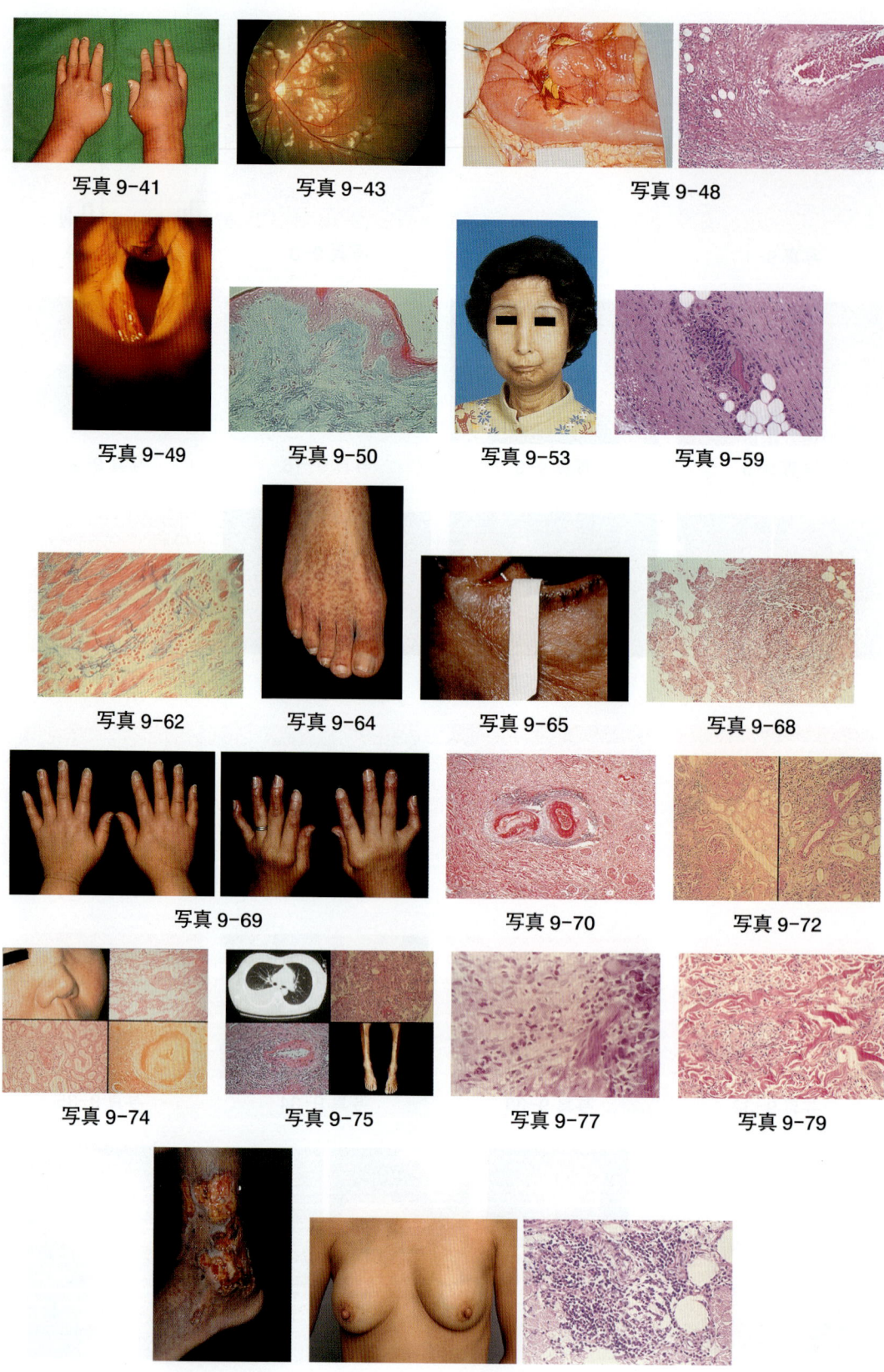

写真 9-43

写真 9-48

写真 9-49

写真 9-50

写真 9-53

写真 9-59

写真 9-62

写真 9-64

写真 9-65

写真 9-68

写真 9-69

写真 9-70

写真 9-72

写真 9-74

写真 9-75

写真 9-77

写真 9-79

写真 9-80

写真 9-82

第10章　カラーページ

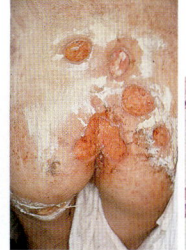

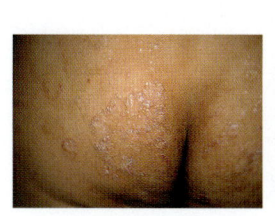

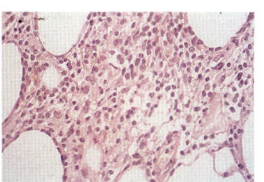

写真 10-4　　　　　写真 10-6 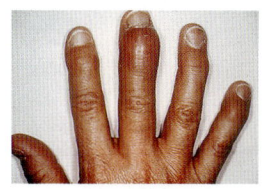　　　　　　　　　写真 10-7

第11章　カラーページ

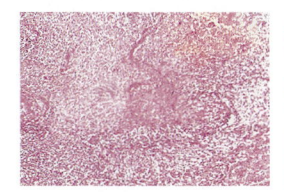

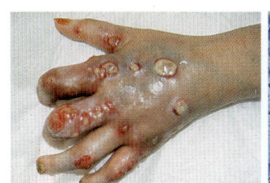

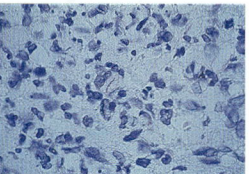

写真 11-3 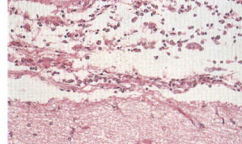　　　写真 11-5　　　　写真 11-6

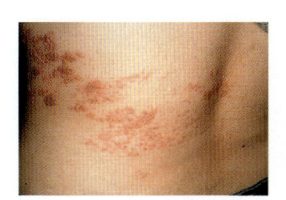

写真 11-8 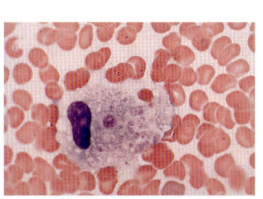　　　写真 11-10 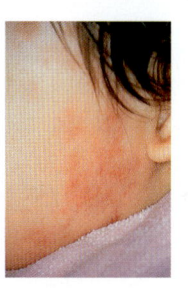　　　写真 11-11

序論

第1章　膠原病とは？　その歩みについて

1. 膠原病の名前の由来と含まれる病気

　1942年，アメリカの病理学者Klempererらは，結合組織にフィブリノイド変性という共通した病理組織学的所見を呈する疾患群のあることを見出し，これを総称して「膠原病：diffuse collagen disease」という名前を提唱した。

　膠原病に含めた疾患は次の6つである。
- 関節リウマチ(RA)
- 全身性エリテマトーデス(SLE)
- 全身性硬化症(SSc)(強皮症)
- 多発性筋炎・皮膚筋炎(PM/DM)
- 結節性多発動脈炎(PN)(結節性動脈周囲炎)
- リウマチ熱(RF)

　それまではMorgagniによる臓器病理学の学説が支配的で，病気は特定の臓器に存在すると考えられていた。すなわち，腎臓病，心臓病，肝臓病などである。

　上記の6疾患は，1つの臓器に限らず，数多くの臓器を侵し，その病変の場は結合組織という全身に共通して広く分布する組織系であった。そして，Klempererは，その組織系の系統的病変として把握されるべきであると主張した。

　結合組織とは，細胞と細胞，組織と組織をのり付けしている成分で，これには膠原線維，線維芽細胞，基質などが含まれている。そして，これらの成分は細胞へ栄養を補給したり，細胞の老廃物を排除したり，異物の侵入を防止し，障害された部分を修復したりする重要な働きをしている。

　この結合組織は，以前は膠原または膠原血管系と考えられており，フィブリノイド変性は膠原線維がコロイド状態を示し，物理化学的変化によって生じると考えられていたため，「膠原病」という名前が用いられたのである。すでにKlingeは，リウマチ熱や関節リウマチにみられる病理学的所見に関し結合組織の変化が主体であることを指摘していたが，フィブリノイド変性という共通した所見を基に膠原病という名称でいくつかの疾患を包含したのは，Klempererが初めてであった。

　「フィブリノイド」とは「フィブリン様」ということで，組織を染色したときにフィブリンと同じ染色性を示すことから由来している。今日では，フィブリノイド変性は結合組織が変性したものではなく，いくつかの成分が変性沈着したものであり，その組成も疾患により異なることがわかっている。このことは，病理組織学的変化が共通であっても，そこに至る病因は疾患によって異なることを意味し，Klempererが膠原病の概念を提唱したときにもすでに強調されていたのである。

　当時，フィブリノイド変性は，ほかの学者によ

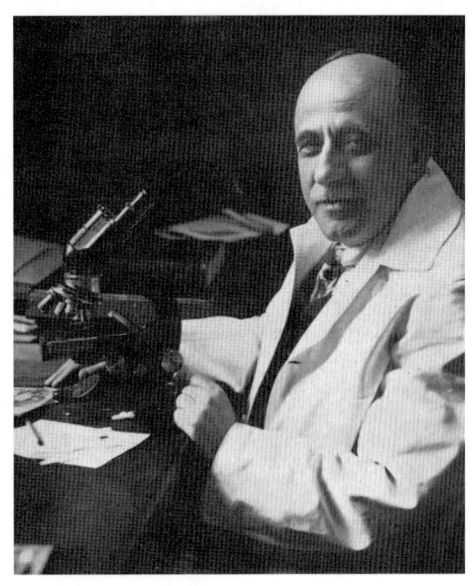

写真　Paul Klemperer（1887〜1964）

りアレルギー性ないし過敏症によってもたらされるという学説もだされていたが，Klempererは，逆は必ずしも真にあらずとして反論したのだった。すなわち，フィブリノイド変性は，悪性高血圧症の血管や消化管潰瘍部など，膠原病以外の疾患においても認められるからであった。その後，LE細胞の発見を契機とした自己抗体，自己免疫の概念が台頭し，膠原病に含まれる疾患は何らかの形で免疫の異常がみられることが明らかとなった。

1950年，Klempererは「膠原病の概念」の論文のなかで，膠原病という名前は結合組織の広範な変化，特に細胞外成分の異常を特徴とする急性および慢性の疾患を包含したものとし，具体的疾患名として先の6疾患をあげている。これらはbig sixと呼ばれている。Klemperer自身，膠原病は病理解剖学的な名称であって，その原因は問わないとしたが，同時にくずかごのようにわけのわからない病気が膠原病に含まれてしまうことを危惧したのであった。

今日においても，膠原病は結合組織の系統的変化が特徴であることに変わりはないが，現在では，「膠原」という名前は特別の線維性蛋白を意味し，また，この線維性蛋白の構造や代謝の異常が膠原病に含まれる多くの疾患でみられないことから，膠原病という名前が適切であるかどうかの批判もでている。しかしながら，医学の著しい進歩をみる今日においても，姿を変えた形で受け入れられている。それは，症候学や病理形態学の類似性のみならず，病因論的にも共通性として自己免疫が指摘されたことによる。すなわち，膠原病の多くは臓器非特異性自己免疫疾患に属し，自己抗体も臓器非特異性である。リウマチ熱は，溶連菌感染が原因とされるものの心炎を含む多臓器病変は交差免疫現象として例示される。自己抗体が出現しがたいとされた血管炎症候群においても，ウェゲナー肉芽腫症や顕微鏡的多発血管炎では好中球の抗細胞質抗体が認められる。また，抗核抗体研究の進歩は，膠原病の診断や治療に有力な情報をもたらすばかりでなく，対応抗原の分子生物学的解析によりウイルス抗原との相同性が明らかになるなど，病因的意義さえ明らかにされつつある。この間，新たな疾患概念として混合性結合組織病が提唱された。

2. リウマチ・膠原病の歩み

1) リウマチ性疾患と関節リウマチ

Big sixに含まれる病気は，無論，「膠原病の概念」が出る前から存在していた。現在，「関節リウマチ」や骨関節や筋などに痛みやこわばりをきたす疾患群を表している「リウマチ性疾患」など，日本で用いられているリウマチという言葉は，1601年以降，英語でリウマチズム（rheumatism）と呼ばれている言葉に由来している。そのリウマチズムの語源は，ギリシャ語（rheumatismos）で古代ギリシア時代にまでさかのぼることができる。しかし，この時代のリウマチは，今でいうリウマチ性疾患を意味するわけではなかった。当時，悪い体液が脳から下のほうにある関節を含むさまざまな臓器に流れ，病や痛みが起こると考えられていた。その異常な体液の流れはギリシャ語で"flu"，ラテン語で"rheu"と呼ばれ，紀元前4世紀に編纂されたヒポクラテス全集の「人体の部位」に記されている。カタル（catarrh）もまた体液の流れによって起こる病気を意味していたため，現在でいうリウマチと同様の症状はカタルともいわれていた。そして，リウマチの語源となった"rheu"が骨・関節・筋を侵すリウマチ性疾患に限定して用いられるようになったのは近世になってからであった。

一方，1544年以降英語で用いられている関節炎（arthritis）は，人類の歴史よりも古くから存在しているにもかかわらず蔑ろにされてきた病態である。1億年前に生存していたとされる大爬虫類の脊椎に変形性関節炎をみる化石はカンサス大学の国立歴史博物館に展示されているし，脊椎にみられる慢性の関節炎は200万年前の猿人や50万年前のジャワ猿人，さらには紀元前8000年のエジプトのミイラなどにもみられる。また，関節炎らしき記述は中国の古典やヒポクラテス全集にも存在するが，これらが今でいう関節リウマチかどうかは不明である。リウマチ性疾患の中で，古くから知られていたのは現在のリウマチ熱とされ，そ

の存在を示唆する記述はすでにヒポクラテスによってなされている。ヒポクラテスにより記述されたリウマチ熱と思われる関節炎は，当時，今でいう痛風の関節炎とは区別されていたと思われる。痛風（英語：gout，フランス語：goutte，ドイツ語：Gicht）も関節腔へ液体が滴（ラテン語：gutta）となって落ちることにより起こると考えられ，足関節痛（ポダグラ，podagra）の名前で知られている。この痛風は，当時も患者数が多く，過食，飽食，大食が原因ということが知られていた。

　昔呼ばれていたリウマ，リウマチズム，リウマティッシュなどの語彙は，流れ（カタル）の意味で用いられていたが，それが関節の疼痛/炎症という意味に限局して用いられるようになったのはいつ頃からであろうか。関節の腫脹/疼痛をきたし，全身性の病変を伴う病気をカタルというのは間違いで，リウマチズムと呼ぼうと提唱したのはベユー（Guillaume Baillou, 1556-1616, フランス）であった。そして，彼により現在でいうリウマチ熱と痛風の区別がなされたが，この両者をより明確に区別したのはシデナム（Thomas Sydenham, 1624-1689）であった。現在のリウマチ熱はヒポクラテスの時代から知られていたが，シデナムはそのリウマチ熱に急性リウマチズムという呼称をつけたのであった。シデナムによる舞踏病に関する最初の記載の業績も大きく，リウマチ熱における小舞踏病はシデナム氏舞踏病とも呼ばれている。そして，その後，この病気は心臓が障害され，弁膜症や心炎，心外膜炎（ブイヨー症候群：Bouillaud JB, 1796-1881）などをきたすことが明らかにされた。そしてリウマチ熱の原因がA群β溶血性連鎖球菌によることが明らかになったのは1945年以降のことである。現在いわれている関節リウマチは古代エジプトや古代中国に存在したとする説もあるが，その最初の記載はランドレ・ボーベ（Landre-Beauvais, 1772-1840）による症例報告（1800）であった。彼は，その関節リウマチを痛風の異型とみなす学位論文を発表し，原発性消耗性痛風と名付けた。これは虚弱体質の女性が発病しやすく，貧困が関係あるとし，他方，痛風は富裕層の男性に好発することも指摘した。シャルコー（Jean-Martin Charcot, 1825-1893）も関節リウマチが貧困層の女性に多いことを指摘したが，同時に痛風，リウマチ熱，関節リウマチを変形性骨関節症と区別して記載している。変形性の骨関節疾患と炎症性の関節疾患を区別する上で混乱もみられたが，リウマチ性疾患の代表とされる上記4疾患は19世紀末までに出そろったことになる。関節リウマチにおける関節破壊の進展はイギリスの外科医，ブロディ（Sir Benjamin Collins Brodie, 1783-1862）により明確に記録され，滑膜炎から始まり骨軟骨を破壊することを明らかにしている（1819）。そして，1859年にギャロード（Garrod, 1819-1909）は，関節リウマチがリウマチ熱に類似していることから，この病気をリウマチ様関節炎（rheumatoid arthritis）と命名したが，実際に関節リウマチが認識されるようになったのは，この病気の関節の侵され方が変形性関節症と異なっていることがわかるようになってから（1906）のことである。日本では関節リウマチと呼んでいるが，欧米では現在でもリウマチ様関節炎の病名で呼んでいる。古代医学者が，体液説を持って多くの疾患の原因として用いたリウマチズムという言葉が，現在リウマチ性疾患に限られて用いられていることに語源の歴史的重さを感じとることができる。18世紀に入り，冒頭で述べたイタリアの病理解剖学者のモルガーニが体液病理学から臓器病理学へ新たな学説を提唱したことと考え合わせると，特定の臓器に限らずにさまざまな病変をもたらすリウマチ性疾患の分類が最後までリウマチズムとして受け入れられてきたことによるのかもしれない。現在，筋/骨格系に痛みとこわばりをきたす病気は広くリウマチ性疾患として捉えられている（ホランダー，Hollander）。

2）リウマチ性疾患と膠原病

　臨床的な症候と各臓器の解剖学的所見との関係はモルガーニ（1761）の功績によるところが大きいが，リウマチ性疾患の理解を深めたのは病理学の進歩によるところが大きいといえる。18世紀の後半には，舞踏病やリウマチ熱，全身性硬化症，骨関節症，結核性関節炎，痛風などの病理解剖学的所見が明らかにされた。さらに，顕微鏡的観察の進歩により，臓器を構成している組織の違いが

明らかにされ（Bichat MFX, 1771-1802），病気は細胞の傷害により生じると考えられるようになった（Goodsir, 1845, Virchow, 1858）。そして，顕微鏡の機器の進歩は生検や剖検例における詳細な組織学的観察を可能とし，診断や病態解明に有用であると同時に，細菌学や生化学，免疫学の進歩とともに原因究明にとって大きな貢献をもたらした。

全身性ループスエリテマトーデス（systemic lupus erythematosus, SLE）の歴史も古く，年代とともにその概念の変遷，病名の変遷があった。Lupus（狼瘡）という言葉は，約700年前に予後の悪い浸食性皮膚病変の記載に用いられた。それはラテン語から派生したもので，あたかも狼が呑食する，咬む，砕く等の感覚を表現する，顔面の紅斑性潰瘍を意味するものであった。SLEに内臓を侵す全身性と皮膚のみを侵す皮膚型（円板状紅斑，discoid型）の2つの種類があることを指摘したのは，カゼネバ（Cazenave, 1850）である。そして，カポジ（Kaposi, 1872）は，SLEは皮膚病変に限らず多くの臓器病変を認める全身性の病気であることを指摘したが，その頃のループスエリテマトーデスの病因は主に一種の癌と考えられていた。19世紀の初めには，ウイリアム（William）は結核として分類し，それは100年以上も続けられたが，これによりエリテマトーデスという病気の進歩が遅れたともいわれている。オスラー（Osler）も1895年から1903年までのエリテマトーデスの文献の中で，皮膚病変に関係なく内臓病変がみられることを記載している。その後リップマンとザックス（Libman&Sacks, 1924）は，SLEによる特有の心弁膜症のあることを報告し，以来クレンペラー（Klemperer）により膠原病の概念が提唱されるまで，多くの特徴的な病理組織学的所見が見出された。

全身性硬化症（強皮症）は，Curzio（1754）による記述があるが，小児の症例について，Chowne（1842, イギリス）が，成人については，Startin（1846, イギリス）が，それぞれ報告している。強皮症という病名を提唱したのは，フランスのGintracであった。強皮症に必発するとされているレイノー現象は，その現象を見出したRaynaud（1862, フランス）の名をとってつけられた。多発性筋炎の症例はPotain（1875, フランス）によって報告されたが，その病名を提唱したのは，Wagner（1886, Leipzig）である。そして，皮膚筋炎という病名を用いたのは，エストニアのUnverrichtであった。

血管炎の病気では，1866年に，KussmaulとMaier（1866）によって，結節性動脈周囲炎が見出されたが，炎症は動脈の周囲だけではないことから，現在では結節性多発動脈炎と呼ばれている。この病気は，おもに中型から小型の動脈（筋型動脈）を侵し，フィブリノイド変性をみる壊死性血管炎という特徴的な病変をみるとされていた。その後，細小血管にも壊死性血管炎がみられることがわかり，前者は古典的多発動脈炎，後者は顕微鏡的多発血管炎と呼ばれるようになった。さらに後者は，細小動脈のみならず，毛細血管や静脈にも炎症がみられ，抗好中球細胞質抗体（ANCA）という自己抗体が陽性を示すことから，顕微鏡的多発血管炎という病名で呼ばれるようになった。1950年代までに，肉芽腫性病変を伴う血管炎の病気の存在が指摘されている。それらはウェゲナー肉芽腫症（Wegener, 1936）とアレルギー性肉芽腫性血管炎（またはチャーグ・ストラウス症候群）（Churg&Strauss, 1951）である。そして，この2つの病気は，先ほどのANCAという自己抗体を認めるので，顕微鏡的多発血管炎とともに，ANCA関連血管炎と呼ばれる。細小血管炎の代表的な病気は，シェーンライン-ヘノッホ紫斑病（Schonlein, 1937, Henoch, 1868）であるが，この病気は，通常ANCAは陰性である。大動脈を侵す病気で日本人が発見した病気がある。それは高安動脈炎（大動脈炎症候群または脈なし病，高安右人，1908）である。これは，若い女性にみられ，日本人に多い病気である。血管炎の分類は古くから，数多く提唱されてきたが，現在のところ，1994年に，Jennetteらにより提唱された全身性血管炎の分類が最も新しいものである。

3）病因的考えがいわれたのは？

現在ではリウマチ熱と呼ばれているが，シデナムによって呼称された急性リウマチズムにおいて

リウマチ性心炎と舞踏病に次いで注目されたのは皮下結節（Hillier, 1868, Barlow&Warner, 1881）であった。この間，溶血性連鎖球菌が同定（Ogston, 1881）され，鼻咽頭感染とリウマチ熱との関連（West, 1878）が注目され，さらにはアショッフ体（Aschoff, 1904）が発見されたが，リウマチ熱の原因が溶血性連鎖球菌によるとする研究が精力的に行われた（Poynton&Paine, 1913）。そして，免疫学的手法を用いて実験的に関節炎を起こし，フィブリノイド変性と呼ばれる組織学的病変を作成した（Klinge, 1933, 1934）。フィブリノイドとは線維素様という意味であるが，Neumannという学者によって名付けられ，Klenpererが膠原病の概念を提唱したときにこの所見が重要な意味を持ったのであった。

一方，1900年の前半には，これまで述べた病気の臨床症状や病理学的特徴が明らかにされると同時に，臨床検査の上で興味ある重要な事実が見出された。それらは，ワッセルマン反応（梅毒反応）の偽陽性（Gennerich, 1922），リウマトイド因子（Waaler, 1940, Rose, 1947），LE細胞現象（Hargraves, 1948）などである。これらは，後になっていわゆる自己抗体と呼ばれるものであった。その後の血球凝集反応，ゲル内沈降，二重免疫拡散法などの免疫血清学的手法の進歩，蛍光抗体法や酵素抗体法，ラジオイムノアッセイなどの診断技術の進歩などにより，膠原病・リウマチ性疾患の診断や病態診断につながる数多くの標識抗体の発見につながった。また，病因論的にも，これら自己抗体の発見から自己免疫疾患の概念が提唱された。その契機となったのは全身性エリテマトーデスにみられるLE細胞であった。

Friou（1959）は，細胞の核に存在する蛋白と反応する物質の検索法に蛍光抗体法を導入した。この方法を用いて，Mellors, DixonらはLE細胞内にある封入体にγグロブリン（抗体成分）の存在を証明し，MiescherによりLE因子（エリテマトーデスにみられる自己抗体）は核または核蛋白と直接反応する抗体であることを指摘した。Dameshek（1958），Burnet（1962）により自己免疫説が強調され，Mackay, Burnetら（1963）は，核に対する自己免疫病ということで全身性エリテマトーデスに抗核病という呼称を提唱した。その後，抗核抗体の研究は数多くの抗核抗体の発見につながり，LE細胞の発見から10年後に抗DNA抗体の存在も知られ，抗dsDNA抗体が抗Sm抗体とともに全身性エリテマトーデスに特異的に出現する抗体であることも明らかになった。

また抗DNA抗体の多くは種々の核酸とも多様な反応性を示し，このことが核酸と類似した骨格を有するカルジオリピンとの交差反応性にもつながり，ワッセルマン反応（カルジオリピンを測定系に用いている）偽陽性の要因ともなっていることが示された。これら以外にも数多くの抗核抗体が知られ，あるものは膠原病の特異抗体として，あるものは膠原病の臨床病態の標識抗体として知られている。その中の1つであるU1-RNPに対する抗体の発見は，Sharp（1972）によるMCTDの疾患概念の提唱につながった。

4）治療薬の歩み

現在，膠原病で最もよく用いられているステロイド薬が初めて用いられたのは1948年のことである。リウマチ学者のヘンチ（Hench, 1896-1965）は，ステロイド薬の合成に関わっていたケンダル（Kendal），ライヒスタイン（Reichstein）にステロイド薬の臨床応用を相談し，メーヨクリニックの長期活動性のある関節リウマチの患者にコーチゾン100 mgを注射で投与した。投与後，劇的な効果がみられ，さらに15例の関節リウマチの患者と5例のリウマチ熱の患者に投与を行い，著しい効果が認められた。1949年にその成績を論文に発表し，その効果は他の研究者によっても確認され，この業績により1950年にヘンチら3名はノーベル賞を受賞した。その後，ステロイド薬は関節リウマチの根治療法にはならないことがわかり，重篤な副作用もみられることがわかった。

柳の樹皮にはサリチル酸が含まれており，ヒポクラテスの時代から鎮痛や解熱作用があることが知られていたが，サリチル酸として用いられたのは1876年のことで，アセチルサリチル酸としてアスピリンが最初に製造されたのはその約20年後の1899年であった。アスピリンと同じ非ステロイド抗炎症薬のフェニールブタゾンは1948年

表 1-1 膠原病に関連する主な歴史的背景

1.	ギリシャ時代	Hippocrates	リウマチ熱の記述（？）
2.	1643 年	Baillou	リウマチ熱と痛風を区別
3.	1686 年	Syndenham	rheumatism（リウマチ熱）
4.	1754 年	Curzio	強皮症の記述
5.	1800 年	Landré-Beauvais	慢性関節リウマチの記述
6.	1850 年	Cazenave	全身性エリテマトーデスの記述
7.	1859 年	Garrod	rheumatoid arthritis と命名
8.	1863 年	Wagener	皮膚筋炎の記述
9.	1866 年	Kussmaul, Maier	結節性動脈周囲炎の記述
10.	1872 年	Kaposi	SLE は全身性疾患
11.	1880 年	Koch	ツベルクリン反応
12.	1881 年	Ogston	リウマチ熱の原因が溶連菌
13.	1904 年	Aschoff	アショフ体（リウマチ熱）
14.	1906 年	von Pirquet	アレルギー
15.	1924 年	Libman, Sacks	SLE の疣贅性心内膜炎
16.	1932 年	Gross	ヘマトキシリン体（SLE）
17.	1933 年	Klinge	実験的フィブリノイド変性
18.	1933 年	Sjögren	シェーグレン症候群
19.	1942 年	Klemperer	膠原病の概念
20.	1947 年	Rich	実験的 PN（collagen-vascular disease）
21.	1948 年	Hench, Kendal	RA にコルチゾール投与
22.	1948 年	Hargraves	LE 細胞の発見
23.	1957 年	Friou	抗核抗体
24.	1957 年	Burnet	クローン選択説
25.	1958 年	Dausset	HLA 抗原
26.	1959 年	Porter	免疫グロブリンの構造
27.	1961 年	Miller, Good	胸腺の役割
28.	1962 年	Burnet	自己免疫の概念
29.	1963 年	Mackey, Burnet	抗核病
30.	1969 年	McDevitt	免疫応答遺伝子
31.	1971 年	Vane	非ステロイド薬のプロスタグランジン産生抑制
32.	1971 年	Gershon	サプレッサー T 細胞
33.	1971 年	Old	TNF-α 発見
34.	1972 年	Sharp	MCTD の概念
35.	1974 年	Jerne	イディオタイプ・ネットワーク
36.	1975 年	Köhler, Milstein	モノクローナル抗体
37.	1976 年	Lockwood	血漿交換療法
38.	1977 年	利根川	免疫グロブリン遺伝子
39.	1981 年	Imbach	γ-グロブリン大量療法
40.	1982 年	Davies	ANCA
41.	1983 年	谷口	IL-2 遺伝子
42.	1984 年	Davis	T 細胞レセプター遺伝子
43.	1985 年	Mullis	PCR 法開発
44.	1986 年	Hirano	IL-6 クローニング
45.	1989 年	Yonehara	アポトーシスを誘導する抗 Fas 抗体
46.	1993 年	Derkx	クローン病に抗 TNF-α 抗体療法
47.	1993 年	Elliott	RA に抗 TNF-α 抗体療法
48.	1995 年	Marmont	自己免疫疾患における造血幹細胞移植
49.	2005 年	The International HapMap Consortium	ヒトゲノム地図

に，インドメタシンは 1961 年に，イブプロフェンなどのプロピオン酸系は 1970 年代にそれぞれ臨床応用され用いられている．

　関節リウマチに用いられる抗リウマチ薬の中では，金剤が 1927 年ランデ（Lande）によって初めて報告され，関節リウマチ 14 例に使用し有用性が指摘された．その後，1929 年にフォレスター（Forestier）は，金剤が結核菌の発育を抑制し，結核患者に対して反復投与が有効であることに注目し，関節リウマチに対しても同様の投与方法を導入し有効性を認めている．しかし，当初副作用が多く広く普及しなかったが，1937 年にスタンレイ（Stanley）が Lancet にその効果を報告して以来次第に普及していった．D-ペニシラミンは SH 基を有する抗リウマチ薬であるが，ヤッフェ（Jaffe, 1965）により初めて関節リウマチに臨床応用された薬剤である．全身性硬化症の治療にも用いられる．抗マラリア薬のクロロキンはページ（Page, 1951）による報告以来，関節リウマチやエリテマトーデスの治療に用いられてきたが，日本では網膜症の副作用のために医療保険非適応で使用できない．欧米では，現在でもこれらの疾患に用いられている．RA の治療に革命をもたらした生物学的製剤は，遺伝子組換え技術によるリコンビナント蛋白を製剤化したもので，1990 年代に入り実用化された．

　免疫抑制薬は悪性腫瘍の治療薬として開発されてきたが，全身性エリテマトーデスの腎症や関節リウマチの治療に応用されるようになったのは 1951 年以降である．

　痛風の治療薬であるコルヒチンに類似した薬剤は，紀元前 16 世紀のエジプト中王国時代の医書に下剤として使用していることが記載されている．その後，ヒポクラテスらによって痛風に効果があることが示され推奨された．一時副作用により悪評がたち使用が中断された時期もあったが，1798 年にベンジャミンフランクリンにより自分自身の痛風を治療することもあってアメリカへ薬剤が導入された．コルヒチンの生成に改良が加えられ，19 世紀以降痛風の治療薬として盛んに用いられるようになった．

　表 1-1 に，主なリウマチ・膠原病の歴史を示す．

病因・病態

第2章 膠原病の位置づけ
―膠原病とリウマチ，結合組織疾患，自己免疫疾患との関係

　膠原病の位置づけをまとめてみると，図2-1のように，臨床的にはリウマチ性疾患，病理形態学的には結合組織疾患，病因的には自己免疫疾患のカテゴリーのそれぞれの一部を占めていることになる。

　膠原病は，結合組織疾患のカテゴリーの一部を占める。Klempererが「フィブリノイド変性」という共通した病変を基に，膠原病を結合組織系という全身に共通して広く分布する組織系の系統的病変として把握した。フィブリノイド変性は結合組織が変性したものではなく，いくつかの成分が変性し沈着したものであり，その組成も疾患により異なることがわかっている（表2-1）。そしてそれらをもたらす背景には共通して炎症が関与している。したがって，膠原病は炎症性の結合組織疾患ということができる。

　他方，結合組織疾患のカテゴリーには，結合組織の先天性異常によってもたらされるマルファン症候群なども含まれるので，これらと膠原病は区別されなければならない。

　膠原病は，系統的な結合組織の急性および慢性炎症を特徴とすることから，膠原病に含まれる疾患は臨床的にいくつかの共通した症状をみる。それらは，発熱，関節炎，筋炎，皮疹，漿膜炎，血

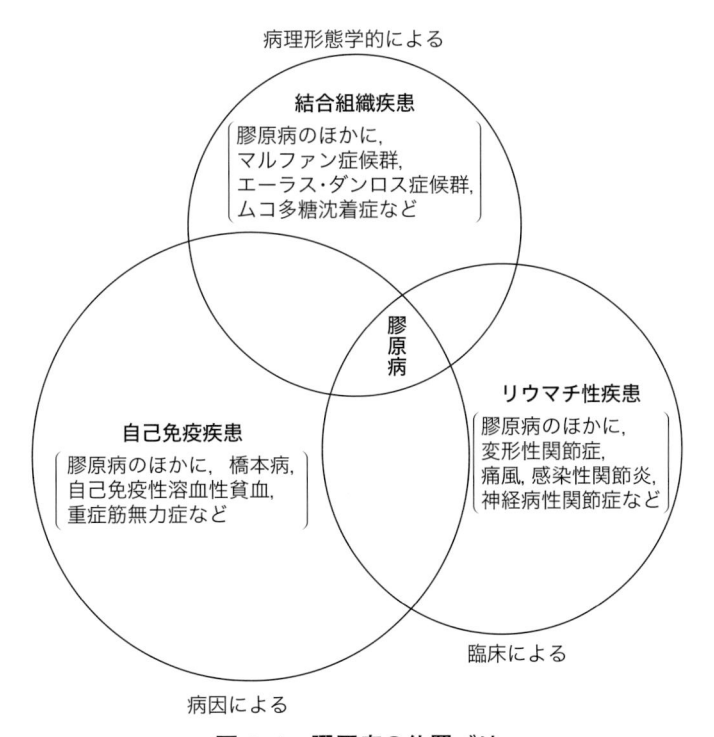

図2-1　膠原病の位置づけ

表 2-1　各種膠原病疾患の病理学的特徴

	RA	SLE	SSc	PM/DM	PN	RF
特異的病変	リウマチ性肉芽腫	ヘマトキシリン体	−	−	−	アショフ体
フィブリノイド	‖	‖	+	+	‖	‖
フィブリノイド組成　DNA	−	+	−	−	−	−
フィブリン	+	+	+	+	+	+
γ-グロブリン	+	+	+	+	+	+
コラーゲン	−	+	−	−	−	−
補　体	+	+	−	…	−	+
酸性ムコ多糖類	+	+	−	…	+	+
肉芽腫形成	‖	±	±	−	+	‖
心外膜炎	+	+	−	−	+	‖
心筋炎	+	+	−	+	+	‖
心内膜炎	±	+	−	−	±	‖
動脈炎	+	+	+	+	‖	+
胸膜炎	+	‖	+	+	+	±
間質性肺炎	+	+	‖	+	+	−
糸球体病変	±	‖	±	−	+	−
脾病変	+	+	−	−	+	−
リンパ節病変	‖	+	−	±	+	−
筋病変	‖	‖	+	‖	‖	±
滑膜病変	‖	±	±	±	±	+

表 2-2　関節痛（炎）をきたす疾患（リウマチ性疾患）

Ⅰ．	膠原病：関節リウマチ，全身性エリテマトーデス，リウマチ熱，全身性硬化症（強皮症），多発性筋炎・皮膚筋炎，結節性多発動脈炎（結節性動脈周囲炎）を含む血管炎症候群，シェーグレン症候群，ベーチェット病，成人スチル病，強直性脊椎炎，乾癬性関節炎，ライター症候群，潰瘍性大腸炎，サルコイドーシス，結節性紅斑，アミロイドーシス，ウェーバー・クリスチャン病など
Ⅱ．	変形性関節疾患：変形性関節症（炎）
Ⅲ．	感染症：細菌性，リケッチア，ウイルス，真菌，寄生虫など
Ⅳ．	代謝性，内分泌的，生化学的異常疾患：痛風，偽痛風，血友病，壊血病，異常ヘモグロビン症，甲状腺機能低下症，糖原病，ヘモクロマトーシスなど
Ⅴ．	外傷性
Ⅵ．	腫瘍性：滑膜腫，骨腫瘍，白血病，骨髄腫など
Ⅶ．	その他：神経性関節症，ファブリー病，マルファン症候群，エーラス・ダンロス症候群，血小板減少性紫斑病など

管炎などである．関節や骨に痛みがくる病気は，Hollanderが，筋肉や骨・関節に痛みとこわばりのみられる病気を一括して「リウマチ性疾患」というカテゴリーに含めた．したがって，リウマチ性疾患のなかには膠原病が全部含まれ（表 2-2），またそれ以外にも数多くの病気があげられる．

膠原病は「リウマチ性疾患」の一部を占め，そのなかに具体的な病名として関節リウマチやリウマチ熱，リウマチ性多発筋痛症などがあげられるのである．筋肉骨格系の痛みとこわばりがある場合には，リウマチ性疾患という範疇に含まれるので，膠原病は臨床的にはリウマチ性疾患のカテゴリーに含まれる．

病理学的に共通した所見を呈し，それに至る病因は問わないということで提唱された膠原病は，先に述べたように，免疫学的機序が病因に関与していることが明らかにされ，特に自己免疫機序が強く示唆されている．この事実をみると，Klempererがいかに先見の明をもって膠原病の概念を提唱したかに驚かされる．

表2-3 自己免疫疾患の分類と自己抗体

第Ⅰ群	臓器特異性自己免疫疾患で，自己抗体も臓器特異性のもの (代表：橋本病，悪性貧血，副腎炎) ① 単核細胞（リンパ球，組織球，プラズマ細胞の浸潤） ② 濾胞細胞の破壊と胚中心形成 ③ 障害臓器特定成分に対する高い自己抗体価 ④ 実験的に組織抗原と完全アジュバントで産生された抗体が組織障害を起こす	1）抗サイログロブリン抗体，第2コロイド抗体，細胞質ミクロソーム抗体，細胞表面抗体（橋本病，原発性粘液水腫） 2）甲状腺細胞表面TSHレセプター抗体（甲状腺中毒症） 3）内因子抗体，胃壁細胞ミクロソーム抗体（悪性貧血） 4）副腎皮質細胞質抗体（アジソン病） 5）副腎および卵巣と睾丸間質ステロイド産生細胞質抗体（更年期早発例） 6）精子抗体（男子不妊例，少数例） 7）脳細胞抗体（多発性硬化症，血清，リンパ球による小脳培養細胞毒作用） 8）腎糸球体および肺基底膜抗体（グッドパスチャー症候群） 9）表皮棘細胞間デスモゾーム抗体（尋常性天疱瘡） 10）皮膚基底膜抗体（類天疱瘡） 11）硝子体抗体（水晶体性ブドウ膜炎） 12）ブドウ膜抗体（交感性眼炎） 13）骨格筋，心筋抗体，アセチルコリンレセプター抗体（重症筋無力症） 14）赤血球抗体（溶血性貧血） 15）血小板抗体（特発性血小板減少性紫斑病）
第Ⅱ群	臓器特異性自己免疫疾患（単一臓器に限局しやすい）で，自己抗体は臓器非特異性のもの (代表：原発性胆汁性肝硬変症) ① 主要標的器官は細胆管で，炎症細胞浸潤がみられる ② 血清抗体は抗ミトコンドリア抗体で肝特異性はない	16）ミトコンドリア抗体（原発性胆汁性肝硬変症） 17）平滑筋抗体，抗核抗体（活動性慢性肝炎） 18）結腸リポ多糖体抗体（潰瘍性大腸炎） 19）唾液腺管抗体，ミトコンドリア抗体，抗核抗体，甲状腺抗体，IgG抗体（シェーグレン症候群）
第Ⅲ群	臓器非特異性自己免疫疾患で自己抗体も臓器非特異性のもの (代表：SLE) ① 病変，自己抗体ともに1臓器に限定されない ② 病変は広範囲で基本的にフィブリノイド壊死を伴う結合組織の病変 ③ 自己抗体の種類は複雑で，身体の全細胞のDNAや核抗原と反応する ④ 自己免疫操作で実験的に病気を作成できない	20）IgG抗体，抗核抗体（関節リウマチ） 21）抗核抗体，IgG抗体（discoidループス，皮膚筋炎，全身性硬化症） 22）DNA抗体，核蛋白抗体，抗酸性核蛋白抗体，血液有形成分抗体，凝固因子抗体，変性IgG抗体，ワッセルマン抗原抗体（SLE）

表 2-4　膠原病とその周辺疾患

1. 関節リウマチ rheumatoid arthritis（RA）
    悪性関節リウマチ malignant rheumatoid arthritis（MRA）
    若年性関節リウマチ（小児特発性慢性関節炎）juvenile rheumatoid arthritis（JRA）
    成人スチル病 adult Still's disease
2. 全身性エリテマトーデス systemic lupus erythematosus（SLE）
    薬剤起因性エリテマトーデス drug-induced lupus erythematosus
    ルポイド肝炎 lupoid hepatitis
3. 全身性硬化症 systemic sclerosis（SSc）（強皮症）
    限局性強皮症 scleroderma circumscripta
    好酸性筋膜炎 eosinophilic fasciitis
4. 混合性結合組織病 mixed connective tissue disease（MCTD）
5. 多発性筋炎・皮膚筋炎 polymyositis/dermatomyositis（PM/DM）
6. シェーグレン症候群 Sjögren's syndrome（SjS）
7. 血管炎症候群 vasculitis syndrome
    結節性多発動脈炎 polyarteritis nodosa（PN）
    顕微鏡的多発血管炎 microscopic polyangiitis（MPA）
    アレルギー性肉芽腫性血管炎 allergic granulomatosis and angiitis（AGA）
    ウェゲナー肉芽腫症 Wegener's granulomatosis（WG）
    側頭動脈炎・巨細胞性動脈炎 temporal arteritis（cranial arteritis），giant cell arteritis
    リウマチ性多発筋痛症 polymyalgia rheumatica（PMR）
    高安動脈炎 Takayasu's arteritis
    皮膚白血球破砕性血管炎 cutaneous leukocytoclastic vasculitis
    シェーンライン・ヘノッホ紫斑病 Schönlein-Henoch purpura
    結節性紅斑 erythema nodosum
    混合性クリオグロブリン血症 mixed cryoglobulinemia
    バージャー病 Buerger's disease
    ベーチェット病 Behçet's disease
    川崎病 Kawasaki disease
    好酸球性結合組織病 diffuse eosinophilic connective tissue disease
8. 血清反応陰性（HLA-B27 相関）多発性関節炎 seronegative（HLA-B27 related）polyarthritis
    乾癬性関節炎 psoriatic arthritis
    潰瘍性大腸炎 ulcerative colitis
    強直性脊椎炎 ankylosing spondylitis
    ライター症候群 Reiter's syndrome
9. リウマチ熱 rheumatic fever（RF）
10. その他
    再発性多発性軟骨炎 relapsing polychondritis
    ウェーバー・クリスチャン病 Weber-Christian disease
    免疫芽球性リンパ節症 immunoblastic lymphadenopathy
    サルコイドーシス sarcoidosis
    アミロイドーシス amyloidosis

自己免疫疾患とは，自己の生体内成分に対して異常な免疫反応をもたらし，その結果生じる自己抗体や自己反応性リンパ球が組織障害をもたらす疾患群をいう。正常人においても，ときに自己抗体（抗核抗体やリウマトイド因子など）を認めることがあるが，臨床的に症状を伴っていない場合には自己免疫疾患に含まれない。

　自己免疫疾患に含まれる病気は，臓器障害と自己抗体の関係から3群に区分される（Roittの分類）（表2-3）。

　I群は，単一臓器に限局して病気が生じ，自己抗体もその臓器の構成成分に対するものである。橋本病が代表的な病気で，侵される臓器は甲状腺であり，自己抗体も甲状腺のサイログロブリンに対する抗体である。

　II群は，単一臓器を侵すが，自己抗体はその臓器に限って存在する成分に対するものではない。原発性胆汁性肝硬変症が代表的な病気である。肝の細胆管が侵されるが，自己抗体はミトコンドリアに対する抗体が認められる。ミトコンドリアは多くの細胞に存在する成分である。

　III群は，多臓器が侵され，自己抗体も1つの臓器に含まれる成分に対するものではない。全身性エリテマトーデスが代表的な病気で，多臓器障害を伴い，自己抗体も細胞核に対する抗体など，多臓器に普遍的に存在する成分に対するものである。全身性エリテマトーデスをはじめ膠原病の多くは，このIII群に含まれる。

　すなわち膠原病の概念は，自己免疫機序を基盤とする多臓器障害性の炎症性結合組織疾患ということができる。現在，膠原病に含まれる病気は，先のbig sixに加えて，シェーグレン症候群，混合性結合組織病があげられ，これらの周辺疾患をあげると，表2-4のように多岐にわたる。

病因・病態

第3章 膠原病はどうして発病するのか

　膠原病は病因的に自己免疫が関係していることを前述した。自己免疫や免疫の異常が基盤にあるが、この話を進めていくうえで、あらかじめ免疫の仕組みについて触れておきたい。

1．免疫の仕組みは

1）免疫にかかわる細胞

　免疫系にかかわる細胞は、大きくリンパ球系統の細胞と骨髄球系統の細胞に分けられる。いずれも多分化能をもつ幹細胞から派生するが、分化経路を通って、前者はリンパ球が、後者は貪食細胞（単球および好中球）などの細胞が生成される（図3-1）。

　リンパ球には、異なった機能を有するT細胞とB細胞がある。T細胞は、胸腺内で分化が行われるので胸腺由来（thymus-derived）リンパ球（Tリンパ球またはT細胞）と呼ばれる。B細胞は、ヒトでは骨髄で分化が行われていると考えられているが、鳥類ではファブリチウス嚢（bursa Fabricius）と呼ばれる器官で分化が行われるので、bursa由来のリンパ球（Bリンパ球またはB細胞）と呼ばれる。T細胞とB細胞は、抗原に対するレ

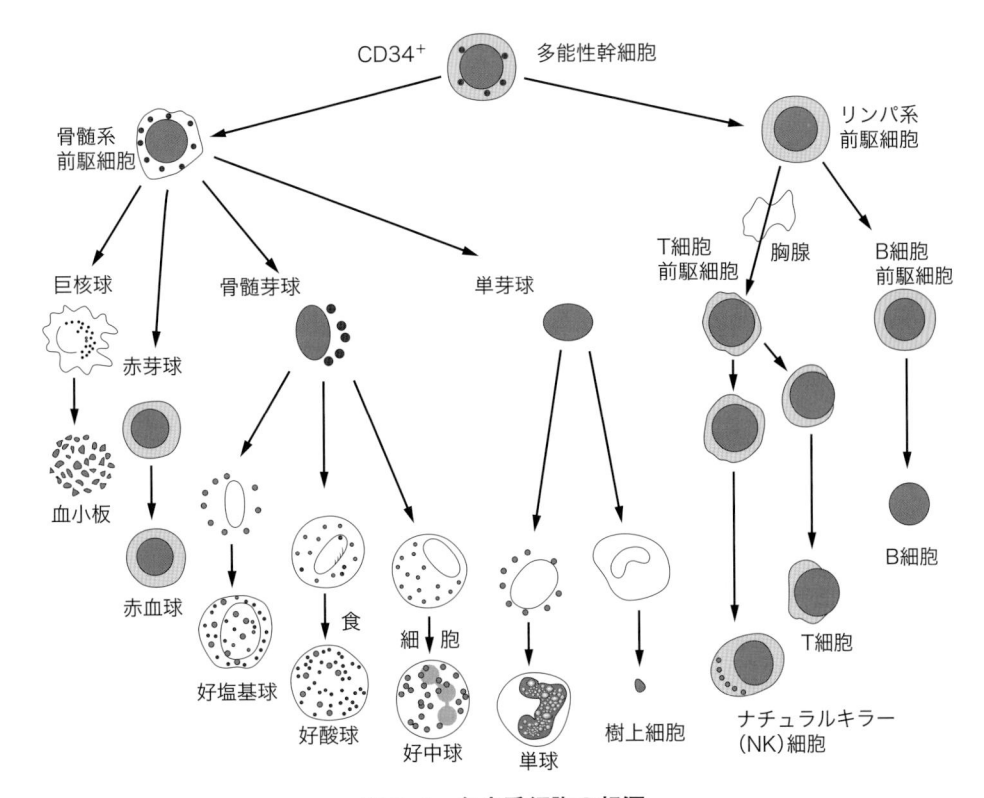

図3-1　免疫系細胞の起源

（奥村康，橋本博史監訳：カラー図解臨床に役立つ免疫学，メディカル・サイエンス・インターナショナル，東京，2006より引用）

セプターを発現して抗原認識能力を有しているが，これらのリンパ球以外に非T非B細胞，ナル細胞，キラー細胞などと呼ばれるリンパ球群も存在する。貪食細胞には単球と多核顆粒球が存在し，後者はさらに好中球，好塩基球，好酸球に分けられる。

リンパ球およびその他の白血球は，その膜表面に異なった分子を発現しており，それらは細胞集団の識別に利用され，マーカーと呼ばれている。これにはCD（cluster of differentiation）システムと呼ばれる命名法が採用されている。これまでCD分類は主に白血球や血小板の分子に対して行われてきたが，近年，赤血球や血管内皮細胞，ストロマ細胞にも適用が拡大されている。またそれを検討するワークショップの呼称名もHLDA（human leukocyte differentiation antigen）からHCDM（human cell differentiation molecules）へと変更している。主なCDを表3-1（巻末p216）に示す。

（1）T細胞

T細胞は，T細胞抗原レセプター（TCR）を保有しているが，これにはα鎖とβ鎖の二量体を有するTCR-2（末梢血T細胞の95％を占める）とγ鎖とδ鎖の二量体を有するTCR-1（末梢T細胞の5％を占める）の2種類が存在する。TCR-2を有するT細胞は，CD4陽性のヘルパー・インデューサーT細胞（$T_{H/I}$細胞）とCD8陽性のサイトトキシック・サプレッサーT細胞（$T_{C/S}$細胞）の亜群に分けられる。CD4陽性T細胞は，抗原をHLAクラスII抗原とともに認識し，他方，CD8陽性T細胞は，HLAクラスI抗原とともに抗原を認識し，免疫応答を開始するうえで重要な細胞となる。CD4陽性T細胞は産生するサイトカインのパターンによってTh1とTh2に分けられる（図3-2，図3-8）。

T細胞の役割は，免疫応答に関与する以外にも，B細胞が抗体産生細胞（プラズマ細胞）へ分化・成熟するのを補助したり，キラーT細胞（後述）が十分働けるように手助けするヘルパーT細胞，マクロファージ（単球）に作用して遅延型アレルギー反応を発現するメディエーターT細胞，ウイルス感染細胞や腫瘍細胞を傷害するサイトトキシックまたはキラーT細胞，免疫応答を調節するサプレッサーT細胞など，細胞の種類に応じて機能を発揮している。

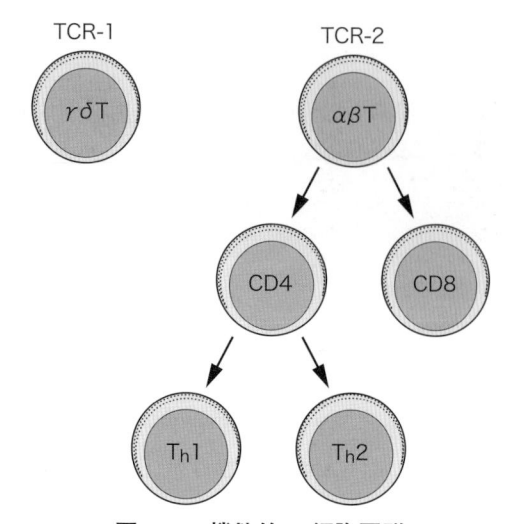

図3-2 機能的T細胞亜群
（多田富雄監訳：免疫学イラストレイテッド，第5版，南江堂，東京，2003より引用）

このような機能を発揮するまでに分化・成熟するT細胞は，どこでどのような教育を受けるのだろうか。それは胸腺である。造血組織の幹細胞に由来する未熟なT細胞（前胸腺細胞）は，骨髄から胸腺へ移行し，胎児後期ないしは新生児初期に胸腺上皮細胞と接触し，自己のHLA抗原を自己と認識することを学ぶとともに，免疫担当細胞としての成熟T細胞へと分化・成熟する。一方，T細胞が胸腺内で教育を受けるときに，自己の成分と反応する細胞（自己のHLA抗原を自己と認識できない細胞）には，胸腺内で死のプログラムが組み込まれており，細胞死（アポトーシス）することにより排除されてしまう（clonal delation）。これにより，自己の成分と反応することのない免疫寛容（トレランス）が成立しているのである。

（2）B細胞

B細胞は，細胞表面に免疫グロブリンを有し，プラズマ細胞に分化し抗体を産生する。産生される抗体は，B細胞クローンの表面免疫グロブリンと同じ抗体特異性をもつので，B細胞上の免疫グロブリンは抗原特異的レセプターと考えることができる。B細胞の分化・成熟は骨髄内で行われ，この間，免疫グロブリンのH鎖とL鎖の遺伝子

表3-2 ヒト免疫グロブリンの各クラスの性状

免疫グロブリン	IgG1	IgG2	IgG3	IgG4	IgM	IgA1	IgA2	sIgA	IgD	IgE
H鎖	γ_1	γ_2	γ_3	γ_4	μ	α_1	α_2	α_1 or α_2	δ	ε
血清中の平均的濃度（mg/mL）	9	3	1	0.5	1.5	3.0	0.5	0.05	0.03	0.00005
沈降定数	7S	7S	7S	7S	19S	7S	7S	11S	7S	8S
分子量	146,000	146,000	170,000	146,000	970,000	160,000	160,000	385,000	184,000	188,000
半減期（日）	21	20	7	21	5	6	6	?	3	2
分布（脈管内の%）	45	45	45	45	80	42	42	極微量	75	50
糖含量（%）	2〜3	2〜3	2〜3	2〜3	12	7〜11	7〜11	7〜11	9〜14	12
補体結合性	++	+	+++	−	+++	−	−	−	−	−
胎盤通過性	+	±	+	+	−	−	−	−	−	−
Fcを介したマクロファージと好中球への結合	+++	+	+++	+	−	±*	±*	−	−	±**

*好中球のみ，**単球，マクロファージのみ
（多田富雄監訳：免疫学イラストレイテッド，第5版，南江堂，東京，2003より引用，一部改変）

DNAの再構成が行われ，多様な表面免疫グロブリンが生成される．未熟なB細胞のなかには自己の構成成分と反応するB細胞が多数出現してくるが，このような自己反応性B細胞は骨髄内で自己抗原と結合してアポトーシスにより死滅する．また，免疫グロブリン遺伝子の再構築により抗原特異性を変え，これにより自己反応性が消失することもある．

B細胞は，末梢血リンパ球の5〜15%を占めている．特異的な抗原の刺激を受けるとB細胞は活性化され，ヘルパーT細胞の補助や，T細胞から産生されるサイトカインの補助を受けて抗体産生細胞（プラズマ細胞）へと増殖，分化する．B細胞の表面マーカーには，免疫グロブリンのほかに，IgG-Fcレセプター，C3レセプター（CR1およびCR2），HLAクラスII抗原（DP，DR，DQ）など，数多くの分子を有している．そして，抗体産生のみならず，T細胞へ抗原を提示する役割も担っている．また，B細胞は，B-1細胞（Mac-1+，CD23−）とB-2細胞（Mac-1−，CD23+）の2つの亜群に分けられる．前者はT細胞に発現するCD5を発現しており，自然抗体の産生やリウマトイド因子，抗DNA抗体などの自己抗体産生をみる．

(3) NK細胞，K細胞，NKT細胞

NK（natural killer）細胞は自然免疫に関与するリンパ球で，抗原感作を受けることなく，腫瘍細胞やウイルス細胞を傷害する．表面にIgG-Fcレセプターを保有している．また，NK細胞のレセプターには細胞傷害を誘導するものとHLAクラスIと反応してNK細胞の作用を抑えるものが存在する．K（killer）細胞も細胞表面にIgG-Fcレセプターを保有しているが，IgGの抗体を結合している標的細胞を傷害し，いわゆる抗体依存性細胞媒介性細胞傷害（ADCC）をもたらす．NKT（natural killer T）細胞は，T細胞レセプターとNKレセプターとの両方をもち，T細胞とNK細胞の両方の性質を有するリンパ球である．サイトカインのIL-4を多量に産生し，Th1/Th2細胞の分化や免疫応答の調節に関与していると考えられている．

(4) 単球・マクロファージ

骨髄中には，顆粒球と単球に共通した前駆細胞があるが，これらは前単球，単球へと分化・成熟し，単球は血液中を循環し，さらに種々の器官や組織へ移行して最終的にマクロファージ（肝クッパー細胞，腎メサンギウム細胞，肺マクロファージ，脳ミクログリア細胞など）となる．これらは機能的に，異物，抗原を排除するための貪食能をもつものと，特異なリンパ球に抗原を提示する抗原提示細胞として働くものという2種類の細胞からなる．

単球，マクロファージの細胞表面には，IgG-FcレセプターやCR1やCR2などの補体レセプターなどを有し，一部の細胞ではHLA抗原を発現し

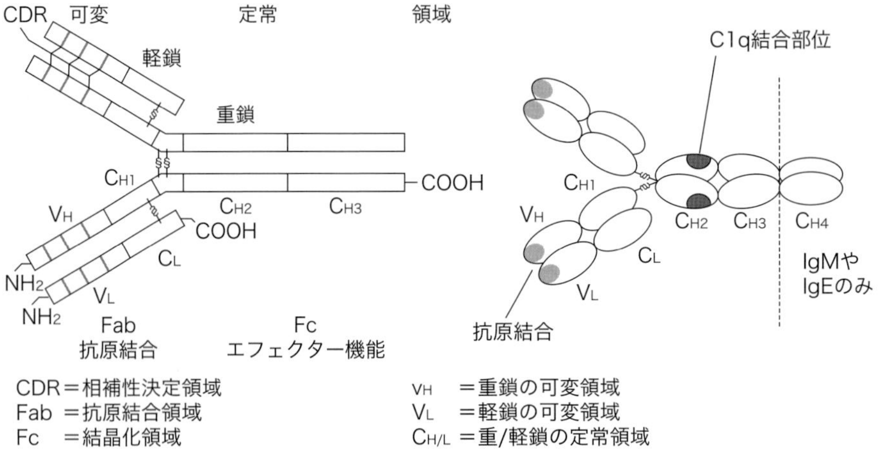
CDR
可変
定常
領域
軽鎖
重鎖
CH1
VH
CH2
CH3
COOH
COOH
CL
NH2
NH2
VL
Fab
抗原結合
Fc
エフェクター機能
C1q結合部位
CH1
VH
CH2
CH3
CH4
CL
VL
IgMや
IgEのみ
抗原結合
CDR＝相補性決定領域
Fab ＝抗原結合領域
Fc ＝結晶化領域
VH ＝重鎖の可変領域
VL ＝軽鎖の可変領域
CH/L＝重/軽鎖の定常領域

図 3-3　免疫グロブリンの構造

（奥村康，橋本博史監訳：カラー図解 臨床に役立つ免疫学．メディカル・サイエンス・インターナショナル，127，東京，2006 より改変）

ており，T 細胞への抗原提示に重要な役割をなしている。

(5) 抗原提示細胞

抗原提示細胞（antigen presenting cell：APC）は皮膚，リンパ節，脾臓，胸腺などに存在し，強い免疫刺激能を有している。外来性の抗原は，HLA クラスIIによって提示されるので，HLA クラスII分子を表出している細胞が APC となる。特に，樹状細胞，マクロファージ，B 細胞などはプロフェッショナル APC と呼ばれる。これらの APC は，HLA クラスII抗原を豊富に有し，抗原を CD4 T 細胞に提示し，ヘルパー T 細胞の機能発現を誘導する。HLA クラスII抗原を発現していない細胞でも，後に述べるサイトカインの作用によって APC となる場合がある。例えば，血管内皮細胞を含む体細胞は通常，HLA クラスII抗原を発現していないが，インターフェロンγや TNF などのサイトカインがその発現を誘導し，抗原提示能をもつようになる。

2) 免疫グロブリン

免疫グロブリン（immunoglobulin：Ig）は，B 細胞が分化したプラスマ細胞から産生される。免疫グロブリンは，H 鎖の定常部の違いによって 5 つの免疫グロブリンクラスに分けられる。それらは IgG，IgA，IgM，IgD，IgE で，その性状を**表 3-2** に示す。

免疫グロブリンは，基本的には 2 本の H 鎖（heavy chain）と 2 本の L 鎖（light chain）からなる（**図 3-3**）。抗原と結合する抗体の部分は Fab と呼ばれ，その先端は抗原の種類によって構造が変化するので，可変部（V）と呼ばれる。それ以外の部分は固定しているので，定常部 C と呼ばれる。抗原が Fab 部分と結合すると，Fc 部分が活性化される。Fc 部分の活性化によって補体との結合や，Fc レセプターを有するマクロファージ，その他の細胞，組織への結合が生じて細胞の破壊につながったり，抗原抗体結合物（免疫複合体：immune complex）として貪食される。Fab 部分と Fc 部分の移行部は，2 組の S-S 結合で結ばれている。

数多くの抗原に対応する抗体は，どのようにして作られるのだろうか。それは，免疫グロブリンを産生する複数の遺伝子の組合せによることがわかってきた。免疫グロブリン H 鎖遺伝子の V 領域は，複数の V，D，J というセグメントからなっているが，B 細胞分化の過程でさまざまな組合せによる V-D-J 結合が生じ，この V 領域遺伝子の再構成によって抗体の多様性が生まれるのである。L 鎖遺伝子の V 領域も（この場合 V-J 結合）同様の再構成が生じ，抗体のもつ特異性は，H 鎖と L 鎖の V 領域の多様性によって規定されている。

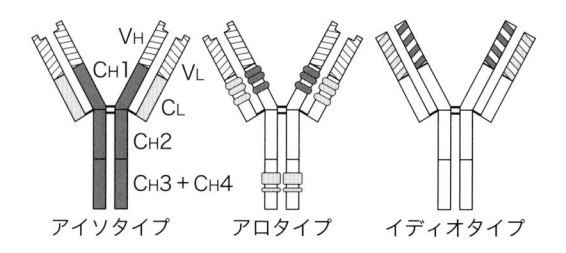

図3-4 免疫グロブリン構造の多型性
すべての免疫グロブリンは基本的には4本のポリペプチド鎖からなるが，3つのタイプの多型性が知られている。
(1) アイソタイプ：すべての種属の生殖細胞型遺伝子に存在する多型で，H鎖クラス（μ, σ, γ, ε, α），L鎖タイプ（κ, λ）およびV領域フレームワーク構造が構築する多型である。
(2) アロタイプ：種属間で認識される多型で，対立遺伝子支配である。
(3) イディオタイプ：抗原結合部位（パラトープ）が表現する多型で，特に超可変部が構築する多型をいう。
（多田富雄監訳：免疫学イラストレイテッド，第5版，南江堂，東京，2003より引用）

このように，免疫グロブリンを構成する1本のポリペプチド鎖の形成には複数の遺伝子が関与しているので，抗体にはいくつかの変異がみられる。それらはアイソタイプ変異（同一人のなかで異なった種類を区別する免疫グロブリン，IgG, IgA, IgMなど），アロタイプ変異（血液型のように他人同士で異なる免疫グロブリン），イディオタイプ変異である（図3-4）。アイソタイプ変異は，H鎖とL鎖のサブクラスに由来する変異で，種のすべての健康な個体に存在する。アロタイプは主として定常部に生じる変異で，すべての個体に共通して存在するわけではない。イディオタイプ変異は可変部に生じる変異で，イディオタイプは個々の抗体分子に固有のものである。

3) 免疫寛容と免疫応答

(1) 自己と非自己

生体は外来から侵入した異物に対して，これを抗原と認識して抗体を産生し，これに対処する。これにより異物を無害化し，生体を守るのである。生体が異物を抗原として認識し，抗体産生を行う過程を免疫応答という。抗原の認識は自己（self）と非自己（not-self）を認識することによるもので，これは免疫学的監視と呼ばれる。

通常，自己の成分（self）に対しては免疫応答は生じないが，これは自己の成分に対して免疫寛容（トレランス）の状態にあるためである。このことは先述したが，前駆T細胞が胸腺内で分化・成熟するときに教育を受けて，自己と反応する細胞はアポトーシスにより死滅し，排除（クローン除去）ないし不活化（アネルギーの誘導）されているためである。胸腺の樹状細胞は，HLAクラスⅡ抗原を含む自己抗原を豊富に発現しており，自己抗原に反応するT細胞（細胞死をきたす）の選別と排除に重要な役割を果たしていると考えられる。

一方，自己抗原に反応するすべてのT細胞が胸腺で除去されているわけではないことがわかっている。むしろ，健常人においても末梢血中に自己反応性のT細胞やB細胞が存在することが知られ，末梢においても自己抗原に対して免疫寛容が誘導されていると考えられている。末梢においても大量の抗原にさらされるとアポトーシスにより死滅し，また，極端に抗原量や刺激が少ない場合にはクローン麻痺（アネルギー）やクローン無視（イグノラント）により免疫寛容が成立していると考えられている。さらに，自己成分に対する免疫応答を制御する細胞の存在も知られ，それらはサプレッサーないしレギュラトリーT細胞，インターロイキン10（IL-10）やTGF-βを産生するT細胞，$CD4^+CD25^+$T細胞，$CD8^+CD28^+$T細胞などである。これらの調節機構の異常や欠陥が自己免疫疾患をもたらすと考えられる。

(2) HLA抗原と抗原提示

非自己を認識し，免疫応答が開始されるには，HLA抗原〔human leukocyte antigen，マウスではmajor histocompatibility gene complex（MHC）〕が重要な役割を担っている。HLA抗原は，ヒト第6染色体短腕上に存在する遺伝子領域で（図3-5，巻末p217），遺伝子座によって支配されるHLA抗原系は多型性を有し，遺伝子マーカーとして有用性が示されている。HLA抗原は，クラスⅠ（A, B, C），クラスⅡ（DR, DQ, DP），クラスⅢ〔C2, C4A, C4B, B因子，副腎皮質ステロイド21水酸化酵素，腫瘍壊死因子（TNF），熱ショッ

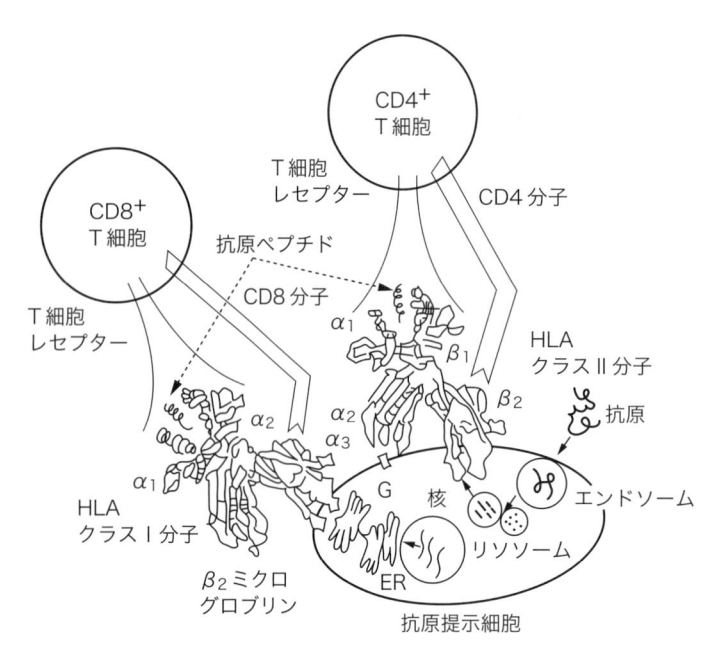

図3-6 HLA分子による抗原のT細胞への提示
細胞外から抗原提示細胞に取り込まれた抗原は，ペプチドに分解されてHLAクラスII分子と結合し，CD4⁺T細胞に認識される。細胞が産生する蛋白質は，ペプチドに分解された後にHLAクラスI分子と結合，CD8⁺T細胞に認識される。α_1, α_2, α_3, β_1およびβ_2はHLA分子のドメインを，GとERはそれぞれゴルジ装置と小胞体を示す。

（西村泰治：炎症と免疫 3：78, 1994による）

ク蛋白（HSP70）〕の3つのクラスからなっている。

クラスIとIIの分子は，また免疫応答に重要な働きをもち，特にクラスII分子は抗原提示細胞に抗原を発現させ，クラスII分子と抗原を認識するCD4陽性ヘルパーT細胞に提示する免疫応答遺伝子として重要視される（図3-6）。クラスI分子は，CD8⁺細胞傷害性T細胞に抗原とともに提示し，CD8細胞はクラスI分子と抗原を認識して標的細胞を破壊する。これは主にウイルス感染細胞に対して作動する。CD4，CD8いずれの細胞においても，抗原提示細胞上のHLAクラスI抗原およびクラスII抗原はT細胞の反応を制約する。この制約はMHC拘束性と呼ばれている。

(3) T細胞の活性化

血中を循環している可溶性抗原はリンパ節の髄質に達し，初めマクロファージに取り込まれる。抗原がマクロファージに取り込まれると，ペプチドに分解され，前述したようにHLA分子と結合し，T細胞へ提示する。HLAクラスI分子に結合したペプチドはCD8⁺T細胞に，HLAクラスII分子に結合したペプチドはCD4⁺T細胞に，T細胞レセプターを介して認識される。

T細胞の活性化には，T細胞レセプターを介した機序に加えて共刺激分子によるシグナルが必要である。共刺激分子は数多くあるが（図3-7），中心となるのはT細胞上のCD28分子を介したシグナルである。このシグナルが入らないとT細胞は活性化されず，アネルギーを誘導することにつながる。APC側の受け皿（リガンド）はCD80/CD86であるが，このリガンドはT細胞の活性化を負に制御しているCTLA-4も結合する。そして，その結合能はCD28よりも10～20倍高い。しかし，CTLA-4はCD28分子のように常に発現しているわけではなく，T細胞が活性化されると発現し，細胞の活性化や増殖，IL-2産生の抑制，さらには細胞内シグナルのリン酸化を抑制する。すなわち，CD80/CD86を介した共刺激は，T細胞の活性化とその後の終息に重要な役割をもたらしている。ICOS（inducible costimulator）も活性化T細胞上にのみ発現しているが，ICOS刺激によりIL-4, IL-5, IL-10, IFN-γ, TNF-αなどの産生を誘導する。PD-1（programmed death 1）は抑制型の分子で，T細胞レセプターのシグナルのリン酸化を負に制御しているとされている。CD28ファミリー以外にもさまざまな共シグナル分子が存在し，T細胞上のそれらはCD2，CD11a，CD40L，CD5，などである。

T細胞レセプターは抗原ペプチドとHLA分子を認識するとともに，マクロファージから分泌さ

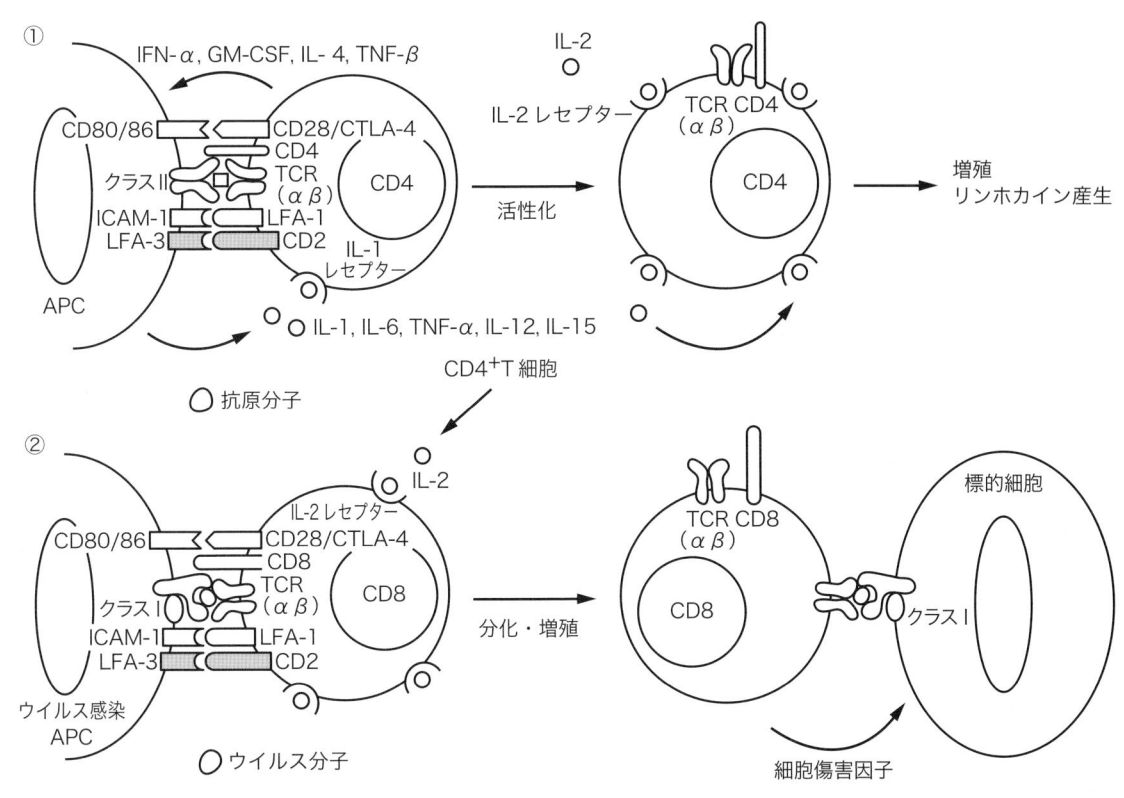

図3-7 ヘルパーT細胞（CD4）①とサイトトキシックT細胞（CD8）②の活性化

れるIL-1というサイトカインによりT細胞が活性化される。活性化し幼若化したT細胞の表面は大きく変化し，IL-2レセプターを発現する（図3-7）。IL-2レセプターは，ほかの活性化されたT細胞から産生されるIL-2の影響を受けてさらに増殖が促される。これはパラクライン（paracrine）と呼ばれる。さらに自ら分泌したIL-2を自らのIL-2レセプターが結合して増殖が促される。これはオートクライン（autocrine）と呼ばれる。T細胞を増殖するサイトカインには，IL-2以外にIL-4，IL-1などがある。

抗原が最初にT細胞に感作されるのは末梢と考えられるが，感作T細胞が増殖するのはリンパ節の傍皮質部である。4日以内に活性化T細胞はリンパ節を離れ，あるものはほかのリンパ節へ，あるものは血中へ，あるものは抗原の存在部位へ流れ，特異的，非特異的免疫応答をもたらす。ある種の感作T細胞は長期生存するメモリー細胞となり，血中やリンパ管を循環している。これらの細胞は，同一抗原にさらされると特異的に反応し，強く，早く，免疫応答を起こすようになる。

活性化したヘルパーT細胞は種々のサイトカインを産生するが，その産生する種類によりTh1細胞とTh2細胞に区分される（図3-8）。ナイーブなヘルパーT細胞からこれら2つの細胞に分化する段階にあるものをTh0細胞と呼ぶが，この細胞はIL-4とIFN-γを産生することができる。そして，Th1細胞とTh2細胞へのいずれかへの分化には，APCから産生されるサイトカインやそれぞれの細胞から産生されるサイトカインの影響を受ける。すなわち，Th1細胞への分化ではAPCから産生されるIL-12，IL-18，Th1細胞から産生されるIFN-γにより，Th2細胞への分化ではAPCから産生されるIL-10やTh2細胞から産生されるIL-4により，それぞれ影響を受ける。そして，Th1細胞からはIL-2，IFN-γ，IL-12などの炎症性サイトカインが産生され，細胞性免疫（遅延型過敏反応）に関与する。Th2細胞からはIL-4，IL-5，IL-10などB細胞の活性化や抗体産生の誘導にかかわるサイトカインが分泌され，液性免疫

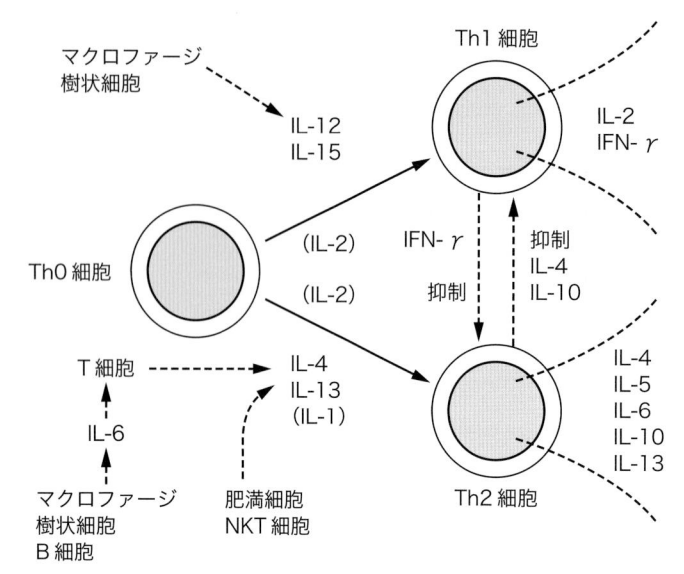

図 3-8 未反応のヘルパー T 細胞は IL-2 によって増殖するが，IL-12 の作用で Th1 細胞に分化し，IL-4 の作用で Th2 細胞に分化する．後者には IL-1 が必要である．
（矢田純一：医系免疫学，中外医学社，東京，2003）

（即時型過敏反応）に関与する．また，それぞれの細胞から分泌されるサイトカインはお互いの細胞の分化を干渉しあうのも特徴である．

これらを含め，主なサイトカインを**表 3-3**（巻末 p218）に示す．

(4) B 細胞の活性化

抗体産生は，APC とヘルパー T 細胞（CD4）との相互作用により，CD4 T 細胞から B 細胞へ伝達され，B 細胞が形質細胞へ分化，増殖し免疫グロブリンを産生する．この過程に関与する抗原は T 細胞依存性抗原で APC に処理されやすいものが多い．他方，$CD4^+$T 細胞を介さずに B 細胞が活性化される抗原もみられ，これは T 細胞非依存性抗原として区別されている．デキストランやリポ多糖体など，生体内で分解しにくく，繰り返し構造をもつ大きな分子が抗原としてあげられる．

B 細胞が完全に分化してあらゆるクラスの免疫グロブリンを産生するようになるには，T 細胞とそのサイトカインが必要となる．すなわち，B 細胞が抗体産生細胞に分化するためには T 細胞の補助が必要である．B 細胞は，抗原と IL-1，IL-4 によって刺激を受け増殖を始め，IL-2 と IL-4 によって細胞分裂が始まり，さらに IL-4，IL-5，IL-6，IL-10，IFN-γ によって抗体産生細胞へ分化する（**図 3-9**）．B 細胞は活性化されると初めに IgM を産生するが，その後クラススイッチにより

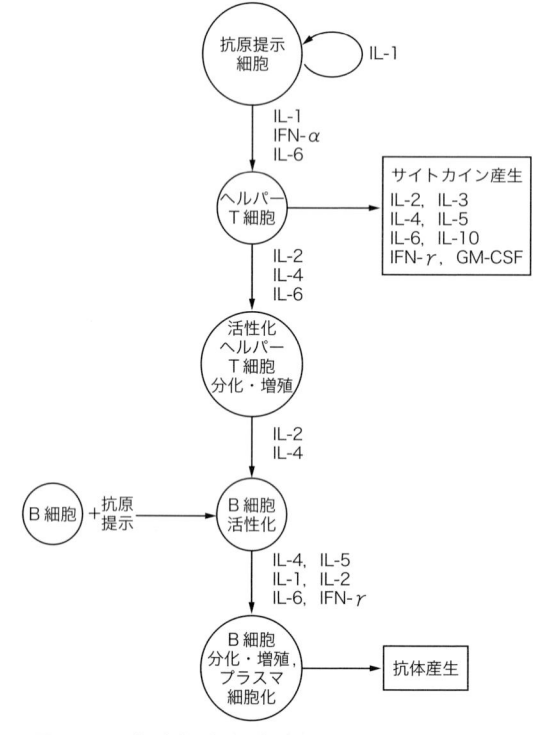

図 3-9 免疫担当細胞の分化・増殖とサイトカイン

IgG，IgA，IgE など異なるエフェクター機能をもつ免疫グロブリンを産生するようになる．T 細胞（CD4，CD8）と抗原提示細胞（樹状細胞，B 細胞）の相互作用にかかわる分子を**図 3-10** に示す．

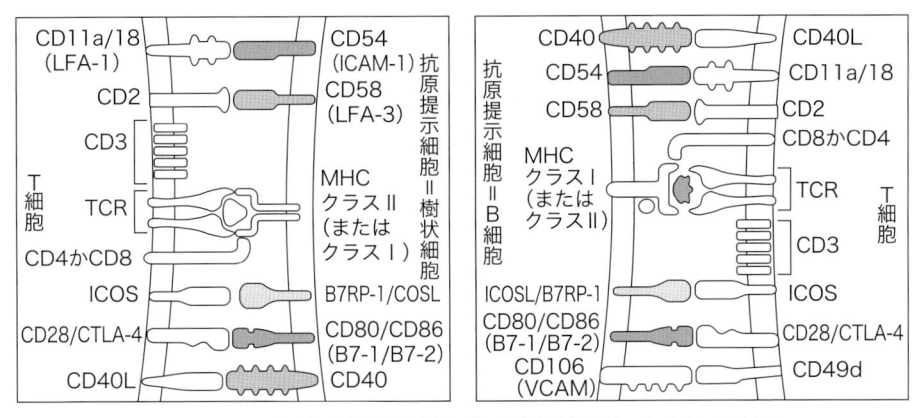

図 3-10　T細胞と抗原提示細胞の相互作用にかかわる分子
（奥村康，橋本博史監訳：カラー図解　臨床に役立つ免疫学．メディカル・サイエンス・インターナショナル，p37, 2006 より改変）

　B細胞とヘルパーT細胞の相互作用では，HLAクラスIIとともに抗原ペプチドをT細胞レセプター（TCR）に提示するが，同時にCD28/CTLA-4-CD80/86，CD40L-CD40の系の共刺激シグナルが重要な働きをする．CD28とCD80/86間の相互作用は活性化して働くが，CD80/86がCTLA-4と結合すると，CTLA-4はCD28と競合し，抑制的に働き，T細胞の活性化を終息させる．CD40シグナルは最も強力なB細胞の活性化シグナルである．膜型免疫グロブリンが抗原を認識して取り込み，その抗原ペプチドをHLAクラスII分子上に提示する．T細胞上のCD28は固有のシグナルをT細胞に伝えるが，T細胞の活性化後，T細胞は一過性にCD40リガンド（CD40L, CD154）を発現し，CD40を介してB細胞に活性化シグナルを伝える．

(5) 免疫応答の制御

　抗体産生はとめどもなく続くのではなく，必要量の抗体が産生されると制御機構が働き，抗体産生が抑制される．免疫応答制御機構には，抑制性T細胞ないしは調節性T細胞による制御，イディオタイプ・ネットワークによる調節，Fcレセプターを介した制御，負のシグナル分子による活性化リンパ球の制御などがあげられる．

　抑制性T細胞ないし調節性T細胞による制御では，サプレッサーT細胞ないしレギュラトリーT細胞（制御T細胞）が関与する．また，IL-10やTNF-βといったサイトカインはT細胞活性を抑制するが，これらのサイトカインを産生するT細胞も抑制性T細胞といえる．レギュラトリーT細胞はCD4陽性T細胞の一部を占めるが，CD25を発現し（$CD4^+CD25^+$T細胞）抑制機能を有する．CD8T細胞ではCD28陰性T細胞が制御作用を有している．

　イディオタイプ・ネットワークは，前述したように，抗体の抗原結合部位にイディオタイプ（Id）という抗原決定基があるが，そのIdに対して抗イディオタイプ抗体（抗Id抗体）が存在し，さらに抗Id抗体のIdに対しても第2の抗Id抗体が存在し，第3，第4といった抗Id抗体による複雑なネットワークによって免疫系が調節されているというものである（Jerneによるイディオタイプ・ネットワーク説）．さらに，T細胞レセプター（構造は免疫グロブリンに近似）の抗原結合部位にもIdが存在し，それに対応するT細胞レセプターや抗Id抗体の存在も知られている．外部から異物として侵入した抗原は，それに対応する抗体を刺激して抗体産生を認めるが，同時に抗Id抗体が産生されて免疫応答が沈静化する．

　他方，抗原抗体結合物（免疫複合体）の抗体成分のFcは，B細胞上のFcレセプターと結合しB細胞の活性化を抑え抗体産生を抑制する．また，活性化したB細胞やT細胞はFas分子を発現しているが，その分子に活性化したT細胞上のFasが結合すると，活性化したT細胞，B細胞はアポトーシスにより細胞死をきたす（活性化誘導細

死).さらに,前述したが,T細胞とAPCの相互作用におけるCTLA-4やPD-1などの負の制御分子も免疫応答の終息に関与している.

2. 膠原病の発症原因

膠原病の原因はいまだ不明だが,**表3-4**に示すように,遺伝・素因,免疫寛容の破綻と免疫調節機構の異常,環境因子が重要視されており,補助要因として加齢,性ホルモン,栄養などがあげられる.膠原病の発症は多因子性と考えられ,上記の要因が複雑に絡み合って発症すると考えられる.

1) 遺伝・素因はどの程度関与するのか

(1) 家族内発症は？

遺伝・素因が関与することは家族内発症が多いことから推測できる.例えば,全身性エリテマトーデス(SLE)における同一家族内発症は0.4～3.4%にみられるが,これは健常者の家系からSLEが発症する率に比べ有意に高い.さらに,一卵性双生児(遺伝子がすべて同じ)におけるSLE発症の一致率も24～69%にみられ,二卵性双生児における一致率(2.9%)に比べ高い.これらの事実はSLEの発症に遺伝的要素が強く関与していることを示唆しているが,不一致の症例の存在(一卵性双生児で31～76%が片方のみの発症)は遺伝的要因のみでは説明できず,環境因子が重要視される1つの傍証となっている.また,同胞内発症をみないまでも,膠原病患者の家族では高γグロブリン血症や抗核抗体,リウマトイド因子などの免疫異常をみる血縁者が多い.

(2) 疾患感受性遺伝子

これまで膠原病の多くの疾患でHLA抗原を含め疾患感受性遺伝子の存在が指摘され(**表3-5**),現在もゲノムスキャンによる解析が精力的に行われている.

SLEの主な疾患感受性候補遺伝子は,1q23領域のFcγレセプターⅡA,ⅡB,ⅢA,ⅢB,TCRζ,Fas ligand,1q31領域のCR1,1q41-42領域のpoly(ADP-ribose)polymerase遺伝子,マンノース結合蛋白,6p11-21領域のHLAクラスⅠ,Ⅱ,Ⅲ,

表3-4 膠原病の原因

1. 遺伝・素因 (polygenic)
   ① 家族内発症
   ② 疾患感受性遺伝子 (HLA抗原など)
   ③ 補体欠損,CRI欠損
   ④ その他
2. 免疫寛容の破綻と免疫応答調節異常
   ① 自己抗原の修飾
   ② 隔絶抗原の曝露
   ③ 交差免疫,分子相同性
   ④ HLA抗原の異所性発現
   ⑤ clonal anergy, clonal suppression, clonal deletionの解除
   ⑥ 免疫応答の遺伝的調節異常
   ⑦ スーパー抗原
   ⑧ ポリクローナルB細胞活性化
   ⑨ CD5⁺ B細胞
   ⑩ イディオタイプネットワークの失調
   ⑪ サプレッサーT細胞,サプレッサー・インデューサー,T細胞機能低下(免疫調節性T細胞の失調),レギュラトリーT細胞(制御T細胞)の失調,活性化リンパ球のアポトーシス誘導不全
   ⑫ その他
3. 環境因子
   ① 感染症(特にウイルス)
   ② 薬物
   ③ 紫外線
   ④ 外科的手術,美容形成術
   ⑤ 妊娠・出産
   ⑥ 寒冷
   ⑦ ストレス
   ⑧ その他
4. 補助要因
   ① 加齢
   ② 性ホルモン
   ③ 栄養
   ④ その他

C2,C4,TNF-α遺伝子などがあげられる.HLA抗原は免疫応答遺伝子の観点から重要視されるが,クラスⅡのDR2(DRB1*1501),DR3(DRB1*0301)とそれらのハプロタイプがSLEと関連する.人種による相違もみられ,日本人はHLA-DR2とのみ関連をみるが,ヨーロッパ系集団,アフリカ系集団では両者との関連を認める.補体の遺伝子がコードされているクラスⅢではC4A*QO(C4A null)とSLEとの関連が認められるが,

表3-5 自己免疫疾患とHLA抗原

疾患	HLA抗原	相対危険率
a. クラスII関連疾患		
全身性エリテマトーデス	DR2	3.27
	DR3（白人）	3.2
橋本病	CR5	3.2
関節リウマチ	DR4	5.8
MCTD	DR4	4.9
ヘルペス性皮膚炎	DR3	56.4
慢性活動性肝炎	DR3	13.9
腸疾患	DR3	10.8
シェーグレン症候群	DR3（白人）	9.7
アジソン病（adrenal）	DR3	6.3
インスリン依存性糖尿病	DR3	5.0
	DR4	6.8
	DR3/4	14.3
	DR2	0.2
バセドウ病	DR3	3.7
粘液水腫	DR3	5.7
グッドパスチャー症候群	DR2	13.1
類結核性癩	DR2	8.1
多発性硬化症	DR2	4.8
b. クラスI, HLA-B27関連疾患		
強直性脊椎炎	B27	87.4
ライター症候群	B27	37.0
サルモネラ感染後関節炎	B27	29.7
シゲラ感染後関節炎	B27	20.7
エルシニア感染後関節炎	B27	17.6
淋菌感染後関節炎	B27	14.0
ブドウ膜炎	B27	14.6
RAのアミロイドーシス	B27	8.2
c. その他のクラスI関連疾患		
亜急性甲状腺炎	Bw35	13.7
尋常性乾癬	Cw6	13.3
ヘモクロマトーシス	A3	8.2
重症筋無力症	B8	4.4

ヨーロッパ系集団ではC4A遺伝子欠失を認め, DR3とのハプロタイプを形成し関連するが, 日本人では遺伝子欠失は認めずDR2と独立して関連を認め, 人種によって異なる. SLEとHLA抗原との関連をみる相対危険率は必ずしも高いものではないが, 疾患感受性遺伝子の1つないしは異なる感受性遺伝子と連鎖不平衡にある遺伝子と考えられる.

一方, RAではHLA-DR4との関連が認められ, DRβ鎖の70〜74番目のアミノ酸配列はshared epitopeとして疾患感受性や重症度と関連することが知られている. また, death receptor 3 (DR3), Ang-1, Dbl, PADI4などとの相関が認められている. 特に, PADI4との相関は抗環状シトルリン化ペプチド抗体（抗CCP抗体）との関連において興味がもたれている. すなわち, PADI4はアルギニンが脱イミノ化されてシトルリンに変換する際の酵素であるペプチジルアルギニン・デイミナーゼの遺伝子であることによる.

その他の疾患では, HLA抗原との相関がみられるものが多い. 相対危険率からみると, 強直性脊椎炎, ライター症候群などにみられるHLA-B27との相関が高く, それらの疾患の発症頻度はHLA抗原の分布とよく相関する. すなわち, HLA-B27を有する人種は欧米に多く日本では少ないため, 日本におけるこれらの疾患の発症率, 有病率は欧米に比べ低いのである. その他の疾患では相対危険率は低いが, 高安動脈炎はHLA-B52, B39.2, DRB1*1502, DPB1*0901と, 顕微鏡的多発血管炎はDRB1*0901と, ベーチェット病ではHLA-B51との相関などがみられる.

2）免疫寛容の破綻と免疫応答調節異常

膠原病の多くは自己免疫疾患に属し, 自己成分に対して免疫寛容が破綻しており, 免疫応答の持続をみる. その機序はいまだ不明だが, 以下のことが考えられている.

(1) 自己抗原の修飾

自己抗原が何らかの機序で変性や修飾を受け, そのために免疫原性が高められ, 自己抗体が産生される. RA患者におけるIgG-Fc部のオリゴ糖のガラクトース欠損によるリウマトイド因子の産生や, 美容形成術後にみられるヒトアジュバント病, 紫外線照射や薬剤による自己抗原の修飾によって発症するSLEなどがあげられる.

(2) 隔絶抗原の曝露

隔絶抗原とは, 免疫系から物理的に隔絶されている抗原（免疫学的特殊領域）のことで, 甲状腺グロブリン, 精子, レンズ蛋白, 脳のミエリン塩

基性蛋白などがあげられる。何らかの障害によってこれらの抗原が血中に出現し，リンパ球に接触したときに異物とみなされて免疫応答が生じ自己抗体が産生される。

(3) 交差免疫

外来抗原に対して抗体が産生された場合に，その抗体が自己抗原と反応することがある。これは，外来抗原と自己抗原が共通する抗原決定基をもつことによる。溶連菌感染によるリウマチ熱の心筋炎が一例である。これに類似した現象として分子相同性があげられ，自己抗原とウイルス関連蛋白との相同性も明らかにされている。例えば，抗核抗体に関して，U1-RNPを構成する68 kD蛋白上の抗U1-RNP抗体のエピトープとマウスレトロウイルス p30gag およびインフルエンザBウイルス M1 マトリックス蛋白，Sm と HIV-1p24gag，Scl-70（トポイソメラーゼ1）と p30gag，Ku と v-myc，アミノアシル tRNA 合成酵素と EB ウイルスおよびインフルエンザ関連抗原などである。しかしながら，これら抗核抗体の抗原に関しては，ウイルス抗原との相同性を有するエピトープは自己抗原エピトープの中の1ヵ所にすぎないことから疑問視されている。

(4) clonal delation, clonal anergy, clonal suppression の解除

自己と反応するT細胞は通常胎生期に胸腺でアポトーシスにより死滅（clonal delation）し，自己抗原に対して免疫寛容が成立している。何らかの要因で細胞死を逃れた自己反応性T細胞クローンは，免疫寛容の破綻をもたらし自己免疫現象をきたす。また，自己反応性クローンが存在していても活性化できない状態にあって（clonal anergy），これが解除されたときに自己反応性クローンが活性化されるとする説や，自己反応性クローンを制御するT細胞クローンがあって（clonal suppression），その抑制機能が障害されている場合に免疫寛容が解除されるとする説，などが考えられている。自己免疫疾患では自己反応性クローンの増幅・拡大がみられ，その要因にアポトーシスの異常が注目される。現在，各種自己免疫疾患における Fas-FasL の系を含むアポトーシス関連分子の検討が行われている。

(5) Th1/Th2 細胞のインバランス

clonal anergy に陥っている自己反応性T細胞の活性化は，自己を含めた抗原刺激によるサイトカインネットワークの活性化によることが考えられる。前述したように，CD4陽性T（Th）細胞にはTh1とTh2のサブセットが知られ，前者はIL-12によって誘導され，IFN-γ，IL-2，TNF-βを産生し細胞性免疫に関与する。後者はIL-10によって誘導され，IL-4，5，6，10，13を産生し体液性免疫に関与する。これらの細胞群の機能的なバランスの不均衡により自己免疫疾患が発症することも考えられている。臓器特異性自己免疫疾患ではTh1細胞，全身性自己免疫疾患ではTh2細胞が関与すると考えられてきたが，病態や経過によりサイトカインの動態が変わることも指摘されている。TGF-βとIL-6により naive CD4$^+$T 細胞から分化したTh17は，実験的自己免疫性脳脊髄炎やRAなどの自己免疫疾患や炎症性疾患の発症に深く関与していることが示唆され，新たなTh細胞として注目されている。

(6) スーパー抗原

ある種の外来スーパー抗原は，TCRVβファミリーと同様にクラスII分子に対しても高い親和性を有し，HLA提示B細胞とTCR$^+$T細胞の架橋形成によってB細胞の活性化をもたらし，またある種の自己免疫疾患を発症する可能性が示唆されている。

(7) ポリクローナルB細胞活性化

細菌の内毒素であるリポ多糖体やEBウイルスなどは，抗原とともに投与するとB細胞を刺激し抗体産生をもたらす。これはポリクローナルB細胞活性化と呼ばれているが，シェーグレン症候群やSLEのBリンパ球は，すでにポリクローナルB細胞の活性化を生じていることが示唆されている。

(8) CD5$^+$B 細胞

TCRを有するB細胞のCD5$^+$B細胞は，IgMクラスのリウマトイド因子や抗ssDNA抗体を産生する。この細胞の増加はRAなどで認められ，自己抗体産生に関与していることが示唆されている。

(9) イディオタイプネットワークの失調

前述したように，イディオタイプ（Id）は免疫グロブリンの超可変部に存在するが，それに対する第1，第2，第3……などの抗体（抗Id抗体）はネットワークを形成し，免疫調節的に働いていると考えられている．また，膜表面に免疫グロブリンを有するBリンパ球では，その免疫グロブリンのIdに対する抗Id抗体も存在し，膜表面上でIdと結合し調節的に働いていると考えられる．このIdによるネットワークの異常が自己免疫，さらには抗体産生の持続に関与している可能性がある．

(10) 免疫制御T細胞機能の低下ないし欠如

先に述べたように，末梢においても自己反応性T細胞を制御する機構が存在するが，この機構の欠如により自己免疫が発生する．サプレッサーT細胞の存在に疑問があるものの，サプレッサーT細胞，サプレッサー・インデューサーT細胞など，免疫調節的に働く細胞の量的，機能的低下が自己免疫発症に関与している可能性がある．このような細胞は免疫制御T細胞とも呼ばれることもある．抑制性に働くT細胞にはリンパ球の増殖や機能発現を抑制するTGF-βのみを産生するTh3細胞や，Th1細胞やマクロファージの反応を抑えるIL-10を産生するTh2細胞，また，胸腺のなかでアネルギーに陥り，自己免疫反応を抑制していると考えられるCD4$^+$CD25$^+$T細胞，CD4$^+$T細胞の反応を抑えるCD8$^+$CD28$^-$T細胞などが含まれ，これらの機能低下ないし傷害は自己免疫疾患の発症に関与すると考えられる．

3) 環境因子

自己免疫疾患の発症は環境因子が誘因となり，発症後の増悪因子ともなる．これには，感染症，薬物，紫外線などがあげられるが，感染症では特にウイルス感染が重要視される．先に述べたごとく，EBウイルスはB細胞の活性化作用を有し，自己抗体産生をもたらす可能性があり，RAやシェーグレン症候群の発症に関与する可能性も示唆されている．また，HIV感染による自己免疫疾患様病態やHTLV感染によるRA類似の関節炎がみられることから，レトロウイルスの関与も疑われている．また，SLEでは，家族のみならずその配偶者，SLE医療従事者，SLE患者血清を扱う者などに高頻度に二本鎖RNA抗体，リンパ球抗体，一本鎖DNA抗体，抗核抗体などの陽性をみることから，ウイルスによる水平伝播の可能性も示唆されている．薬物はハプテンとして作用し血清蛋白や白血球，赤血球，その他の自己抗原に対する抗体産生を誘導する．ある種の薬剤（ヒドラジン，プロカインアミド，イソニアジドなど）投与により薬剤誘発性ループスをみることがある．紫外線照射は，特に日光過敏症を有するSLE患者の発症要因となる．

シリコンやパラフィン注入による美容形成術後に全身性硬化症（強皮症）を含む膠原病様症状をきたすことがあり，ヒトアジュバント病と呼ばれている．また，品質不良の菜種油や健康食品を常用している人に強皮症様症状をみることがある．妊娠・出産や外科的手術，外傷，寒冷，ストレスなども発症の誘因となることがある．

膠原病では種々の抗核抗体が認められる．その抗原の由来はアポトーシスに陥った細胞であることが強く示唆されている．種々の細胞はウイルス感染や紫外線などさまざまな要因によってアポトーシスが誘導されるが，細胞死により生じたヌクレオソームが抗原となり，抗原提示細胞，自己反応性T細胞，自己反応性B細胞により自己抗体が産生されると考えられる（図3-11）．すなわち，抗核抗体の産生はantigen drivenにより特異な免疫応答によって生じることが示唆されている．これにより，立体構造の複数のエピトープに対する抗体が同一患者血清中に認められる（抗Sm抗体と抗U1-RNP抗体，抗SS-B抗体と抗SS-A抗体など）ことが理解できる．ヌクレオソームはキナーゼ，カスパーゼ（カスペース），組織トランスグルタミナーゼなどにより，その構成蛋白の化学的な修飾を受け自己抗原が修飾されるものと思われる．また，蛋白分解酵素により新たなエピトープが表現されたり，stress-activated protein kinase（SAP kinase）の活性化は抗原のリン酸化をもたらす可能性があり，クリアランスの障害があれば自己抗原となりうる可能性がある．

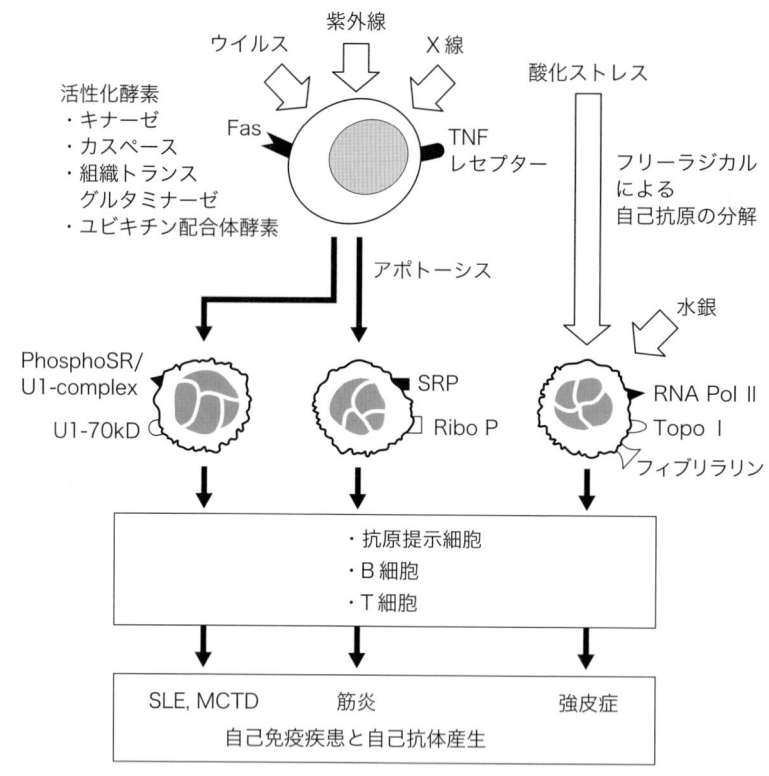

図3-11 アポトーシスと自己抗体産生

PhosphoSR：phosphorylated serine arginine family splicing factors, SRP：signal recognition particle, Ribo P：ribosomal P proteins, RNA Pol II：RNA polymerase II, Topo I：topoisomerase I

(Utz PJ, et al：Arthritis Rheum 41：1152, 1998 より引用)

4) 補助要因

(1) 加齢

加齢に伴う免疫能の低下は，免疫調節機構の不均衡や免疫監視機構の失調をもたらし，自己免疫疾患の発症ないしは自己免疫疾患の経過に影響を及ぼすと考えられる．加齢とともに，抗核抗体やリウマトイド因子などの自己抗体の出現が高くなる．また，M蛋白の出現も多くなる．

(2) 性ホルモン

膠原病の多くは妊娠可能年齢層の女性に好発するため，性ホルモンの影響が示唆されている．一般に，女性は男性に比べ体液性免疫能が亢進しており，細胞性免疫が低下しているとされている．

すなわち，免疫グロブリンのIgM産生量はX染色体の数的支配を受けており，エストロゲンの影響を受けている．

他方，男性ホルモンのテストステロンはヘルパーT細胞の機能を抑制し，B細胞の抗体産生を低下させる．これらは，女性に自己免疫疾患発症の素地をもたらし，発症後はその経過に影響をもたらす．女性ホルモンのエストロゲンはINF-γ遺伝子の発現とINF-γの産生を高めることが知られており，これは体細胞にHLAクラスIIの発現を誘導し，自己免疫疾患の発症や経過に影響していることが示唆される．現在のところ，性染色体異常は証明されていない．

病因・病態

第4章　膠原病の組織障害機序

1. 組織障害機序

自己免疫疾患にみられる多彩な病態の形成には，CoombsとGellによる4つのアレルギー反応機序が関与する（図4-1）。

1）Ⅰ型：アナフィラキシー型

これは免疫グロブリンのIgEが関与する即時型のアレルギー反応である。肥満細胞や好塩基球の表面にFcレセプターを介してIgEが結合し，IgEレセプターに特異抗原が結合したときに，細胞質内からヒスタミンやslow reacting substance of anaphylaxis（SRS-A）などの化学伝達物質が放出され炎症を生じる。

アレルギー性気管支喘息やアレルギー性鼻炎などの機序であるが，膠原病ではこの関与は少ない。事例として薬剤アレルギーで誘発される病態や過敏性血管炎，気管支喘息が先行するアレルギー性肉芽腫性血管炎などがあげられる。

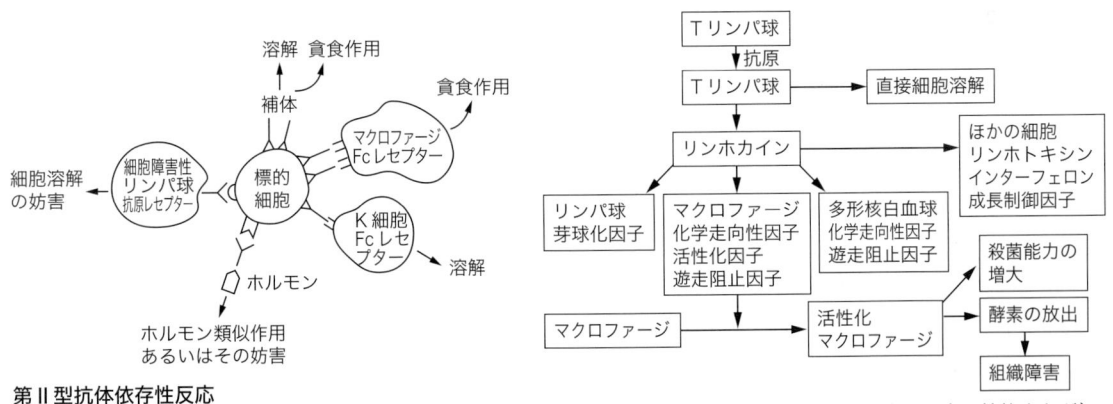

2）Ⅱ型：細胞傷害型

細胞の膜表面ないし組織上にある抗原とそれに対応する特異抗体（IgGおよびIgM）が結合し，

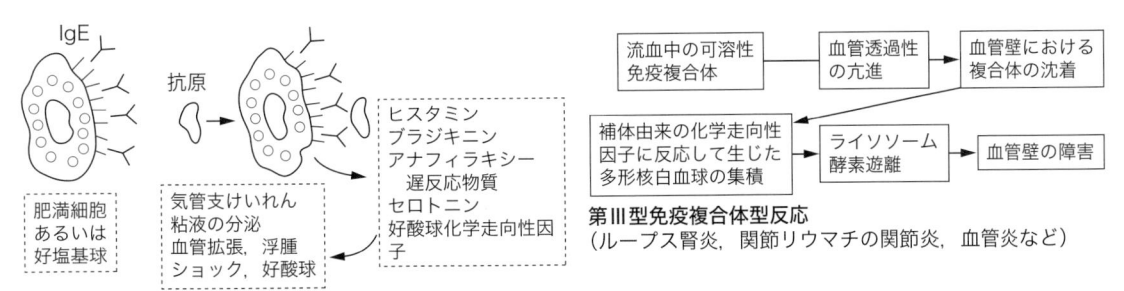

図4-1　組織障害の免疫病理学的機序
（　）は主な病態

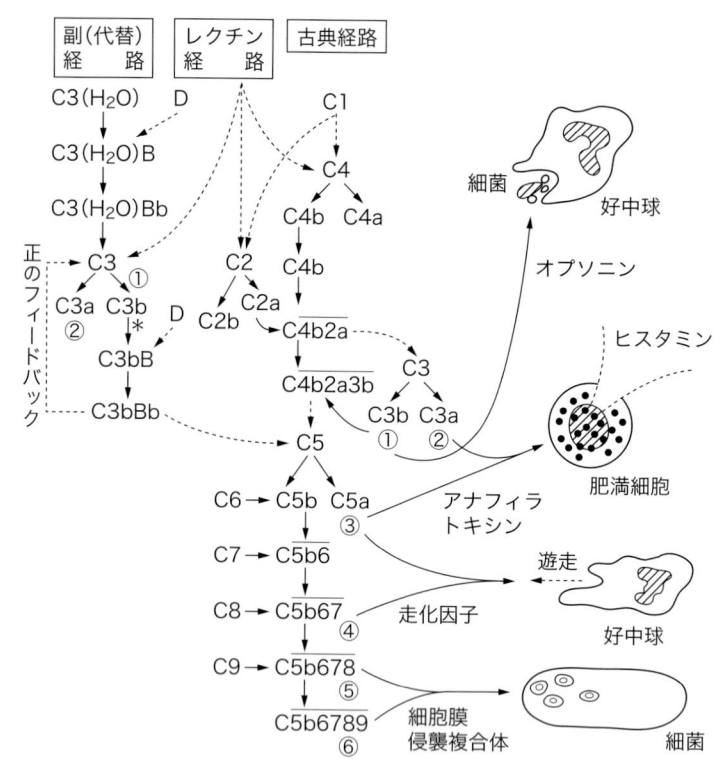

図4-2　補体系活性化産物の作用
＊：通常はこの段階で阻止因子が働き，反応は拡大しない。それが働かない条件があると反応が進行する。
（矢田純一：医系免疫学，中外医学社，東京，2003 一部改変）

ときに補体の関与を伴って細胞を破壊する機序である。また，抗原と結合した抗体のFcを介してFcレセプターを有する単球，キラー細胞，Bリンパ球，好中球（これらはエフェクター細胞と呼ばれる）などと結合し，その結果，膜表面に抗原を有する標的細胞が破壊される。事例として，重症筋無力症，インスリン依存性糖尿病，グッドパスチャー症候群，天疱瘡，類天疱瘡，自己免疫性溶血性貧血，自己免疫性血小板減少症などがあげられるが，膠原病では溶血性貧血，血小板減少症，白血球減少などの病態と関連する。

3）Ⅲ型：免疫複合体型

抗原と抗体が血管内で可溶性の免疫複合体を形成し，流血中を流れ，腎，皮膚，血管などに沈着し，補体の活性化を伴って炎症をもたらす。補体は免疫複合体に結合するのみならず細胞融解や貪食機能，走化性，免疫粘着などにも関与し，これらも炎症に関与する。事例として，血清病，全身性エリテマトーデス（SLE）の腎炎，関節リウマチ（RA）の滑膜炎，血管炎などがあげられる。

4）Ⅳ型：細胞性免疫型

抗原に感作されたTリンパ球が標的抗原を有する組織を障害する。また，標的抗原に接触したときに種々のサイトカインを産生し炎症に関与する。事例として，肉芽腫形成をみるウェゲナー肉芽腫症やアレルギー性肉芽腫性血管炎，多発性筋炎，インスリン依存性糖尿病におけるランゲルハンス島の障害などがあげられる。

2．補体の活性化

補体は，組織障害機序で示したように，細胞溶解や抗原抗体反応などにかかわり組織障害に関与するが，補体レセプターを介して食細胞へ捕捉を

炎症の時期			主な変化			変化誘起物質

炎症刺激 → 血管内皮細胞の変化 → 血管拡張 — 充血 — プロスタグランジンE₂

血管透過性の亢進 — 即時相（第1相）— ヒスタミン，セロトニン／C3a, C5a／LTC₄, LTD₄／PAF

遅延相（第2相）— ワゾエキシン／多核白血球依存性 O_2^-／サイトカイン (IL-1, IFN-γ)

第1期／血管反応期／急性炎症

白血球の膠着遊走／血栓形成／血行停止 — 多核球 — 白血球遊走因子／C5a／LTB₄／PAF／サイトカイン (LDCF, IFN, IL-5)／FMLP

第2期／白血球反応期／亜急性炎症

単球／リンパ球／プラズマ細胞

白血球の浸潤／血管新生／肉芽形成 — angiogenesis factor／FGF／MDGF／PDGF／EGF／TGF-α, β

第3期／結合組織反応期／慢性炎症

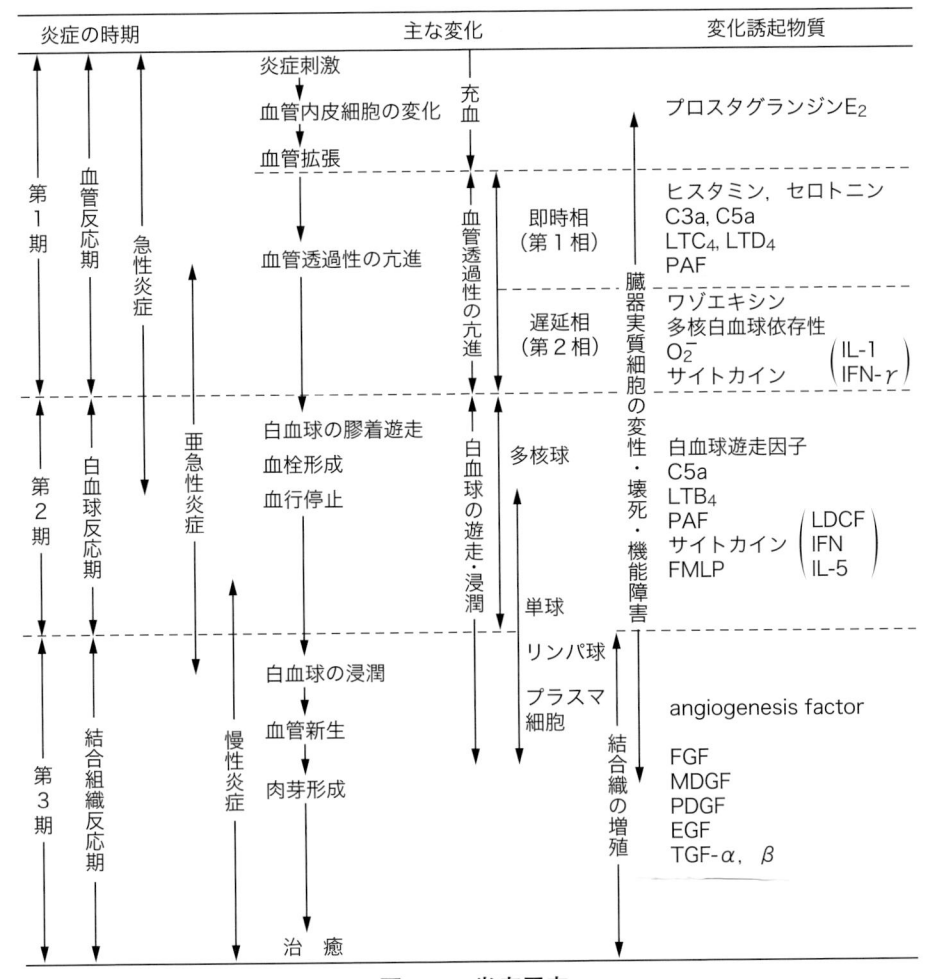

治癒

図 4-3　炎症反応

LTC₄：leukotriene C₄, LTD₄：leukotriene D₄, PAF：platelet-activating factor, LTB₄：leukotriene B₄, FMLP：formylmethionylleucyl-phenylalanine, FGF：fibroblast growth factor, IFN：interferon, IL：interleukin, LDCF：lymphocyte derived chemotactic factor, MDGF：macrophage-derived growth factor, PDGF：platelet-derived growth factor, EGF：epidermal growth factor, TGF-α, β：transforming growth factors α, and β

（神原　武：免疫・炎症・膠原病，メディカル葵出版，東京，1991 より引用）

促したり（オプソニン化），ウイルスの中和，肥満細胞や好塩基球からのヒスタミン放出によるアナフィラキシー，好中球走化などの作用も有している。補体は9成分からなりC1～C9まで存在する。C1は，C1q, C1r, C1sの3成分に分かれる。何らかの契機で補体が活性化されると連鎖的に反応し，通常，C1，C4，C2，C3…の順序で作用する。補体の活性化には3つの経路があり，それらはC1から（C1q, C1r, C1s, C4, C2, C3, C5, C6…）活性化される古典経路，エンドトキシンなどの多糖体によりC3以降が直接活性化される副（第二）経路，細菌表面のマンノースなどに結合しC4以降が順次活性化されるレクチン経路である。補体の活性化産物の作用を図 4-2 に示す。C 5b67 には脂肪結合部があり細胞膜に結合する。そして，これにC8，C9が結合すると細胞膜を穿孔して細胞を破壊する。そのため，C 5b6789 は膜侵襲複合体とも呼ばれている。免疫複合体は好中球の活性化をもたらし組織障害を起こすが，免疫複合体にC3の活性化によりC3bが結合すると抗原と抗体の再結合が阻害され，次第に免疫複合体は小さくなり最終的には可溶化をみる。すなわち，

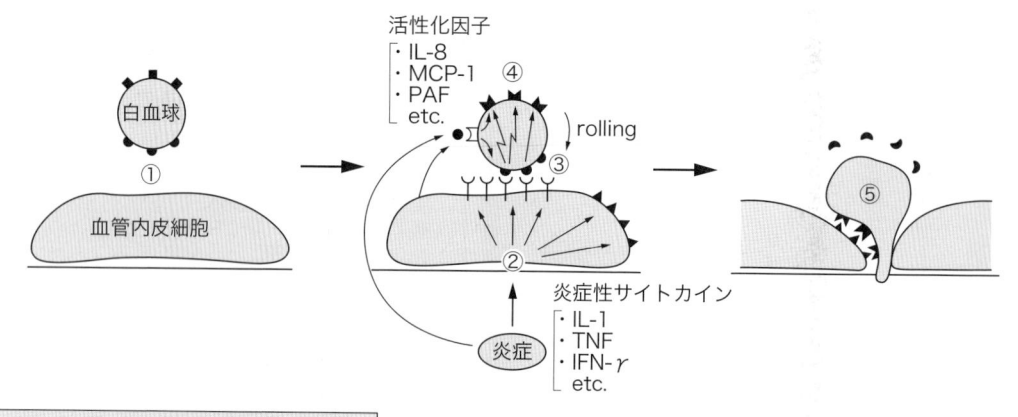

① 通常，白血球は血管内皮細胞に結合しない

② 炎症性サイトカインなどの刺激により，血管内皮上のセレクチンファミリーやICAM-1，VCAM-1などの分子の発現が増強

③ セレクチン経路を介して，白血球がrolling

④ セレクチン経路のシグナルや活性化因子の刺激によりLFA-1やMac-1，VLA-4などの分子が活性化

⑤ セレクチン経路が不活化し，LFA-1/Mac-1-ICAM-1，VLA-4-VCAM-1，Mac-1-ELAM-1などの結合が強化され，白血球は組織に浸潤する

■→ ▶ LFA-1，Mac-1，VLA-4など（インテグリンファミリー）
Υ ● セレクチンファミリー
▲ ICAM-1，VCAM-1など（Igファミリー）

MCP-1：monocyte chemoattractant protein 1
PAF：platelet activating factor
TNF：tumor necrosis factor
IFN：interferon
LFA-1：lymphocyte function associated antigen-1
Mac-1：Mac-1 antigen（CR3レセプター）
VLA-4：very late activation antigen
ICAM-1：intercellular adhesion molecule-1
VCAM-1：vascular cell adhesion molecule-1

図 4-4　血管内皮細胞と白血球の相互作用
（玉谷卓也：炎症と免疫 1：24，1993 より引用，一部改変）

補体は組織を障害するだけでなく，免疫複合体を可溶化することにより組織障害から防御している働きもみられるのである。

3. 炎症の反応期

自己免疫疾患の組織障害では，先に述べたような組織障害機序が複雑に絡み合って炎症をもたらし病態を形成する。炎症の場においては，図 4-3 に示すごとく，血管反応期，白血球反応期，結合組織反応期（慢性炎症）の3つの病期をみる。各病期の変化は，局所で産生される種々の活性化化学物質（ケミカルメディエーター）によって引き起こされる。

白血球やリンパ球の細胞浸潤は，接着分子によってもたらされる（図 4-4）。血管内皮細胞（EC）における好中球，単球，リンパ球の接着は，サイトカイン，特に IL-1 と TNF-α の作用によって増強し，同時に接着分子そのものの発現も増強させる。ICAM（intracellular adhesion molecule）-1 はリンパ球を結合させる接着分子で，対応するリガンドはリンパ球の LFA（lymphocyte function associated antigen）-1 である。また，E セレクチンは活性化された EC 上に表現され，顆粒球やマクロファージに存在するシアリルルイス X 糖鎖のリガンドになる。炎症の場においては，C5a，LTB$_4$，トロンビン，PAF（platelet activating factor）などの白血球遊走因子が，白血球の接着，遊走に関与

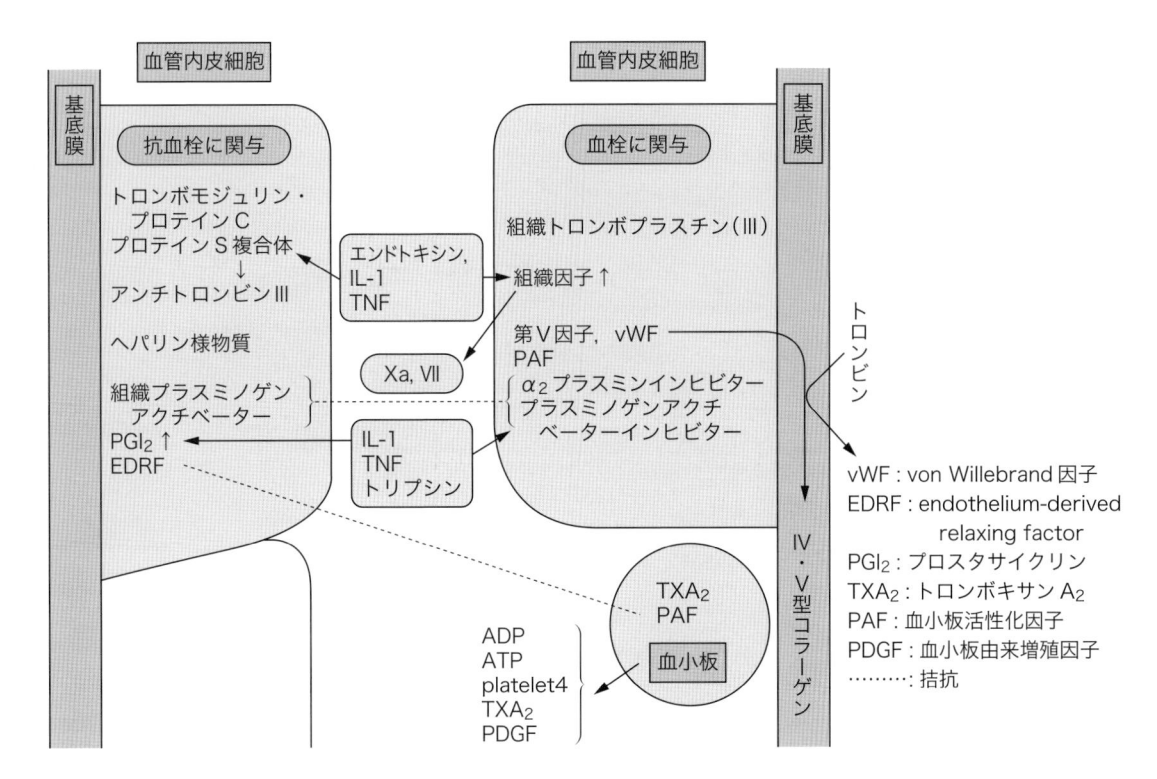

図 4-5 血管内皮細胞と凝固線容系の相互作用

する。また，リンパ組織からのリンパ球移動はリンパ球と HEV (high endothelial venules) 内皮細胞の相互作用によるもので，リンパ球の局所への集積には LFA-1/ICAM-1 依存性の接着経路が重視されている。炎症に伴う好中球の脱顆粒や活性酸素などは EC の傷害をもたらし，このこともまた細胞浸潤を促す要因となる。

EC の傷害により基底膜や器質が露出すると，血小板が粘着・凝集して血小板血栓を形成し，同時に凝固系の活性化が生じフィブリン血栓をみる。基底膜への粘着は，type I，III，IV，V コラーゲン（特にIVとV）と von Willebrand 因子（vWF）との相互作用による。vWF は EC によって合成，分泌され，その放出はトロンビンによってもたらされる。血小板が粘着し凝集する際には血小板とほかの細胞の機能に及ぼす種々の物質が放出されるが，それらは ADP，ATP，platelet 4，TXA$_2$，PDGF (platelet-derived growth factor) などである。血栓形成に際しては，組織トロンボプラスチン活性の発現，エンドトキシン，IL-1，TNF などの EC 刺激による組織因子の活性，第 V 因子活性発現と vWF の産生放出，PAF の産生放出などが関与する。

図 4-5 に凝固系における EC の作用を示す。

総論

第5章 膠原病にみられる臨床像

1. 好発年齢，性，患者数

　膠原病では，疾患により好発する年齢や性に相違がみられる．若年にみられる疾患は全身性エリテマトーデス（SLE），混合性結合組織病（MCTD），高安動脈炎などがあげられ，高齢者にみられる疾患は顕微鏡的多発血管炎，側頭動脈炎などである．小児ではいずれの膠原病も発症するが，若年性関節リウマチ，川崎病，シェーンライン-ヘノッホ紫斑病などは小児に好発する疾患である．また，SLE，MCTD，シェーグレン症候群（SjS），関節リウマチ（RA），全身性硬化症（SSc），多発性筋炎・皮膚筋炎（PM/DM），高安動脈炎など多くの膠原病は女性に好発する．一方，強直性脊椎炎やライター症候群などHLA-B27が相関する疾患は日本では少ないが，若年の男性に多く発症する．

　人種によって発症頻度に差のみられる疾患もあり，上述のHLA-B27関連疾患のみならず，高安動脈炎は日本を含むアジアに多くみられ，ベーチェット病は日本から中近東にかけいわゆるシルクロードに沿って好発する．他方，側頭動脈炎は日本では少なく，欧米に多くみられる．

　表5-1に，日本における主な膠原病の患者数と性差，好発年齢，初発症状を示す．

2. 初発症状，全身症状，病歴の特徴

　膠原病の発病は，急性に発症するものから，ゆっくりと時間をかけ発症するものまで種々みられる．しばしば自覚症状がなく，病気が潜在性に存在し，誘因によって病気が顕性化する場合もみられる．このような場合，自覚症状のない時期に血液検査をすると，抗核抗体やリウマトイド因子，

表5-1　主な膠原病の発症頻度，性差，好発年齢，初発症状

疾患名	全身性エリテマトーデス（SLE）	関節リウマチ（RA）	全身性硬化症（強皮症）（SSc）	多発性筋炎・皮膚筋炎（PM/DM）	シェーグレン症候群（SjS）	混合性結合組織病（MCTD）	顕微鏡的多発血管炎（MPA）
日本における推定患者数	47,000人	70万人	9,268人	7,082人	78,000人	6,840人	?
性差	女 90%	女 75%	女 66%	女 66%	女 90%	女 90%	女 65%
好発年齢	20〜30歳	30〜50歳	30〜50歳	10〜50歳	40〜60歳	20〜30歳	高齢者（50歳以上）
主な初発症状	発熱，関節痛，紅斑，レイノー現象	関節痛，関節腫脹，朝のこわばり	レイノー現象，皮膚の硬化，こわばり	筋力低下，筋肉痛，関節痛，紅斑，レイノー現象	口内乾燥，涙液分泌低下，耳下腺腫脹	レイノー現象，関節痛，手指のこわばりと紡錘状腫脹，手指硬化	発熱，咽頭炎，筋肉痛，体重減少，関節痛，間質性肺炎，腎炎
主な標的臓器	皮膚，腎，心，脳，肺，血液	関節，肺	皮膚，肺，腎，消化管	皮膚，筋，肺	眼，口腔，外分泌腺	SLE，PSS，PM/DM，SjSなど，2疾患以上が重複	全身の細動静脈，毛細血管

表 5-2 膠原病が疑われる症状

1. 全身症状	原因不明の発熱，体重減少，易疲労感，無気力，リンパ節腫大，など
2. 関節・筋症状	関節痛，関節腫脹，こわばり，筋肉痛，筋力低下，など
3. 皮膚・粘膜症状	紅斑，レイノー現象，結節，紫斑，浮腫，皮膚硬化，色素沈着・脱失，青色皮斑，出血性梗塞，潰瘍，脱毛，粘膜びらん・潰瘍，など
4. その他の症状	眼の異物感，羞明，口内乾燥，鼻汁・鼻出血，視力障害，など
5. 検査異常	白血球減少，高γ-グロブリン血症，リウマトイド因子，ワッセルマン反応偽陽性，抗核抗体，など

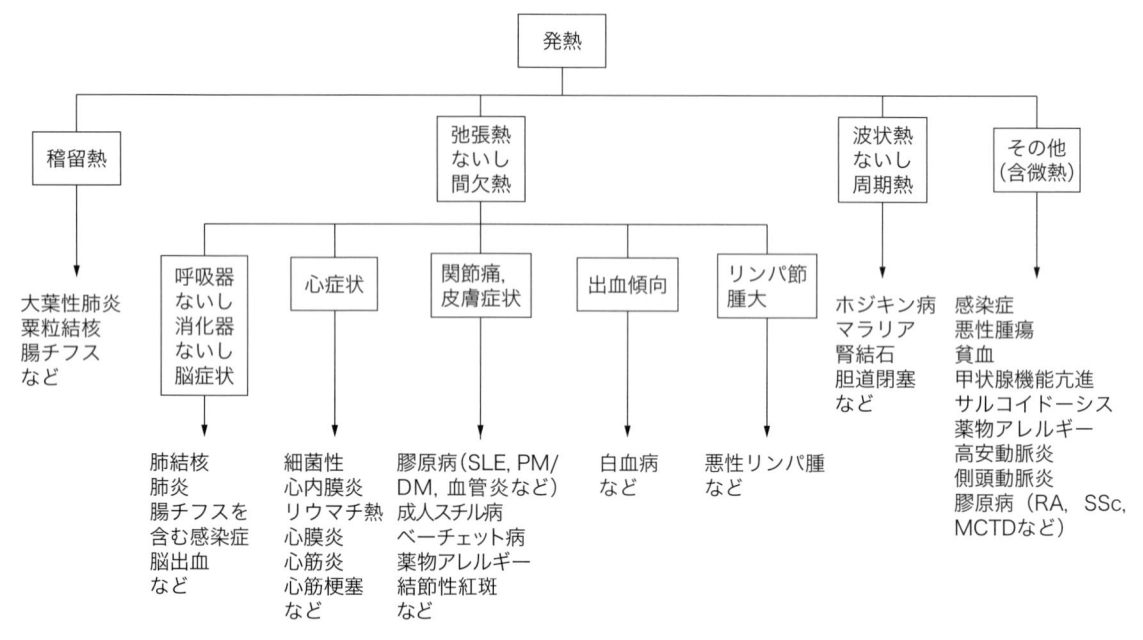

図 5-1 発熱からみた鑑別診断

ワッセルマン反応偽陽性，高γ-グロブリン血症などの異常を認めることが多い。

　誘因は必ずしも認められるわけではないが，紫外線照射（日焼け），薬剤，感染，妊娠・出産，外科的手術，外傷，寒冷，ストレスなどを契機にして発病することがある。

　膠原病でよくみられる初発症状は，原因不明の発熱，関節痛（炎），紅斑・皮膚硬化などの皮膚症状，筋肉痛，筋力低下，レイノー現象などである。同時に，体重減少，易疲労感，倦怠感，無気力，リンパ節腫脹，脱毛，浮腫などの全身症状をみることが多い。

　表 5-2 に，膠原病が疑われる症状を示す。また，発熱の特徴からみた鑑別疾患を図 5-1 に示す。

　膠原病が疑われると病歴を聴取するが，常に鑑別すべき膠原病以外のほかの疾患も念頭において聴取する。特に膠原病と紛らわしい鑑別すべき疾患を表 5-3 に示す。

　既往歴では，ほかの自己免疫疾患が先行している場合があるので，それらの病気の有無について聴取する。また，美容形成など異物の注入によりヒトアジュバント病として発症していることがあ

表5-3 膠原病の鑑別疾患（間違えられやすい疾患）

1. 感染症	細菌性心内膜炎，敗血症，真菌症，梅毒，ウイルス感染，その他
2. 悪性腫瘍	リンパ腫，その他
3. 臓器疾患	皮膚疾患，腎炎，貧血，白血球減少症，てんかん，精神病，その他
4. 臓器特異性自己免疫疾患	慢性甲状腺炎，特発性間質性肺炎，自己免疫性肝炎，溶血性貧血，特発性血小板減少性紫斑病，その他
5. その他	レイノー病，肺高血圧症，結節性紅斑，キャッスルマン病，サルコイドーシス，アミロイドーシス，AIDS，その他

表5-4 病歴のチェックポイント

1. 主訴・現病歴
    1）膠原病が疑われる症状に留意する
    2）発症の契機となった事項を聴取する
        例：感冒様症状，紫外線照射，薬物，妊娠・出産，寒冷，手術，ストレスなど
2. 既往歴
    1）臓器特異疾患の有無
        例：腎炎，肺線維症，胸膜炎，精神病，溶血性貧血，レイノー病など
    2）美容形成術を含む外科的手術
    3）妊娠歴
    4）アレルギー体質，日光過敏，薬物過敏
    5）常用薬ないし治療薬
    6）嗜好品，健康食品
3. 家族歴
    膠原病，ほかの自己免疫病の有無

るので，この点も留意する．反復流産の既往歴は抗リン脂質抗体症候群（APS）を示唆する．気管支喘息を含むアレルギー疾患の既往ないし存在はチャーグ・ストラウス症候群（アレルギー性肉芽腫性血管炎）の発症にほぼ必須で，慢性の副鼻腔炎はウェゲナー肉芽腫症で高率に認められる．膠原病では薬剤アレルギーを有することも多く，必ず聴取する．その他，ペットや健康食品，サプリメント，常用薬なども聴取する（**表5-4**）．

家族歴では，血縁の同胞に膠原病や自己免疫疾患を有することが多く，その有無について聴取する．

3. 関節症状

前述したごとく，膠原病はリウマチ性疾患に属するため関節症状を高頻度に認める．また，関節症状をきたす疾患は膠原病以外にも数多くあげられるので，ほかのリウマチ性疾患との異同や鑑別も重要となる．関節症状では，関節の自発痛，圧痛，運動痛，関節腫脹，可動制限，機能障害など炎症の程度や進行により種々の症状をみる．関節痛がみられれば，炎症か否か，関節痛（炎）の部位（滑膜関節か軟骨関節か，単関節か多関節か，

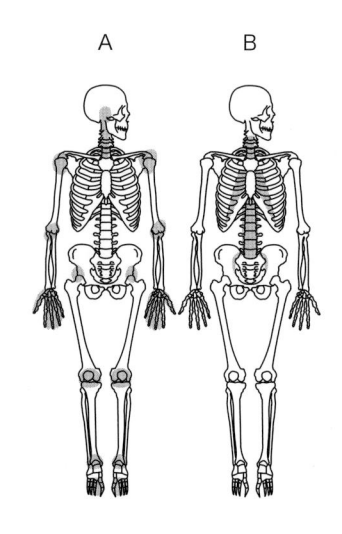

小関節か大関節か，対称性か非対称性か，など），関節の局所病変（発赤や熱感の有無，変形の有無，可動域など），経過による変化（急性か慢性か，移動性・遊走性か同時性か発作性・再発性か，周期的か間欠的か，など），朝のこわばりの有無と持続時間などを観察する。朝のこわばりは，起床時に手指や全身の関節がこわばって動きにくく，しばらく動かしているうちにこわばりがとれてくる現象をいう。よく油が切れた状態などと表現される。関節症状の最も著しいのは RA であるが，RA を含む膠原病では主に多発性の滑膜関節の炎症をきたし，軟骨が主に侵されるリウマトイド因子陰性の関節疾患と対照的である（図 5-2）。

関節痛をきたすリウマチ性疾患は，炎症の有無により大きく 2 群に分けられ，炎症を伴うものはさらに単発性と多発性，急性と慢性疾患に分けられる（図 5-3）。以下，これらの分類について述べる。

1）急性単関節炎

発症時期が特定されやすく，数日以内に病像が完成されるものをいう。

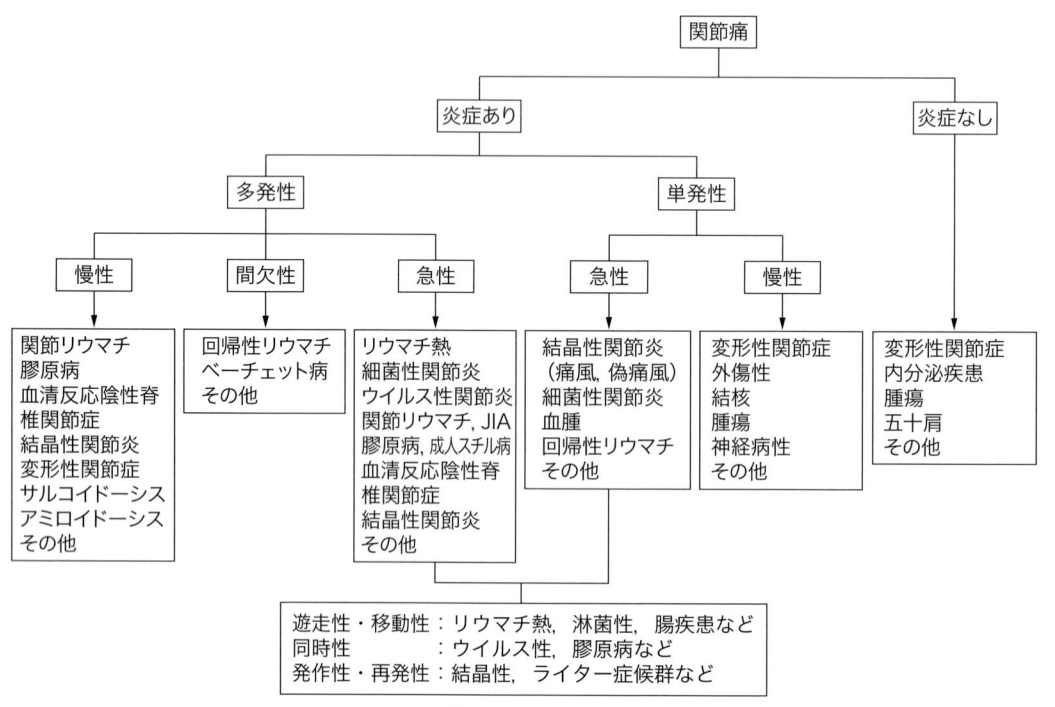

A：滑膜関節　B：軟骨関節

疾　　患	滑膜関節	軟骨関節
関節リウマチ リウマトイド因子陽性疾患	＋＋＋	＋（部分的）
リウマトイド因子陰性 脊椎関節疾患	＋	＋＋＋
変形性関節症	＋＋＋	＋＋＋

図 5-2　リウマチ性疾患に侵される関節

図 5-3　関節痛からみた鑑別診断

(1) 感染性関節炎

種々の細菌感染によって引き起こされるが，比較的多いのは連鎖球菌，ブドウ球菌，肺炎球菌などのグラム陽性菌である。抗生物質による治療により不可逆性の関節病変を阻止することができるので早期診断が重要である。診断は感染源の特定とともに，穿刺された関節液の細菌培養による。ウイルス性の関節炎は，多くは多関節炎を伴う。

(2) 結晶による関節炎

　①痛風

定型的には第1足趾のMTPの単関節炎であるが，ほかの関節や粘液包の障害をみることもある。男性に多く，下肢の単関節性ないしは寡関節性，発作と発作のあいだの完全寛解，高尿酸血症，痛風結節などは診断に有用である。確定診断は滑液中の尿酸-1-ナトリウム塩の結晶による。

　②偽痛風

大関節，特に膝関節に障害をきたし，高齢者にみられる。副甲状腺機能亢進症などの基礎疾患にも留意する。X線では軟骨石灰化症の所見をみるが，診断は関節滑液中にピロリン酸カルシウムの結晶を証明することによる。

(3) 外傷

外傷の既往に関連して認められる。膝関節内障は，外傷の既往，運動制限，関節辺縁の圧痛などより疑われる。診断は，関節造影や関節鏡により半月ないしは靱帯の裂傷，軟骨体を認めることによる。

(4) 非外傷性の出血性関節症

血友病などの出血性疾患や抗凝固薬の使用などによる。滑膜の血管腫や色素沈着性絨毛結節性滑膜炎との鑑別が必要だが，鑑別は滑膜生検所見による。

(5) 多関節炎をきたす疾患の非定型像

多関節炎を特徴とする疾患においても，ときに単関節炎で発症することがある。RAにおいても然りである。確定診断されるまでは，原因不明の単関節炎として経過観察することもある。単関節炎型のRAと診断するには，感染性や結晶性の関節炎など，ほかの単関節性疾患を極力除外する必要がある。

2) 慢性単関節炎

慢性単関節炎は，6週～数ヵ月以上にわたり関節炎が持続するものをいう。

(1) 感染性関節炎

最も考慮すべき疾患で，細菌のみならずマイコバクテリアや真菌感染にも留意する。免疫能低下をみて結核の既往のある患者や肺結核が疑われている患者では，結核性関節炎を疑う。確定診断は，滑液の性状と培養による。これにより診断がつかない場合には滑膜生検が行われる。

(2) 若年性特発性関節炎（若年性関節リウマチ）

小児にみられる若年性特発性関節炎（JIA）の単関節炎型が重要である。成人RAが慢性単関節炎として存在する可能性もあるが，この場合，定型像がみられるまで経過観察する必要がある。

(3) 変形性関節症（炎）

発症は無症状のことが多く，疼痛は動作時にみられる。本症を示唆する所見として，高齢者，職業，肥満，DIP・股関節・膝関節・腰椎などの障害があげられる。X線所見では，関節腔の狭小化，軟骨下の骨硬化像，骨棘形成像などをみる。血液学的検査所見は通常正常である。未治療の膝関節内障では二次性の変形性関節症をきたす。

(4) 解離性骨軟骨炎

若い男性にみられ，膝（大腿内顆部）が好発部位である。

(5) 無菌性骨壊死

肩，股，膝関節などの単関節痛で始まることが多く，飲酒やステロイド治療などリスクファクターがみられる。診断は，X線，MRI，骨シンチグラフィなどによる。

(6) 腫瘍，その他

良性では色素沈着性絨毛結節性滑膜炎，滑膜軟骨腫症，血管腫などがあげられ，悪性では滑膜肉腫と転移性骨腫瘍があげられる。

診断は滑膜生検，画像診断による。サルコイドーシスでもまれに単関節炎をきたす。

3）急性多関節炎

(1) 感染性関節炎

①細菌性

代表的なものは淋菌性関節炎で，若い女性に多く，約75％に移動性の多関節炎を伴う．経過とともに単関節炎に移行し，腱鞘炎と皮疹もみられる．髄膜炎菌による関節炎も同様の特徴を呈する．診断は，関節以外の部位における感染巣の存在が重要であるが，その部位と滑液の細菌培養による．

リウマチ熱は最近激減したが，幼少時（5～15歳）にみられ，A群β溶連菌感染が先行し，急性移動性多関節炎をきたす．手・肘・膝・足などの大関節が好発部位で，数日以内に軽快する．

②ウイルス性

B型肝炎が多く，好発部位は手指の小関節である．黄疸をきたすまではRAと診断されることもあり，また蕁麻疹や紫斑を伴う多関節炎とされることもある．黄疸をきたすと自然に軽快する．風疹や風疹ワクチンにより同時性の多関節炎をみるが，一定期間後に自然軽快をみる．ライム病では，単ないし多関節炎の型をとり，遊走性慢性紅斑を伴う．

(2) RA，JIA，膠原病とその類縁疾患

RA，JIA，膠原病の多くは慢性の多関節炎をみるが，ときに急性の多関節炎をみる．成人発症スチル病ではspiking feverとともにサーモンピンク様の皮疹をみ，滑膜炎は多くは軽度である．リウマトイド因子はRAの初期では必ずしも陽性にでるとは限らず，スチル病では通常陰性を示す．RA以外の膠原病やサルコイドーシス，ベーチェット病などにおいても急性の多関節炎をみることがあるが，各疾患に特徴的な関節外症状を認め，検査のうえでも多くは特徴的な所見をみる．

(3) リウマトイド因子陰性の脊椎関節症

この範疇の疾患群には，強直性脊椎炎，乾癬性関節炎，腸炎に伴う関節炎，ライター症候群やエルシニア関節炎などの反応性関節炎などが含まれ，ときに急性の多関節炎をみる．HLA-B27と相関する疾患が多くみられる．

(4) 結晶による関節炎

痛風と偽痛風があげられ，前者では約20％に，後者では約5％に発作性の多関節炎を認める．

(5) 血清病

異種血清や薬剤などの抗原の供給後10～14日目に発熱とともに移動性の急性多関節炎を認める．既往歴の聴取が重要である．

(6) シェーンライン-ヘノッホ紫斑病

小児に多く発症する．触知可能な紫斑がみられるが，約2/3は紫斑出現後に変形を伴わない多関節炎をきたす．血管炎による徴候とともに，腹痛，消化管出血，腎症をみる．

(7) 血液疾患

白血病，リンパ腫，鎌状赤血球症などの血液疾患の初期症状として多関節炎をみることがある．これらは，特徴的な臨床像，骨髄穿刺，ヘモグロビンの異常などによって診断される．滑液の細胞学的検査が腫瘍性疾患の診断に有用なことがある．

4）慢性多関節炎

(1) RA

慢性多関節炎の代表的な疾患で，対称性の滑膜関節炎をきたし，進行性で骨びらんと骨・関節破壊をみる．30～50歳の女性に多く（75％）みられるが，小児にも発症する（JIA）．1時間以上の朝のこわばり，PIP，MCP，手関節の対称性にみられる疼痛と腫脹で始まることが多い．初期では，ほかの膠原病との鑑別が必要である（9章，関節リウマチ，の項参照）．

(2) RA以外の膠原病

SLE，MCTD，SScなどにおいても慢性の炎症性多関節炎をみるが，通常，非びらん性で変形を伴わない．RAに類似した関節炎をみることがあるが，他の特徴ある臨床症状，検査所見により鑑別される．MCTDでは，RAに類似した紡錘状の手指の腫脹を対称性に認めるが，レイノー現象と手指の硬化をみる．SScにおいてもMCTDと同様の所見をみるが，しばしば手指の可動制限や屈曲拘縮がみられる．これは，通常，皮膚硬化と関節周囲の障害による．また，SLEでは，骨びらんを伴わずに手の変形をみることがある（Jaccoud様関節炎）．これは，関節周囲の腱や軟部組織の障害による．

(3) リウマトイド因子陰性の脊椎関節症

この範疇には，先に述べたごとく，いくつかの疾患が含まれる。多くは軟骨関節を侵し，主に滑膜関節を侵すRAを代表とする膠原病（リウマトイド因子陽性疾患）と対照的である。これらの疾患は慢性の多関節炎をきたす。

①強直性脊椎炎

若年者の男性に多く発症する。脊椎が主たる病変であるが，股・肩などの大関節に加え末梢の関節炎も35％にみられる。診断は，特徴的な脊椎病変と仙腸関節の病変による。また，HLA-B27との相関をみる。

②ライター症候群

男性に多くみられ，多関節炎，仙腸骨炎，結膜炎，尿道炎ないし下痢などの主徴を認め，加えて，ソーセージ様の手指，連環状亀頭炎，膿漏性角化症，足底の皮疹など，特徴ある症状を伴う。関節は膝，踝，足，手などが非対称性に罹患し，靱帯付着部症を伴う。

③乾癬性関節炎

30〜50歳に好発し，通常，乾癬の皮膚症状の先行ないし既往を有す。関節病変は多様で，約95％に末梢の多関節炎をみる。ソーセージ様手指，脊椎病変，靱帯付着部症などもみられる。

④腸疾患に伴う関節炎

潰瘍性大腸炎やクローン病などに関連した多関節炎である。臨床的に明らかな腸疾患が認められる前に関節炎が存在することもあるが，多くは腸疾患と関節炎の活動性が並行する。手や足の小関節の障害はRAに比べ少なく，膝と足関節の非対称性の炎症が特徴的である。

(4) 慢性の結晶沈着による疾患

慢性痛風と偽痛風があげられる。前者では，約1/3に多関節炎をみる。適切な治療がされない場合には，痛風発作よりもむしろ慢性の多関節炎の型をとる。後者は，ピロリン酸カルシウム沈着によるが，変形性骨関節炎と区別しがたいような股と膝の進行性の慢性多関節炎をきたす。慢性の経過中に急性の偽痛風発作をみる。

(5) 変形性関節症

高齢者にみられ，通常，非びらん性で非炎症性である。多くは手指のDIPや股，膝関節，腰椎，脊椎などを侵す。通常，全身症状や炎症所見はみられない。ヘバーデン結節，ブシャール結節をみる。

(6) サルコイドーシス

サルコイドーシス関節炎は，急性，反復性，慢性など種々みられるが，通常，非破壊性である。両側肺門リンパ節腫大とぶどう膜炎は診断に有用で，滑膜生検では非乾酪性肉芽腫の所見をみる。

5）間欠的ないし周期的にみられる関節疾患

(1) 間欠性関節水腫

女性に多く，同一関節に3〜4日持続する炎症症状に乏しい関節腫脹がみられる。間欠期は2〜4週で，最も障害される関節は膝で，次いで肘，股，足関節などである。発作時に血清のC1エステラーゼ・インヒビターが減少する。

(2) 回帰性リウマチ

通常，単関節型で，数時間〜1週間ほど持続し自然に消失する。間欠期間は数週〜数ヵ月と不定である。障害関節は，膝，手，MCP，PIPなどで，常に同じ関節が障害されるとは限らない。

(3) その他

ベーチェット病とライム病，家族性地中海熱があげられるが，間欠性水腫ないし回帰性リウマチのタイプの関節症状をきたす。疾患固有の症状・所見により診断する。

4．皮膚症状

膠原病では多彩な皮膚症状がみられ，あるものは疾患特異的に，あるものはいくつかの疾患に共通してみられる。皮膚症状からみた鑑別疾患を図5-4に示す。

1）紅斑

紅斑は，SLE，PM/DM，MCTD，シェーグレン症候群，リウマチ熱，血管炎症候群など多くの膠原病でみられる。

(1) 主にSLEにみられる紅斑

SLEでは，定型的には頬部紅斑（写真5-1），いわゆる蝶形紅斑と，紫外線にあたりやすい皮膚露出部に滲出性の紅斑を認める。顔面以外では前

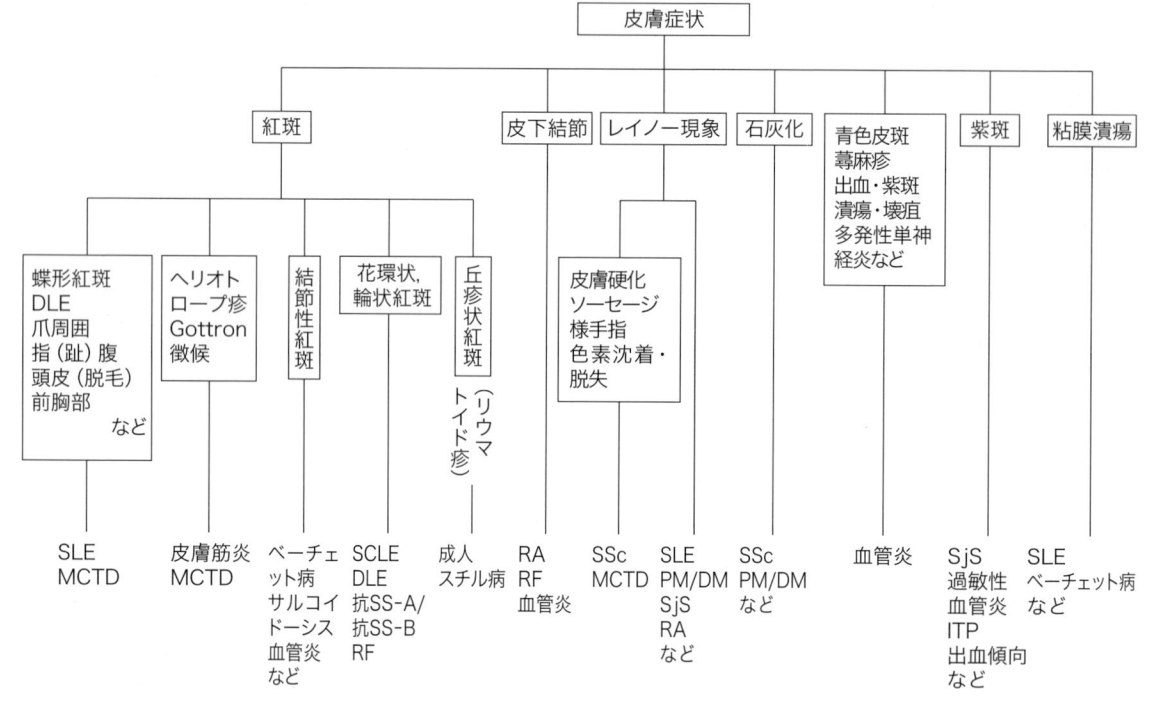

```
                                        皮膚症状
                                           │
    ┌──────────┬───────────┬──────────┬──────────┬──────────┬──────────┐
    紅斑      皮下結節  レイノー現象  石灰化   青色皮斑      紫斑      粘膜潰瘍
                                              蕁麻疹
                                              出血・紫斑
                                              潰瘍・壊疽
                                              多発性単神
                                              経炎など
```

┌─────┬─────┬─────┬─────┬─────┐ ┌──────┬─────┬─────┐
│蝶形紅斑│ヘリオト│結節性│花環状,│丘疹状│ │皮膚硬化│   │   │
│DLE   │ロープ疹│紅斑 │輪状紅斑│紅斑 │ │ソーセージ│   │   │
│爪周囲 │Gottron│   │   │(リウマ│ │様手指 │   │   │
│指(趾)腹│徴候 │   │   │トイド疹)│ │色素沈着・│   │   │
│頭皮(脱毛)│   │   │   │   │ │脱失   │   │   │
│前胸部 │   │   │   │   │ │   │   │   │
│ など │   │   │   │   │ │   │   │   │

SLE   皮膚筋炎 ベーチェ SCLE 成人   RA   SSc   SLE   SSc   血管炎 SjS   SLE
MCTD MCTD   ット病 DLE   スチル病 RF   MCTD   PM/DM PM/DM   過敏性 ベーチェット病
             サルコイ 抗SS-A/   血管炎   SjS   など   血管炎 など
             ドーシス 抗SS-B   RA   ITP
             血管炎 RF   など   出血傾向
             など   など

図5-4　皮膚症状からみた膠原病の鑑別診断
DLE：円板状紅斑，SCLE：亜急性皮膚型ループスエリテマトーデス，SSc：全身性硬化症，ITP：特発性血小板減少性紫斑病

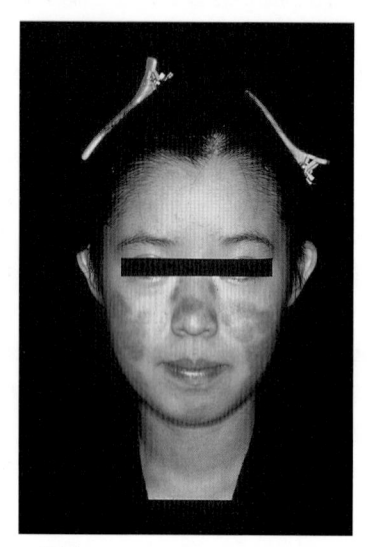

写真5-1　SLEにみられる蝶形紅斑

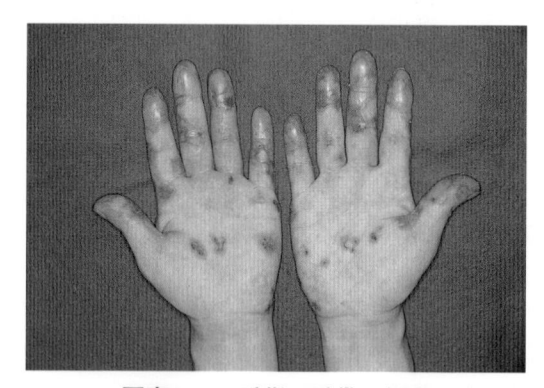

写真5-2　手指，手掌の紅斑

胸部，耳介部，爪床部，爪周囲，手指/手掌（写真5-2），足趾，足蹠などにもみられる。日光過敏症と関連することが多く，紫外線曝露とともに出現し，初発症状としてもよく認められる。紅斑は数時間～数日間認め，多くは活動性とともに全身症状をみる。SLE患者の約半数に認められる。また，外的刺激を受けた部位にも紅斑が出やすい傾向にある。

SLEでは時に多環性，花環状の融合した紅斑（写真5-3）をみることがあるが，これはSLE以外の膠原病においても，特に抗SS-A/SS-B抗体陽性をみる場合にしばしば出現する。皮膚露出部に多いが，紫外線照射部位以外の皮膚にも認められる。紅斑の周辺は境界鮮明で丘疹ないし乾癬様の皮疹を呈し，輪状の中心はしばしば毛細血管拡

第5章 膠原病にみられる臨床像

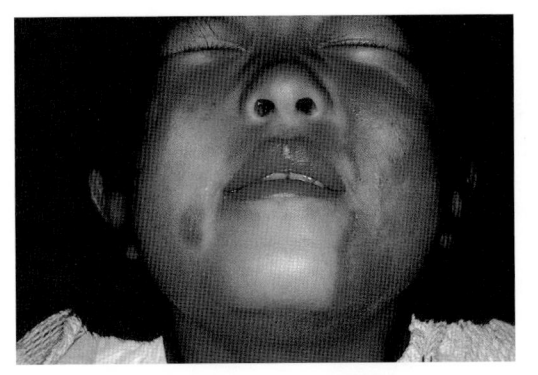

写真 5-3 SLE にみられた環状紅斑
抗 SS-A/SS-B 抗体陽性

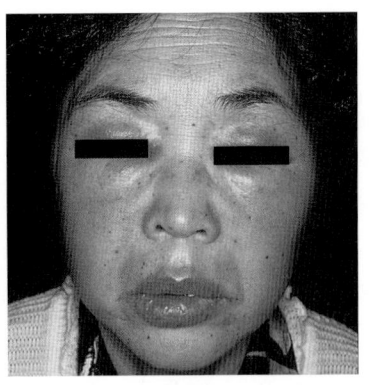

写真 5-5 皮膚筋炎の上眼瞼にみられたヘリオトロープ疹

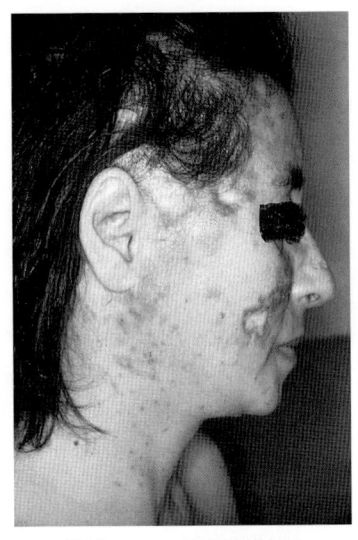

写真 5-4 円板状紅斑
脱毛もみられる。

張や色素脱失を示す。また，抗 SS-A/SS-B 抗体陽性の母親から出生した児にも亜急性皮膚型ループスエリテマトーデス（SCLE）の紅斑をみることがある。これは新生児ループス（後述）としての1症状であるが，母親の抗体が胎盤を通じて胎児に移行することによる。児に移行した抗 SS-A/SS-B 抗体は約6ヵ月以内に血中から消失するので，これに伴い多くは自然に紅斑の改善をみる。

円板状紅斑（DLE）は慢性の紅斑であるが，SLE でみられ，境界鮮明で白色の鱗屑を有する淡紫紅色を示し，漸次，遠心性に拡大するとともに中央部が萎縮し，周辺部は堤防状に隆起する（**写真 5-4**）。また，中心部は色素脱失，周辺部は色素沈着を呈し，毛細血管拡張や萎縮性瘢痕などをみる。

頭部，頸部，躯幹，粘膜，四肢，手掌，足底などにみられるが，頭部では脱毛をきたす。SLE の部分症としても認められるが，DLE 単独で認める場合にはほかの臓器障害を認めることは少なく予後も良好で，SLE への移行は5％以下である。

(2) 皮膚筋炎にみられる紅斑

皮膚筋炎では SLE と同様の蝶形紅斑を認めるが，加えて上眼瞼に浮腫を伴うヘリオトロープ疹と呼ばれる紅斑（**写真 5-5**）がみられる。上眼瞼では中心部から1/3内くらいが好発部位である。前胸部や背部にもみられ，肩から首にかけてちょうどショールをかけたような斑点状の紅斑がみられることもある（shawl sign）。また，手指や肘，膝などの関節伸側部には落屑を伴った角化性，隆起性の紅斑がみられる（Gottron 徴候）（**写真 5-6**）。後期には色素沈着や脱失，毛細血管拡張を伴った萎縮性の病変（poikiloderma）を示すようになる。

(3) リウマチ熱にみられる紅斑

急性期に出現し，淡い不整形の環状紅斑をみるが，持続時間は短く，長くても2～3日で消失する。腹部や四肢屈側によくみられる。

(4) 成人スチル病

若年性関節リウマチの全身型で高頻度にみられる，いわゆるリウマトイド疹で，スパイク様の発熱とともにサーモンピンク様の丘疹状紅斑（**写真 5-7**）をみる。体幹や四肢にみられ多少痒みを伴う。無熱時においても，皮膚を擦ることにより同様の皮疹がみられる（ケブネル現象）。

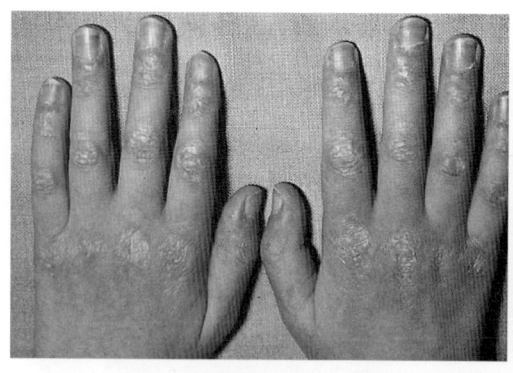

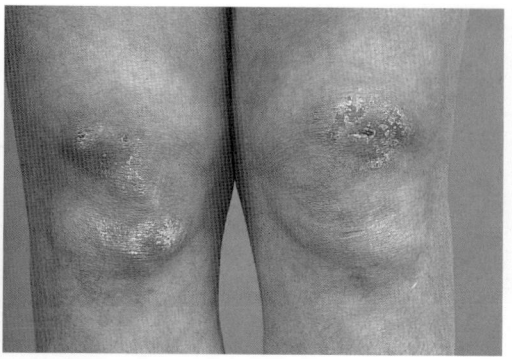

写真 5-6　両手指，両膝関節にみられた Gottron 徴候
関節背面に鱗屑を伴う紅斑をみる。

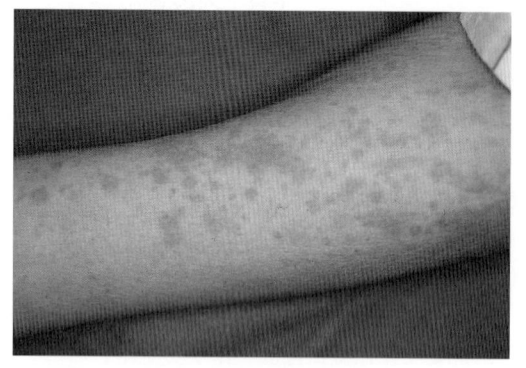

写真 5-7　成人スチル病にみられたリウマトイド疹

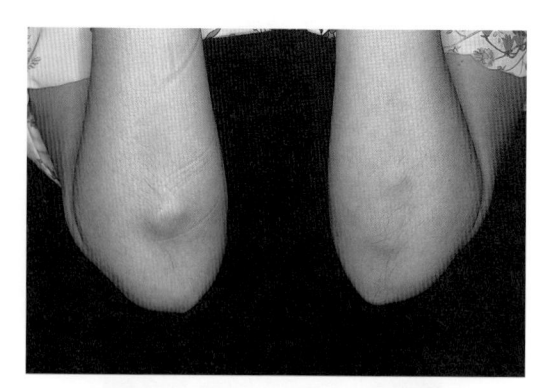

写真 5-8　RA にみられた皮下結節

(5) 結節性紅斑

下肢に好発し，隆起性の結節で圧痛と自発痛を伴う。ベーチェット病や血管炎，サルコイドーシスなどでみられる。

2) 日光過敏症

SLE や皮膚筋炎などで日光過敏症を有する患者が多く，紫外線照射（UV-A と UV-B の双方）で病変の悪化をみる。また，抗 SS-A/SS-B 抗体陽性者においても日光過敏症をみる。

3) 皮下結節

RA，リウマチ熱，血管炎，ウェーバー・クリスチャン病などでみられる。RA では，肘伸側部や後頭部，膝伸側部，アキレス腱部など刺激の加わりやすい部位に好発し，骨膜近くに出現し，無痛性である（**写真 5-8**）。大きさは米粒大〜胡桃大まで，さまざまである。皮下結節を伴う RA はリウマトイド因子の抗体価が高く，関節外症状をみることが多い。血管炎にみられる皮下結節の多くは動脈炎による小動脈瘤による。また，ウェーバー・クリスチャン病では多くは脂肪織炎による。Sweet 病では，顔面，四肢，頸部に疼痛を伴う結節がみられる。CREST 症候群や PM/DM では皮下石灰化をみることがあるが，これらが結節として触れる。

4) 皮膚血管炎

膠原病では皮膚血管炎による皮膚病変が種々みられる。それらは，前述した結節性紅斑や皮下結節も含まれるが，蕁麻疹様の血管炎や白血球破砕性血管炎，結節性多発動脈炎様の血管炎によることがある。症候として，網状青色皮斑（**写真 5-9**）や血栓性静脈炎，レイノー現象，爪床・爪下の出血性梗塞・出血斑，皮膚潰瘍（**写真 5-10**）・梗塞（**写真 5-11**）・壊疽（**写真 5-12**）などもみられる。

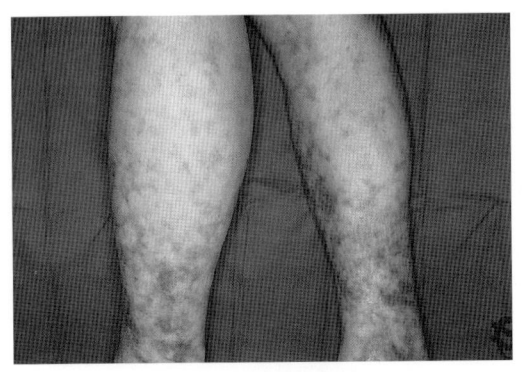

写真5-9　網状青色皮斑

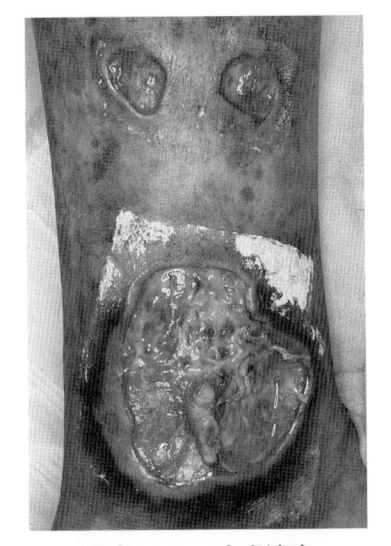

写真5-10　皮膚潰瘍

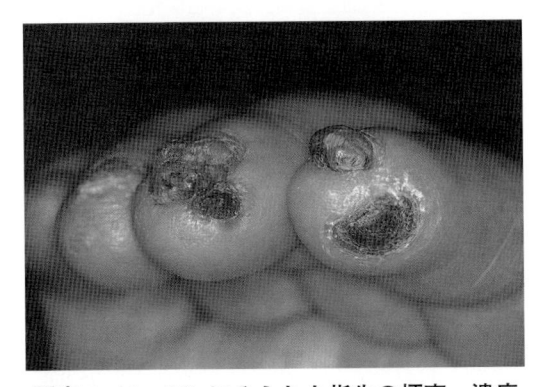

写真5-11　SScにみられた指先の梗塞，潰瘍

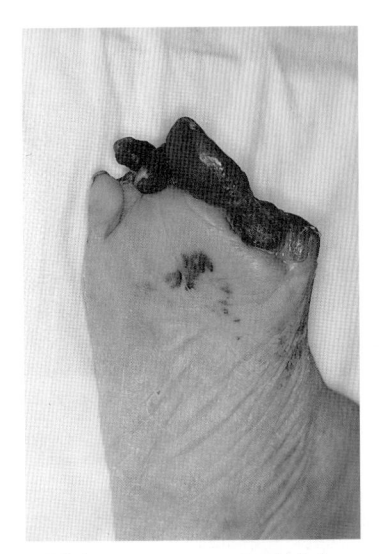

写真5-12　MRAにみられた足趾の壊疽

5) レイノー現象，末梢循環障害

　レイノー現象（写真5-13）は，SSc，MCTD，SLE，PM/DMなどの多くの膠原病で認められる。寒冷や刺激，感情的ストレスなどにより皮膚の色が白色に変化し，次いで紫色，赤色へと3相性の色調変化をきたし元へ戻る現象である。手指にみられることが多いが，足趾や鼻，耳介部などにもみられ，ときに内臓にもみられる（臓器レイノー）。長期のレイノー現象により手指に陥凹性潰瘍，皮膚潰瘍，壊死・壊疽などをみることがある。膠原病を伴わない原発性のレイノー病も存在し，また，甲状腺機能低下症や，クリオグロブリン血症，寒冷凝集素症などでもレイノー現象をみることがあるので留意が必要である。

6) 皮膚硬化

　皮膚硬化はSSc，CREST症候群，MCTDなどで認められ，多くはレイノー現象（写真5-13）を伴う。皮膚硬化の範囲により広汎性硬化（前腕，上腕，前胸部，背部，顔面など）から肢端硬化，手指硬化まで対称性に種々みられる。いずれも硬化は手指から始まる。SScでは通常広汎性硬化を認めるが，初期では手指が浮腫状に硬く腫れ，ソーセージ様腫脹をきたす。進行すると，次第に皮膚硬化が広範に拡がり，皮膚は緊張し光沢を帯び，

蕁麻疹様皮膚血管炎ではしばしばクリオグロブリンなどの免疫複合体とともに血清の低補体価をみる。また，皮膚血管炎の病態は抗リン脂質抗体と関連することもある。

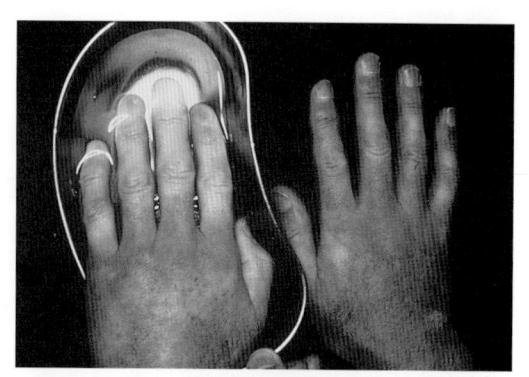

写真 5-13　SScにみられたレイノー現象
手指, 手背の皮膚硬化もみられる。

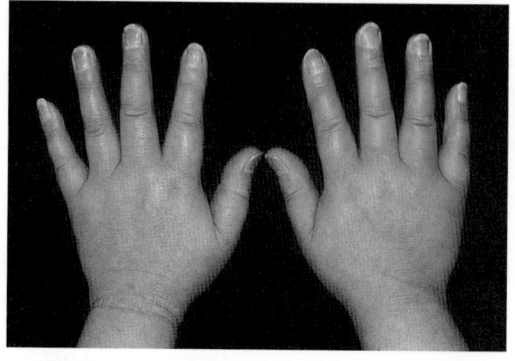

写真 5-15　MCTD にみられた swollen hand

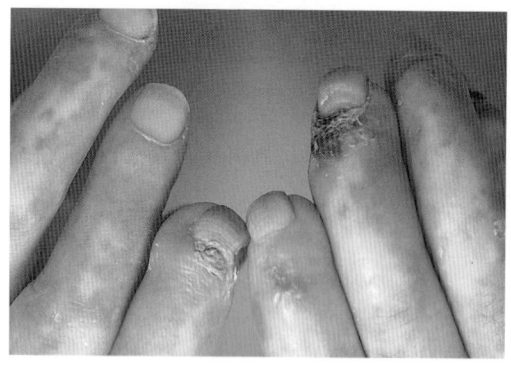

写真 5-14　CREST 症候群にみられた手指硬化

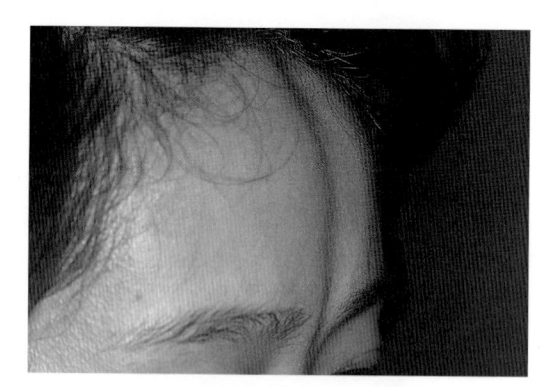

写真 5-16　モルフィア

表 5-5　皮膚硬化をきたす膠原病

1. SSc, CREST 症候群, MCTD, 限局性強皮症（モルフィア, 線状強皮症, 好酸球性筋膜炎）
2. 随伴しやすい皮膚症状；レイノー現象, 色素沈着・脱失, 毛細血管拡張, 皮下石灰化症
3. 鑑別疾患 浮腫性硬化（糖尿病, 粘液水腫, 溶連菌感染後など）, 硬化性萎縮性苔癬, ポルフィリン症, 先端肥大症, アミロイドーシス, フェニルケトン尿症, カルチノイド症候群など

色素沈着・脱失, 毛細血管拡張などを伴うようになる。CREST 症候群では手指に限局した手指硬化（写真 5-14）をみる。MCTD では, 手指の紡錘状の腫脹（swollen hand, sausage like finger）（写真 5-15）とレイノー現象とともに皮膚硬化を認め, 広汎性硬化をみることは少ない。限局性強皮症では線状皮膚硬化やモルフィア（写真 5-16）といった皮膚硬化をみるが, 顔面や体幹, 四肢にみられる。好酸球性筋膜炎も四肢に限局性の皮膚硬化をみるが, 手指硬化はみられない。皮膚硬化と紛らわしい疾患を表 5-5 に示す。

7）脱毛

SLE や DLE で多くみられるが, 多くは頭皮に皮膚病変をみる。また, SLE では前頭部の毛髪が脆く短く折れやすいのが特徴である（lupus hair）。ストレスなども加わり禿頭をみることもある。

8）爪の異常

さまざまな原因により種々の病変がみられる（表 5-6）が, 膠原病に特徴的なのは爪床の毛細血管の障害によるものが多く, SSc, MCTD, SLE,

表 5-6 爪の異常を伴う膠原病

1. 色調の異常
    1) 白色：貧血，末梢循環障害，低蛋白血症を伴う疾患
    2) 黄褐色：薬剤性（D-ペニシラミン，ブシラミン）
    3) 赤紫色：チアノーゼをきたす病態，爪下出血
2. 爪形の異常
    1) 匙状爪：貧血を伴う疾患
    2) ばち状指：慢性肺疾患，クリオグロブリン血症を伴う疾患
    3) 爪甲剥離症：手根管症候群
    4) 横溝ないし横線（Beau 線）：発熱，栄養の低下，貧血など全身状態の異常
    5) 爪の点状陥凹：円形脱毛症，乾癬をみる疾患
    6) 爪の栄養障害（爪萎縮，爪甲脱落）
3. 爪質の異常
    1) 爪甲軟化症：カンジタ，白癬，乾癬
    2) 爪甲縦裂症：RA
    3) 爪甲層状分裂症：SLE，粘液水腫

表 5-7 紫斑をみる膠原病

1. 血管炎によるもの：白血球破砕性血管炎（過敏性血管炎，シェーンライン・ヘノッホ紫斑病）
2. 血清蛋白異常によるもの（高γ-グロブリン血症，クリオグロブリンなど）：シェーグレン症候群など
3. 凝固因子異常によるもの：特発性血小板減少性紫斑病など凝固異常を伴う膠原病
4. 鑑別疾患
    感染症，アレルギー疾患（薬疹など），血液疾患，アミロイドーシス，播種性血管内凝固など

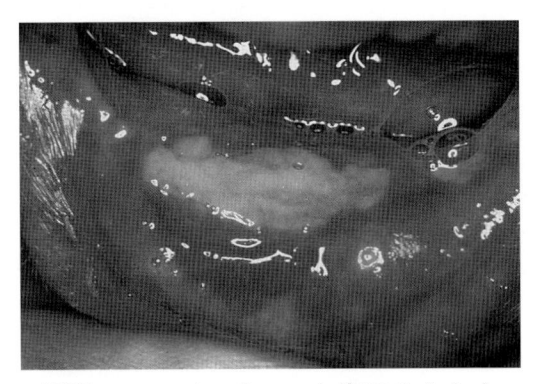

写真 5-17 ベーチェット病にみられた口腔内アフタ性潰瘍

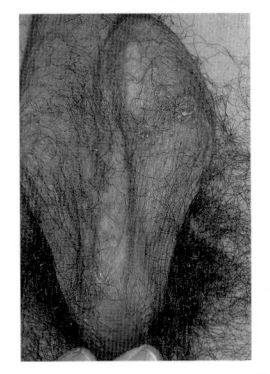

写真 5-18 ベーチェット病にみられた陰部潰瘍

RA，PM/DM，血管炎などでみられる。血管炎や血栓により爪縁の出血性梗塞やオスラー結節様の梗塞をみることがある。

9）紫斑

血管炎，過粘稠度，血小板減少，凝固系異常などで紫斑をみる（表 5-7）。

10）口腔内病変

SLE やベーチェット病ではしばしば口腔内粘膜潰瘍をみる。SLE では通常痛みを伴わず，鼻腔内粘膜や咽頭，舌にもみられることがある。ベーチェット病では反復性のアフタ性潰瘍（写真 5-17）が特徴的で疼痛を伴う。多くは 1〜3 週間持続するが，瘢痕を残さないのが特徴である。同時

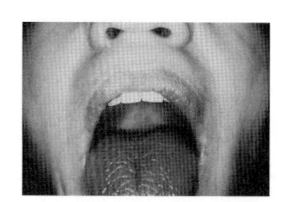

写真 5-19　SjSにみられる萎縮性舌炎 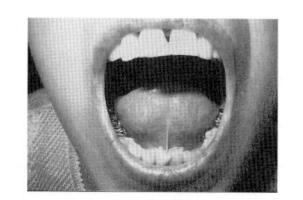　　　　写真 5-20　SScにおける舌小帯短縮

表 5-8　膠原病の臓器病変の特徴

疾患名	RA	SLE	SSc	PM/DM	SjS	MCTD	MPA
皮膚・粘膜症状	皮下結節, 皮膚潰瘍, 指趾壊疽	紅斑, 脱毛, レイノー現象, 口腔内潰瘍	レイノー現象, 皮膚硬化, 色素沈着・脱失	ヘリオトロープ疹, Gottron徴候, 紅斑, レイノー現象	環状紅斑, 高γ-グロブリン血症性紫斑, 口内乾燥	レイノー現象, 手指硬化・紡錘状腫脹, 紅斑	皮膚潰瘍, 皮下結節, 網状皮斑, 蕁麻疹様皮疹
関節症状	こわばり, 疼痛, 腫脹, 変形	疼痛（移動性）, 骨壊死	屈曲拘縮, こわばり	疼痛, こわばり	こわばり	疼痛, 腫脹, こわばり	疼痛, こわばり
筋症状	筋力低下	多少	筋萎縮	筋力低下, 筋萎縮	多少	筋力低下, 筋萎縮	筋力低下, 筋萎縮
リンパ節腫大	少	中	—	—	多	多	少
心症状	多少	心外膜炎・内膜炎	伝導障害	心筋炎, 伝導障害	多少	心外膜炎	心外膜炎
肺症状	間質性肺炎, BOOP, 胸膜炎	胸膜炎, 肺臓炎, 肺梗塞・出血	間質性肺炎, 胸膜炎	間質性肺炎	間質性肺炎	胸膜炎, 肺高血圧, 間質性肺炎	間質性肺炎, 肺出血, 胸膜炎
腎病変	アミロイドーシス, 薬剤性, 間質性	ループス腎炎	強皮症腎	まれ	間質性腎炎	少	多（RPGN）半月体形成性糸球体腎炎
精神神経症状	多発性単神経炎	けいれん発作, 精神症状	まれ	まれ	多少	三叉神経痛, 髄膜炎	脳血管障害, 多発性単神経炎
眼症状	上強膜炎, 虹彩炎	cytoid body	少	少	乾燥性角結膜炎	少	網膜出血, 滲出物
消化器症状	アミロイドーシス	急性腹症	食道下部拡張, 消化吸収障害, ループサイン	悪性腫瘍, 急性腹症	無酸症	食道下部拡張	消化管潰瘍, 急性腹症

RA：関節リウマチ，SLE：全身性エリテマトーデス，SSC：全身性硬化症，PM/DM：多発性筋炎/皮膚筋炎，SjS：シェーグレン症候群，MCTD：混合性結合組織病，MPA：顕微鏡的多発血管炎

に，多くは陰部潰瘍（写真 5-18）を伴う。SjSでは唾液分泌の減少により口腔内乾燥が認められ，萎縮性の舌炎（写真 5-19）や虫歯の多発がみられる。SSc では開口制限とともに舌小帯の短縮（写真 5-20）がみられる。

5. 内臓病変による臨床症状

　膠原病の多くは内臓病変を伴い，その存在を反映する理学的所見の有無は診断のみならず，治療方針の決定や予後を知るうえで重要となる。詳細は，各論で述べるが，表 5-8 に膠原病の各疾患にみられる臓器病変の特徴を示す。

総論

第6章 膠原病の検査

膠原病の診断，病態把握，治療上の指標，合併症の有無などを知るために，数多くの検査が施行される。本章では，診断に重要な検査を中心に述べる。

1. 一般検査

1) 急性期炎症性反応物質

炎症がある場合には，フィブリノゲン，ハプトグロビン，セルロプラスミン，シアル酸，CRP（C-reactive protein）などの急性期反応蛋白の増加をみる。膠原病は炎症性疾患なので，これらは炎症の指標として検査される。よく用いられるのは，赤血球沈降速度（赤沈）とCRPである。

赤沈はいずれの膠原病でも，程度の差はあるが，亢進する。CRPも多くの膠原病で陽性をみるが，全身性エリテマトーデス（SLE）ではその程度が軽微で，急性期においても陰性を示すことが多い。したがって，SLEでCRPが強陽性を示す場合には，感染症の合併，血管炎の併発，ほかの膠原病との重複症候群などが考えられる。また，CRPが陰性にもかかわらず，赤沈が著しく亢進している場合もある。それらは，貧血が著しい場合やγ-グロブリンが著しく増加している場合などである。

2) 血球検査

貧血の有無を知るために，血色素量，赤血球数，ヘマトクリット値が検査される。膠原病では慢性炎症による貧血がみられ，SLEでは溶血性貧血がみられることがある。白血球の減少は，SLE，混合性結合組織病（MCTD），フェルティ症候群にみられる。他方，白血球増多は，血管炎を伴う疾患やリウマチ熱（RF）でみられるが，むろん，感染症の合併においても増加をみる。

血小板減少はSLE，抗リン脂質抗体症候群（APS），血小板減少性紫斑病の合併などにみられ，血小板増多は血管炎症候群や悪性関節リウマチ（MRA）などの血管炎を伴う疾患でみられる。

3) 凝固・線溶系の検査

出血傾向や血栓・塞栓が疑われる場合には凝固・線溶系の検査が施行される。APSではAPTTが延長し，スクリーニング検査として有用である。

4) 尿検査

SLE，顕微鏡的多発血管炎（MPA），全身性硬化症（SSc）など，腎障害をきたしやすい膠原病では定期的に検査される。また，抗リウマチ薬などの薬剤による腎障害やアミロイドーシスなどの合併症による腎障害でも有用な検査となる。

5) 便検査

消化管潰瘍や大腸がんなどの検査として便潜血反応が重要である。通常，グアヤック法，オルトトリジン法などが用いられるが，消化管いずれの部位からの出血に対しても鋭敏に反応する。食物により偽陽性を示すことがあり，精密を期すため数日間潜血食をとる必要がある。下部消化管からの便潜血の検査には，通常，免疫法が用いられる。その他，病態に応じ細菌学的検査，虫卵検査などが行われる。

6) 生化学検査

血漿蛋白は，栄養状態，炎症の程度をみるうえで重要であるが，膠原病では血漿蛋白中のγ-グロブリン分画の増加をみる。これは抗体の産生状

表6-1 抗核抗体の種類と対応抗原の構造および関連疾患

抗体の種類	対応抗原の構造 核酸成分	対応抗原の構造 蛋白成分	関連疾患
1. 抗DNA抗体			
a) dsDNAとのみ反応する抗体	二本鎖DNAに特異な構造		
b) dsDNAおよびssDNAと反応する抗体	DNAの糖・リン酸主鎖		SLEに特異的
c) ssDNAとのみ反応する抗体	一本鎖DNAの塩基部分		
2. 抗ヒストン抗体	DNAと結合	H1, H2A, H2B, H3, H4 の各分画とH2A-H2B, H3-H4の複合体	薬剤誘発性ループス, SLE, RAなど
3. 抗非ヒストン核蛋白抗体			
a) 抗Sm抗体	U1, U2, U4, U5, U6 RNA	68 kDa, 33 kDa(A), 29/28 kDa(B/B'), 23 kDa(C), 16 kDa(D), 13 kDa(E), 12 kDa(F), 11 kDa(G), epitopeはB/B', D, E	SLEに特異的
b) 抗U1-RNP抗体	U1-RNA	68 kDa, 32 kDa(A), 29/28 kDa(B/B'), 23 kDa(C), 16 kDa(D), 13 kDa(E), 12 kDa(F), 11 kDa(G), エピトープは70 kDa, A, C	MCTDで高率, その他SLE, SScなど
c) 抗U2-RNP抗体	U2-RNP	32 kDa(A'), 28 kDa(B''), 16 kDa(D), 13 kDa(E), 12 kDa(F), 11 kDa(G)	
d) 抗SS-A抗体	ヒト細胞質 Y1-Y5 RNA	60 kDa, 52 kDa 蛋白	シェーグレン症候群で高率, その他SLE, RA, SScなど
e) 抗SS-B抗体	ヒト細胞質Y1-Y5 RNA, その他RNAポリメラーゼIII関連のEBER1, 2, VA I, IIなど	50 kDa 蛋白およびその分解物の45 kDa, 43 kDa, 29 kDaなどの蛋白	シェーグレン症候群に特異的
f) 抗PCNA抗体*	DNA合成時にDNA結合	33 kDa 蛋白, 重合体の形でも存在 32 kDa 蛋白	SLEに特異的 SLEに特異的
g) 抗Ki抗体			
h) 抗Scl-70抗体	DNAに結合しクロマチンの成分	110-95 kDa 蛋白, 70 kDaの分解産物がエピトープが存在する蛋白として同定された	SScに特異的
i) 抗セントロメア抗体	中心部のDNAに結合	140 kDa, 88 kDa, 17 kDaの蛋白	SSc, 特にCREST症候群に特異的
j) 抗Jo-1抗体	tRNA	50 kDa 蛋白	PM/DM
k) 抗PL-7抗体	tRNA	80 kDa 蛋白	PM/DM
l) 抗PL-12抗体	tRNA	110 kDa 蛋白	PM/DM
m) 抗PM-Scl (PM-1)抗体	—	110-20 kDaの11蛋白の複合体	PM/DM
n) 抗Mi-1抗体		150 kDaの塩基性蛋白	PM/DM
o) 抗Mi-2抗体	—	61 kDa, 53 kDa 蛋白	PM/DM
p) 抗SRP抗体**	7SL RNA	54 kDa 蛋白	PM/DM
q) 抗Ku抗体	二本鎖DNA末端に結合	80 kDa, 70 kDa 蛋白	PM/DM
r) 抗nuclear lamins抗体	DNA	ラミン蛋白, 74, 68, 60 kDa 蛋白	線状強皮症, SLE
4. 抗核小体抗体			
a) 抗RNA抗体	転写時, DNAに結合	210-11 kDa 蛋白の複合体	SSc
b) 抗ポリメラーゼ1抗体			
c) 抗fibrillarin抗体	U3-RNA	34 kDa 蛋白	SSc
d) 抗To抗体	7-2RNA, 8-2RNA	40 kDa 蛋白	SSc
e) 抗NOR-90抗体	核小体DNAに結合	90 kDa 蛋白	SSc

*PCNA: proliferating cell nuclear antigen　　**SRP: signal recognition particle

態を反映し，抗体の性状によって，前述したごとく IgG, IgA, IgM, IgD, IgE という5種類の免疫グロブリンに分けられる。膠原病では，単一の免疫グロブリンが増加するというよりも2つ以上の免疫グロブリンが高値を示すことが多い（多クローン性）。

多発性筋炎・皮膚筋炎（PM/DM）では，筋炎によって筋由来の酵素（筋原性酵素）が増加する。それらは，GOT, LDH, CK, アルドラーゼ, クレアチンなどで，診断のみならず治療上良い指標となる。

その他，腎機能，肝機能，電解質，骨代謝などを知るうえで種々の生化学的検査が行われる。

2．免疫血清学的検査所見

1) 抗核抗体

膠原病で最もよく行われる免疫学的検査の1つで，膠原病の診断や治療の指標に欠かすことができない。抗核抗体は，細胞の核成分に対する抗体を意味するが，動物の種による特異性はないとされる。現在では，数多くの抗核抗体が知られ，それらの対応抗原も明らかにされている（**表6-1**）。また，疾患や病態と関連して認められるものが多い。

(1) 蛍光抗体間接法による抗核抗体

検査に用いる核の材料として，通常，HEp-2細胞（ヒト咽頭上皮がん細胞）が用いられる。この核材に患者の血清を反応させ，さらに蛍光色素を標識した抗ヒトγ-グロブリン家兎血清（抗核抗体はγ-グロブリンに属しているので抗γ-グロブリン抗体と反応する）を反応させ，核が染色されているかどうかを蛍光顕微鏡で観察する（蛍光抗体間接法；indirect immunofluorescent antibody method：IIF）。IIF の染色像により抗体が反応している核成分（対応抗原）が推測される。すなわち，周辺型（peripheral pattern）を示す対応抗原は DNA，均一型（homogeneous pattern）では DNA とヒストン，斑紋型（speckled pattern）では DNA とヒストン以外の酸性核蛋白物質，核小体型（nucleolar pattern）では核小体成分，セントロメア型（centromere pattern）ではセントロメア（染色体中心体）である。各染色像を**写真6-1**に示す。SLE では，IIF はほぼ100%陽性を示し，いずれの染色像も認められるが，周辺型と均一型が多い。SSc では，核小体型とセントロメア型が多い。また，MCTD は通常斑紋型を示す。抗体価は陽性をみる最終血清希釈倍率で示されるが，抗核抗体が複数で存在する場合には周辺型や均一型は低倍率で認められ，斑紋型は高い希釈倍率で認められることが多い。各種核抗原に対する特異的抗体の多

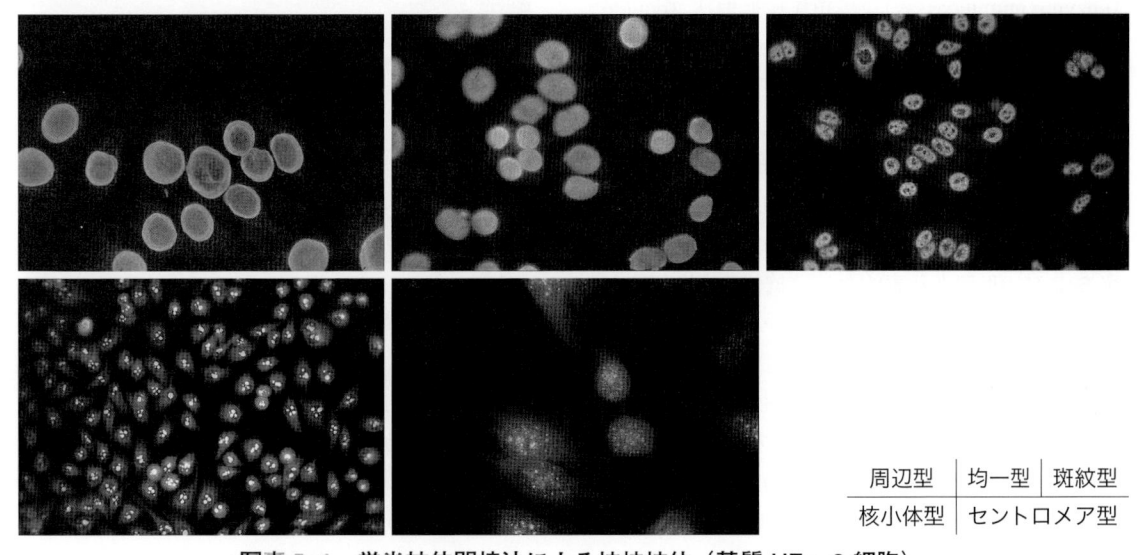

周辺型	均一型	斑紋型
核小体型	セントロメア型	

写真6-1 蛍光抗体間接法による抗核抗体（基質 HEp-2細胞）

表 6-2 代表的な抗核抗体と蛍光抗体間接法における染色型

染色型	対応抗原	関連する疾患
Homogeneous	DNA	SLE
	ヒストン	SLE, 薬剤性ループス
Peripheral	二本鎖 DNA	SLE
Speckled	U1-RNP	MCTD, SSc, SLE
	Sm	SLE
	SS-A*	SjS, SLE
	SS-B	SjS
	Ki	SLE, SjS
	Scl-70	SSc
	Ku	筋炎/SSc 重複症候群
	その他非ヒストン核蛋白	
Nucleolar	U3-RNP（fibrillarin）	SSc
	7-2RNP	SSc
	RNP ポリメラーゼ I	SSc
	PM-Scl	筋炎/SSc 重複症候群
	リボソーム**	SLE
Discrete-Speckled	セントロメア	SSc
PCNA 型	PCNA	SLE, SjS
	ほかの細胞周期関連抗原	
細胞質	ミトコンドリア	原発性胆汁性肝硬変
	Jo-1	多発性筋炎
	SS-A*	SjS, SLE
	リボソーム**	SLE
	ゴルジ体	SLE, SjS

*：対応抗原が核質および細胞質に存在
**：対応抗原が核小体および細胞質に存在
SLE：全身性エリテマトーデス，MCTD：混合性結合組織病，
SjS：シェーグレン症候群，SSc：全身性硬化症（強皮症）

くは，RIA（radioimmunoassay）法や ELISA（enzyme-linked immunosorbent assay）法，EIA（enzyme immunoassay），二重免疫拡散法（double immunodiffusion method：DID），immunoblot 法など特異的測定法で同定される。すなわち，IIF によるスクリーニングで抗核抗体陽性を認めた場合には，次いで各種抗核抗体が特異的に検出される測定法で検査を行い，特異的抗体の定性，抗体価，抗体の免疫グロブリンクラスなどの検索を行う。
表 6-2 に IIF 像と代表的な抗核抗体，疾患病態との関係を示す。

(2) 抗 DNA 抗体

沈降反応，タンニン酸処理赤血球凝集反応，50％硫安法，固相法，ミリポアフィルター法，Crithidia luciliae kinetoplast（CLK）を基質に用いた IIF 法（写真 6-2），RIA 法，ELISA 法などで測定されるが，RIA 法，ELISA 法がよく用いられる。

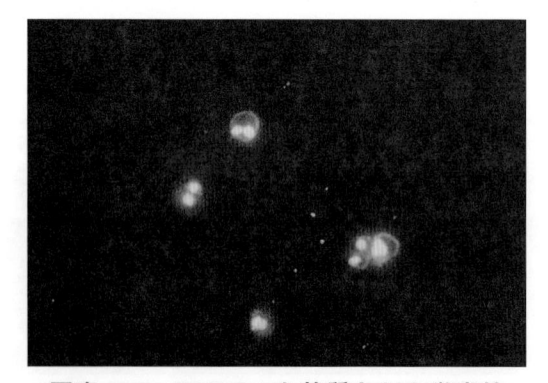

写真 6-2 Crithidia を基質とした蛍光抗体間接法による抗 dsDNA 抗体

ELISA 法では抗体の免疫グロブリンクラスの抗体価の測定が可能で，CLK-IIF では補体結合性抗体の検索が可能である。抗 DNA 抗体には抗一本鎖 DNA（ssDNA）抗体と抗二本鎖 DNA（dsDNA）抗体が存在するが，後者は SLE に特異的である。

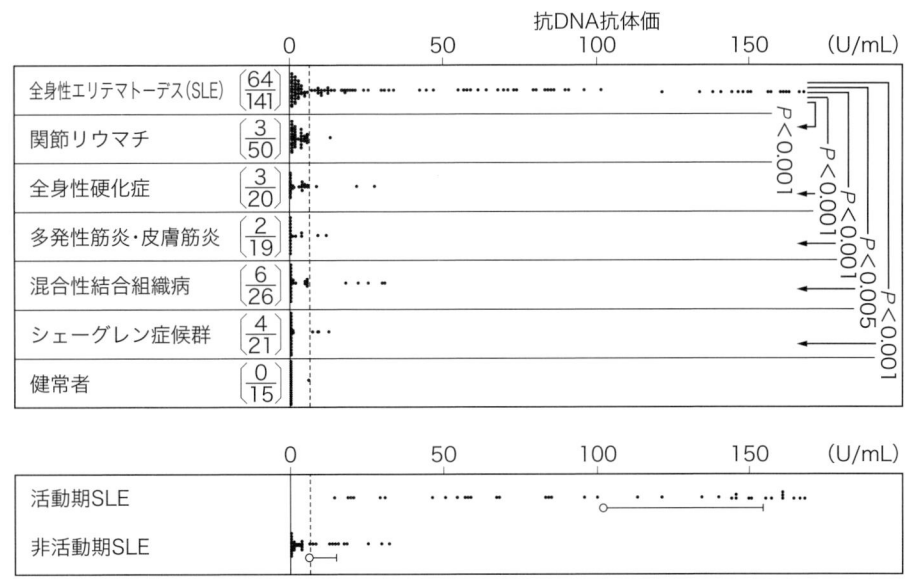

図6-1 各種膠原病における抗dsDNA抗体価の比較
（RIA法によるFarr assay）

抗ssDNA抗体はSLE以外の膠原病や薬剤性ループス，ほかの疾患でも認められる。抗体の免疫グロブリンクラスではIgG, IgA, IgM, IgD, IgE, light chainなどが認められるが，多くはIgGとIgMクラスである。抗dsDNA抗体価は，SLEの活動期，特にループス腎炎の活動期に高値陽性を示し治療により低下するため，治療上良い指標となる（図6-1）。また，活動性ループス腎炎ではIgGクラスと補体結合性dsDNAがよく相関する。

(3) LE因子または抗DNA：ヒストン抗体

DNAとヒストンの結合物に対する抗体はLE因子と呼ばれ，その存在はLE細胞現象あるいはLEラテックス凝集反応（LEテスト）で検索することができる。LE因子はIgGに属し，LE細胞における抗原とIgGクラスの抗体の結合物はLE体と呼ばれヘマトキシリン体と同一であるが，LE細胞現象はLE体を白血球が貪食した現象をいう（写真6-3）。LE因子はSLEに特異性の高い抗体であるが，LE細胞現象の検索は採血量も多く検査が煩雑で，最近はLEテストないしはIIFによる均一型染色像がとって代わる傾向にある。一方，抗ヒストン抗体もSLEの約35％に認められるが，プロカインアミドやヒドララジンに

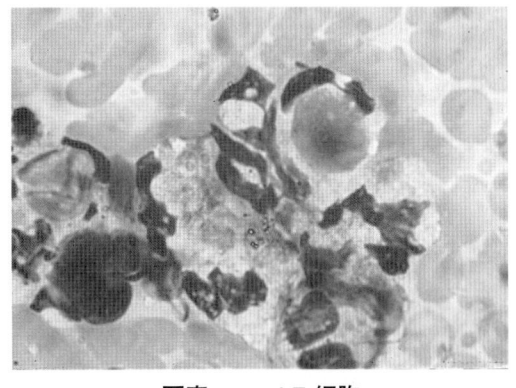

写真6-3 LE細胞

よる薬剤性ループスで高率に認められる。

(4) 抗非ヒストン核蛋白抗体

非ヒストン可溶性核蛋白抗体の対応抗原には数多くの核蛋白が含まれるこれらはDID法やELISA法などで検索される。疾患特異的な抗体がみられ，SLEでは抗Sm抗体，抗PCNA抗体，抗Ki抗体などで，SScでは抗Scl-70抗体，SjSでは抗SS-B抗体である。これらは，疾患標識抗体と呼ばれる。MCTDでは抗U1-RNP抗体高値陽性をみるが，SLEやほかの膠原病においても陽性をみることがある。抗SS-A抗体もSjSやSLEなどにおいて，頻度の差はみられるものの共通し

て認められる。抗核抗体の出現では，いくつかの抗体が共存して認められることがある。これは linked response と呼ばれ，抗 DNA 抗体と抗ヒストン抗体，抗 Sm 抗体と抗 RNP 抗体，抗 PCNA 抗体と抗 Ki 抗体，抗 SS-A 抗体と抗 SS-B 抗体などである。これは，それぞれの対応抗原が孤立した高分子としてよりも立体構造における粒子ないしは複合体として反応していることによると考えられる。

(5) 抗核小体抗体

核小体に対する抗体で，対応抗原として fibrillarin (U3-RNP)，RNA ポリメラーゼ I などがあげられる。SSc に認められることが多いが，SLE や RA でも認められることがある。

(6) 抗セントロメア抗体

染色体のセントロメア領域と特異的に反応する抗体で，抗原は 2 本の染色体が接合する一次狭窄部位に存在する。CREST 症候群など限局性に皮膚硬化をみる強皮症（SSc）に認めることが多いが，SLE においても約 2％に陽性をみることがある。また，原発性胆汁性肝硬変症においても高い陽性率を示す。

2) リウマトイド因子

リウマトイド因子は変性 IgG の Fc に対する抗体で，主に IgM に属するが，IgG，IgA，IgE などほかの免疫グロブリンに属する抗体もみられる。RA で高率に出現するが（約 80％），SjS を含むほかの膠原病や肺線維症，肝硬変など他疾患でも陽性をみる（表 6-3）。また，健康人においても約 5％の頻度で陽性をみ，高齢者で陽性率が高くなる。測定には RF の定量法ないしは RAPA による半定量法が用いられる。免疫グロブリンクラス別では ELISA 法により IgG クラスなどのリウマトイド因子が測定される。また，RA 患者では血清中にガラクトースが欠損している IgG が多くみられ，そのためガラクトース欠損の IgG に対する抗体（CARF）がみられる。

3) 抗リン脂質抗体

抗リン脂質抗体には，抗カルジオリピン抗体 (aCL)，β_2 glycoprotein I (β_2 GP I) 依存性 aCL，

表 6-3 リウマトイド因子陽性を示す疾患

1.	膠原病：RA, SLE, SSc, MCTD, SjS
2.	急性ウイルス感染症：伝染性単核症，肝炎，インフルエンザなど，ワクチン接種後
3.	寄生虫感染：トリパノソーマ病，カラアザール，マラリア，住血吸虫症，フィラリアなど
4.	慢性炎症性疾患：結核，ハンセン病，いちご腫，梅毒，ブルセラ症，細菌性心内膜炎，サルモネラ症など
5.	新生物：放射線療法，化学療法の治療後
6.	高 γ-グロブリン血症をきたす疾患：高 γ-グロブリン血症性紫斑病，クリオグロブリン血症，慢性肝疾患，サルコイドーシス，ほかの慢性肺疾患

抗 β_2 GPI 抗体，ループス抗凝固因子（lupus anticoagulant：LAC），抗プロトロンビン抗体（aPT）などが含まれ，臨床的に動静脈血栓症，習慣流産，血小板減少症，ワッセルマン反応偽陽性などをみる。このような臨床症候を呈する場合には抗リン脂質抗体症候群（APS）と呼ばれる（9 章-H, APS の項参照）。

aCL，β_2 GPI-aCL，抗 β_2 GPI 抗体などは ELISA 法や RIA 法で，LAC は希釈 APTT による血漿混合試験，カオリン凝固時間 mixing test，希釈ラッセル蛇毒凝固時間などによって検出される。多くは SLE などにみられる続発性であるが，基礎疾患のない，いわゆる原発性 APS も存在する。

4) 抗好中球細胞質抗体

抗好中球細胞質抗体（anti-neutrophil cytoplasmic antibody：ANCA）は好中球の細胞質に対する抗体で，プロテナーゼ 3（PR3）に対する抗体とミエロペルオキシダーゼ（MPO）に対する抗体が代表的である。蛍光抗体間接法では，前者は細胞質がびまん性に染色される cytoplasmic（C）-ANCA として，後者は細胞核周辺部が染色される perinuclear（P）-ANCA として認められる（写真 6-4）。これらの抗体は，主に細小血管に壊死性血管炎をきたす血管炎症候群で高率に陽性をみる。特に，PR3-ANCA はウェゲナー肉芽腫症に特異性が高く，陽性率も高い。MPO-ANCA は顕微鏡的多発血管炎やアレルギー性肉芽腫性血管炎（チャー

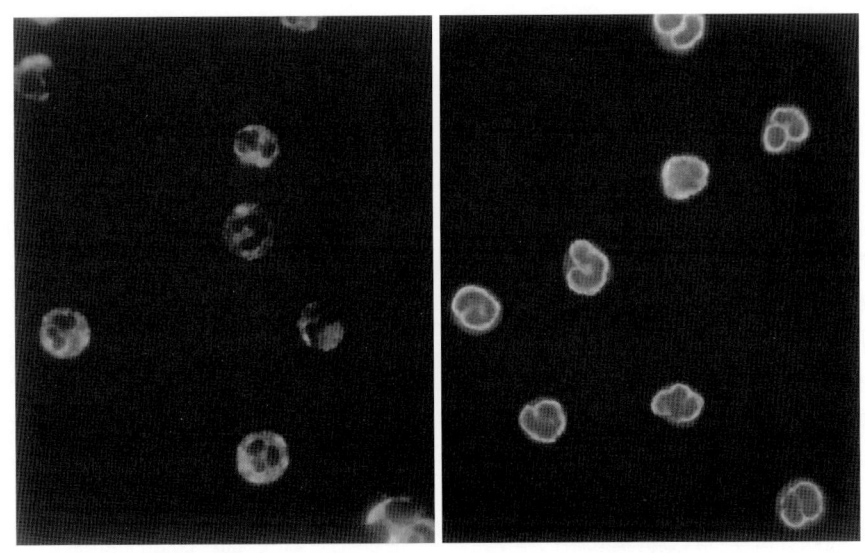

C-ANCA　　　　　　　　　　P-ANCA

写真 6-4　蛍光抗体間接法による ANCA

表 6-4　主な疾患における ANCA の陽性率

疾患	陽性率（感度）			
	C-ANCA	PR3-ANCA	P-ANCA	MPO-ANCA
WG	80〜90	85	5〜20	24
MPA	35〜45	26	40〜50	58
iNCGN	30〜40	50	46〜65	58
CSS	14〜33	33	33〜42	50
PAN	3〜10	0	5〜30	38

WG：ウェゲナー肉芽腫症，MPA：顕微鏡的多発血管炎，iNCGN：壊死性半月体形成性腎炎，CSS：チャーグ・ストラウス症候群，PAN：結節性多発動脈炎
(Malenica B, et al：Acta Dermatovenerol Croat 12：294, 2004 より引用)

グ・ストラウス症候群），半月体形成性糸球体腎炎などで陽性を認める。主な疾患における ANCA の感度を**表 6-4** に示す。

5）抗シトルリン化蛋白抗体

RA に特異的に検出される抗体で，対応抗原はシトルリン化蛋白のフィラグリンである。測定系に対応抗原を人工的に環状化したペプチド（cyclic citrullinated peptide：CCP）を用いることにより感度が高められている。抗 CCP 抗体は必ずしも感度は高いわけではないが，RA 患者における特異性は 90％以上を示し，RA 発症以前より陽性を示すことも知られている。

6）抗 P 蛋白抗体，抗アシアロ GM1 抗体

抗リボソーム抗体の 1 つである ribosomal acidic phosphoprotein（P 蛋白）に対する抗体は SLE 患者の 15％に認められ，特にうつなどの精神症状を伴う症例で高率に認められる。P 蛋白は P0（38kDa），P1（19kDa），P2（17kDa）からなり，抗 P 蛋白抗体はこれら 3 つの抗原に共通して存在する C 末端 22 個のアミノ酸からなるエピトープを認識している。抗 P 蛋白抗体は精神症状とともに変動するが，血清中よりも髄液中のほうが低い値を示す。一方，抗アシアロ GM1 抗体は SLE などにみられるけいれん発作を含む脳神経障害と関連して認められる。

7）その他の自己抗体

クームス抗体は自己免疫性溶血性貧血と関連して認められ，SLEでしばしば認められる。IgGタイプが多いがまれにIgM（cold type），IgAクラスもみられる。抗白血球抗体と抗リンパ球抗体はそれぞれ白血球減少とリンパ球減少に関連して認められることがある。SLEやフェルティ症候群でみられる。血小板抗体（platelet associated IgG：PA-IgG）は特発性血小板減少性紫斑病（ITP）で認められるが，SLEなどの膠原病においても血小板減少と関連して認められる。

膠原病では，その他多くの自己抗体をみる。グッドパスチャー症候群にみられる抗基底膜抗体や，慢性甲状腺炎，自己免疫性肝炎などにみられる自己抗体もみられ，それら標識抗体に関連する病態や臓器特異性自己免疫疾患の併発をみる。

8）免疫複合体

流血中の抗原と抗体の結合物は免疫複合体と呼ばれる。その測定法には酵素抗体法によるC1q固相法，抗C3d抗体法，モノクローナルリウマトイド因子（mRF）法などがある。いずれも疾患特異性は高いものではないが，SLEではC1q固相法と抗C3d抗体法で検出率が高く，Ⅲ型アレルギーが関与する腎炎や血管炎などで陽性をみる。低温で析出するクリオグロブリンは免疫複合体を形成していると考えられ，SLEでしばしば認められる。クリオフィブリノゲンとともに皮膚血管炎，糸球体腎炎，末梢神経炎などの病態をもたらす。

9）血清補体価

補体の反応系にはC1～C9まであり，これらはC1，C4，C2のearly componentsと，C3以下C9までのlate componentsに区分される。また，その反応系はearly componentsから活性化される古典経路（C1→C4→C2→C3…の順で活性化）と，エンドトキシン，リポポリサッカライド，ザイモザン，イヌリン，IgAなどがC3と結合して，B因子，D因子，プロパジンの関与のもとでC3が活性化されてlate componentsの経路をとる副（第二）経路と，細胞表面のマンノースなどに結合するレクチンの反応によりC2，C4，C3が活性化されるレクチン経路に分けられる（図4-2，p30参照）。

血清補体価の変動は，補体の消費，分解，排泄，異化作用，産生異常，阻害因子，抗補体性物質などによるが，SLEをはじめ膠原病でみられる血清や腔水の補体価の低下は，多くは免疫複合体の消費によりearly componentsとC3の低下，CH50活性の低下をみる。early componentsの低下は補体欠損の場合もあり，ときにSLEでみられる。補体価の変動をきたす疾患を表6-5に示す。

表6-5　血清補体価と疾患

低補体を示す疾患	1. 補体欠損症（C1阻止因子欠損（遺伝性血管神経性浮腫），C1q, r, s欠損，C2欠損，C3欠損，C4欠損，C9欠損） 2. 膠原病（全身性エリテマトーデス，悪性関節リウマチ，全身性硬化症，シェーグレン症候群） 3. 腎疾患（連鎖球菌感染後急性腎炎，膜性増殖性糸球体腎炎，ループス腎炎） 4. 肝疾患（B型肝炎，慢性肝炎，肝硬変，肝硬変を伴う肝がん，劇症肝炎，ルポイド肝炎） 5. 血液疾患（溶血性貧血，発作性寒冷血色素尿症，混合型クリオグロブリン血症） 6. その他：重症筋無力症，神経性食思不振症，脂肪異栄養症，ショック（グラム陰性菌敗血症），亜急性細菌性心内膜炎，低補体性蕁麻疹
高補体を示す疾患	1. 感染症 2. 膠原病（関節リウマチ，リウマチ熱，結節性多発動脈炎，皮膚筋炎，潰瘍性大腸炎，サルコイドーシス，ライター症候群，ベーチェット病，原発性胆汁性肝硬変） 3. がん（悪性リンパ腫，肺がんなど）〔末期では低下〕 4. その他：甲状腺炎（活動期），痛風

表6-6 膠原病にみられる特徴的な一般検査異常―診断に有用な検査の組み合わせ

検査異常 \ 疾患	関節リウマチ	全身性エリテマトーデス	全身性硬化症	多発性筋炎・皮膚筋炎	シェーグレン症候群	混合性結合組織病	顕微鏡的多発血管炎	関連する病態
赤沈亢進	╫	╫	╫	⊕	╫	╫	╫	
CRP 強陽性	╫	±	±	⊕	±	+	╫	
血球 溶血性貧血		⊕				+		
白血病減少（リンパ球減少）		⊕			+	⊕		
白血球増多	+						╫	
血小板減少		⊕				⊕		
リウマトイド因子（RAPA, RA テスト）	⊞	+	+	+	╫	+		関節炎
抗シトルリン化蛋白（CCP）抗体	⊞							関節炎
クームス抗体（赤血球抗体）		+				+		溶血性貧血
ワッセルマン反応偽陽性		⊕				+		血栓症，抗リン脂質抗体症候群
血清補体価（C3, C4, CH50）低値		⊞				+		
筋原性酵素上昇（CPK，アルドラーゼ）				⊕		⊕		筋炎
蛋白尿，尿沈渣異常		⊞	+				╫	腎炎
抗リン脂質抗体		⊞				+		抗リン脂質抗体症候群（＊）
血小板抗体		+				+		血小板減少症
リンパ球抗体		╫			+	+		リンパ球減少

╫：よくみられる，＋：みられることがある，±：ときどき
＊：抗リン脂質抗体症候群：血栓症，臓器梗塞，自然流産・死産，血小板減少症，溶血性貧血，ワッセルマン反応偽陽性
○：診断基準に含まれている検査

10）細胞性免疫検査

SLE や SjS では血清中の免疫グロブリンの増加を認めるが，これらの多くは自己抗体活性を認める。それに伴い末梢血の T，B 細胞数やその機能に異常をみる。例えば，SLE の活動期，非活動期では T，B 細胞ともに減少し，特に T 細胞減少が顕著である。さらに，CD4/CD8 比は活動期 SLE で低下を認め，これは $CD4^+CD45RA^+$ のサプレッサー・インデューサー T 細胞の低下によるとされる。他方，リンパ球の減少をみるも活性化 T 細胞（HLA-DR 陽性，DP 陽性，PCNA 陽性など）の増加，null cell の増加がみられる。また，CD4 陽性 T 細胞は，その産生するサイトカインにより Th1 細胞と Th2 細胞に分けられる。Th1 細胞からはインターフェロン-γ，TNF-α，IL-2 が産生され，Th2 細胞からは IL-4，5，6，10 などが産生される。SLE では Th2 細胞が優位とされ，RA や血管炎症候群では Th1 細胞が優位とされている。一方，細胞性免疫能は，ツベルクリン反応，PPD や DNCB などの皮内反応による遅延型皮内反応によって検索され，細胞性免疫低下では陰性を示すことが多い。また，PHA や Con A 刺激によるリンパ球幼弱化現象によっても検索することができる。

主な膠原病における一般検査と免疫血清学的検査所見の診断に有用な組み合せを表 6-6，6-7 に示す。

3．画像検査

膠原病では，骨・関節，心，肺，腎，脳神経，消化管などの障害がみられるため，単純 X 線検査をはじめ超音波，CT，MRI，シンチグラフィ，骨

表 6-7 膠原病にみられる特徴的な免疫学的検査異常—診断に有用な検査の組合せ

検査異常		関節リウマチ	全身性エリテマトーデス	全身性硬化症	多発性筋炎・皮膚筋炎	シェーグレン症候群	混合性結合組織病	顕微鏡的多発血管炎	関連する病態
抗核抗体	蛍光抗体間接法（スクリーニング）	+	⊞	⊞	+	⊞	⊞		
	DNA 抗体		⊞	+		+	+		ループス腎炎
	LE 細胞, LE テスト	±	⊞	±		±	±		関節炎, ルポイド肝炎, 薬剤誘発性ループス
	U1-RNP 抗体	±	+	±	±		⊞		レイノー現象, リンパ節腫大, 肺高血圧症
	Sm 抗体		⊕						ループス腎炎, 中枢神経症状を伴う SLE (CNS ループス)
	SS-A 抗体		+			⊞	+		抗 SS-A 抗体症候群（＊）
	SS-B 抗体		±			⊕			乾燥症状, 関節炎, 皮疹
	Scl-70 抗体			⊕					広汎性皮膚硬化
	Ki 抗体		+				+		間質性肺炎, 乾燥症状
	PCNA 抗体		+						ループス腎炎, CNS ループス, 血小板減少
	Ku 抗体			±	+				重複症候群
	PM-Scl (PM-1 抗体)			±	+				重複症候群
	セントロメア抗体			+					CREST 症候群, 原発性胆汁性肝硬変症
抗細胞質抗体	Jo-1 抗体				⊕				筋炎, 間質性肺炎
	好中球細胞質抗体							⊕	血管炎症候群, 半月体形成腎炎, 急速進行性腎炎, 肺出血, ウェゲナー肉芽腫症, 顕微鏡的多発血管炎

⊞：よくみられる，＋：みられることがある，±：ときどき，○重複症候群
＊：抗 SS-A 抗体症候群：円板状皮疹，亜急性ループス皮疹，新生児ループス，補体欠損，乾燥症状
○：診断基準に含まれている検査

密度測定, 血管造影などが行われる. これらは病態診断のみならず, 合併症, 投与薬剤の副作用などの把握のためにも施行される.

単純 X 線検査は幅広く一般的に施行される. 超音波検査は, 腹部, 心臓, 頸動脈, 腫脹関節の軟部組織などの病変の評価に, 非侵襲的検査として有用である.

CT は矢状, 冠状, 軸性の画像の断面像を X 線により撮影し, コンピュータにより二次元に再構成し再現させたものである. 単純 X 線に比べ被曝量は多くなるが, MRI に比べ安価で短時間の撮影が可能である. 二次元のみならず三次元画像の描出も可能で, 病変部位の構造を立体的に捉えることができる. 骨・関節病変や肺病変をみるうえで有用である. 一方, MRI は, プロトンによる核磁気共鳴現象を応用しコンピュータにより画像処理する検査法である. 水分, 脂肪成分からなる組織の描出に優れているため, 軟部組織（関節とその周辺, 脊椎, 脳など）の病変をみるうえで有用である. 体内に金属片やクリップ, ペースメーカなどが埋め込まれている場合には検査できない.

PET-CT は腫瘍診断に有用な画像検査であるが, 大型の血管炎など炎症巣の検出にも有望視されている.

シンチグラフィは, アイソトープを標識した組織親和性物質を投与し, 組織への集積像により病

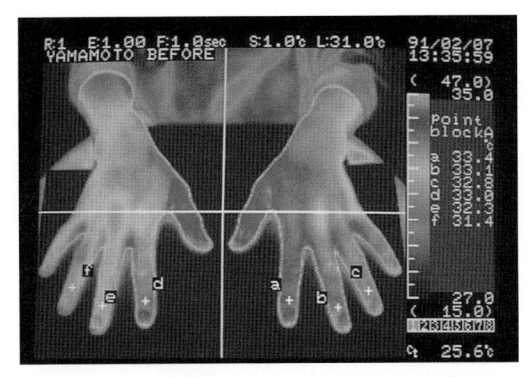

写真 6-5 サーモグラフィによる末梢循環動態
室温で右側第 3〜5 指の循環障害を認める。

態の診断をする検査である。^{99m}Tc リン酸化合物による骨や滑膜のシンチグラフィ，67 クエン酸 Ga シンチグラフィによる間質性肺炎像，^{99m}Tc を用いた消化管出血シンチグラフィなどがあげられる。また，テクネシウム標識薬剤を用いた単一光子放出型コンピュータ断層撮影（single-photon emission computed tomography：SPECT）は中枢神経障害の補助診断として検査されることがある。

骨密度測定は，MD（microdensitometry）法，デュアルエネルギー X 線吸収法（DEXA 法），定量的コンピュータ断層撮影法（QCT 法）などにより検査される。

サーモグラフィは体表から放射する赤外線を非侵襲的に赤外線センサーで検出し，温度分布像として画像化したものである（**写真 6-5**）。レイノー現象などの末梢血管障害の病態診断で検査される。

4．生理学的検査

これには，心電図，心音図，呼吸機能検査，脈波，脳波，腎機能，筋電図，末梢神経伝導速度などが含まれる。

心電図，心音図では，虚血性心疾患，弁膜病変，冠動脈病変，肺高血圧症，心筋障害，心膜病変，伝導障害，不整脈などの病態診断に重要である。

呼吸機能検査では，換気障害，拘束性障害は，スパイログラムの 1 秒率（%FEV1.0），肺活量（%VC）で評価される。肺の拡散能障害は D$_{LCO}$ の測定による。同時にガス分析が行われる。

脈波は末梢循環障害の把握に，脳波は精神神経障害の把握にそれぞれ行われる。筋電図は，筋症状をみる場合に必須であるが，筋原性病変と神経原性病変がみられる。末梢神経伝導速度は，末梢神経障害の病態診断に有用で，また障害のある末梢神経の生検部位を確定するうえでも有用である。

5．生検による組織学的検査

診断や病態把握のために，皮膚，筋，関節滑膜，腎，肺，血管，末梢神経，リンパ節，口唇（唾液腺）などの生検を行い，病理組織学的検査が行われる。生検により得られた組織切片は，光顕，蛍光抗体法，酵素抗体法，電顕などで観察される。生検による組織学的検査が診断の決め手になることがあり，特に血管炎症候群で重要である。

総論

第7章 膠原病の診断と不全型への対応

　膠原病に含まれる各疾患の診断は，臨床症状，免疫学的検査を中心とする検査所見，病理組織学的所見を総合的に観察することにより行う。したがって，これらの所見における疾患相互間の特異性と共通類似性をよく知っていることが重要となる。ときに，症状や検査ではっきりと診断できないことがあり，このような場合，しばらく経過を観察することにより診断可能となることもある。

　膠原病の多くは公的な診断基準が提唱されており，最終的にはこれらの診断基準に照らし合わせて具体的な病名がつけられる。しかし，軽症，不全型である場合には必ずしも診断基準を満たすとは限らない。

　膠原病疾患は，遺伝的にみると環境因子を含めた多因子性の疾患である。多因子性疾患はある連続分布を人為的に切断して定義され，その症候は強く現われる場合からほとんど正常な場合まであって，単因子遺伝性疾患の症候が正常域から離散的となるのと異なっている。端的にいえば，膠原病に含まれる疾患は，診断基準で切断され定義されていると考えることができる。言い換えれば，明らかに診断できるものから，いわゆる軽症，不全型，さらにはほとんど正常といったところまで連続して存在していると考えられる。

　例えば，図7-1に示すごとく，SLEの場合，現在約43,000人の患者がいるとされているが，その底辺部には疑い例とか不全型といった患者が多く存在していることを示唆している。そのような患者をどのように診断すればよいのかということが

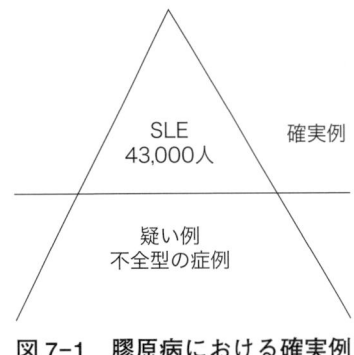

図7-1　膠原病における確実例と疑い例の連続性

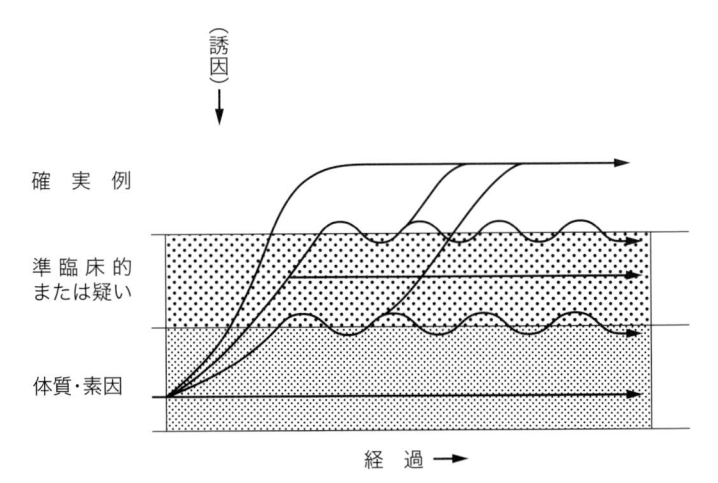

図7-2　膠原病の発病経過

問題となる。現在，それに対して明確な回答はだせないが，HLA をはじめとする遺伝子解析により疾患感受性遺伝子との関係が検討されている。

さらに，このような疑い例とか不全型の症例をどのように扱えばよいのかが問題となる。実際にいろいろな症状がみられても，なかには不全型のままで長期経過する場合もあるし，他方，経過中1つの疾患として診断されることもある。図 7-2 に示すように膠原病の発病形式にも多様性がある。現時点では，その経過を予測することができず，定期的に経過を追うことが最も重要と考えられる。そして，たとえ不全型であっても生命予後や機能に影響する臓器障害があれば積極的に治療されなければならない。

そのためには，診断のつかない不明な疾患を膠原病という名前のもとに処理してしまうことは絶対に避けなければならない。このことは，膠原病の提唱者である Klemperer が最も危惧したことであり，注意を促した点でもある。

治療法

第8章　膠原病の治療法

　膠原病の治療は薬物療法が主体であるが，現在のところ原因療法はなく，多くは非特異的な対症療法である。膠原病では自己免疫による持続性の免疫異常と炎症による組織障害がみられるため，

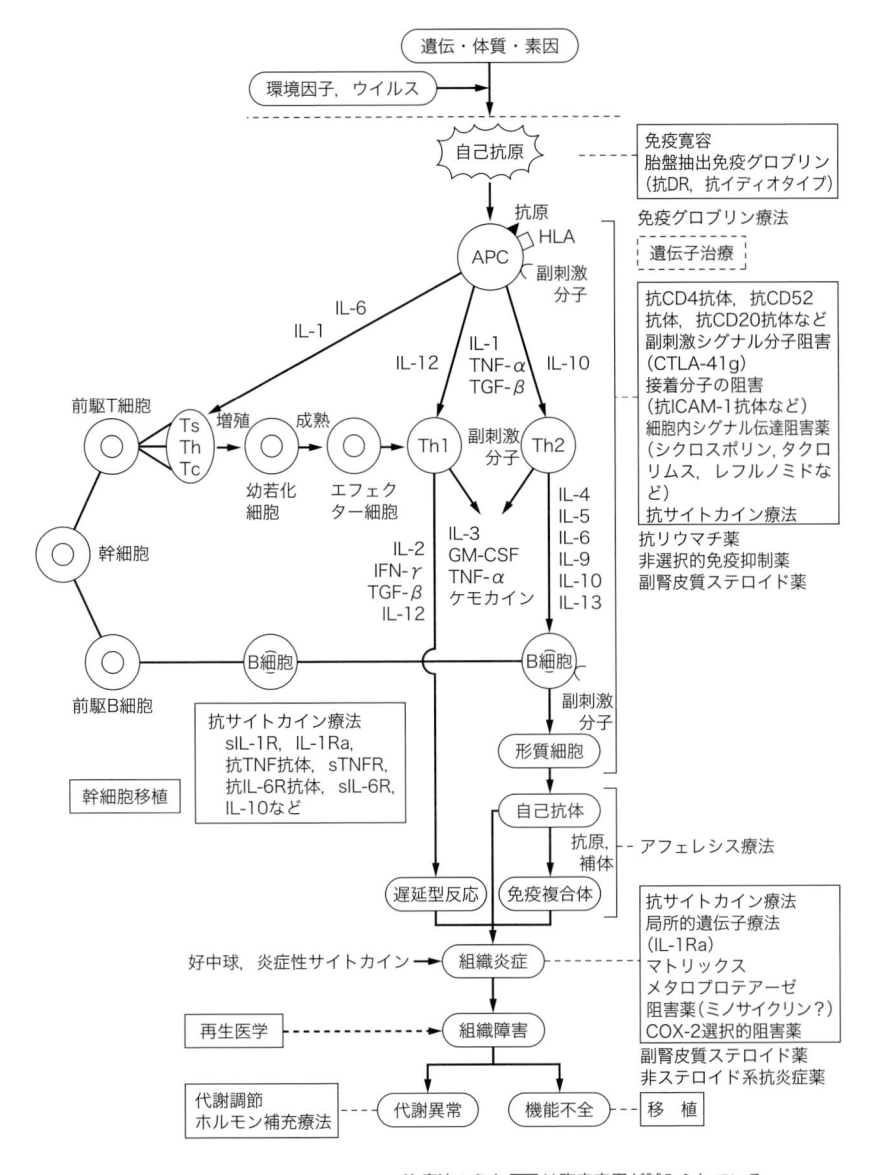

治療法のうち □ は臨床応用が試みられている。

図8-1　膠原病の病態発症機序と新しい治療の試み

表 8-1 膠原病に用いられる免疫療法

免疫療法\疾患・病態	免疫抑制薬 ステロイド 少量投与*	免疫抑制薬 ステロイド 多量投与**	免疫抑制薬 ステロイド パルス療法	免疫抑制薬 細胞毒 アザチオプリン	免疫抑制薬 細胞毒 シクロホスファミド	免疫抑制薬 細胞毒 メトトレキサート	免疫抑制薬 細胞毒 ミゾリビン	免疫抑制薬 細胞毒 シクロスポリン	免疫抑制薬 細胞毒 レフルノミド	免疫抑制薬 細胞毒 タクロリムス	免疫抑制薬 抗リウマチ薬	体外調節 血漿交換	その他 γ-グロブリン療法	その他 脾摘
全身性エリテマトーデス ループス腎炎		◎	○	○	○			△		○		○		
全身性エリテマトーデス 精神神経ループス		◎	○	○	○							○		
全身性エリテマトーデス 溶血性貧血		◎	○	○								○		
全身性エリテマトーデス 血小板減少性紫斑病		◎	○	○								○	○	○
全身性エリテマトーデス 漿膜炎（多量貯留）		◎	○									○		
全身性エリテマトーデス 間質性肺炎		◎	○	○	○									
全身性エリテマトーデス 血管炎		◎	○	○	○									
関節リウマチ	○			○	○	◎	○	△	○	○	◎			
悪性関節リウマチ		◎	○	○	○	◎				△	◎			
多発性筋炎・皮膚筋炎		◎	○	○	○	○		△						
全身性硬化症	○													
混合性結合組織病	○	◎												
結節性多発性動脈炎		◎	○	○	○							○		
ウェゲナー肉芽腫症		◎	○	○	◎							○		

PSL：プレドニゾロン，＊：PSL 40 mg/日以下，＊＊：PSL 40 mg/以上．
◎ 第一選択薬として用いられる，○ 第一選択薬に次いで適宜適用される，△ 今後可能性あり．

抗炎症療法と免疫抑制療法が中心となる．最近，病因と病態の発症機序が次第に明らかにされるに伴い，より選択的で特異的な治療法が開発されている（図 8-1）．現在の治療目標は，不可逆的病変をきたす前に，急性，慢性炎症を抑制し，長期寛解導入を図ることにある．膠原病でよく用いられる治療法を表 8-1 に示す．

1. 非ステロイド抗炎症薬（NSAIDs）

1）作用機序

NSAIDs（non-steroidal anti-inflammatory drugs）は，主にシクロオキシゲナーゼ（cyclooxygenase：COX）の阻害により炎症や発熱，発痛の起因的メディエーターであるプロスタグランジン（prostaglandin：PG）産生を阻害し抗炎症，解熱，鎮痛をもたらす．しかし，恒常性維持に必要な COX-1 を阻害する場合には，消化管潰瘍，腎機能低下，出血傾向，喘息発作など副作用の出現につながる．NSAIDs 投与による胃腸障害をはじめとする副作用の発現メカニズムは，同剤のもつ PG 産生抑制作用で説明される．NSAIDs は，アラキドン酸カスケードにおいて，アラキドン酸から PG の生合成段階の変換酵素である COX を阻害し，これにより結果的に PG 産生を抑制する（図 8-2）．問題は，PG が強力な炎症性メディエーターであると同時に，細胞機能を調整して生体の恒常性維持に重要な役割を果たす局所ホルモンでもあるということである．この NSAIDs の問題点の解決策として注目されているのが COX-2 阻害薬である．これは COX のサブタイプである COX-2 だけを特異的に阻害する抗炎症薬である．COX-1 は恒常性維持に必要な PG の産生経路に働く酵素であり，COX-2 は炎症病態に関与する PG の産生経路に働く（図 8-3）．COX-1 は house keeping gene を

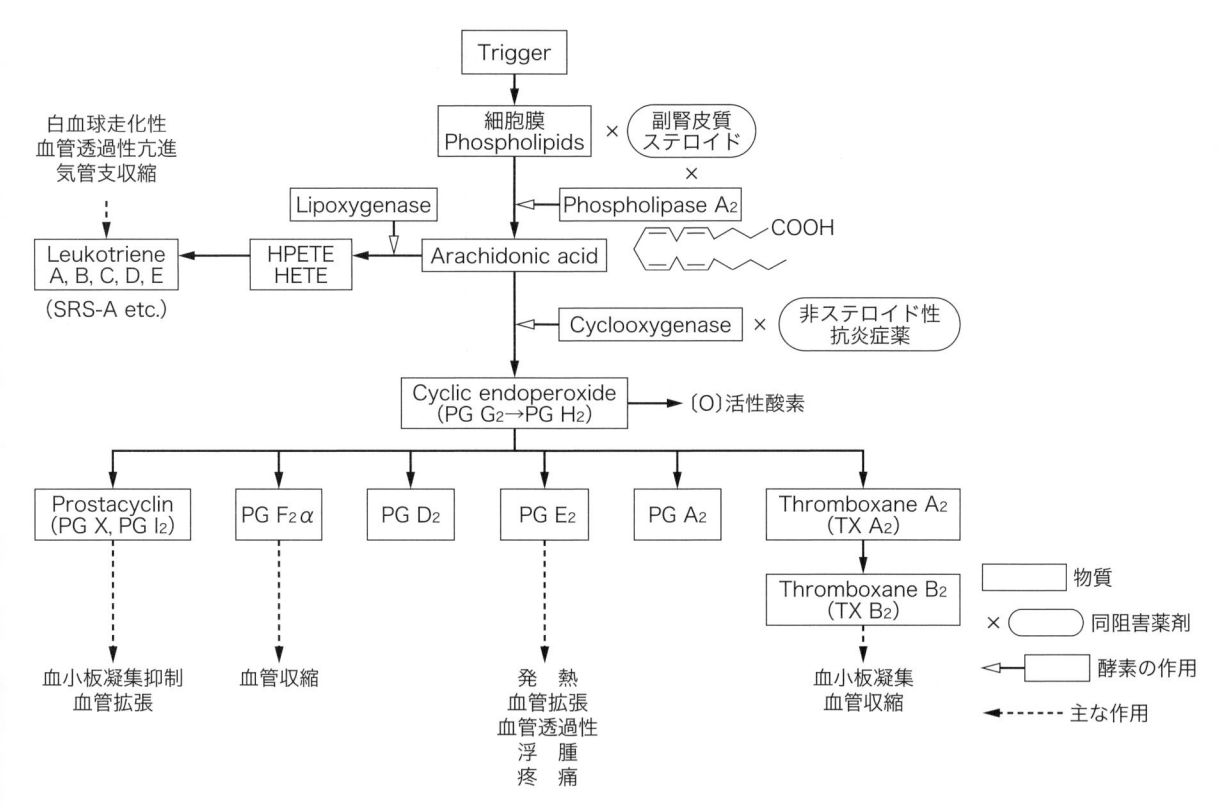

図 8-2 プロスタグランジン代謝と抗炎症薬

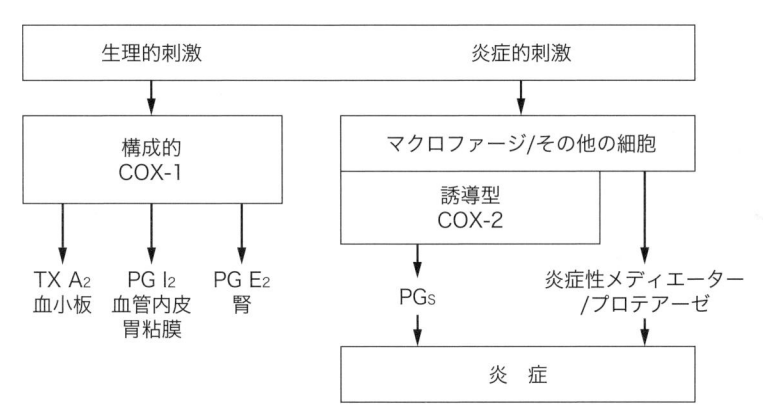

図 8-3 COX-1 と COX-2 によるプロスタグランジン産生経路と病態との関連

(Vane JR, et al：Inflamm Res 44：1, 1995 より引用，一部改変)

もつ構成酵素であり，COX-2 は immediate early gene をもつ誘導酵素で，遺伝子構造をみても，COX-2 遺伝子のプロモーター領域には NF-κB，NF-IL6，CRE などの転写因子が存在し，ここに炎症性サイトカインや炎症性蛋白の DNA が結合することで容易に転写が活性化される。このように炎症時には短時間で COX-2 遺伝子が発現し，炎症性メディエーターとしての PG 産生が亢進する。このような COX-1 と COX-2 の特徴から COX-2 を選択的に阻害する NSAIDs の開発が進

められてきた。主な NSAIDs の COX-2 80%阻害時の COX-1 阻害率を図 8-4（巻末, p219）に示す。COX-1 阻害率が少ない薬剤ほど COX-2 の選択性があると考えられる。

2）NSAIDs の種類と選択のしかた

これまで副作用軽減のために種々 NSAIDs の改良がなされている。それらは，プロドラッグ，徐放剤，腸溶剤，坐剤，各種貼付剤，湿布剤などの外用薬などである（表 8-2）。最近では，炎症巣に出現する COX-2 を選択的に阻害する薬剤も用いられている。表 8-3 に COX-2 阻害薬を含めた主な NSAIDs を示す。

薬剤の選択は，治療の目標，抗炎症作用の強さ，血中半減期（表 8-4），剤型，患者のリスク，副作用などを考慮して行う。NSAIDs は腎機能を低下させることがあるので，腎症を伴っている膠原病の場合には慎重に薬剤を選択し投与する。

3）適用

膠原病では，発熱，関節痛（炎），筋痛（炎）などに対して解熱，鎮痛，抗炎症の目的で用いられる。ステロイド薬が多量使用されている場合には，炎症性病変が抑制されるため，必ずしも NSAIDs を必要としない。反面，関節痛，筋痛が主たる病変の場合には NSAIDs のみで治療されることもある。局所症状に対しては貼付剤や外用薬が用いられる。

4）副作用

最も多いのは胃腸障害である。PG 製剤であるミソプロストールや H_2受容体拮抗薬，プロトンポンプ阻害薬などの併用で消化管潰瘍の防止ができるが，予防投与はミソプロストールのみである。腎障害により浮腫や高血圧がみられる。高齢者や腎機能障害患者では留意する必要がある。その他，皮疹，過敏反応，喘息，肝障害，抗血小板作用による出血傾向，骨髄障害，めまい，耳鳴りなどもみられ，まれに無菌性髄膜炎（特に，抗 U1-RNP 抗体陽性患者）をみる。皮疹では，重篤なものから軽微なものまで種々みられる。ほかの薬剤との相互作用では，トルブタミドやワルファリンとの併用でこれらの薬剤の作用を増強させるので留意する。高齢者ではニューキノロン系抗生物質との併用でけいれんを起こすことがある。写真 8-1 にアスピリンによる皮疹，写真 8-2 にピラゾロン系であるがスルピリンによる TEN を示す。

2. 副腎皮質ステロイド薬（ステロイド薬）

1）ステロイド薬の抗炎症作用機序

ステロイドは拡散により細胞膜を通過し，細胞内レセプター（分子量 30,000〜67,000MW，細胞当たり 3,000〜10,000 個）と結合する。レセプターは熱ショック蛋白と弱く結合しているが，ステロ

表8-2　NSAIDs の広義の drug delivery system（DDS）

DDS	例（商品名）	目的・特徴	問題点
徐放剤	インテバン SP ボルタレン SR	効果持続	効果やや弱い
坐剤	ボルタレン坐剤 フェルデン坐剤	胃腸障害減少	局所副作用 やや煩雑
注射剤	メナミン	速効性，作用強力	やや煩雑
プロドラッグ	クリノリル，ロキソニン，レリフェン，フルカム，インフリー，ミリダシン	胃腸障害減少	特にない
ターゲット療法	ロピオン	作用増強	適応症少ない
経皮吸収剤	ナパゲルン軟膏	副作用減少	効果弱い
貼付剤	モーラス	副作用減少	効果弱い
皮膚外用剤	アンダーム	局所効果，全身性副作用減少	効果弱い

表8-3 NSAIDs の分類

主な薬理作用		（化学構造的分類）	成　分
酸性	COX-2 非選択的	アリール酢酸系	モフェゾラク（ジソペイン）
			フェンブフェン（ナパノール）
			スリンダク（クリノリル） インドメタシンファルネシル（インフリー） マレイン酸プログルメタシン（ミリダシン） ナブメトン（レリフェン） アンフェナクナトリウム（フェナゾックス）
			インドメタシンカプセル（局）（インダシン） インドメタシン（徐放）（インテバン SP） ジクロフェナクナトリウム（ボルタレン） ジクロフェナクナトリウム徐放（ボルタレン SR） アセメタシン（ランツジール）
			トルメチンナトリウム（トレクチン）
		アントラニル酸(フェナム酸)系	フルフェナム酸アルミニウム（オパイリン）
			メフェナム酸（ポンタール）
		オキシカム系	ピロキシカム（フェルデンサポジトリ，バキソ） テノキシカム（チルコチル） アンピロキシカム（フルカム） ロルノキシカム（ロルカム）
		サリチル酸系	アスピリン（局）（アスピリン，ミニマックス） アスピリン錠（局）（バファリン） ジフルニサル（ドロビット）
		ピラゾリジン系	ケトフェニルブタゾン（ケタゾン）
		プロピオン酸系	ザルトプロフェン（ソレトン，ペオン） オキサプロジン（アルボ） アルミノプロフェン（ミナルフェン） ナプロキセン（ナイキサン）
			プラノプロフェン（ニフラン） チアプロフェン酸（スルガム） イブプロフェン（ブルフェン） ロキソプロフェンナトリウム（ロキソニン）
			ケトプロフェン（カピステン，メナミン） ケトプロフェン徐放（オルヂス SR） フルルビプロフェン（フロベン）
	COX-2 選択的	オキシカム系（酸性）	メロキシカム（モービック）
		ピラノ酢酸系（酸性）	エトドラク（ハイペン，オステラック）
		コキシブ系（酸性）	セレコキシブ（セレコキシブ，セレコックス）
塩基性			塩酸チアラミド（ソランタール） 塩酸チノリジン（ノンフラミン） エピリゾール（メブロン） エモルファゾン（ペントイル）

（　）内は商品名

表 8-4 NSAIDs の血中半減期による分類

半減期	一般名（商品名）	血中半減期（時間）	用法
長い	テノキシカム（チルコチル）	57	分1
	オキサプロジン（アルボ）	50	分1〜2
	ピロキシカム（フェルデン，バキソ）	36	分1
	メロキシカム（モービック）	28	分1
	ナブメトン（レリフェン）	21	分1
	スリンダク（クリノリル）	18	分2
	ナプロキセン（ナイキサン）	14	分2〜3
	エトドラク（ハイペン，オステラック）	7	分2
短い	インドメタシン（インダシン）	3	分3
	ロルノキシカム（ロルカム）	2.5	分3
	イブプロフェン（ブルフェン）	2	分3
	チアプロフェン酸（スルガム）	2	分3
	プラノプロフェン（ニフラン）	1.5	分3
	ロキソプロフェンナトリウム（ロキソニン）	1.3	分3
	ジクロフェナクナトリウム（ボルタレン）	1.3	分3
	アルミノプロフェン（ミナルフェン）	1	分3

イドとの結合により熱ショック蛋白が解離し活性化される。ステロイドとレセプターの複合体は核内に移行し，DNA のグルココルチコイド反応部位（glucocorticoid responsive element：GRE）に結合する。そして，遺伝子転写と mRNA の合成により特異的蛋白の合成が誘導される。合成された蛋白はリポコルチンや酵素などを含み，これらがステロイドの生物学的作用をもたらすが，リポコルチンはプロスタグランジン代謝経路のホスホリパーゼ A_2 活性を抑制し，抗炎症作用をもたらす。さらに，ステロイドとレセプターの複合体は，核内においてコラゲナーゼ，ストロムライシン，IL-2 などの転写因子である AP-1（activating protein 1）や，TNF-α，GM-CSF，IL-2，IL-2R，IL-6，各種接着分子などの転写因子である NF-κB などの活性を抑制し，抗炎症作用，免疫抑制作用をもたらす（図 8-5）。白血球の遊走阻止，貪食作用抑制，免疫抑制作用などは易感染性につながる。他方，糖質コルチコイドにより合成される特異的蛋白のなかには種々の代謝に関与する酵素を含み，これらが副作用につながる。

2）ステロイド薬の種類

ステロイド薬の副作用，特に水・電解質などの鉱質作用をできるだけ抑えた誘導体が数多く合成され，開発されてきた。表 8-5 に主なステロイド薬と生物学的活性を示す。コルチゾールの対応量に記された 20 mg は生体内における 1 日の分泌量に相当するが，ほかの薬剤はそれに対応する量

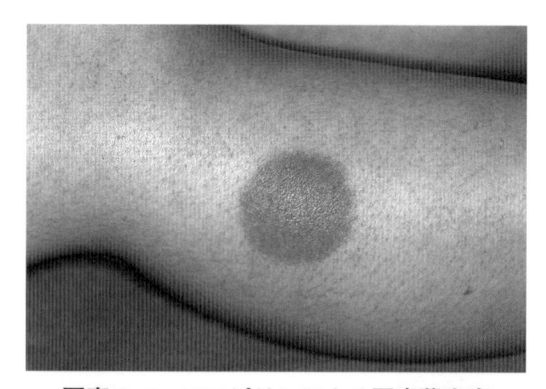

写真 8-1 アスピリンによる固定蕁麻疹

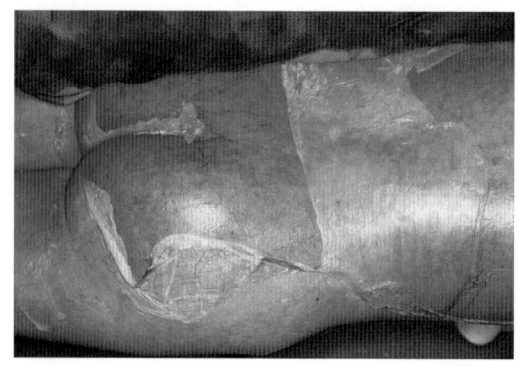

写真 8-2 スルピリンによる TEN（toxic epidermal necrolysis）

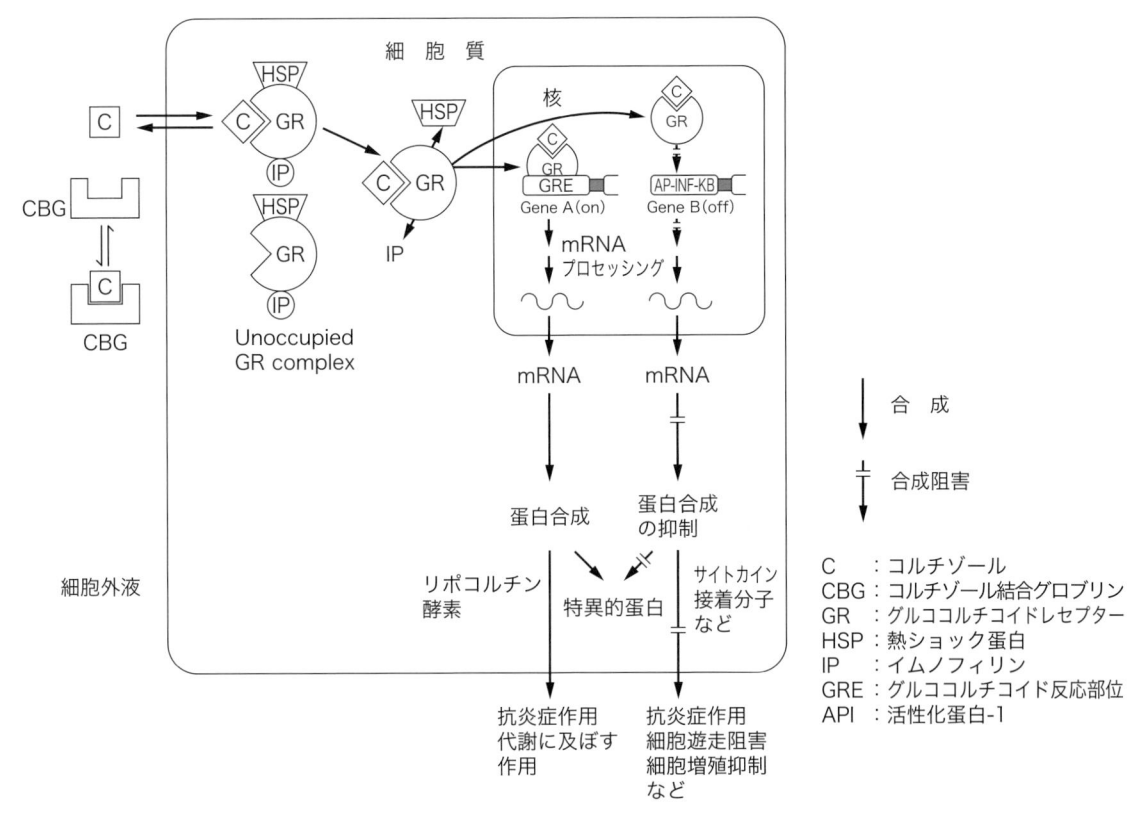

図 8-5　グルココルチコイドの作用機序（Wilder BL：Glucocorticoids. Arthritis and Allied Conditions（Koopman WJ ed），13th ed, Williams & Wilkins, Baltimore, 1997, pp731-750 より引用，一部改変）

凡例：
- C ：コルチゾール
- CBG ：コルチゾール結合グロブリン
- GR ：グルココルチコイドレセプター
- HSP ：熱ショック蛋白
- IP ：イムノフィリン
- GRE ：グルココルチコイド反応部位
- API ：活性化蛋白-1

表 8-5　主な副腎皮質ステロイド薬の生物学的活性

分類	主なステロイド薬	対応量 (mg)	抗炎症力価	糖質作用	鉱質コルチコイド力価	血中半減期 (分)
short acting	cortisol（コルチゾール）[コートリル]	20	1.0	1.0	1.0	90
short acting	cortisone（コルチゾン）[コートン]	25	0.8	0.8	0.8	30
intermediate acting	prednisolone（プレドニゾロン）[プレドニン，プレドニゾロン]	5	4.0	4.0	0.8	200
intermediate acting	methyl-prednisolone（メチルプレドニゾロン）[メドロール]	4	5.0	5.0	0	200
intermediate acting	triamcinolone（トリアムシノロン）[ケナコルト，レダコート]	4	5.0	5.0	0	200
long acting	dexamethasone（デキサメタゾン）[デキサメサゾン，デカドロン，コルソン]	0.75	30.0	30.0	0	300
long acting	paramethasone（パラメタゾン）[パラメゾン]	2	12.5	10.0	0	300
long acting	betamethasone（ベタメタゾン）[リンデロン，ベトネラン]	0.5	35.0	25.0	0	300

（　）一般名，［　］商品名

が示され，いずれも1錠中の含有量である。

short acting に属する薬剤は速効性で，短時間で急速に効果を得たい場合に用いられる。しかし，鉱質コルチコイドの力価も高く，長期投与には向かない。intermediate acting に属する薬剤は，糖質作用と血中半減期が中程度で鉱質作用も少なく，特に prednisolone（PSL）は最もよく用いられる。

long acting に属する薬剤は，抗炎症力価，糖質作用，血中半減期が最も大きく効果が強い反面，副作用の出現も多い傾向にある。1日1回投与ないし隔日投与に適している。抗炎症作用は，コルチゾール血中濃度 1 μg/mL（PSL 10 mg 相当）で得られ，免疫抑制効果は 2.6 μg/mL（PSL 25～30 mg 相当）で認められる。パルス療法（メチルプレドニゾロン 1,000 mg，3日間投与）では，血中濃度は 10 μg/mL に達する。

3）投与方法

投与経路では，全身投与と局所投与があり，目的に応じ前者では経口，静注，筋注による投与が行われ，後者では関節を含む腔内投与，吸引療法，外用薬としての投与などが行われる。

4）膠原病に対する適用と初回投与量

病態を改善させるに足る十分かつ必要最小限が1つの基準となる。生命への影響や臓器機能に重篤な障害をもたらす病態に対して多量投与される。

ステロイド薬が期待されるほど効果がみられないことがある。その理由に，使用したステロイド量が少ないことや併用薬剤の影響（リファンピシン，バルビツール酸系製剤，フェニトインなど），服薬不履行などがあげられる。主な原因とその対処のしかたを**表 8-6** に示す。

5）ステロイド薬の吸収・代謝と他剤相互作用

コルチゾールの 70～80％は，コルチコステロイド結合蛋白（トランスコルチン）と結合し，残りの多くはアルブミンと結合する。これらのキャリアと結合しているステロイドは生物学的に非活性である。また，トランスコルチンは，コルチゾー

表 8-6　ステロイドの効果がみられない場合

原因	対策
1．ステロイドの必要量が少ない	増量
2．ステロイド抵抗性	ステロイドの種類を変える 免疫抑制薬を含むほかの治療法を加える
3．併用薬剤による（薬物相互作用による）	ステロイドを増量 併用薬剤を変える
4．ストレスがかかっている	問診 ステロイド増量
5．服用していない 少な目に服用している	問診，指導

ルとの結合能が強く，結合量も制約されている。そのため，多量のステロイドが投与された場合には，非結合性ステロイドとアルブミン結合性ステロイドが増加する。したがって，低アルブミン血症を伴っている症例に投与する場合には，副作用を防止するために投与量を減量して用いる。

ステロイドは肝で代謝されて非活性化され，腎で排泄される。ジフェニルヒダントインやフェノバルビタール，リファンピシンなどはステロイドの代謝を亢進させ，ステロイドの作用が減弱する。ステロイドとサリチル酸の併用投与は，サリチル酸の腎排泄能が増加するため，サリチル酸血中濃度が予測以上に減少することがある。そして，ステロイドを減量するにしたがい，サリチル酸の血中濃度が増加するのでその副作用に留意する。また，糖尿病薬，ワルファリン，イソニアジドなどは，ステロイド薬との併用により作用減弱をみる。ステロイド薬とシクロスポリンとの併用は，いずれの薬剤も作用が増強する。主な薬剤との相互作用を**表 8-7**（巻末 p219）に示す。

6）副作用

ステロイド薬は多岐にわたる薬理作用により，重篤なものから軽微なものまで数多くの副作用がみられる（**表 8-8**）。副作用はステロイド薬の投与量と関連し，少量（PSL 5 mg/日）では副作用の頻度はきわめて少ない。少量（PSL 5 mg/日）では生理的分泌量と同等と考えられるため，視床下部-下垂体-副腎（HPA）系への抑制もほとんど

表 8-8 ステロイド薬の主な副作用

1. 重篤な副作用
   - 消化性潰瘍
   - 感染症の誘発，悪化
   - 耐糖能異常，糖尿病
   - 精神障害
   - 骨粗鬆症，骨折
   - 高血圧
   - 血栓・塞栓
   - 高脂血症，動脈硬化
   - 血管炎
   - 副腎機能不全
   - 白内障
   - 緑内障
   - 骨壊死
   - ステロイド筋症
   - 膵炎

2. 軽微な副作用
   - 痤瘡
   - 食欲亢進，体重増加
   - 満月様顔貌
   - 野牛肩
   - 中心性肥満
   - 浮腫
   - 多毛症
   - 出血傾向（皮下出血，紫斑）
   - 顔面紅潮
   - 多尿
   - 多汗
   - 月経異常
   - 低カリウム血症
   - 不眠
   - 白血球増多

表 8-9 ステロイド薬の副作用の出現時期

1. 投与初期より出現するもの
   食欲亢進，体重増加，不眠，精神不穏
2. 投与前より内在していた疾患の発症ないし増悪
   高血圧，糖尿病，消化性潰瘍
3. 減量中に認められるもの
   視床下部-下垂体-副腎皮質機能不全，易感染性，創傷治癒遅延，ステロイド筋症
4. 維持療法中に認められるもの
   骨粗鬆症，皮膚萎縮，白内障，動脈硬化
5. 出現予測が困難なもの
   精神症状，緑内障

表 8-10 ステロイド薬の主な副作用の初期症状および副作用のモニタリング

主な副作用	初期症状	モニタリング
感染症	発熱，咳・痰，咽頭痛，水疱，口内炎，発疹，嘔吐，下痢，腹痛，排尿痛など	CRP強陽性，白血球（好中球）増加，細菌培養，ウイルス抗体価，B-Dグルカンなど
消化管潰瘍	空腹時心窩部痛，胃のもたれ，胸やけ，嘔気，胃痛など	便潜血，胃内視鏡，胃透視など
糖尿病，耐糖能異常	口渇，体重減少，尿量増加	血糖，尿糖，HbA1c，糖化アルブミンなど
骨粗鬆症	腰痛，背部痛，圧迫骨折など	骨塩量，骨X線，骨代謝マーカー，尿中Caなど
精神症状	多幸感，そう状態，情緒不安定，不眠，抑うつ，行動変調，自殺企図など	精神科へコンサルティング
副腎皮質機能不全	倦怠感，発熱，食欲不振，嘔気，頭痛，眠気，血圧低下，ショックなどの逸脱症候	副腎皮質ステロイド低下，電解質異常，好酸球増多など

みられない。しかし，PSL 20～30 mg/日を1週間以上投与した場合には，投与終了後1年間はHPA系の抑制があるとされている。また副作用の出現時期はさまざまで，ステロイド薬の投与すぐにみられるものから，ステロイド薬減量中にみられるもの，さらには出現の予測が困難なものもある（表8-9）。主な副作用の初期症状とモニタリングを表8-10に示す。以下，主な副作用について述べる。

(1) 感染症

高頻度に認められる重篤な副作用で，その頻度はステロイド薬の投与量に伴い増加する。すなわち，副腎皮質ホルモンが過剰となると感染防御のための炎症反応や免疫反応が障害され，感染症の発生頻度や重症度が高くなる。PSL少量（2～10 mg/日）では感染症の併発はほとんどみられないが，中等量（PSL 20 mg/日）以上では生体防御機構に対する抑制作用が顕著に認められ，投与14

日後から感染症発生率は徐々に増加する。また、総投与量の増加につれて感染症発生率も増加する。原因となる病原体として、一般細菌、結核菌、真菌、ウイルス、ニューモシスティス肺炎などがあげられる。治療、対策については、「第11章 膠原病にみられる合併症 1.感染症」を参照されたい。

(2) 糖尿病・耐糖能異常

糖代謝における生理的作用として、蛋白や脂肪の分解を促進し、糖新生の基質となるアミノ酸や遊離脂肪酸の放出を増加させ、肝および腎臓での糖新生に関する酵素を誘導しブドウ糖を産生する。またインスリンに拮抗して筋肉など末梢組織での糖利用を抑制するため、血糖の上昇をきたす。グリコーゲン合成酵素が誘導されて、肝臓でのグリコーゲンが蓄積される。ステロイド薬の長期、多量投与により高血糖、尿糖の検出がみられるが、空腹時血糖は正常なこともあり、食後の高血糖が特徴である。糖化ヘモグロビン(HbA_{1C})や糖化アルブミンを指標として治療を行うが、ステロイド薬の減量とともに高血糖の改善がみられる。

(3) 消化性潰瘍

ステロイド薬により、粘膜より分泌される粘液の変性による粘膜防御の障害、酸・ペプシンの分泌の増加による粘膜障害がみられる。また粘膜の微小循環障害、粘膜の恒常維持PGの阻害も原因とされている。ステロイド薬の長期、多量投与により消化性潰瘍が発症しやすいが、特にNSAIDsとの併用では少量でもみられ、注意が必要である。

薬物療法としてH_2受容体拮抗薬、プロトンポンプ阻害薬を中心に制酸薬、選択的ムスカリン薬、抗ガストリン薬および防御因子増強薬などの併用投与を行う。

(4) 骨粗鬆症・圧迫骨折

ステロイド薬による骨粗鬆症の直接的な原因は、骨形成の低下および骨吸収の亢進である。骨形成の低下の機序はいくつかあるが、ステロイド薬が骨芽細胞および骨細胞のアポトーシスを誘導することが注目されている。腸管からのカルシウム吸収を抑制することにより、二次性副甲状腺機能亢進症を誘発し、破骨細胞の活性化と骨芽細胞の抑制を引き起こす。経口ステロイド薬投与による骨塩量(BMD)の低下は、開始より2～3ヵ月で最大となり、治療3ヵ月後には骨折の危険が上昇し、投与中止により危険は低下する。早期発見のための骨塩量および骨代謝マーカーの定期的測定と、予防的治療も含めた食事療法、理学療法、薬物療法などの総合的治療が必要（「第11章 膠原病にみられる合併症 4.骨粗鬆症・圧迫骨折, p197」参照）である。

(5) 無菌性骨壊死

無菌性骨壊死は大腿骨頭が好発部位であるが、その要因の1つにステロイド薬が考えられている。詳細は「第11章 膠原病にみられる合併症 5.無菌性骨壊死」を参照されたい。

(6) 精神症状（ステロイド精神病）

ステロイド薬による精神症状は、多幸感、そう状態、情緒不安定、不眠、抑うつ、行動の変調、自殺企図など多彩である。ステロイド薬投与量が多量となる場合、投与期間が長期にわたる場合などでみられるが、必ずしもすべてではなく、患者自身の性格、環境などによっても相違がみられる。精神神経ループスでは、ステロイド薬により疾患活動性が抑制されてから発症してくる場合もあり、ステロイド精神病と鑑別が困難な場合もみられる。精神神経ループスの診断は、髄液検査によるIL-6の上昇、MRI、脳血流シンチグラフィの異常などにより行うが、陽性所見が得られないこともある。

ステロイド精神病はステロイド薬の減量により改善がみられるが、メンタルクリニック、心身症外来での問診、薬物療法が主となることもある。ステロイド薬の種類を変更することにより、緩和されることもある。

(7) 副腎皮質機能不全

長期間ステロイド薬を投与すると、HPA系が抑制され、その機能が回復するのには、数ヵ月あるいはそれ以上かかることがある。そのため、ステロイド薬の減量方法としては少量を徐々に行う漸減療法が一般的である。また、ある一定量を超えて減量すると、疾患の再燃をみたり、副腎皮質ホルモンの欠乏症としての逸脱症候群がみられる。全身麻酔、手術、外傷、急性感染症などの発症の際にみられることがあり、先に述べたごとく全身

麻酔，手術ではあらかじめ予防的に，または直後よりステロイド薬を増量することがある。臨床的に発熱，関節痛，筋肉痛，悪心・嘔吐，体重減少，低血圧，低血糖などがみられる。

(8) その他

ステロイド薬の副作用は，満月様顔貌や中心性肥満，皮膚線条，多毛などの小さな副作用を含め多彩である。ステロイド薬を投与される患者においては，疾患に対する不安とともに薬に対しても不安を抱えていることが多く，特に女性では重篤な副作用よりも，美容上影響する副作用が深刻な悩みとなる。ステロイド薬を投与するにあたり，その投与量，投与期間とともに副作用の出現，対処法などの十分な理解を求めることが重要である。ときとしてステロイド薬以外の治療法についても選択の余地があることを説明し，患者の同意を得る。

3. 抗リウマチ薬または寛解導入薬または疾患修飾抗リウマチ薬（DMARDs）

RAの中心的薬剤が多く含まれる。現在日本で用いられるDMARDs（disease modifying anti-rheumatic drugs）を表8-11に示す。これは，免疫調節薬と呼ばれる薬剤と免疫抑制薬，生物学的製剤の3種類に分けられる。免疫調節薬は遅効性で，効果がみられると長期持続し，免疫学的指標の改善をみる。しかしながら，すべての患者に同等に効果がみられるわけではなく，効果のみられる症例（responder）と効果のみられない症例（non-responder）が存在する。また，効果がみられても長期使用により不応性をきたす症例もみられる。免疫抑制薬では，ミゾリビン（MZR），メトトレキサート（MTX），レフルノミド（LEF），タクロリムス（FK506）の4種類である。生物学的製剤では，現在，日本で用いられているのはRAの中心的炎症性サイトカインであるTNFとIL-6を標的とした薬剤である。

1）免疫調節薬

(1) 金剤

金剤の薬理作用は十分理解されていないが，RAの免疫異常に調節的に働いている可能性がある。金剤は，マクロファージ，好中球に取り込まれ，それらの貪食能を低下させ，走化性を抑制する。また，ライソゾーム嚢に取り込まれ活性酸素の放出を阻害する。これらは抗炎症作用につながる。

さらに，*in vitro* でマイトジェン刺激によるリンパ球増殖やDNA合成を阻害したり，IL-1，IL-2産生を促進し，IL-2レセプター発現を増強させその反応性を高めること，活性化リンパ球を減少させること，ヒトγ-グロブリンの変性を阻害させること，などの作用が指摘されている。RAの関節液中では，リウマトイド因子活性の低下と免疫複合体の不活化がみられる。

経口金剤のオーラノフィンは，筋注による体内蓄積と重篤な副作用の危惧から，副作用の少ない金剤として合成され開発された。作用機序は筋注薬剤と類似していると考えられるが，効果の点でやや弱いと考えられる。注射金剤（写真8-3）の副作用を表8-12（巻末p220）に，その対策を表8-13に示す。また，オーラノフィンの副作用とその対策を表8-14に示す。

(2) D-ペニシラミン

ペニシリンの誘導体でSH基を有し，重金剤のキレート作用，S-S結合の解離作用がある。リンパ球に対してSH基は抑制的に，SS基は増強的に働く。この二面性が免疫調節作用に関与している可能性がある。また，マクロファージによる変性IgG（リウマトイド因子の抗原）の取り込みを増強させる作用もみられる。皮膚コラーゲンの分解作用もあるので，全身性硬化症の皮膚硬化治療薬としても用いられる。D-ペニシラミンの副作用を表8-15（巻末p220）にその対策を表8-16に示す。また，D-ペニシラミンによるネフローゼ症候群の腎糸球体IgG沈着を写真8-4に示す。

(3) ブシラミン

D-ペニシラミンと同様にSH基を有しているので，その作用機序はD-ペニシラミンに類似し

表8-11 DMARDs（抗リウマチ薬）

分類	抗リウマチ作用	推奨度	薬品名	投与法	副作用
免疫調節薬	中	B	金チオリンゴ酸ナトリウム（シオゾール）	10〜25 mg/2〜4週，筋注	皮疹，口内炎，腎障害，血球減少，間質性肺炎など
	弱	B	オーラノフィン（金剤）（リドーラ）	3〜6 mg/日，経口	軟便，下痢，皮疹，血液障害，胃腸障害など
	中	B	D-ペニシラミン（メタルカプターゼ）	50〜100〜200 mg/日，経口，食間，ビタミンB_6併用	味覚障害，皮疹，胃腸障害，血球減少，腎障害，自己免疫疾患など
	中	A	ブシラミン（リマチル）	100〜200 mg/日，経口	皮疹，胃腸障害，血球減少，腎障害，間質性肺炎など
	弱	C	ロベンザリット（カルフェニール）	80〜160〜240 mg/日，経口	口渇，皮疹，胃腸障害，腎障害など
	中	A	サラゾスルファピリジン（アザルフィジンEN）	1 g/日，経口	皮疹，胃腸障害，肝・腎障害，血球減少など
	弱	B	アクタリット（モーバー，オークル）	300 mg/日，経口	皮疹，胃腸障害，腎障害，肝障害，白血球減少など
免疫抑制薬	弱	B	ミゾリビン*（ブレディニン）	150 mg/日，経口	血液障害，間質性肺炎，胃腸障害，肝障害，皮疹など
	強	A	メトトレキサート*（リウマトレックス，メソトレキセート）	4〜6〜8 mg/週，経口	血液障害，肝障害，腎障害，間質性肺炎，胃腸障害，皮疹など
	強	A	レフルノミド*（アラバ）	100 mg 3日間，その後20 mg/日，経口	皮疹，脱毛，下痢，悪心，口内炎，高血圧，頭痛，血液障害など
	強	A	タクロリムス（プログラフ）	1.5〜3 mg/日，夕食後	腎機能障害，高血糖，心不全，血清K上昇，感染症，悪性腫瘍など
生物学的製剤	極強	A	インフリキシマブ**（レミケード）	3 mg/kg，2, 4週以後，8週間隔，静注	感染症（結核など），過敏反応，自己免疫疾患，脱髄疾患，リンパ腫など
	極強	A	エタネルセプト（エンブレル）	10〜25 mg/回，週2回，皮下注	同上
	極強	A	アダリムマブ（ヒュミラ）	40 mg（〜80 mg），2週毎，皮下注	同上
	極強	A	トシリズマブ（アクテムラ）	8 mg/kg，4週毎，点滴静注	感染症，過敏反応，腸管穿孔，好中球減少，心不全など

*免疫抑制薬　**生物学的製剤
〔推奨度〕A：強く勧められる，B：勧められる，C：勧められる根拠が証明できない

ていると考えられる。γ-グロブリンの変性はCa^{++}で促進されるが，キレート作用によりその変性を抑制している可能性がある。ブシラミンの副作用を**表8-17**（巻末p221）に，その対策を**表8-18**に示す。

（4）サラゾスルファピリジン

サラゾスルファピリジンは，スルファピリジンとサリチル酸の酸性アゾ化合物で，リンパ球のRNA合成阻害，リンパ球活性化阻害，PG合成におけるリポキシゲナーゼとトロンボキサン合成の抑制効果がみられる。潰瘍性大腸炎にも用いられ

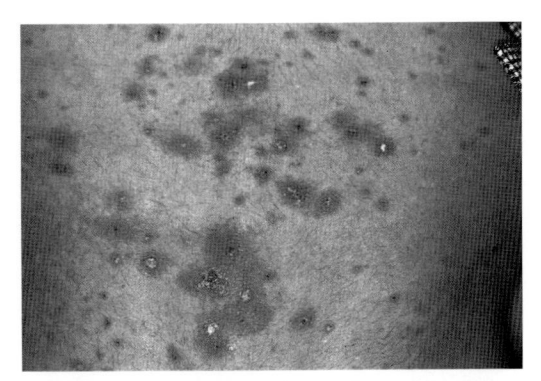

写真 8-3 注射金剤（シオゾール®）による薬疹

表 8-13 金チオリンゴ酸ナトリウム（シオゾール®）の副作用対策とモニタリング

1．皮膚・粘膜症状	一過性の場合は継続投与可能。皮診が生じても消退後少量投与可能。重篤な場合は中止，再投与不可。
2．腎障害	多くは中止により消失。中止後も蛋白尿持続の場合はほかの原因も考え腎生検。重篤な場合にはステロイド療法。 モニタリング：開始時と開始後 20 週までは 1〜2 週に 1 回の頻度で検尿，できれば腎機能検査。
3．血液異常	急速な血小板減少に対し短期間ステロイド療法。再投与不可。 緩徐な血小板減少，その他の血球減少に対し投薬中止。重篤例ではステロイド療法。 モニタリング：開始時と開始後 20 週までは 1〜2 週に 1 回の頻度で血算。
4．肺病変	投与中止により改善，ときにステロイド療法。再投与不可。 モニタリング：症状，理学所見，肺 X 線写真（開始前も含む）。要鑑別診断。
5．肝障害	中止により 3 ヵ月以内改善。 モニタリング：投与 1〜6 週間肝機能検査。ときに好酸球数。
6．その他	中止により多くは改善。程度により投与量を減らし再投与可能。

（Capell HA, et al：Second-line agents in treatment of rheumatic diseases（Dixon Js, et al eds），Marcel Dekker, New York, 1992, p181 より引用）

る薬剤である。サラゾスルファピリジンの副作用を**表 8-19**（巻末 p221）に，その対策を**表 8-20**に示す。

(5) アクタリット

　アクタリットはサプレッサー T 細胞を賦活し，RA における Ⅲ 型，Ⅳ 型アレルギー反応を抑制すると考えられている。アジュバント関節炎やコラーゲン関節炎などの実験的関節炎，および MRL/1 マウスの関節炎に対して抑制効果がみられている。アクタリットの副作用とその対策を**表 8-21**（**写真 8-5**）に示す。

(6) ロベンザリット

　ロベンザリットは，組織障害性を示す活性酸素の捕捉物となる物質を探索している過程で見出された化合物である。その機序は不明な点が多いが，自己反応性の免疫応答に抑制効果がみられ，また，

表 8-14 オーラノフィン（リドーラ®）の副作用とその対策，モニタリング

・副作用
1. 消化器症状（20%）
下痢，軟便，嘔気・嘔吐，胃部不快感など
2. 皮膚粘膜症状（17%）
発疹，蕁麻疹，口内炎，瘙痒感，脱毛など
3. 腎障害（7%）
浮腫，蛋白尿など
4. 血液異常（3%）
好酸球増加，白血球増加，血小板減少
5. その他（3%）
頭痛，生理不順，脱力感，顔のほてりなど
・対策
投与中止ないし投与量減量。開始時は低用量より
・モニタリング
投与前と投与後 4～12 週ごとに血算，尿検査

（本間光夫ほか：慢性関節リウマチに対するオーラノフィンの薬効検定．医学のあゆみ 127（7）：770-787，1983．より改変）

表 8-16 D-ペニシラミンの副作用対策とモニタリング

・副作用に対して
1. 原則として中止。中止により多くは可逆性
2. 効果が認められ副作用が軽度の場合には投与量を減量ないし隔日投与
3. 遷延する場合にはステロイド療法（肺病変，自己免疫病，血球減少など）
・防止対策
1. 漸増法，低量投与法で用いる
2. 食間投与。Fe，Cu を含む食物の同時摂取を避ける
3. chrysoderma の既往のある患者では同様のリスクをもつため要注意
4. ビタミン B_6 併用
・モニタリング
1. 投与量が決まるまで 2 週ごとに血算，尿検査。決まれば 1～3 ヵ月ごと
2. 6～12 ヵ月ごとに自己抗体検査
・禁忌
重篤な腎障害・肝障害，血球減少のある患者。金剤投与中，妊婦。消化性潰瘍，ほかの自己免疫疾患（シェーグレン症候群，overlap 症候群，慢性甲状腺炎など）を有する患者。JRA（小児）ではその効果と副作用が不明。ペニシリンのアナフィラキシー既往のある患者では要注意

各種マイトジェンに対するリンパ球の反応性を促進させる効果がみられる。ロベンザリットの副作用とその対策を**表 8-22** に示す。

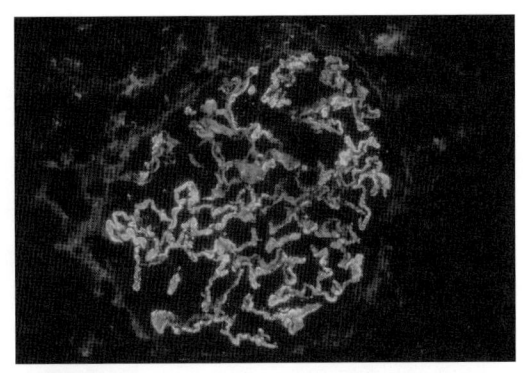

写真8-4　D-ペニシラミンによるネフローゼ症候群（膜性腎症）
腎生検にて IgG 沈着をみる。

表8-18　ブシラミンの副作用対策とモニタリング

1．副作用対策	程度に応じ減量ないし中止 中止とする病態：中等度以上の皮膚粘膜症状，持続ないし増加する蛋白尿。中等度以上の肝障害，間質性肺炎，白血球 3,000 以下，顆粒球 2,000 以下，血小板 10 万以下
2．モニタリング	開始時より 3 ヵ月間は月 1 回検尿，血算，腎機能，肝機能検査 投与は少量より開始し，あらかじめ胸部 X 線検査を施行
3．禁忌	血液障害ないし骨髄障害，腎障害
4．相互作用	金注射剤との併用で副作用の増強ないし効果減弱

表8-20　サラゾスルファピリジンの副作用対策とモニタリング

1．副作用対策	中止ないしは減量 溶血では glucose 6-phosphate dehydrogenase の欠損を考慮
2．モニタリング	投与 3 ヵ月間は 2 週に 1 回血算，肝機能検査。その後 1〜3 ヵ月ごとに検査 腎機能を定期的に検査
3．禁忌	サルファ薬ないしサルチル酸製剤に過敏症のある患者
4．相互作用	スルホニルアミド系とスルホニルウレア系経口糖尿病薬（作用増強により低血糖） クマリン系抗凝固薬（肝での代謝抑制によりプロトロンビン時間延長） 葉酸の吸収低下により葉酸欠乏（炎症性腸疾患） ジゴキシン（吸収低下）

表8-21 アクタリット（モーバー®，オークル®）の副作用とその対策，モニタリング

・副作用
1．皮膚症状（5%）
瘙痒感，発疹など
2．消化器症状（3%）
腹痛，下痢，胃部不快感，嘔気など
3．肝機能障害（7%）
4．蛋白尿（3%）
5．白血球増加（3%）
6．その他（3%）
しびれ，動悸，耳鳴りなど。間質性肺炎様症状
・対策
中止ないし減量により改善
・モニタリング
投与3ヵ月までは月1回血算，尿検査，肝機能検査，腎機能検査
・禁忌
妊婦，授乳婦

（寺井千尋，他：副作用．第43回リウマチ学会総会，1999より引用）

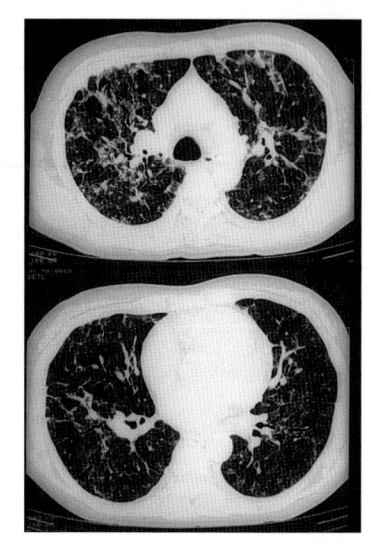

写真8-5 アクタリットにより間質性肺炎をきたした症例のCT所見（上：治療前，下：治療後）

表8-22 ロベンザリット（カルフェニール®）の副作用と対策

・副作用
1．消化器症状（7%）
腹痛，食欲低下，嘔気・嘔吐，口内乾燥，下痢など
2．皮膚粘膜症状（2%）
発疹，瘙痒，蕁麻疹，湿疹など
3．腎・泌尿器系障害（2%）
腎機能障害，蛋白尿，血尿，多尿など
4．肝機能障害（0.2%）
5．その他
中枢・末梢神経障害，高K血症など
・対策
中止ないし減量して用いる
少量より開始。腎機能障害のある患者，妊婦は禁忌。高齢者にも留意
モニタリング：血算，尿検査，腎機能検査（特に，投与開始1ヵ月間）

（副作用；1986年より6年間の使用成績調査による）

表8-23 メトトレキサート（リウマトレックス®）の副作用

1．過敏症
発疹（3%），瘙痒（3%）など
2．消化器症状
嘔気（5%），腹痛（5%），下痢（2%），口内炎（1%）など
3．皮膚症状
紅斑（1%），脱毛（1%），皮下結節など
4．精神神経症状
頭痛（1%），意識障害（1%）など
5．呼吸器症状
間質性肺炎（1%），咳（1%）など
6．肝機能異常
GPT上昇（13%），GOT上昇（12%），AL-P上昇（6%），LDH上昇（6%），γGTP上昇（3%）など
7．腎機能障害
血尿（2%），蛋白尿（2%），BUN上昇（3%）
8．血液異常
貧血（3%），白血球減少（2%），血小板減少（1%）など
9．生殖器障害
無精子症，卵巣機能不全（頻度不明）など

（199例の臨床集計，発生頻度13.6%，1999）

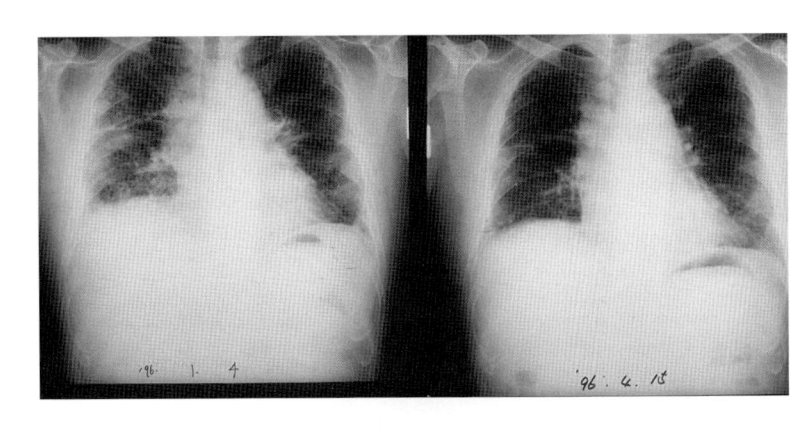

写真 8-6　メトトレキサート（MTX）による副作用（間質性肺炎）
左：治療前
右：治療後

表 8-24　メトトレキサートの投与量と副作用，その対策とモニタリング

1．投与量と関係しない副作用
・急性間質性肺炎
・対策：投薬の中止，重症度によりステロイド投与
・モニタリング：発熱，乾性咳，呼吸困難などの臨床症状，理学的所見，胸部 X 線
2．投与量依存的な副作用
・消化器症状，口内炎，肝酵素異常，骨髄抑制
・対策：減量ないし中止（軽度の場合は投与継続可能）。重症度により G-CSF，ロイコボリン，葉酸，ステロイド投与
・モニタリング：血算，肝機能検査，腎機能検査
3．総投与量と関連する副作用
・肝線維症，肝硬変
・対策：投薬中止
・モニタリング：肝機能検査，肝生検
・リスクファクター（乾癬の検討）：投与期間，高齢者，肥満，多量アルコール摂取，HB 抗原陽性，HCV 抗体陽性

2) 免疫抑制薬

(1) メトトレキサート

メトトレキサート（MTX）は葉酸代謝拮抗薬で，ジヒドロ葉酸レダクターゼに強い親和性を有し，葉酸と拮抗することにより，この酵素作用を阻害する。これにより，DNA 合成を抑制し細胞傷害性に働く。また，抗炎症作用も有するが，これは細胞増殖の抑制と化学走化因子の抑制による。RA では MTX の少量間欠経口投与（2～8 mg/週）で用いられ，比較的早期に効果がみられ，投与継続率も高く，長期寛解維持も可能である。

副作用（**写真 8-6**）とその対策を**表 8-23，24**に示す。また，MTX の副作用防止と使用禁忌の場合を**表 8-25** に示す。

(2) ミゾリビン

ミゾリビン（MZR）は日本で開発された免疫抑制薬で，核酸のプリン合成系におけるイノシン酸からグアニル酸に至る過程を拮抗阻害し，リンパ球の増殖を選択的に抑制する。動物実験では，一次，二次免疫応答のいずれも抑え，ヘルパー T 細胞と B 細胞の増殖を抑制する。

RA では，1 日 150～300 mg 用いられる。副作用とその対策を**表 8-26** に示す。

(3) レフルノミド

レフルノミド（LEF）はイソキサゾール環を有するピリミジン拮抗薬で消化管や血漿中で活性化されるプロドラッグである。LEF の活性体（malononitrilamide）はジヒドロオロテートデヒドロゲナーゼ（DHODH）を阻害することによりピリミジンヌクレオチドの *de novo* 合成を抑え，DNA

表8-25 メトトレキサートの副作用防止と禁忌

副作用防止	禁忌と注意すべき患者

1. 禁忌ないし留意すべき病態の有無を確認する（骨髄抑制，肝・腎障害，間質性肺炎，感染症，肥満者，高齢者，妊婦など）
2. 留意すべき併用薬剤の使用有無を確認する（NSAIDs，バルビツール，ST合剤，プロベネシド，フロセミドなど）
3. MTX最終投与24～48時間後にフォリアミン（葉酸）投与（肝障害防止）
4. MTX・ロイコボリン救援療法（過量投与ないし排泄遅延により骨髄抑制防止）ロイコボリン（活性型葉酸）6～12 mg経口ないし筋注（同時に，酸性尿によりMTXが尿細管に析出沈着のためメイロン，ダイアモックスなどでアルカリ化を図る）
	・禁忌
	  1. 妊婦，妊娠の可能性のある患者
	  2. 本剤に過敏症のある患者
	  3. 骨髄抑制をみる患者
	  4. 慢性肝疾患のある患者
	  5. 腎障害のある患者
	  6. 授乳婦
	  7. 胸水，腹水などのある患者
	・下記の病態を有する患者は要注意
	  1. 腎機能障害
	  2. 肺線維症，間質性肺炎
	  3. 大量のアルコール摂取歴のある患者
	  4. 肥満症
	  5. 肝障害
	  6. 骨髄抑制
	  7. 感染症
	  8. 高齢者

表8-26 ミゾリビン（ブレディニン®）の副作用とその対策

・副作用
1. 消化器症状（3.4%）   腹痛，悪心・嘔吐，食欲不振，口内炎，下痢など
2. 過敏症（0.1%）   発疹，瘙痒感，発熱など
3. 感染症（3.7%）
4. 腎障害（1%）   蛋白尿，血尿，腎機能障害など
5. 肝機能障害（4.1%）
6. 血液異常（8.4%）   白血球減少，貧血，血小板減少など
・対策   中止ないしは減量
・モニタリング   投与後定期的に血算，検尿，肝機能検査，腎機能検査
・禁忌   本剤過敏症，白血球減少（3,000以下），妊婦

（腎移植総計916例の臨床試験の解析．東洋醸造集計，1990より引用）

合成を抑制する．細胞周期のG1期に働き，細胞増殖を抑える．RAに対してMTXと同等の効果がみられる．半減期が長く15～18日である．用法は，1日1回100 mgを3日間服用し，その後1日10～20 mgを内服する．

副作用は，肝障害，血球減少，下痢，血圧上昇などがみられるが，ときに間質性肺炎がみられる（**表8-27**，巻末p221）．間質性肺炎や呼吸器疾患のある場合は慎重投与が必要である（**表8-28**）．重篤な副作用がみられた場合にはコレスチラミン1回8gを1日3回，11日間を目安に反復投与する．

(4) タクロリムス

タクロリムス（FK506）は，シクロスポリン（cyclosporin A：CsA）と同様に，細胞質に存在するFK506結合蛋白と呼ばれるイムノフィリンと結合することにより，カルシニューリンのホスファターゼ活性を阻害する．これにより，NF-ATcの核内への移行が阻止され，転写レベルで初期のT細胞活性化が抑制される．タクロリムス，CsAともに主にT細胞を選択的に抑制するが，これは転写因子のNF-ATcやNF-ATnがT細胞に特異的に存在するためと考えられている．RAにおけるタクロリムスの投与量は1日3 mgである．副作用では，骨髄抑制は少ないが，腎機能障

表8-28 レフルノミド投与中の間質性肺障害

発生状況	
76例（うち2004年3月以降投与症例：13例）	
死亡例：19例，重篤例：32例	
臨床的特徴	
1）発現時期	投与後6ヵ月以内の発症（85.3％）
2）危険因子	既存の間質性肺病変，65歳以上高齢者，男性，喫煙者，低アルブミン血症（＜3.0 g/dL）
3）臨床症状	咳嗽，呼吸苦，胸痛：発熱ない例もある
4）画像分類	①DAD（diffuse alveolar damage：びまん性肺胞傷害）類似パターン 　　びまん性，斑状すりガラス陰影：予後不良，牽引性気管支拡張症など構造改変＋ ②HR（hypersensitivity reaction：薬剤過敏性肺炎）類似パターン 　　構造改変を伴わないすりガラス陰影，ステロイド反応性 ③AEP（acute eosinophilic pneumonia：急性好酸球性肺炎）類似パターン 　　多小葉性斑状すりガラス陰影，小葉間隔壁肥厚，気管支血管束の肥厚 ④COP（cryptogenic organizing pneumonia：特発性器質化肺炎）類似パターン 　　肺末梢または気管支血管束沿いの浸潤影
5）死亡例解析	病理所見の中心はDADの新旧病変（急性DAD，器質化DAD） 日和見感染重複（アスペルギルス4/5，サイトメガロウイルス3/5）

（アラバ外部安全性評価委員会による）

表8-29 タクロリムスの主な副作用

評価対象例508例中	副作用発現161例(31.7%)
臨床検査異常	38.7%
感染症	11.0%
腎機能異常	20.8%
BUN増加	13.6%
クレアチニン上昇	9.3%
消化器障害	14.8%
腹痛	3.7%
下痢	2.6%
悪心	2.2%
耐糖能異常	8.9%
HbA$_{1c}$上昇	6.6%
血糖上昇	4.4%
高血圧	2.8%
皮膚瘙痒感	2.8%
発疹・薬疹	1.4%

（市販後調査製品情報概要，2005より引用）

害，高血圧，耐糖能異常，消化管障害，脱毛などがみられる（**表8-29**）。

CsAもRAに有用とされているが，日本では保険適用になっていない。

3）生物学的製剤

(1) インフリキシマブ

インフリキシマブ（INF）は，RAの炎症性サイトカインの中心となるTNF-αに対するキメラ型モノクローナル抗体である。抗体の25％はマウス由来で，V領域にマウス由来蛋白が含まれている（**図8-6**）。INFは流血中やTNF-α産生細胞上のTNF-αと特異的に結合し，TNF-αが標的細胞上のTNF-αレセプターと結合するのを阻害する。血中半減期は9〜13日である。RAでは，MTX抵抗性のRA患者にMTXとの併用下で用いられる。投与方法は，3 mg/kgのINFを250 mLの生食に溶解し2時間かけて点滴静注する。2回目は2週間後，3回目は2回目の4週間後，以後8週ごとに投与する。

MTXとの併用によるINFの効果は著しく，早期より臨床症状の改善がみられるのみならず骨関節の破壊抑制も認められる。また，未治療の早期RA患者を対象とした場合の検討でも投与54週後に骨関節破壊の抑制が認められている。

副作用は，頭痛，上気道感染，消化器症状，疲労感などで，重篤なものでは結核を含む日和見感染とアナフィラキシー反応である。

特に結核では既感染者の再発が重視され，使用開始14週以内が多く，粟粒結核，肺外結核が多いとされている。したがって，使用前には結核を含めた感染症の検索を行い，必要に応じ予防的治療を行ったうえで投与することが勧められている。INFはキメラ抗体なので，異種蛋白に対する

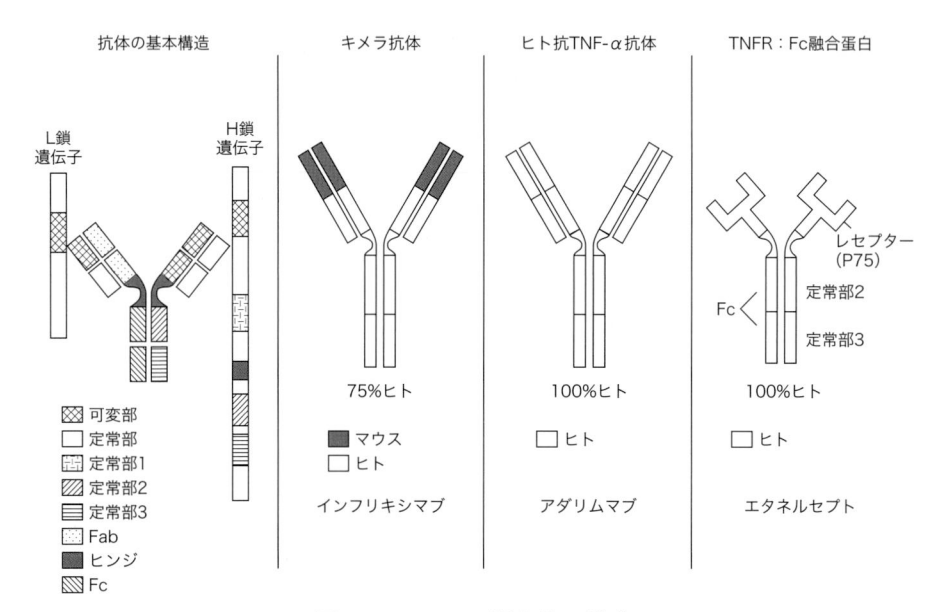

図8-6 TNF-α阻害薬の構造

抗体（human anti-chimeric antibody：HACA抗体）が出現するが，併用薬であるMTXによりその頻度は低下する。その他，悪性腫瘍や自己免疫疾患（SLEなど）が頻度は少ないながらも報告されている。また，脱髄疾患とうっ血性心不全を悪化させることがあるので，これらの疾患があれば禁忌となる。

(2) エタネルセプト

エタネルセプト（ETA）はINFと同様にTNFを阻害する目的で開発された生物学的製剤である。TNF-α受容体はP75とP55の2種の蛋白のヘテロダイマーとして存在しているが，ETAはP75の2分子とヒトIgGのFc部分を遺伝子工学的に融合させたものである（図8-6）。P75はTNF-αとTNF-βともに結合するので両者を阻害することができる。しかし，両者のP55への結合は阻害できない。血中半減期は2〜8日である。RAに対しては，既存のDMARDsで効果のみられない患者に10〜25 mgを1日1回，週2回投与する。単独投与使用が可能だが，MTXとの併用で高い臨床的効果と骨関節破壊抑制効果，骨破壊改善効果がみられている。

副作用では，注射局所の発赤，発疹，めまいなどがみられるが，INFと同様に感染症，悪性腫瘍，脱髄疾患などに留意する必要がある。しかしながら，INFに比べ結核感染は少ないとされ，またヒト型抗体であるため異種蛋白に対する抗体の出現頻度も少ないとされている。表8-30, 31に各種抗TNF阻害薬の比較とリスクを示す。

(3) アダリムマブ

アダリムマブ（ADA）は，INFと同様にTNFαに対するモノクローナル抗体であるが，INFと異なり完全ヒト型のモノクローナル抗体である。必ずしもMTXを併用する必要はなく，むしろMTXが副作用で使えない場合や効果不十分の場合に単独で使用することが出来る。1回40mgを2週間ごとに皮下注射で投与するが，効果がなければ80mgに増量することが出来る。効果と副作用は，INF，ETAとほぼ同様である。

(4) トシリズマブ

IL-6は，B細胞の抗体産生や破骨細胞活性化などの作用を介してRAの病態形成に関わる重要なサイトカインである。トシリズマブ（TOC）は，IL-6の受け皿であるIL-6受容体に対して開発されたヒト型のモノクローナル抗体で，日本で開発された生物学的製剤である。MTXを含む抗リウマチ薬に効果がみられない場合に用いられる。投与方法は，8mg/kgの薬剤を4週毎に点滴静注で用いられる。他の生物学的製剤と同様に，著明な関節症状の改善と骨／関節破壊抑制効果が見られ

表 8-30　抗 TNF 阻害療法各製剤の比較

一般名	インフリキシマブ	エタネルセプト	アダリムマブ	ゴリムマブ
商品名	Remicade	Enbrel	Humira	
性状	キメラモノクローナル抗体	TNFR2（p75）：Fc 融合蛋白	ヒト型モノクローナル抗体	完全ヒト化モノクローナル抗体
標的	TNF-α	TNF-α/TNF-β（LT）	TNF-α	TNF-α
投与方法	点滴静注	皮下注	皮下注	皮下注
投与量	3 mg/kg（3 mg/kg，8 週間隔）	10〜25 mg 2 回/週（25 mg，2 回/週）	1〜10 mg/kg（40 mg，1 回/2 週）	0.6〜3 mg/kg（1 回/月）
症状改善	1〜2 週	2〜4 週	2〜4 週	2〜4 週
適応	クローン病，RA	RA	RA	RA

表 8-31　TNF 阻害薬のリスク

1. 感染症
   結核，真菌，日和見感染など
2. 自己免疫疾患
   SLE（可逆性）
3. 脱髄疾患（多くは可逆性，ときに進行性）
4. リンパ増殖性疾患
5. その他
   消化管穿孔，けいれんなど

る。副作用は，他の生物学的製剤と同様に感染症や過敏反応などがみられるが，腸管穿孔や白血球減少，心不全なども指摘されている。これらの生物学的製剤はいずれも薬価が高い。

(5) 今後予定されている生物学的製剤

TNF-α に対するヒト型モノクローナル抗体では，完全ヒト化抗 TNF-α 抗体のゴリムマブ（golimumab）も開発され月に 1 回皮下注で用いられる（表 8-30 参照）。

アナキンラ（anakinra）は IL-1 受容体拮抗薬である。1〜2 mg/kg/日を連日皮下注射で投与するが，MTX との併用で有用性が示されている。欧米では臨床応用されているが，日本における治験は未定である。

CTLA4-Ig（アバタセプト）は，ヒト CTLA4 の細胞外領域に IgG-Fc を結合させた融合蛋白である。CTLA4-Ig は，抗原提示細胞上の共刺激分子 CD80/CD86 と特異的に結合し，CD28 を介した共刺激分子を阻害することにより T 細胞の活性化を抑制する。1 回 10 mg/kg を 0 週，2 週，4 週，その後 4 週ごとに静脈注射で投与する。MTX 抵抗性の RA 患者に対して MTX 併用で有意の改善がみられている。副作用は，頭痛，悪寒，瘙痒感，上気道感染，消化不良，注射部位反応などである。

抗 CD20 抗体（リツキシマブ）は，B リンパ球の膜抗原である CD20 に対するキメラ型のモノクローナル抗体である。リツキシマブが結合した B 細胞は補体依存性細胞傷害と抗体依存性細胞傷害により排除される。悪性リンパ腫の治療に用いられているが，RA では 1 回 1,000 mg を 0 週と 2 週後の 2 回静脈投与で治療される。MTX 抵抗性の RA に対して単独ないし MTX 併用下で有意の改善が得られている。

これらの生物学的製剤は，RA のみならず SLE や血管炎症候群に対しても効果がみられ有望視されている。

4．免疫抑制薬

免疫抑制薬に含まれる薬剤は，免疫担当細胞を傷害し免疫抑制効果をもたらすが，正常細胞も傷害するためこれによる重篤な副作用もみられる。膠原病では，前述した RA における抗リウマチ薬としての免疫抑制薬，SLE とベーチェット病におけるミゾリビン，難治性ネフローゼ症候群とベーチェット病におけるシクロスポリン以外は保険適用外である。また，ウェゲナー肉芽腫症や結節性多発動脈炎，顕微鏡的多発血管炎では，シクロホスファミドが第一選択薬となるが，多くはステロイド薬に治療抵抗性を示す場合に用いられる。膠

表8-32 膠原病・リウマチ性疾患に用いられる免疫抑制薬

薬剤	商品名	作用機序	投与方法
アザチオプリン	イムラン，アザニン	プリン代謝拮抗薬	1〜2 mg/kg/日，経口
シクロホスファミド	エンドキサン	アルキル化薬	1〜2 mg/kg/日，経口 〜1 g/m²/日，点滴静注
メトトレキサート	メソトレキセート，*リウマトレックス	葉酸拮抗薬	5〜7.5 mg/週，経口 *2〜8 mg/週，経口 〜25 mg/週，筋注
ミゾリビン	ブレディニン	プリン代謝拮抗薬	150〜300 mg/日，経口
シクロスポリン	サンディミュン，ネオーラル	T細胞のカルシニューリン作用阻害	3〜6 mg/kg/日，経口 （トラフ値50〜200 ng/mL）
タクロリムス	プログラフ	同上	3 mg/日，経口

表8-33 膠原病に用いられる免疫抑制薬の作用機序

薬剤	作用機序	免疫系に及ぼす作用
アザチオプリン	プリン代謝拮抗薬 活性型6-MPに変換され，プリン合成過程（アデニンとグアニン）を阻害（DNA合成阻害）	T，B細胞，マクロファージに働く。特にT細胞，NK活性阻害，抗体産生抑制，細胞傷害性T細胞阻害，細胞性免疫抑制
シクロホスファミド	アルキル化薬 DNAにおけるグアニンをアルキル化し，架橋結合してDNA複製を障害	T，B細胞数の低下，B細胞の抗体産生低下
メトトレキサート	葉酸誘導体（拮抗薬） ジヒドロ葉酸レダクターゼと結合することにより，ジヒドロ葉酸からテトラヒドロ葉酸への合成を阻害。これによりプリン前駆体であるイノシン酸合成を阻害（DNA，RNA合成阻害）	リンパ球，マクロファージの増殖，活性を抑制，サイトカイン産生抑制，抗炎症作用
ミゾリビン	プリン代謝拮抗薬 プリン合成系のイノシン酸からグアニル酸への代謝経路を阻害（核酸合成抑制）	リンパ球，マクロファージの増殖を抑制。T細胞への作用が強い
シクロスポリン	カルシニューリン作用阻害 イムノフィリンと結合しカルシニューリンの酵素活性を阻害することにより（NF-ATcの核内移行抑制），サイトカイン遺伝子発現を阻害	リンパ球，特にT細胞の活性化抑制，サイトカイン産生抑制
タクロリムス	同上	同上，骨・軟骨の分化誘導作用

原病に用いられる主な免疫抑制薬を**表8-32**に，その作用機序を**表8-33**に示す。前項の抗リウマチ薬であげた薬剤が一部重複する。

1) アルキル化薬

代表的な薬剤はシクロホスファミド（cyclophosphamide：CY）で，ナイトロジェンマスタードの誘導体である。細胞核DNAをアルキル化し，免疫担当細胞の再生保全を傷害し免疫反応を抑制する。CYは主にB細胞を傷害するが，CYで処理されたB細胞は骨髄の未熟B細胞にみられるclonal anergyとの類似性が示唆され，CYによるB細胞のクローン非活性化の可能性がある。

難治性で活動性の各種膠原病に経口投与ないし静注投与で用いられるが，保険適用されていない。CYの間欠大量静注療法（IVCY）は，IV型の活動性ループス腎炎，精神神経症状を伴うSLE，ANCA関連血管炎，急速進行性の間質性肺炎など

に用いられることがある。

CYは，通常，1〜2 mg/kg/日が経口投与される。初回少量より治療開始し，副作用のないことを確認し漸増する。IVCY療法では，0.75 g/m² 体表面積を生食に溶解し3〜4週ごとに1回静注投与する。腎糸球体濾過率が正常の1/3以下の場合には0.5 g/m² 体表面積に減量して用いる。また，白血球減少がみられれば使用を避けるが，3,000/μLまでの白血球減少を認めても使わざるを得ない場合には0.25 g/m² 体表面積に減量して用いる。体表面積の計算は以下の式で行う。

$$体表面積 = \sqrt{\frac{身長(cm) \times 体重(kg)}{3,600}}$$

出血性膀胱炎などの副作用を防止するために投与後十分な補液を行う。また，副作用防止のためにメスナを，CY投与量の40%を1回量として1日3回（CY投与直後，4時間後，8時間後）点滴静注で用いる。IVCYの効果がみられれば，維持療法として3ヵ月に1回の頻度で継続投与する。副作用に関しては，経口CYに比べIVCYのほうが悪性腫瘍や易感染性，出血性膀胱炎などのリスクが少ないとされているが，総投与量10 g以上で悪性腫瘍の発症が危惧され，また，卵巣機能障害

は治療を開始する年齢や投与量に比例してリスクが高まるので留意する必要がある。また，ウェゲナー肉芽腫症に使用した場合のデータでは，CY投与後の膀胱がんの発症頻度は10年後5%，15年後16%であることが報告されている。

CYの主な副作用は，骨髄抑制，出血性膀胱炎，皮疹，脱毛，消化器症状，生殖器障害，間質性肺炎，感染症，悪性腫瘍などである。

2) 代謝拮抗薬

アザチオプリン（azathioprine：AZ）はプリン拮抗薬で，生体内で6-MPに変換される。アデノシンおよびグアニンの合成を阻害することによりプリン合成，DNA合成を抑制する。主にT細胞の増殖を抑制するが，細胞分裂が急速に生じている細胞に対しては活性代謝物に変換されている必要がある。

AZは各種膠原病の，特に寛解維持療法に幅広く用いられるが，保険適用になっている疾患はない。経口投与で1〜2 mg/kg/日用いられる。主な副作用は，骨髄抑制，肝障害，感染症，消化器症状などである。

MZRは，DMARDsの項で述べたが，リンパ球

表8-34 主な免疫抑制薬の副作用

免疫抑制薬		アザチオプリン	シクロホスファミド	メトトレキサート	ミゾリビン	シクロスポリン	プログラフ
重要な副作用	骨髄抑制	++	++	++	+	+	+
	感染症	+	+	+	++	++	++
	肝障害	+	+	++	+	+	+
	腎機能障害	−	−	−	−	++	++
	出血性膀胱炎	−	++	−	−	−	−
	高血糖	−	−	−	−	−	++
	間質性肺炎	+	+	+	−	−	−
	脱毛	+	++	+	−	−	+
	多毛	−	−	−	−	+	−
	無精子症	−	++	+	(?)	−	−
	無月経/無排卵	−	++	+	(?)	−	−
投与量に関係なく生じる副作用		過敏症，間質性肺炎	発疹	間質性肺炎，ショック，皮疹	発疹	ショック	発疹，リンパ腫など
悪性腫瘍（報告例）		リンパ腫，皮膚がん	悪性リンパ腫，急性白血病，膀胱腫瘍	白血病，リンパ腫，肺がん		悪性リンパ腫，皮膚がん	
薬剤の排泄		尿中70%（48h）	尿中60%（48h）	尿中80%胆汁10〜30%	尿中80%（6h）	主に胆汁	主に胆汁（尿中1%以下）

の増殖を選択的に抑制する薬剤である．RAのほか，ループス腎炎，ベーチェット病のぶどう膜炎に保険適用されている．投与量は100〜300 mg/日で経口投与される．

ミコフェノール酸モフェチル（mycophenolate mofetil：MMF）はプリン生合成経路のイノシン酸脱水素酵素を可逆的，非競合的に阻害し，DNA合成を阻害し免疫抑制作用をもたらす．プリンのsalvage合成経路を阻害しないことから*de novo*合成経路が主体のT細胞，B細胞の活性化を阻害する．MZRの作用機序に類似しているが，血中半減期は長い．保険適用されていないが，難治性病態における免疫抑制療法の寛解維持療法としてしばしば使用される．使用量は，初回1,500〜2,000 mg/日経口投与し，以後漸減し維持療法として500〜1,000 mg/日用いられる．副作用は，骨髄抑制，感染症，悪性腫瘍，消化器症状，肝障害，腎障害，精神症状，糖尿病，肺高血圧症などである．

MTXは，DMARDsの項で述べたが，葉酸代謝拮抗薬で，葉酸と拮抗することによりジヒドロ葉酸レダクターゼを阻害し，これによりDNA合成を抑制する．また，抗炎症作用も有す．RA，乾癬のほか，多発性筋炎，血管炎症候群などに用いられるが，保険適用はRAなど限られた疾患である．経口，非経口いずれも用いられるが，間欠多量投与されることが多い．通常，0.1〜1.0 mg/kg/週1回（分服する場合には12時間ごと）で用いられる．

LEFは，前項で述べたごとく，ピリミジン拮抗薬でDMARDsの1つとしてRAに用いられる．

3）細胞内シグナル伝達阻害薬

CsAとタクロリムスは，それぞれ細胞質に存在するシクロフィリンやFK506結合蛋白と呼ばれるイムノフィリンと結合することにより，カルシニューリンのホスファターゼ活性を阻害する．これによりNF-ATcの核内への移行が阻止され，転写レベルで初期のT細胞活性化を抑制する．これらの薬剤は主にT細胞を選択的に抑制するが，これは，転写因子のNF-ATcやNF-AtnがT細胞に特異的に存在するためと考えられている．

CsAは臓器移植に際して5〜15 mg/kg/日が用いられるが，膠原病の領域では3〜10 mg/kg/日とより少ない量で用いられる．しかし，有効血中濃度と副作用が出現する血中濃度が近接しているため，血中トラフ値（血中濃度の最も低い服薬直前の値）（100〜250 ng/mLを目標）をモニタリングしながら使用する．眼症状のあるベーチェット病やネフローゼ症候群，乾癬などに対して保険が適用されるが，その他，RA，多発性筋炎・皮膚筋炎における間質性肺炎，血小板減少症を伴うSLEなどに対しても有用性が指摘されている．副作用は，腎障害，肝障害，中枢神経障害，感染症，血球障害，多毛，高血圧，高血糖，高K血症などである．

タクロリムスは，DMARDsの項で述べたが，RA，ループス腎炎のほかCsAの効果がみられる病態に効果が期待される．タクロリムスにおいてもトラフ値を10〜20 ng/mLに調節しながら投与する．

4）細胞周期からみた免疫抑制薬の作用

これらの免疫抑制薬は，免疫系に及ぼす作用では不明な点も多いが，多くはT，B細胞，マクロファージなどの免疫担当細胞に働き，抗体産生抑制，細胞性免疫抑制，サイトカイン産生抑制などをもたらす．T細胞に対し優位に働くのは代謝拮抗薬に含まれる薬剤で，CsAはT細胞に対して特に選択性が強い．B細胞に対して優位に働くのはCYである．細胞周期からみると，CsAはG0G1期に，AZ，MTX，MZRはS期に特異的に作用するが，CYは周期非特異的に作用する．

5）免疫抑制薬の使用上の留意点

使用にあたって，あらかじめ十分な説明をしインフォームドコンセントを得る．使用中は副作用の防止が最も重要である．主な免疫抑制薬の副作用を**表8-34**に示す．共通してみられる重篤な副作用は，骨髄抑制，易感染性，悪性腫瘍，生殖器障害（若年者への適用に際し特に留意）などである．使用に際し各薬剤の副作用と禁忌とされる病態に留意し，使用中は副作用を未然に防ぐための定期的なモニタリングが重要となる．初回は少量より使用し，副作用のないことを確認し漸増する．

骨髄抑制をきたす薬剤は血液学的検査を定期的に行い，特に白血球の減少に留意する．易感染性に対してさらに免疫グロブリン量を把握する．CsAとタクロリムスでは，トラフ値をモニタリングし投与量を調節する．

また，併用薬剤との相互作用（表8-35，巻末p222）にも留意する必要がある．CYの作用はステロイド薬との併用で減弱し，フェノバルビタールとの併用で増強する．AZ，6-メルカプトプリン（6-MP）はアロプリノールとの併用で薬理作用が増強されるので投与量を減量して用いる．MTXは，NSAIDs，テトラサイクリン，バルビタールなどとの併用で作用が増強し，副作用をきたしやすいので留意する．CsAやタクロリムスでは，NSAIDsやカリウム保持性利尿薬などの併用で腎毒性を誘発しやすく，また，カルシウム拮抗薬やマクロライド系抗生物質，抗真菌薬，ダナゾール，さらにはグレープフルーツジュースなどによって血中濃度の増加をみるので留意する．

5．アフェレシス療法

1）原理と歴史

アフェレシス療法は，疾患やその病態に深く関与している有害物質を体外循環により機械的に除去し，疾患や病態の改善を図る治療法である．方法は血漿交換療法（plasmapheresis：PP）と血球除去療法（cytapheresis：CP）に大別され（図8-7），目的に応じて選択される．

PPが臨床に応用されたのは1963年のSolomonらによるマクログロブリン血症患者に始まるが，積極的に臨床応用されたのは代用血漿の副作用の軽減や自動血球分離器の開発，さらには免疫学的治療効果の裏付けがなされるようになった1974年以降である．1976年，Lockwoodによるグッドパスチャー症候群に対するPP，JonesによるSLEに対するPPの報告以来，各種疾患に臨床応用されてきた．

一方，1979年，Wallaceらは，胸管ドレナージや全身リンパ節放射線照射療法に準じた効果を期待して，RAにリンパ球除去療法（lymphocytapheresis：LCP）ないしPPを組み合わせたlymphocyte-plasmapheresis（LPP）を施行し，有効性を報告している．現在，白血球（顆粒球）除去療法（leukocytapheresis：LCAPないしgranulocytapheresis：GCAP）はRAや潰瘍性大腸炎の治療に用いられている．

2）施行方法

(1) PP

PPの種類は図8-7に示すごとくである．③～⑤は①②に比べ選択的除去を目的としている．よく用いられているのは二重膜濾過法（double filtration PP：DFPP）であるが，その回路の概要を図8-8に示す．第一フィルターでは，口径0.2μmのフィルターにより血球と血漿が分離される．第二フィルターでは，口径サイズの違いによって血漿中の除去すべき成分が規定される．すなわち，口径0.1μmで免疫複合体が，0.06μmで免疫グロブリンが除去される．血球成分と必要な小分子物質を含む血漿は患者に返還される．この方法では，1回2～4Lの血漿処理が可能である．

冷却濾過は，遠心法または膜濾過法で分離した血漿を氷水中ないし冷却槽のなかを通し，低温で凝縮した大分子のクリオグロブリンを除去する．クリオグロブリン血症の治療に有用である．

吸着法は，生物学的と非生物学的吸着法に分けられるが，除去される物質はより選択的である（図8-9）．すなわち，プロテインAはFc結合を利用して免疫複合体（IgGと結合）を，トリプトファンは疎水結合を利用して免疫複合体やリウマトイド因子を，フェニルアラニンは同様にDNA抗体をそれぞれ吸着する．デキストラン硫酸をリガンドとする吸着薬は陽性に荷電する抗DNA抗体を吸着するが，抗リン脂質抗体も吸着することが明らかにされている．

(2) LCAP, GCAP, LCP, LPP

採取した血液からのリンパ球ないし白血球成分の分離は，遠心分離法による血液成分分離装置，白血球除去フィルター（leukocyte removal filter，セルソーバ），顆粒球除去フィルター（アダカラム）などを用いて行われる．1回の施行における血液処理量は2～6Lで，LCAP, GCAPともに顆粒球と

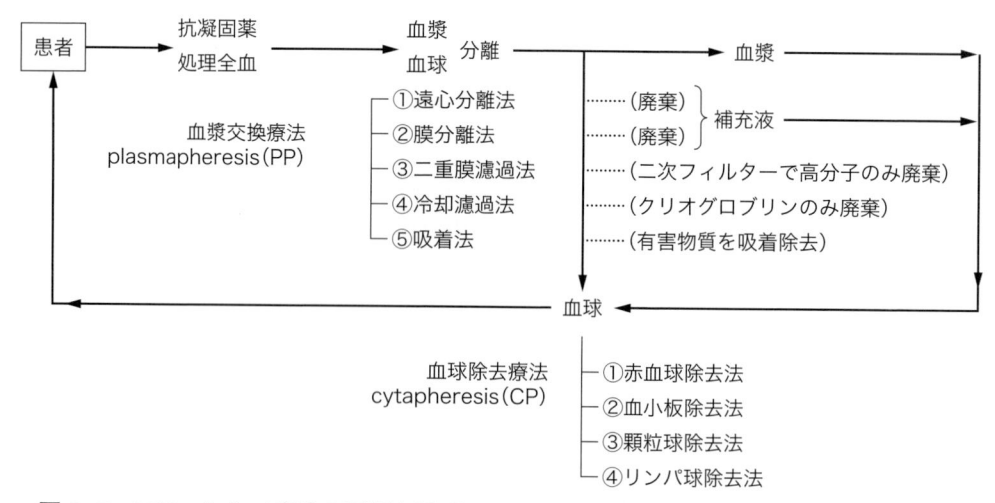

図8-7 アフェレシス療法の種類と原理（橋本博史：臨床免疫 20：84, 1988による）

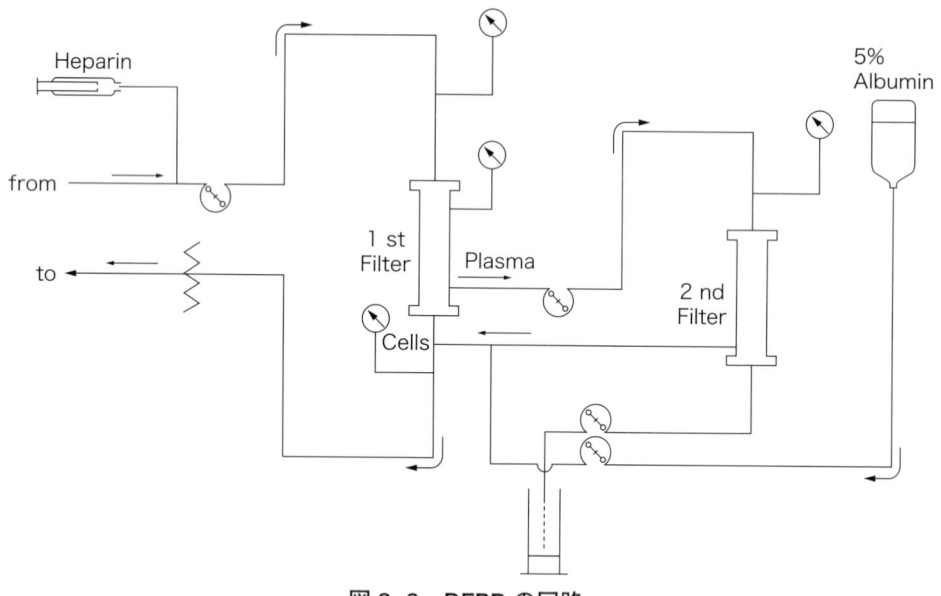

図8-8 DFPPの回路

単球が主に除去される。遠心法では比重の差を利用して白血球成分を除去することができ，リンパ球を含め目的に応じて施行が可能である。顆粒球，リンパ球の効果的な除去数は $3 \times 10^9 \sim 11 \times 10^9$ である。

3) 生物学的意義

(1) PP

リウマトイド因子，抗DNA抗体をはじめとする各種自己抗体とそれらを含む免疫複合体は，II型アレルギーやIII型アレルギーを介して組織障害をもたらすが，これらの自己抗体や免疫複合体を機械的に除去し病態の改善を図ることがPPの主たる目的である。これら有害物質の除去効果は血漿の交換率によるところが大きいとされている。Lockwoodは，Evans blueを用いて交換率を検討し，2Lの交換で25％，4Lの交換で92％交換されるとし，IgGでは2Lで40％，4Lで70％交換されるとしている。血中抗体もほぼIgG量に比例して減少するとされ，血漿交換量を決める1つの目

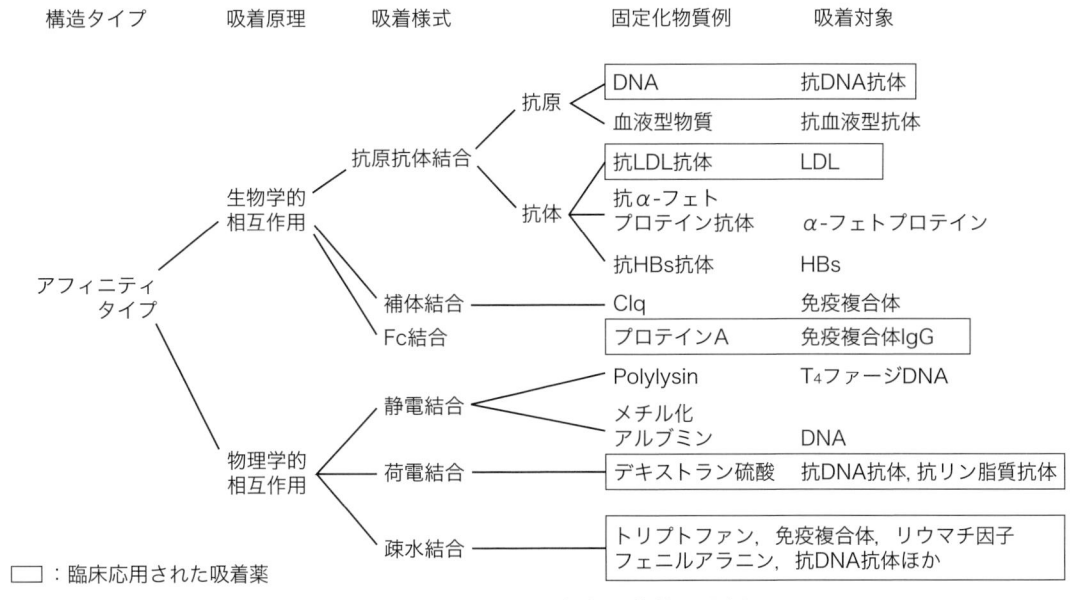

図8-9 血液浄化用免疫吸着薬の分類

```
構造タイプ    吸着原理      吸着様式                  固定化物質例              吸着対象

                                      ┌─抗原─┬── DNA                    抗DNA抗体
                                      │      └── 血液型物質              抗血液型抗体
              ┌─生物学的─┬─抗原抗体結合┤
              │ 相互作用 │              │      ┌── 抗LDL抗体              LDL
              │          │              └─抗体─┼── 抗α-フェト
              │          │                     │   プロテイン抗体         α-フェトプロテイン
              │          │                     └── 抗HBs抗体              HBs
アフィニティ─┤          ├─補体結合─────────── C1q                      免疫複合体
タイプ        │          └─Fc結合───────────── プロテインA              免疫複合体IgG
              │                        ┌── Polylysin                T₄ファージDNA
              │          ┌─静電結合──┤
              │          │             └── メチル化
              └─物理学的─┤                 アルブミン                DNA
                相互作用 ├─荷電結合─────── デキストラン硫酸          抗DNA抗体, 抗リン脂質抗体
                         │
                         └─疎水結合─────── トリプトファン, 免疫複合体, リウマチ因子
                                            フェニルアラニン, 抗DNA抗体ほか
```

☐：臨床応用された吸着薬

安となる。一方，自己抗体の産生が持続している場合には，PPのみでは血中抗体価の減少は少ないとされている。これは，抗体産生速度が血中抗体レベルに依存し，PPにより抗体を減少させるとfeed backにより産生速度が増加することによると考えられている。これはrebound現象にもつながる。したがって，PP療法は，単独施行よりもステロイドを含む免疫抑制薬との併用療法とPPの反復施行が基本となる。

免疫複合体病の原型とされるSLEでは，血中免疫複合体量（CIC）の測定が病態把握に有用と考えられるが，免疫複合体の沈着様式はin situによる機序も考えられる。そのため，CICが検出されないにもかかわらずPPが著効を示すことがあり，その要因には，上記に加えて抗体価の減少，affinityへの影響，抗原と抗体の量的比の変化，ほかの免疫反応物質や炎症性反応物質の除去などがあげられる。

PPは自己抗体やCICの除去のみならず網内系の活性を正常化し，CICのクリアランスを増加させる効果のあることも指摘されている。Frank, LockwoodらはCICや自己抗体がFcレセプターを介して網内系をブロックしており，PPによりこのブロックを解除し，クリアランスを高め，CICの減少をもたらすとしている。事実，血漿交換量からみて期待する以上に血中の自己抗体やCICの減少をみることがある。これは，PPで除去された量と機能回復した網内系のクリアランスする量の和の結果によると考えられる。したがって，PPには単に液性因子を減少させるだけではなく，生体内の免疫環境を変化させている可能性もある。

PPに免疫調節作用があるかどうか不明であるが，抗リンパ球抗体の減少に伴うcell mediated effector cellの増殖，サプレッサーT細胞の機能賦活化，さらにはサイトカインをはじめとするsoluble immune mediatorを除去することによる免疫調節作用の効果などが可能性としてあげられる。

(2) LCAP, GCAP, LCP, LPP

RAと潰瘍性大腸炎ではLCAPの有用性が示され，保険適用されている。血球除去療法は必ずしも選択的な血球除去ではないため，いかなる要因が臨床的効果をもたらしているのか不明な点が多い。LCAPではRAの関節液中に増加している活性化T細胞やヘルパーインデューサー細胞が施行後末梢血中に増加していることから，LCAPにより関節炎局所のリンパ球が末梢血中に流入し，

関節症状の改善につながっている可能性が推察されている．SLE を含むほかの膠原病では施行報告例が少なく，有用性は不明である．筆者らは，LCP によりループス腎炎患者の活性化 T 細胞（HLA-DR 陽性細胞など）の有意の減少を認めている．また，LPP では，LCP に比べリンパ球サブセットへの影響は小さく，液状因子の急速な減少に伴う抗体産生細胞ないしは免疫担当細胞の feed back による動員が考えられる．

4）適応疾患と病態

(1) PP

膠原病の分野における保険適用疾患は，急速進行性糸球体腎炎をみるループス腎炎，精神神経症状をみる SLE，悪性関節リウマチである．SLE は月 4 回まで，悪性関節リウマチは週 1 回の施行が認められている．また，血栓性血小板減少性紫斑病やマクログロブリン血症を伴った膠原病においても保険適用される．これら以外の難治性病態においても施行され，有用性をみることが少なくない．SLE の PP 療法では，通常，ステロイドを含む薬剤の免疫抑制療法が併用されるため，これらの効果を除外して，どの程度 PP の有効性を評価できるのかという問題が常に存在する．

筆者らは，ループス腎炎の症例を用いて，ステロイドと PP を併用した症例とステロイド単独投与（ステロイド量を一致させた）との効果の比較を行った結果，赤沈，IgG 量，血清補体価などの液性因子に対する効果は併用群で 1 週後に有意の改善を認め，この効果はステロイド薬単独の効果を凌駕していると考えられた．また，多量蛋白尿は，4 週後に併用群で有意の改善が認められている．

PP は，短期，一過性で，rebound 現象もみられることから，効果の維持，持続には PP の反復施行とともにステロイドを含む免疫抑制薬の薬物療法が不可欠だが，Jones は，併用薬剤としてステロイド薬とシクロホスファミドの併用が効果的としている．Euler らは，重症 SLE に対して PP 施行後，引き続きシクロホスファミドの大量静注療法，さらにステロイド多量投与の治療を行い，無治療に至るまでの寛解導入例を認めている．

SLE と悪性関節リウマチ以外では，保険未適用であるが，薬物療法で改善の得られない抗リン脂質抗体症候群，特に劇症型，ANCA 関連血管炎にみられる急速進行性腎炎や肺出血を伴う症例などに対しても試みるべき治療と考えられる．

(2) LCAP, GCAP, LCP, LPP

DMARDs 抵抗性の RA では LCAP 週 1 回，計 5 回まで保険が認められている．筆者らの RA に対する LCAP と DFPP の有効性の比較検討では，施行 4 週後の ACR20 の改善率は LCAP 61.5％，DFPP 53.8％で，やや LCAP のほうが有効率が高い傾向にある．その他，ANCA 関連血管炎に対しても LCAP や GCAP の有用性が指摘されている．

SLE ではリンパ球減少を認めることから，治療効果をあげるための十分なリンパ球が除去できるのか疑問視され，LPP や LCP を施行した報告はきわめて少ない．筆者らは従来用いられているステロイド療法（パルス療法を含む）や免疫抑制薬によって効果の得られなかった難治性ループス腎炎に対して LCP と LPP の効果を比較し，蛋白尿，腎機能に対して遅効性であるが，LPP に比べ LCP で大きいことを認めている．

各論

第9章 膠原病に含まれる病気の特徴とその診断・治療

A. 関節リウマチ

1. 関節リウマチとは

関節リウマチ（rheumatoid arthritis：RA）は多発性の関節炎を主病変とする全身性の炎症性疾患である（図9-1）。原因は不明であるが、自己免疫機序が考えられている。30～50歳代の女性（男女比1：3）に好発するが、小児発症（若年性特発性関節炎）や高齢発症もみられる。日本における患者数は約70万人と推定され、そのうちの1割は身障者である。

RAの進行による病型は3型に分類され、多くは多周期型（70％）で、2年以内に寛解をみる単周期型（20％）や進行型（10％）もみられる（図9-2）。また、経過中種々の関節外症状もみられ、血管炎を基盤とする生命予後不良な臨床病態は、日本では悪性関節リウマチ（MRA）の概念で捉えられている。日本におけるMRAの患者数は4,200人と推定され、好発年齢は50歳代で、性別ではRAよりやや男性が多く男女比は1：2である。

2. 病因

病因はいまだ不明だが、遺伝的素因と環境因子が重要視され、多因子性疾患と考えられる。

1）遺伝的要因

RAでは前述したごとく、いくつかの疾患感受性遺伝子が指摘されている。HLA-DR4や、death receptor 3（DR3），Ang-1，Dbl，PADI4などとの相関が認められている。特に，PADI4との相関は抗環状シトルリン化ペプチド抗体（抗CCP抗体）との関連において興味がもたれている。すなわち、PADI4はアルギニンが脱イミノ化されてシトルリンに変換する際の酵素であるペプチジルアルギニンデミナーゼの遺伝子であることによる。また、

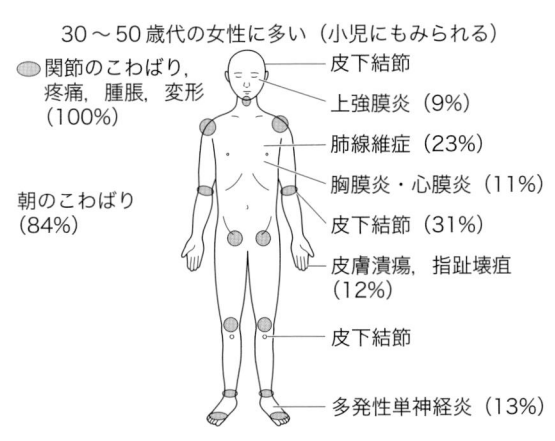

図9-1 RAにみられる症状
RA 227人とMRA 169人を合わせた頻度

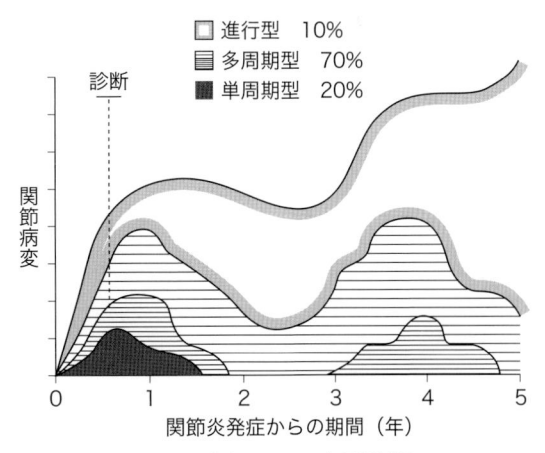

図9-2 RAの進行による病型分類 （Medsger Jr. TA, et al：1985より引用）

HLA-DR4 では，後述するように，DR のサブタイプに関係なく HLA-DRβ₁鎖の第 3 可変領域に共通したアミノ酸配列を有することが明らかにされている。RA の家族内発症は特に多いわけではないが，第一親族のリウマトイド因子保持者は健康人の家族に比べ 4 倍多いとされている。一卵性双生児の解析では，28 組のうち 3 組が双生児双方に RA 発症をみている(11%)が，残る 25 組は双生児の片方のみの発症（89%）で，このことからも RA の発症が遺伝によってのみ規定されているのではないことを示し，環境因子も重要視される。

2）免疫学的要因

RA の病因に免疫学的機序が関与していることを示唆する事実がある。それらは，濾胞形成を伴った滑膜のリンパ球細胞浸潤（$CD4^+$ T 細胞，B 細胞，NK 細胞），形質細胞による IgG とリウマトイド因子の局所的合成，滑液中の補体成分の低下，滑膜表層細胞およびほかの組織障害をきたした部位の間質組織中に IgG，IgM，および補体成分の存在，滑液中に抗原抗体結合物の存在，滑液中の白血球（RA 細胞）中に IgG-IgG 結合物，IgM（リウマトイド因子）および補体成分の存在，RA の滑液中に活性化した $CD8^+$ T 細胞の増加，末梢血と滑液中に $CD5^+$ B 細胞の増加，などである。

3）感染因子

これまで，結核，連鎖球菌，肺炎球菌，マイコプラズマなどが重視されてきたが，明らかなものは見出されていない。RA の炎症をもたらす最初の刺激は外因性と考えられ，その一因にウイルス感染（EB ウイルス，パルボウイルス B19，HTLV-1 など）の可能性がある（p27, 環境因子の項参照）。

表 9-1 RA の病態進展と治療

病期	I	II	III	IV	V
病理	T 細胞への抗原提示	T 細胞増殖 B 細胞増殖 血管新生	滑膜細胞増殖 滑液中の好中球増加	パンヌス形成 軟骨細胞活性化 プロテアーゼによる軟骨破壊	軟骨下骨びらん パンヌスによる軟骨の侵食 軟骨細胞増殖 靱帯の伸展
臨床的病期	前臨床状態 →	初期 →	早期 →	進行期 →	晩期
症状・所見	全身症状（倦怠感，微熱など） 関節のこわばり 関節腫脹・疼痛 滑液貯留，軟部組織腫脹，可動制限 変形・拘縮，機能低下 皮下結節，関節外症状				
X 線	—	—	軟部組織腫脹	関節近傍の骨脱灰，MRI にてパンヌス	びらん，関節裂隙狭小化
		stage 分類	1	2	3　　　　4
検査所見	赤沈亢進 CRP 陽性 リウマトイド因子				
治療	非ステロイド抗炎症薬 ステロイド少量 抗リウマチ薬 抗リウマチ薬多剤併用 血漿交換療法 外科的治療 理学療法				

（Harris ED Jr : N Engl J Med 322 : 1277, 1990 による，一部改変）

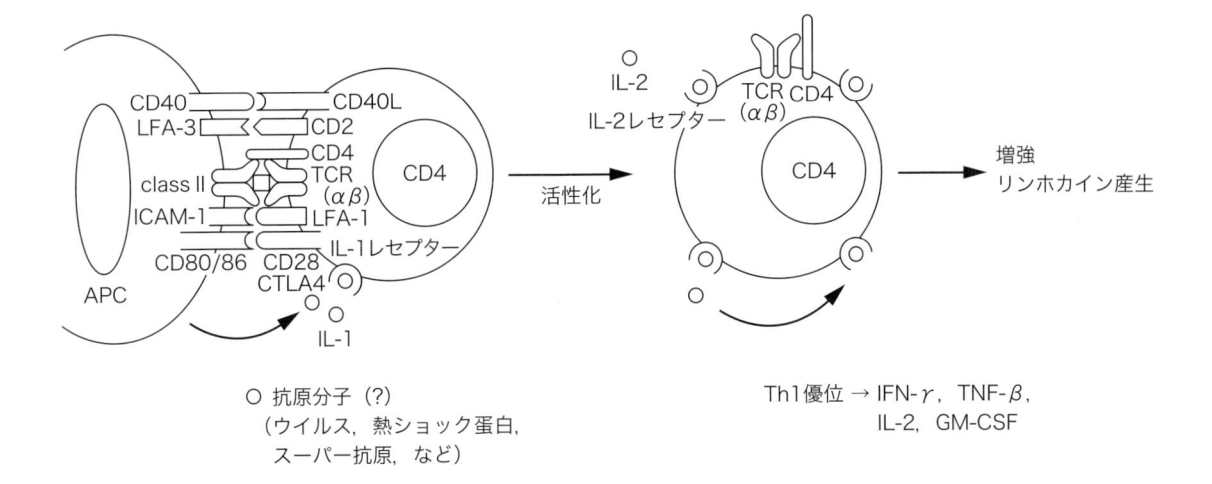

○ 抗原分子（?）
（ウイルス，熱ショック蛋白，スーパー抗原，など）

Th1優位 → IFN-γ, TNF-β, IL-2, GM-CSF

APC：抗原提示細胞（樹状細胞，Mφ，B細胞）
HLA-クラスⅡ分子：DRBl*0401, 0404, 0405
shared epitope：QKRAA/QRRAA

図 9-3　関節炎の病態進展①
病期：Ⅰ期　T細胞への抗原提示

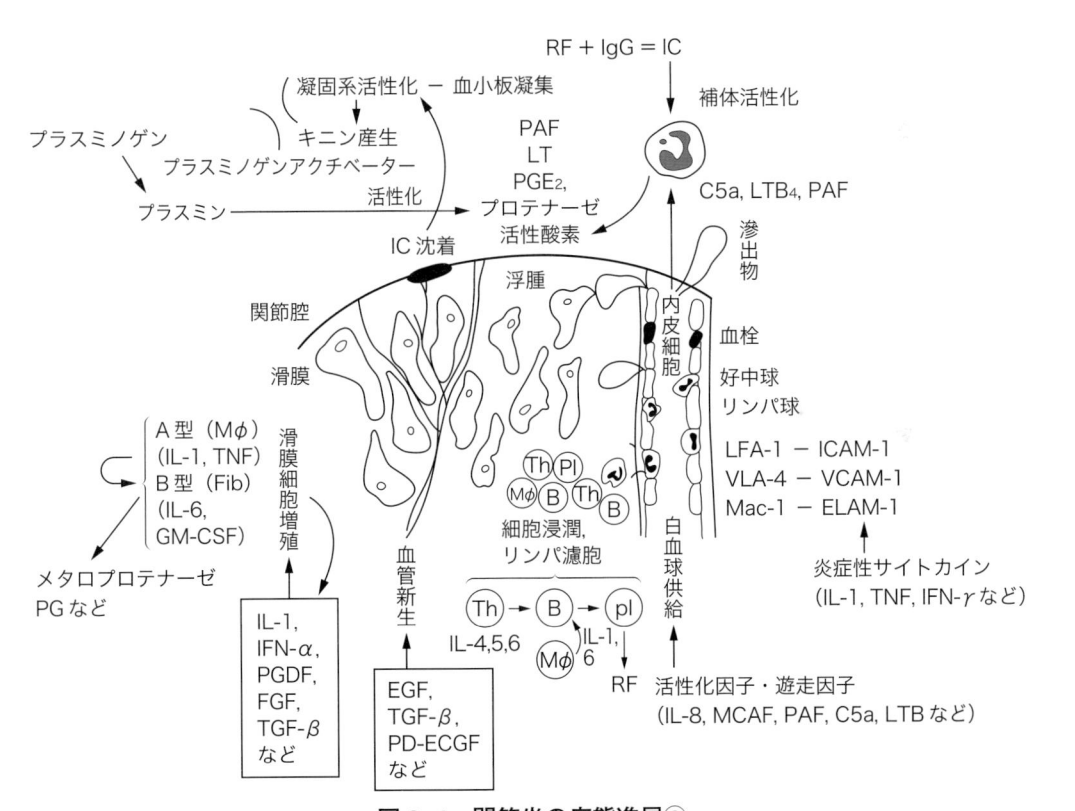

図 9-4　関節炎の病態進展②
病期：Ⅱ期　T細胞増殖，B細胞増殖，血管新生
　　　Ⅲ期　滑膜細胞増殖，滑液中の好中球増加

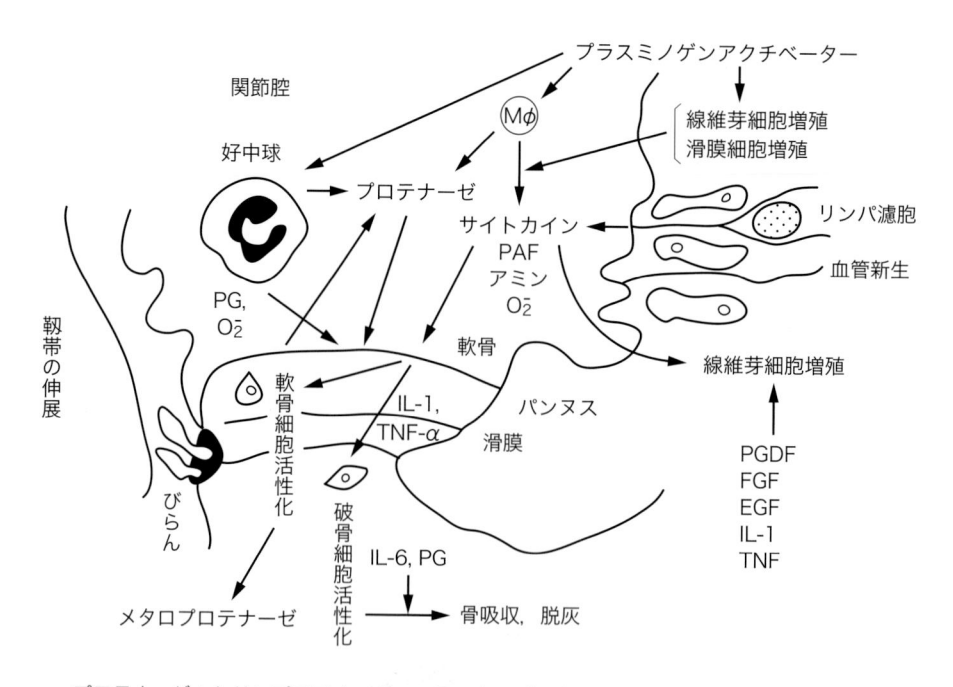

図 9-5　関節炎の病態進展③
病期：Ⅳ期　パンヌス形成，軟骨細胞活性化，軟骨破壊
　　　Ⅴ期　軟骨下びらん，パンヌスによる侵食，軟骨細胞増殖

プロテナーゼ：セリンプロテナーゼ，エラスターゼ，カテプシン，メタロプロテナーゼ（コラゲナーゼ，ストロムライシン，ゼラチナーゼ）など

3．関節炎の病理と病態進展

RA における関節炎の病態進展は 5 期に分けられる（**表 9-1，図 9-3～5**）。Ⅰ期は抗原提示細胞による T 細胞への抗原の提示である。抗原としてウイルス，熱ショック蛋白，スーパー抗原などが考えられているが，いまだ不明である。抗原は抗原提示細胞（樹状細胞，マクロファージ，B 細胞など）によって HLA クラスⅡ抗原とともに $CD4^+$ T 細胞に提示され活性化がもたらされる。RA は，疾患感受性遺伝子である HLA-DR4（DRB_1^*0401，0404，0405）との相関をみるが，RA の疾患感受性は，DR のサブタイプに関係なく HLA-DRβ_1 鎖の第 3 可変領域に共通したアミノ酸配列を有する（shared epitope）ことが明らかにされている。T 細胞からは IFN-γ や TNF などのサイトカインが産生され，これらがマクロファージや線維芽細胞，血管内皮細胞などの活性化をもたらす。Ⅰ期は，臨床的に前臨床状態であり，症候をみることは少ない。

Ⅱ期では T, B 細胞の増殖と血管新生がみられ，Ⅲ期では滑膜細胞の増殖と滑液中の好中球の増加をみる（**写真 9-1**）。両時期は本質的には同時進行であるが，病変の程度に差がみられる。この時期の最も重要な病変は滑膜における血管新生で，免疫応答は血管周囲で起こる。血管内皮細胞の活性化は種々の接着分子を発現し，免疫担当細胞，炎症性細胞の接着と組織への浸潤をもたらす。RA の炎症に中心的役割をなす IFN-γ，IL-1，TNF などのサイトカインは血管内皮への接着を増強させる。特に，LFA-1-ICAM-1，VLA-4-VCAM-1 の系を介した T 細胞の接着と細胞浸潤は重要である。滑膜に浸潤する B 細胞は T 細胞と抗原により活性化され，自己抗体産生細胞へ分化する。産生されるリウマトイド因子（RF）は免疫複合体を形成し補体の活性化，好中球の活性化，組織障害に関与する。好中球は IL-8，PAF，C5a，LTB などの走化因子によって集積され，滑膜のマトリックスへ浸潤するのみならず滑液中へ遊出す

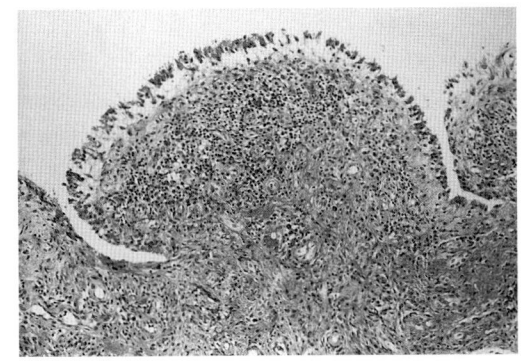

写真9-1　RAにみられる滑膜炎
滑膜細胞の増殖と炎症性細胞浸潤，一部肉芽腫形成をみる。

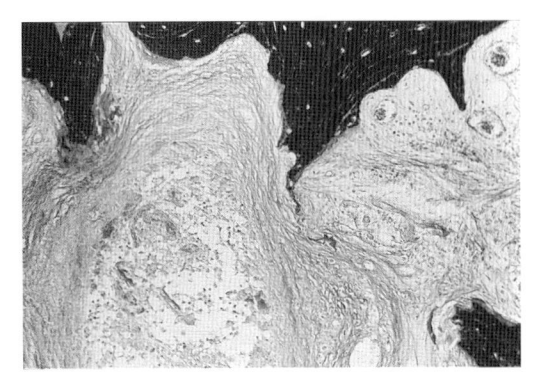

写真9-2　関節近傍の骨髄内肉芽腫による骨梁の破壊

る。

　滑膜細胞には，マクロファージ様のA型細胞と線維芽細胞様のB型細胞が存在するが，活性化されたA型細胞はIL-1とTNFを産生しB型細胞を活性化させる。活性化されたB型細胞からはIL-6やGM-CSFなどが産生される。さらに，これらの滑膜細胞からは軟骨破壊や組織破壊につながるコラゲナーゼ，メタロプロテナーゼ，PGなどが分泌される。II期，III期は，臨床的に初期，早期に相当する。

　IV期は滑膜細胞の増殖とこれによる軟骨・軟骨下骨・腱などの障害が主病変である。滑膜細胞，特に線維芽細胞はプロトオンコジーンの産生をもたらし，形質転換し腫瘍に類似した増殖をみる。その重量は正常の100倍にも及ぶとされている。線維芽細胞の増殖は，PDGF，FGF，EGF，IL-1，TNFなどによってもたらされる。異常に増殖した線維芽細胞の浸潤は，関節周囲の骨や滑膜と骨の結合部にある関節縁の軟骨を侵襲し破壊する。増殖性で侵襲性の強い肉芽腫はパンヌスと呼ばれる（**写真9-2**）。

　また，増殖した線維芽細胞や滑膜細胞，マクロファージ，好中球，さらには軟骨細胞からメタロプロテナーゼを含む種々のプロテナーゼが産生され，O_2^-やNOとともに骨・軟骨を破壊する。破骨細胞はIL-1，TNFにより活性化され，IL-6やPGの作用を受け骨吸収，脱灰が進行する。また，骨破壊にT細胞が産生するRANKL（破骨細胞分化因子）が関与している可能性が指摘されている。

RANKLは骨芽細胞からも産生されるが，骨吸収因子により発現が促進され，そのレセプターのRANKを有する破骨細胞前駆細胞は骨芽細胞のRANKLと反応して破骨細胞に分化し，骨吸収に関与する。このIV期は，明らかな臨床的症候と検査所見を認め進行期に相当するが，進行性の程度を予測することは必ずしも容易ではない。

　V期は軟骨の不可逆的破壊が認められる時期で，晩期へと進展する。関節外症状もみられやすい。

4．血管炎の病理

　関節外症状では皮下結節や血管炎などをみる。皮下結節の中心部は壊死層で，その周辺を組織球と単球を含む炎症性細胞が柵状に取り囲み，それらの多くの細胞はリウマトイド因子を含んでいる。外層は，形質細胞とリンパ球からなる慢性炎症性細胞と線維芽細胞からなっている。

　血管炎が認められる場合には，比較的小血管を侵し，臨床的には爪床周囲や指腹部の小梗塞としてみられる。広範囲に生じる場合には皮膚潰瘍や多発性単神経炎など，より大きい血管が侵される場合には，結節性多発動脈炎（PN）に類似した臓器梗塞・虚血がみられることがある。

　血管炎を背景とする予後不良の病型は悪性関節リウマチ（MRA）と呼ばれるが，この血管炎は組織学的に3型に分類される。

　①RA型（32％）（**写真9-3**）：これは血管壁に

リウマトイド結節様病変を示す壊死性血管炎で，亜型として巨細胞出現を伴った汎動脈炎が含まれる。

②PN（periarteritis nodosa）型（56％）（**写真9-4**）：これは結節性動脈周囲炎（PN）様のフィブリノイド血管炎を示すもので，亜型として内膜のみ，または血管壁の一部にフィブリノイド変性を伴った血管炎が含まれる。

③EA（endoarteritis）型（12％）（**写真9-5**）：閉塞性動脈内膜炎（EA）で，亜型として内膜の増殖のみのものも含まれる。

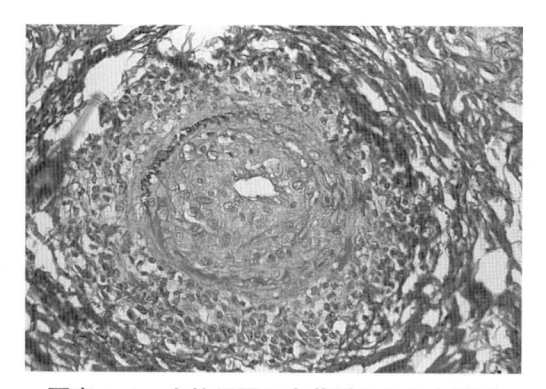

写真9-3　血管周囲に肉芽腫をみる内膜増殖性血管炎（RA型）

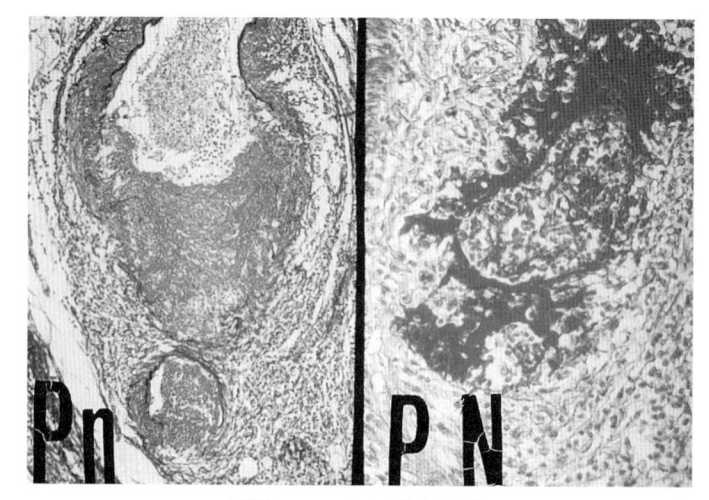

写真9-4　PN型血管炎

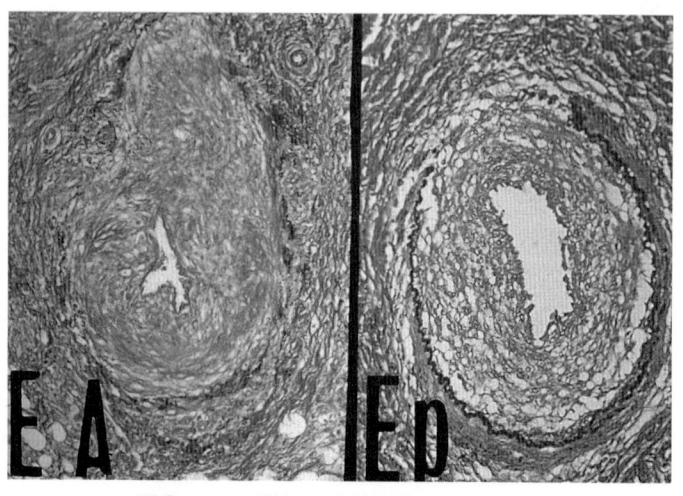

写真9-5　閉塞性動脈内膜炎（EA型）

5. 臨床症状

1) 早期症状

RA は関節症状を主徴とするが,しばしば脱力感,倦怠感,微熱,全身の痛みなど,全身性の徴候が先行する。その発症には,緩徐発症型,急性発症型,中間型の 3 型がみられる。初期に最も多くみられる主訴は,朝の覚醒時における関節のこわばりである。

侵される関節は,通常,手,特に近位指節 (PIP) 関節と中手指節 (MCP) 関節 (**写真 9-6**) と足,特に中足指節 (MTP) 関節で,さらに膝,足,肘,腕,肩,距踵,椎弓間,顎などの関節も侵す。罹患関節は多くは対称性で,疼痛やこわばりのみならず,腫脹,発赤,熱感,圧痛などの炎症性徴候を認める。

2) 関節症状

手の関節では,MCP 関節と PIP 関節がよく侵され,遠位指節 (DIP) はまれである (**写真 9-7**)。PIP 関節は軟部組織の腫脹を伴い,伸筋と屈筋の腱鞘炎をきたす。進行するとスワンネックの変形 (**写真 9-8**) やボタン穴の変形をみるが,スワンネックの変形は手の固有筋の拘縮によるもので,PIP 関節の過伸展と DIP 関節の屈曲を生じる。軟

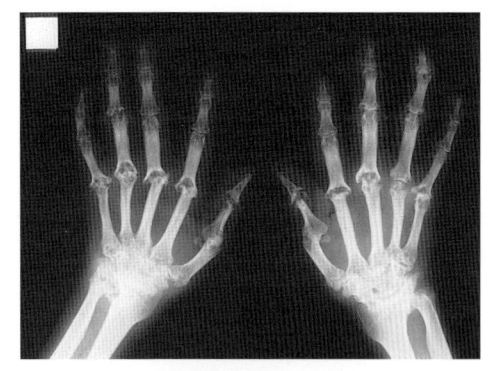

写真 9-7 手指 (PIP, MCP),手関節の骨破壊像

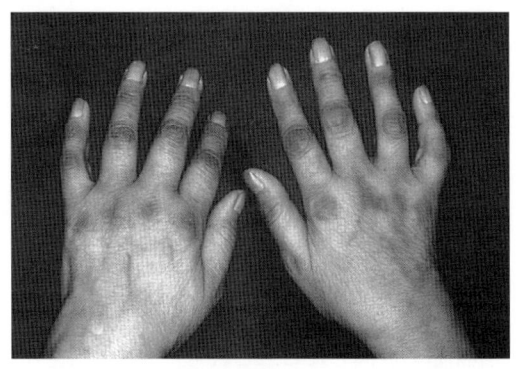

写真 9-6 早期 RA にみられる手指関節の紡錘状腫脹

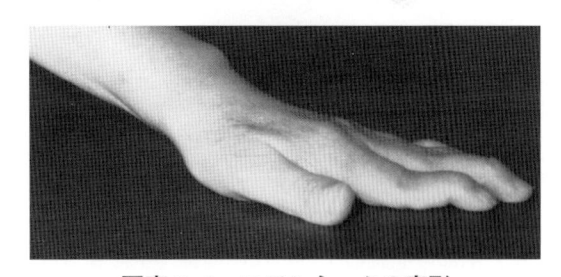

写真 9-8 スワンネックの変形

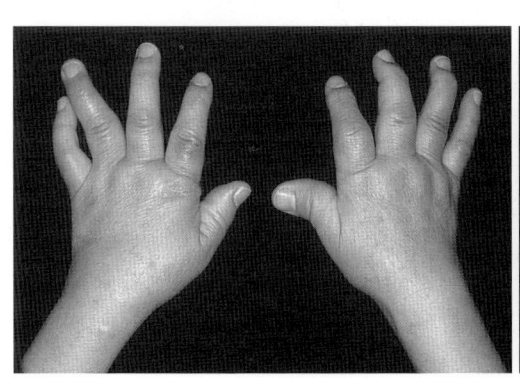

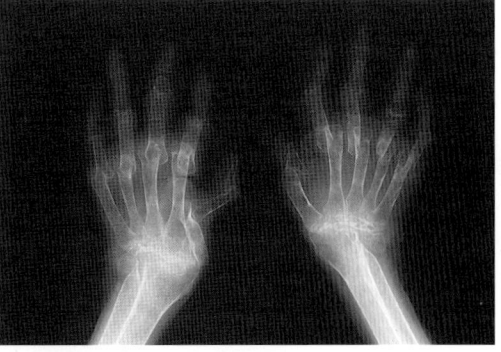

写真 9-9 尺側偏位
X 線写真にて関節の著しい破壊と亜脱臼をみる。

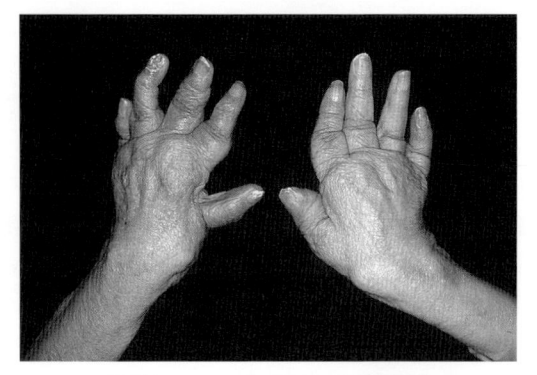

写真9-10　ムチランス型変形

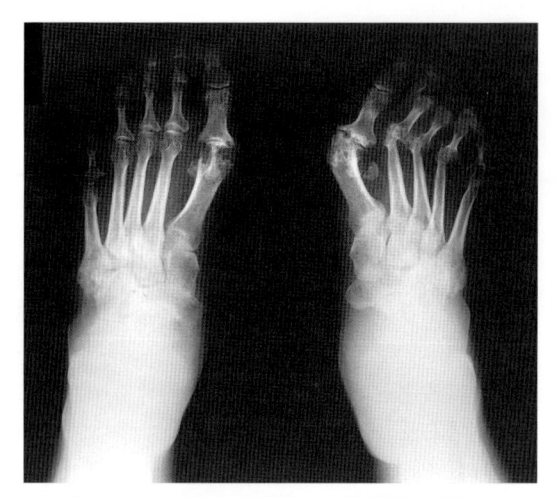

写真9-12　MTPの著しい骨関節破壊による亜脱臼

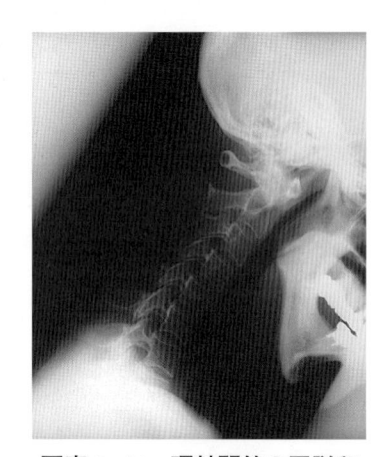

写真9-11　環軸関節の亜脱臼

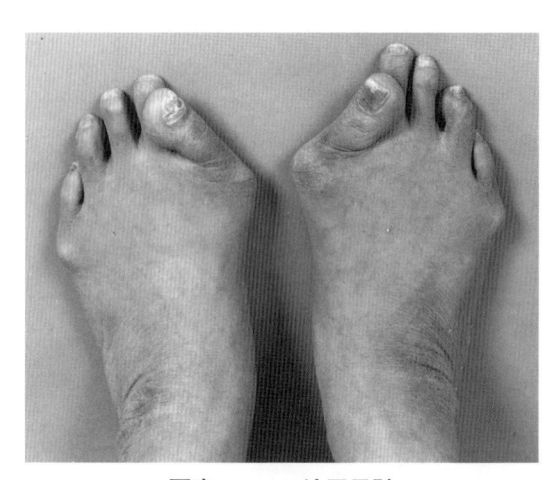

写真9-13　外反母趾

　骨および骨のびらんと軟部組織の破壊により，MCP関節の亜脱臼を生じ尺側偏位（**写真9-9**）を認める。手指関節の著しい骨吸収によりムチランス変形をみる（**写真9-10**）。

　腕の伸展，尺側部における腱鞘滑膜炎は，早期に尺側の茎状突起上の無症候性腫脹として認められる。屈曲腱鞘の炎症はしばしば正中神経障害を伴う手根幹症候群をもたらす。環軸関節の病変は，亜脱臼（**写真9-11**）を起こすとともに，知覚および錐体路徴候を伴った脊髄圧迫をきたす。前方亜脱臼は環椎歯突起間距離（atlanto-dental interval：ADI，正常3mm以下）や環椎後弓前縁から歯突起後縁までの距離（space available for the spinal cord：SAC，正常14mm以上）により診断する。また，輪状披裂関節の障害は，声帯が内転し，喉頭閉塞の原因となる。これらはいずれも生命の危険を伴う。顎関節病変は咀嚼障害をきたし，痛みは特に朝食時に強くみられる。

　股関節では可動制限をきたし，進行性を示す場合には，内転筋の拘縮により膀胱，直腸，生殖機能を妨げる。合併症として無菌性骨壊死をみることがある。膝のリウマチ性滲出液は，ベーカー嚢腫と呼ばれる大きな膝窩嚢を伴うと，しばしば下腿後面にまで拡散する。中足指関節の亜脱臼（**写真9-12**）および外反母趾（**写真9-13**）は歩行時の激痛と歩行困難をきたす。

3) 関節外症状

(1) 皮下結節

皮下結節は，刺激や圧迫を受けやすい部位によくみられる。それらは，肘，手指，後頭部（写真 9-14），肩甲骨部などである。皮下にみられることが多いが，皮内や骨膜下にも認められ，同様の結節は心臓，脾臓，肺臓などにも生じる。眼の強膜に結節が生じると，穿孔性強膜軟化症をきたす。

(2) 血管炎に伴う症状

RA でよくみられる血管炎の臨床症状は爪周囲の小梗塞（写真 9-15）で，黒色ないし暗黒色の点状梗塞（直径 0.5〜1.0 mm）である。多くはリウマトイド因子陽性で，しばしば胸膜炎や心外膜炎，末梢神経障害，多発性単神経炎などの全身症状を伴う（MRA）。

(3) 心症状

最もよくみられる心病変は心外膜炎で，約 30％にみられる。まれに心筋炎をきたす（写真 9-16）。SLE と同様に心膜貯留液の補体価は低値を示す。

(4) 肺症状

滲出性胸膜炎はよくみられ，その貯留液は，糖低下，補体価低下が認められる。間質性肺炎・肺線維症（写真 9-17）もよくみられ，ときに器質

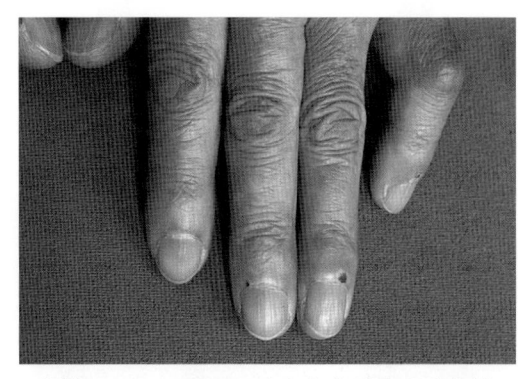

写真 9-15　MRA にみられた爪床の出血性小梗塞

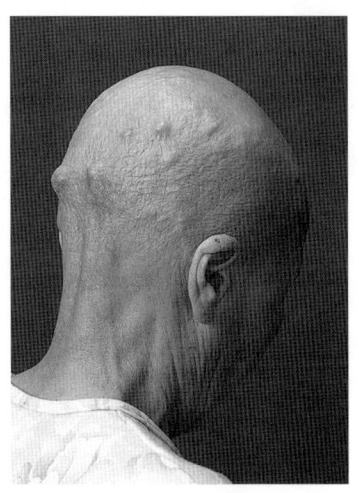

写真 9-14　後頭部にみられた皮下結節

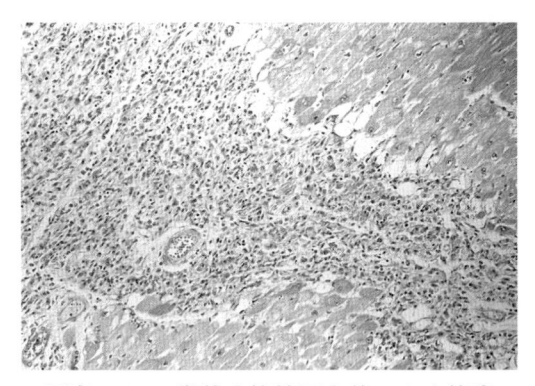

写真 9-16　巣状心筋壊死を伴った心筋炎（MRA）

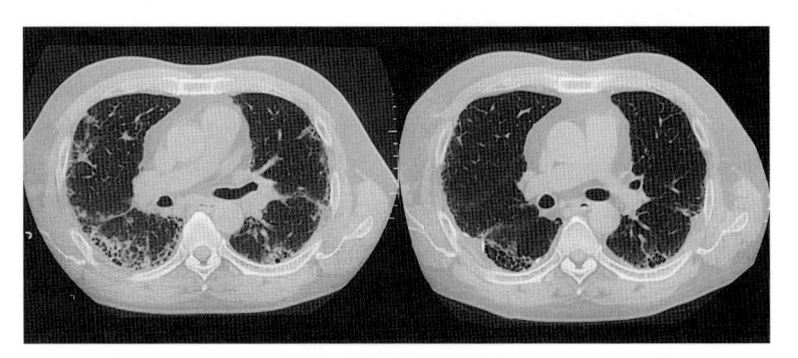

写真 9-17　肺線維症

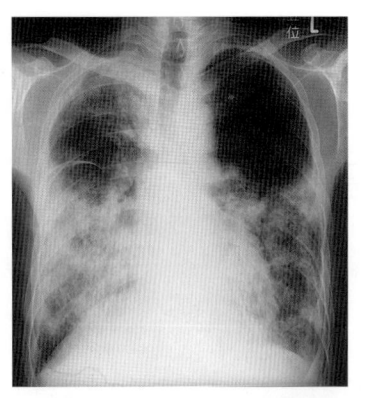

写真 9-18　RA にみられた BOOP

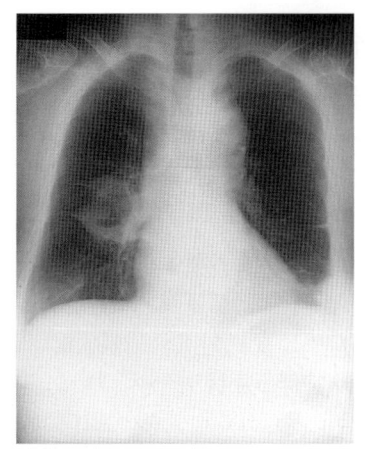

写真 9-19　MRA にみられた肺内結節

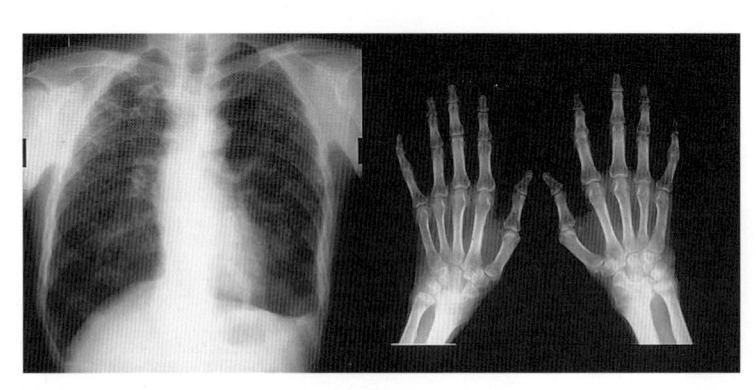

写真 9-20　カプラン症候群
左：肺 X 線写真。塵肺症。
右：塵肺症 4 年後に RA 発症。

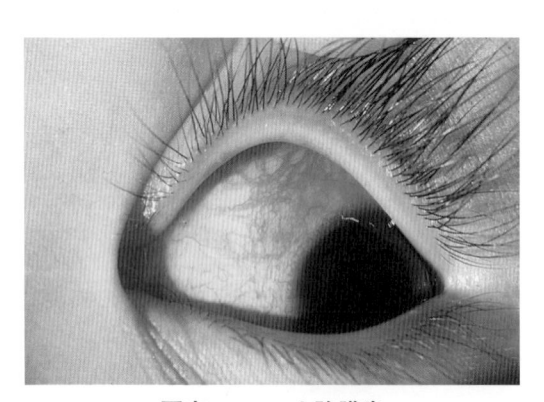

写真 9-21　上強膜炎

化肺炎を伴う閉塞性細気管支炎（BOOP）（**写真 9-18**）をきたす。肺内結節（**写真 9-19**）は皮下結節と関連し、肺の末梢部に多くみられる。RA の亜型とされるカプラン（Caplan）症候群の肺の X 線像（**写真 9-20**）では、直径 0.5〜5 cm 大の結節状不透明像が多発性に散在し、これは肉芽腫によるが、その発症に慢性塵肺症（多くは炭坑夫）の関与が強く示唆されている。

(5) 眼症状

上強膜炎（**写真 9-21**）はリウマトイド因子陽性の RA にしばしばみられ、特に失明につながる。虹彩炎はリウマトイド因子陰性の RA、特に若年性関節リウマチにみられ、成人の RA ではまれである。

6. 検査所見

1）血液学的所見

軽度の貧血と赤沈亢進は、中等度の高γ-グロブリン血症とともに活動期にみられる。CRP も活動期に強陽性を示す。炎症の指標には、その他シアル酸、アミロイド A 蛋白（SAA）がある。SAA は必ずしもアミロイドーシス発症と相関しない

が，発症早期の RA で高値を示す例が多くみられる。

貧血は正色素性正球性で，血清鉄は低下するが，鉄剤投与による反応は概して不良である。白血球は，フェルティ症候群では減少するが，通常正常である。血管炎を認める症例では白血球増加をみる。血小板数は活動期に増加する。

2) リウマトイド因子

リウマトイド因子の検索は RA の診断に重要である。先に述べたごとく，リウマトイド因子は IgG の Fc に対する抗体で，主に 19SIgM の免疫グロブリンに属しているが，より小分子量の 7SIgM や IgG，IgA にもリウマトイド活性が認められる。IgM リウマトイド因子を有する RA は，それをもたない RA に比べ重篤で，抗体高値のものはより重篤な関節症状を示す。また，MRA では IgG クラスのリウマトイド因子を認めることが多い。一方，RA 患者の血清中 IgG は健常者に比べ Fc 部分のガラクトースが欠損ないし減少していることが指摘され，このような IgG に対する抗体も認められる（抗ガラクトース欠損 IgG 抗体，CARF）。このリウマトイド因子は，通常のリウマトイド因子測定法で陰性を示す症例においても陽性を示し，また，早期の RA においても陽性率が高いことが指摘されている。

3) 抗シトルリン化蛋白抗体（抗 CCP 抗体）

抗 CCP（cyclic citrullinated peptide）抗体はシトルリン化フィラグリン分子に対する抗体で，以前，抗ケラチン抗体，抗核周囲因子抗体などとして知られていた抗体である。RA では，感度は約 80％ほどであるが，特異度が高く 90％以上を示し，発症以前より陽性を示すことも知られ，早期 RA の診断にも有用とされている。また，骨関節破壊の予測因子としても有用とされている。

4) MMP-3

MMP-3（matrix metalloprotease 3）は関節滑膜細胞などで産生される蛋白分解酵素でストロムライシン 1 とも呼ばれ，関節破壊に深くかかわっている。関節液中のみならず血清中でも増加を認め，赤沈や CRP などとならんで活動性の指標に有用である。また，関節破壊の予測因子としても有用である。

5) 抗核抗体

RA の 40％以上に抗核抗体を認めるが，抗体価は低く，染色像は均一型を示す。抗体価高値の場合はシェーグレン症候群の合併が疑われる。フェルティ症候群や MRA で高い陽性率を示す。DNA 抗体は陰性か陽性でも抗体価は低く，LE 細胞の陽性率は 5％以下である。

6) 血清補体価，免疫複合体

RA では，通常血清補体価は正常か高値のことが多いが，血管炎を伴う MRA ではしばしば低下を示す。また，クリオグロブリン血症を認める場合には，血清低補体価を示す。RA にみられるクリオグロブリンの多くは免疫グロブリン同士の複合体を形成し，免疫グロブリンはリウマトイド因子活性を有している。クリオグロブリン以外の免疫複合体もみられ，C1q 法や mRF 法などにより測定することができる。免疫複合体陽性の場合には多くは血清低補体価を示し，皮膚血管炎や皮下結節，多発性単神経炎などの関節外症状をみる。

7) 関節滑液

RA にみられる関節滑液は，非化膿性で，炎症性の所見を呈し，液量の増加，軽度混濁，粘稠度減少，35〜50％の多核白血球を含む白血球増加が特徴である。糖含有は血液よりも低いのが特徴である。酢酸を添加することにより生じるムチンクロットはもろくて崩れやすく，これは粘稠度の減少による。低補体を示し，リウマトイド因子は陽性である。滑液中の多核白血球は，IgG と IgM リウマトイド因子，および補体からなる免疫複合体を貪食して，RA 細胞を形成する。

8) 関節 X 線所見

RA の初期では，滲出液と軟部組織の腫脹をみる。特に，PIP 関節に強く，同時に骨粗鬆症が見出されることが多い。進行した状態では，骨びら

表 9-2　RA の病期分類

Stage I：初期
*1　X 線学的に骨破壊像はない 2　X 線学的にオステオポローシスはあってもよい
Stage II：中期
*1　X 線学的に軽度の軟骨下骨の破壊はあってもなくともよい 　　オステオポローシスがある 　　軽度の軟骨破壊はあってもよい *2　関節運動は制限されてもよいが，関節変形はない 3　関節周辺の筋萎縮がある 4　リウマトイド結節，腱鞘炎などの関節外軟部組織の病変はあってもよい
Stage III：重度
*1　オステオポローシスのほかに X 線学的に軟骨および骨の破壊がある *2　亜脱臼，尺側偏位，あるいは過伸展のような関節変形がある。線維性または骨性強直を伴わない 3　広範な筋萎縮がある 4　リウマトイド結節，腱鞘炎などの関節外軟部組織の病変はあってもよい
Stage IV：末期
*1　線維性あるいは骨性強直がある 2　それ以外は Stage III の基準を満たす

*印は，特にその病期あるいは進行度に患者を分類するための必須項目である。

(Steinbrocker O, et al：JAMA 140：659, 1949 より引用)

ん，破壊像がみられる。関節軟骨のびらんは関節腔の狭小化をきたす。軟部組織に病変が及ぶと，骨の軸性異常および亜脱臼を生じる。晩期には，手根骨間および足根骨間の関節，指節間関節に骨性強直をみるが，MTP および MCP の関節群では比較的まれである。荷重関節では続発性の変形性関節症をみることがある。

RA の X 線所見からみた分類はいくつかあげられるが，表 9-2 に病期分類（Steinbrocker 分類）を，表 9-3（巻末 p223）に Larsen の grade 分類を示す。

7. 診断, 鑑別診断

1) 診断

1987 年にアメリカリウマチ学会（ACR）より提唱された診断基準を表 9-4（巻末 p223）に示す。この基準は，疫学調査や薬剤の効果判定などの際に症例を抽出するのが主な目的で，特異性は高いが，早期診断には適さない。

発症 1 年未満の症例に対する早期 RA の診断基準（表 9-5，巻末 p224）と classification tree が厚生省リウマチ研究事業より提唱されている。Visser らは，早期 RA の基準項目として関節炎の持続時間（6 週間以上），朝のこわばり（1 時間以上），3 領域以上の関節炎，MTP の把握痛，リウマトイド因子，抗 CCP 抗体，骨びらんの存在の 7 項目をあげ，ACR の基準より優れていることを指摘している。

また，MRA の診断基準を表 9-6（巻末 p224）に示す。

2) 鑑別診断

RA の早期診断は早期治療の必要性から重要であるが，鑑別すべき疾患も多く，慎重に鑑別する必要がある。特に，MCTD や SSc，SLE などとの鑑別に留意する。これらの疾患に抗リウマチ薬（DMARDs）が使用されると予期しない副作用がみられることがあるためである。

8. RAの亜型

1）フェルティ症候群

脾腫と白血球（顆粒球）減少を伴うRAである。その他，リンパ節腫脹，血小板減少症，下腿潰瘍，色素沈着をみることがある。白血球減少により易感染性となり，感染症で死亡することが多い。顆粒球に対する抗体をみることがある。

2）カプラン症候群 （p100，肺症状の項を参照）

3）回帰性リウマチ

反復して生じる関節痛と腫脹の発作が特徴的である。発作は不定で，数時間ないし数日の持続にとどまる。多くは手指，腕，肩，膝が罹患する。約半数は軽度のRAに進展するが，残りは自然寛解を示す。

4）若年性特発性関節炎

これまで若年性関節リウマチと呼ばれていたが，現在では，乾癬性関節炎などを含めた小児期に発症する関節炎を総称してJIA（juvenile idiopathic arthritis）と呼んでいる。その国際分類が提唱されており，**表9-7**（巻末p225）に示す。

5）成人スチル病

JIAの全身性関節炎に相当する疾患が成人に発症した場合に，成人スチル病と呼ばれる。スパイク状の発熱，多関節炎，サーモンピンク様皮疹が特徴的で，初期には咽頭炎をみる。赤沈亢進，CRP強陽性，好中球増加をみるが，リウマトイド因子，抗核抗体は通常陰性である。肝機能障害やリンパ節腫脹，脾腫も半数以上にみられる。診断は除外診断によるところが大きいが，鑑別診断に留意する。診断基準を**表9-8**（巻末p225）に示す。

9. 治療

1）治療方針と治療法

RAの治療目標は基盤にある免疫異常を是正し，炎症を抑制することにより，疼痛の軽減と関節破壊の抑制，機能維持・保全を図ることにある。そして，関節の変形，拘縮，強直を防止し，QOLの向上を目指す。RAの治療法を**表9-9**に示す。

RAの進行は，前述したごとく3つに病型分類されるが，診断時にいずれの病型に属するのか，今のところ予測する手段は少ない。これまで治療方針はピラミッド方式が用いられてきたが，この治療方針ではRAの進行を抑えることができないとの考えから，最近では診断早期より抗リウマチ薬を用いて治療する考えに変わってきた。

さらに，RAの早期に「window of opportunity」と呼ばれる時期があって，その時期に生物学的製剤を含めた抗リウマチ薬による治療を開始すれば，関節破壊の防止，さらには完全寛解も期待できると考えられる。

図9-6にACRから提唱されているRAの治療ガイドラインの概要を示す。

(1) 基礎療法

RAの経過中一貫して行われる。特に安静と運動のバランスが重要である。前者は関節の炎症の沈静化に，後者は関節の機能保持，可動域減少の防止と回復，筋力の増強，骨萎縮の防止に重要である。晩期では，理学療法，リハビリテーション

表9-9 RAの主な治療法

1．基礎療法：	安全と運動の仕方，患者の教育を含む
2．理学療法：	主にリハビリテーション
3．薬物療法：	非ステロイド抗炎症薬 ステロイド薬（関節局所治療を含む） 抗リウマチ薬（免疫調節薬，免疫抑制薬，生物学的製剤）
4．体外循環療法：	顆粒球ないし血漿成分の一部を破棄する
5．外科療法：	関節形成，関節固定，人工関節術など

※この他，温熱療法（レーザー療法や温泉療法など）や，プールを利用した運動療法がある。

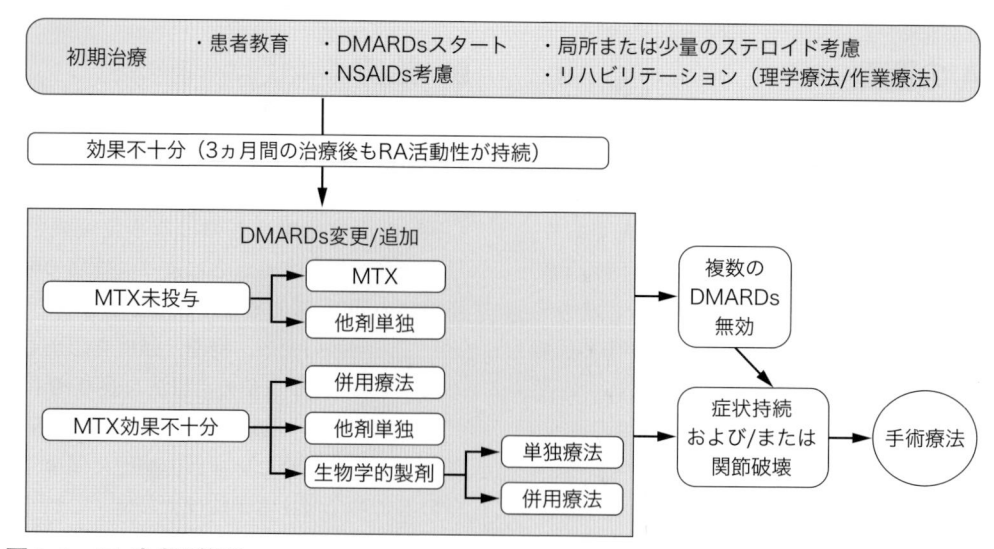

図9-6 RA患者の管理 (ACR Subcommittee on RA Guidelines. Arthritis Rheum 46：328, 2002より一部改変)

が主たる治療となる。

　安静には，全身的安静，局所的安静，精神的安静の3つが含まれる。全身的安静は安静臥床であり，局所的安静は炎症関節部の静止，副木やギプス固定による。精神的安静は，患者の不安感と心配を和らげる手段を含んでいる。長期にわたる身体の安静は，筋肉の萎縮や関節強直，循環障害をもたらすこととなり，患者の病態に応じて適度の運動療法が必要となる。

　運動療法を容易にするために種々の理学療法が行われる。これには，温熱療法，超短波療法，極超短波療法，超音波療法，水治療法などが含まれ，筋萎縮の防止と関節機能の維持に有用である。

　最終的には社会復帰を目標としてリハビリテーションが行われる。関節可動域（ROM），筋力，日常生活動作（ADL）などにより状態を評価し，治療方針とプログラムを決定する。さらに，目的により作業訓練，家事訓練，職業訓練へと進める。これらを遂行するには理学療法士（PT），作業療法士（OT），装具士，看護師，ソーシャルワーカーなど多くの人の協力と指導が必要となる。

(2) 非ステロイド抗炎症薬（NSAIDs）

　炎症を抑え疼痛を軽減する目的で用いられる。RA確定診断前や晩期の疼痛軽減に有用である。抗リウマチ薬により寛解導入されれば中止も可能である。これまで胃腸障害などの副作用を軽減するために腸溶剤，徐放剤，プロドラッグ，さらには炎症巣に出現するシクロオキシゲナーゼ2を選択的に阻害するCOX-2阻害薬など数多くの薬剤が開発されてきた。NSAIDsも目的や適用を考慮し使用する。

(3) 副腎皮質ステロイド薬（ステロイド薬）

　少量投与で強力な抗炎症効果がみられる。全身症状や活動性が強く，抗リウマチ薬の効果発現まで時間がかかる場合に少量用いられる。早期RAにおけるステロイド薬少量比較対照試験により，骨破壊の進展に抑制効果のあることも報告されている。関節内注入もしばしば行われる。MRAでは多量投与されることがある。ステロイド薬使用の指針を**表9-10**に示す。

(4) 抗リウマチ薬（DMARDs）（p73，抗リウマチ薬参照）

　RAの寛解導入薬または疾患修飾薬とも呼ばれ，中心的薬剤である。これには前述したように，免疫調節薬，免疫抑制薬，生物学的製剤が含まれる。免疫調節薬の多くは遅効性で，効果がみられると長期持続し，免疫学的指標の改善をみる。しかしながら，すべての患者に同等の効果がみられるわけではなく，また，効果がみられても長期使用により不応性もみられる。少なからず副作用も存在し，定期的にモニタリングが必要である。

　免疫抑制薬では，メトトレキサート（MTX），

表9-10 RA に対するステロイド薬治療方針

1.	**ステロイド薬使用の基本方針** ①ステロイド薬の全身投与はなるべく行わない ②やむを得ず行う場合は，できる限り必要最少量の使用にとどめる ③できればアドリブ的使用にとどめ，常に減量に向けて努力を怠らない
2.	**ステロイド療法の相対的適応** やむを得ずステロイド薬の全身投与を行う場合はステロイド療法の相対的適応となり，次のようなケースがこれにあたる ①NSAIDs，DMARDs などの使用によっても疾患活動性のコントロールが不良で患者の苦痛が強い場合 ②社会的・経済的理由で仕事（家事労働・職場勤務など）を続けねばならず，かつステロイド薬を使用しなければ不可能の場合 ③仕事，趣味，娯楽，家庭的・社会的活動を含めて生きがいのある生活を遂行するため，また患者の QOL のレベルを落とさないために，どうしてもステロイド薬を必要とする場合
3.	**ステロイド療法の絶対的適応** ステロイド薬でなければ救済できない重篤な症例で，次のようなケースがこれにあたる ①血管炎や内臓病変を伴う重篤な関節リウマチ，いわゆる悪性関節リウマチ ②発熱などの全身症状と多関節の激しい滑膜炎で象徴される急性劇症型関節リウマチ

ミゾリビン，レフルノミド，タクロリムスの4種が含まれる。そのなかでMTXの少量間欠経口投与（2～8 mg/週）は比較的早期に効果がみられ，長期寛解維持も可能で，治療継続率にも優れている。日本では，ほかのDMARDsに治療抵抗性の場合に使用されるが，欧米では第一選択薬に，また併用療法の中心的薬剤として用いられる。MTXに効果がみられない場合や副作用で使用できない場合にレフルノミドないしタクロリムスが用いられる。これらの免疫抑制薬はいずれも重篤な副作用がみられるので，定期的な検査が必要である。

現在日本で用いることのできる生物学的製剤は，TNF阻害薬であるインフリキシマブ，エタネルセプト，アダリムマブとIL-6阻害薬であるトシリズマブである。インフリキシマブはMTX抵抗性の場合に併用で用いられる。他の製剤は必ずしもMTXとの併用を必要としないが，併用療法により有効率が高まることが指摘されている。また，これらの薬剤は，早期の臨床効果とともに骨・関節破壊の抑制効果ないし改善効果もみられ，RAの自然経過を変えうる薬剤として注目されている。しかしながら，結核を含む感染症や悪性腫瘍，過敏反応などの副作用もみられ，注意深いモニタリングが必要である（p81および巻末，表9-11 p226参照）。また，すべての症例に効果がみられるわけではなく，また薬価が高いという難点がある。

(5) アフェレシス療法

白血球除去療法（LCAP）はDMARDs抵抗性のRAに用いられる。副作用により各種薬物療法が行いにくい症例にも適応となる。血漿交換療法は，流血中のリウマトイド因子や免疫複合体などが病態に関与している場合に適用となるが，多くはMRAの症例である。

(6) 外科的治療

①関節形成術

関節運動の維持と改善を目的として施行される。

②関節固定術

関節変形と動揺関節に対して施行される。

③滑膜切除術

炎症性病変を示す滑膜組織を取り除く目的で施行される。関節破壊の進行が予測される症例では，より早期に施行するほうが効果的と考えられるが，対象と十分に比較検討した成績はまだ得られていない。

2）病態と治療

(1) 活動性 RA の治療

DMARDs には作用が強く重篤な副作用があるものから作用が弱く副作用も少ない薬剤まで多種含まれる。したがって，通常，活動性があって早い進行が予測される場合には強い薬剤を，活動性が少なく進行も顕著でない場合には弱い薬が選択される。**表 8-12**（巻末 p220）に，DMARDs の効果と副作用の観点から強い薬剤，中等度の薬剤，弱い薬剤に区分し，EBM による推奨度を示す。A は強く勧められる薬剤である。

図 9-6（p104）のガイドラインに準じて治療が行われる。第一選択薬は欧米では MTX が多いが，日本ではほかの DMARDs に治療抵抗性の場合に用いられるため，推奨度 A の中等度の強さの DMARDs が第一選択薬となることが多い。MTX は第一選択薬の変更ないし併用薬として用いられる。レフルノミドとタクロリムスは比較的新しい免疫抑制薬であるが，MTX と同等の効果がみられ，MTX が使用できない場合にも用いられる。インフリキシマブ，エタネルセプト，アダリムマブ，トシリズマブの生物学的製剤は最も強い DMARDs であるが，インフリキシマブは MTX 抵抗性の場合に併用で用いられる。他の製剤は，必ずしも MTX との併用を必要としないが，併用療法により有効率が高まる。また，これらの薬剤は早期の臨床効果とともに，骨・関節破壊の抑制効果ないし改善効果もみられる。結核を含む感染症や悪性腫瘍，過敏反応などの副作用もみられ，注意深いモニタリングが必要である。また，すべての症例に効果がみられるわけではなく，医療費も高い。厚生労働省から提唱されている生物学的製剤の使用ガイドラインを**表 9-11**（巻末 p226）に示す。

現在のところ，活動性に応じた薬剤の選択の基準はないが，**図 9-7**（巻末 p228）に示した DAS (disease activity index) 28 の活動性基準に準じ選択することも可能である。活動性が強い場合には MTX を含む強ないし中等度の DMARDs で治療を開始し，効果がみられなければ生物学的製剤を含めた多剤併用を行う。また，活動性が中等度の場合には MTX を含む強い薬剤と中等度に強い DMARDs が選択肢としてあげられ，効果がなければ多剤併用ないし他剤へ変更し単独ないし併用で治療する。進行度によっては生物学的製剤の併用も考慮する。活動性が低い場合には，中等度ないし効果の弱い DMARDs が選択肢としてあげられる。治療抵抗性の場合には多剤併用されることが多いが，多剤併用療法の比較対照試験は少なく，どのような DMARDs の組合せが有用であるのかいまだ不明である。そのなかで，有用視されているのは MTX とインフリキシマブやエタネルセプトなどの生物製剤との併用療法で，この場合，生物学的製剤を追加併用するよりも初回より併用療法を行ったほうが効果的とされている。

他方，DMARDs により寛解導入されれば，併用されている NSAIDs やステロイド薬は中止ないし減量することができる。寛解導入後も DMARDs は維持療法として用いられるが，併用薬の中止や投与量の減量，より副作用の少ない薬剤への変更などが行われる。

(2) MRA

血管炎を基盤とする生命予後不良な病態，いわゆる MRA は，全身性動脈炎型（漿膜炎，心筋炎など），末梢性動脈炎型（多発性単神経炎，皮膚潰瘍，上強膜炎など），肺臓炎型に病型分類される（**表 9-12**）。全身性動脈炎型と活動性肺臓炎型ではステロイド薬多量投与を必要とし，末梢性動脈炎型では中等量のステロイド薬が用いられ，肺線維症，閉塞性動脈内膜炎ではステロイド薬少量投与と D-ペニシラミンが用いられる。治療抵抗性の場合には，免疫抑制薬や血漿交換療法が併用され，病態に応じ抗凝固療法，抗血小板薬，血管拡張薬が用いられる。

厚生労働省調査研究班より MRA の治療指針が提唱されている（**図 9-8**，巻末 p229）。

(3) 合併症に対する治療

合併症として続発性アミロイドーシス，感染症，薬剤の副作用（消化管潰瘍，造血器障害，腎障害，間質性肺炎，肝障害など）などがあげられ，これらは生命予後に影響を及ぼすので予防・対策と適切な治療・対応が重要である。

表 9-12　MRA の病型と治療

	病　型	病理学的特徴	臨床的特徴	生命に対する予後	治　療
血管炎型	A. 全身性動脈炎 (systemic arteritis 型, Bevans 型)	内臓を系統的に侵す	胸膜炎, 心嚢炎, 肺臓炎, 心筋炎	不良	ステロイド多量, 免疫抑制薬, 血漿交換療法など
	B. 末梢性動脈炎 (peripheral arteritis 型, Bywaters 型)	四肢末端および皮膚を侵す	多発性単神経炎, 皮膚潰瘍, 指趾壊疽, 上強膜炎, 皮下結節, 皮膚出血	良好	ステロイド小・中等量, 血漿交換療法, 抗凝固療法, 血管拡張薬
非血管炎型	C. 肺臓炎 (pneumonitis 型)	肺臓を主として侵す (血管炎はない)	肺臓炎, 肺線維症	不良	ステロイド 免疫抑制薬
	D. 全身性感染症	化膿性炎		不良	抗生物質

(京極方久 原図, 塩川優一 改変図；塩川優一：膠原病・リウマチ学, 朝倉書店, 東京, 1982)

表 9-13　ACR のコアセットと臨床的改善の評価基準

コアセット
1. 疼痛（圧痛）関節数
2. 腫脹関節数
3. 患者による疼痛度の評価（analog scale または Likert scale）
4. 患者による疾患活動性の全般的評価（analog scale または Likert scale）
5. 医師による疾患活動性の全般的評価（analog scale または Likert scale）
6. 患者による身体機能の評価（AIMS, HAQ など）
7. 急性期炎症反応物質（赤沈値または CRP 濃度）
*1 年以上に及ぶ臨床試験や DMARDs の臨床試験の場合
8. X 線所見などの画像診断法
RA の臨床的改善の評価基準
以下の①および②を満足するとき, 20%改善したと判定する
①上記（コアセット）の 1 および 2 がともに 20%以上の改善がみられること
②3〜7 の 5 項目のうち, いずれか 3 項目で 20%以上の改善がみられること

上記を満たしたとき 20%改善を満たすと判定。同様に 20%を 50%, 70%, 90%とレベルを上げて改善度を評価することができる。
(Felson DT, et al：Arthritis Rheum 36：729, 1993；Felson DT, et al：Arthritis Rheum 38：727, 1995 より引用)

3）治療効果の評価

RA の治療が開始されれば, 定期的に治療効果の評価がなされる。主な評価方法に, ACR コアセット（表 9-13）, DAS 28（図 9-7）, SDAI（simplified disease activity index）, ランスバリー活動性評価, MHAQ（Modified Health Assessment Questionnaire）（表 9-14）や AIMS（Arthritis Impact Measurement Score）などによる QOL（quality of life）評価などがある。また, DAS28 と SDAI による活動性と寛解基準の妥当性を検討したスコアを表 9-15（巻末 p228）に示す。骨・関節破壊の評価は X 線所見による Sharp score が用いられ（表 9-16）, 関節の機能では機能分類 ACR 改訂基準が用いられる（表 9-17）。これらにより, 治療効果の有無, 治療抵抗性の有無, 有害事象の有無などを評価し, 治療法の妥当性の検討を行う。

10．経過, 合併症, 予後

RA は悪化と寛解を繰り返すが, Smith によれば 35%は軽快し, 50%は寛解と悪化を繰り返し,

表9-14 MHAQ（Modified Standard Health Assessment Questionnaire）

動作
（1）くつのひもを結び，ボタンかけも含め，身支度できますか
（2）就寝，起床の動作ができますか
（3）いっぱいに水が入っている茶碗やコップを口元まで運べますか
（4）戸外で平らな地面を歩けますか
（5）身体全体を洗い，タオルで拭くことができますか
（6）腰を曲げ，床にある衣類を拾い上げることができますか
（7）蛇口の開閉ができますか
（8）車の乗り降りができますか
4段階評価法
何の困難もない　　（0点）　　　いくらか困難　　（1点）
かなり困難　　　　（2点）　　　できない　　　　（3点）

各項目の日常動作について，最近1週間の患者の状態を評価してもらい，合計点を算出する。

表9-16 骨破壊の評価：Sharpスコア

1．関節裂隙の狭小化
0＝正常
1＝疑いもしくは局所的
2＝50％以下の狭小化
3＝50％以上の狭小化または亜脱臼
4＝強直または脱臼
2．骨びらん
1＝わずかに骨びらんがみられる
2～4＝骨びらんの範囲で段階的に判定
5＝骨の完全な破壊がみられる

（van der Heijde DM：Baillière's Clin Rheumatol 10：435, 1996 より引用）

表9-17 RAの機能分類（ACR改訂基準）

ClassⅠ：日常生活動作を完全にこなせる（日常の自分の身の回りの世話，職場での機能性，趣味・スポーツなどの活動性）
ClassⅡ：日常は自分の身の回りの世話および職場での機能性は果たせるが，趣味・スポーツなどの活動性は限定される
ClassⅢ：日常の自分の身の回りの世話はできるが，職場での機能性および趣味・スポーツなどの活動性は限定される
ClassⅣ：日常の自分の身の回りの世話，職場での機能性および趣味・スポーツなどの活動性が限定される。

「日常の自分の身の回りの世話」は，衣類の着脱，食事，入浴，身づくろい，用便などの動作を含む。「趣味・スポーツなどの活動性」は，レクリエーションおよび/またはレジャーに関する活動，「職場での機能性」は，職場，学校，あるいは家事に関する活動が患者の希望どおり，ならびに年齢・性別に相応していることを意味する。
（Hochberg MC, et al：The American College of Rheumatology 1991 revised criteria for the classification of global functional status in rheumatoid arthritis. *Arthritis Rheum* 35：498-502, 1992 より）

15％は進行，悪化し，身体障害に至る．以前は，緩徐に進行し骨・関節破壊までに数年の歳月を要するとされていたが，最近では予測よりも早期に骨・関節破壊がもたらされることが明らかとなり，診断早期より抗リウマチ薬による治療が行われる．

生命に対する予後に影響する合併症として，感染症，肺線維症，治療薬剤の副作用，アミロイドーシス，悪性腫瘍，過粘稠度症候群，まれにANCA関連血管炎（**写真9-22**），などがあげられる．RAにみられるアミロイドーシスは続発性で，50～60％に認められる．原因不明の蛋白尿や頑固な下痢・消化管障害がみられた場合にはアミロイドーシスを疑い腎や直腸などの生検を行い診断する．

IgM，フィブリノーゲン，リウマトイド因子などの高分子の高濃度，重合により血中の粘稠度が高まり過粘稠度症候群をきたすことがある．ときにサルコイドーシスの合併をみる（**写真9-23**）．

また，MRAの予後は不良で，確実例の死亡率は40％と高い．死因は感染症，心不全，呼吸不全が

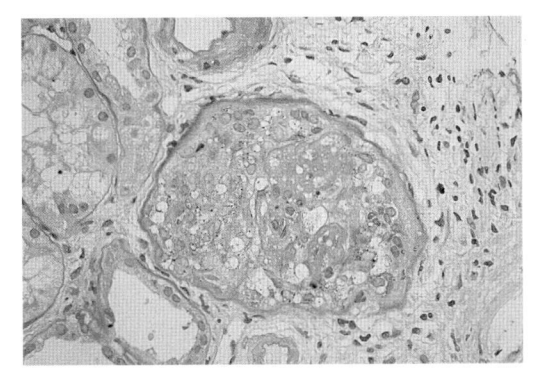

写真9-22　RAにみられたANCA関連血管炎による半月体形成性腎炎（MPO-ANCA陽性）

最も多く，その他，心筋梗塞，頸椎脱臼，十二指腸穿孔，腸管出血，脳血管障害，腎不全などがあげられる。

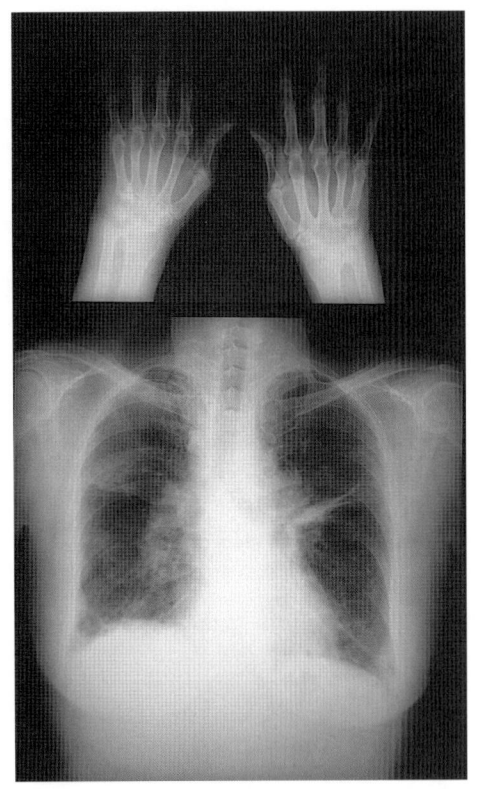

写真9-23　サルコイドーシスを合併したRA
両側肺門リンパ節腫大と肺浸潤をみる。

B. 全身性エリテマトーデス

1. 概念

全身性エリテマトーデス（systemic lupus erythematosus：SLE）は多臓器病変を伴う炎症性の疾患で，多くは慢性に経過し，経過中寛解と再燃を繰り返す代表的な自己免疫疾患である。日本における1999（平成11）年度医療費助成患者数は47,000人で，20〜30歳代の女性（男女比1：9）に好発するが，若年，高齢者発症も存在する。女性の有病率をみると，白人を含めた全女性は0.1％，黒人女性は0.4％，日本人女性は0.05％，ニュージーランド女性は0.02％で，黒人の有病率が高い傾向にある。

2. 病因

病因は不明であるが，多因子性疾患で，遺伝的要因と環境因子が重要視される。

1) 遺伝的要因

SLEは一親等における家族内発症を高頻度に認め（1.7〜10.4％），一卵性双生児におけるSLE発症の一致率も25〜75％に認める。これはSLEの発症に遺伝的要素が強く関与していることを示しているが，一卵性双生児における不一致症例の存在は遺伝的要素のみでは説明できず，環境因子も重要視される。

表 9-18 SLE の感受性候補遺伝子領域

関連する事項	候補遺伝子	染色体上の領域
Complement component C1q	C1q	1p36
Tumor necrosis receptor 2	TNFR2	1p36
T-cell receptor-ζ	TCRZ	1p23
IgG Fc receptor IIIb	FCGR3B	1p23
IgG Fc receptor IIIa	FCGR3A	1p23
IgG Fc receptor IIa (CD32)	FCGR2A	1p24
Interleukin-10	IL10	1p32
Complement receptor 1	CR1	1p32
Poly (ADP-ribose) polymerase	PARP	1p42
Mannose-binding protein	MBP	1p42
Immunoglobulin κ locus	IGK	2p12
Signal transducer and activator of transcription 4	STAT 4	2q32
MHC class II genes	DRB, DQA	6p21
MHC class III genes	C2, C4, TNF	6p21
Interleukin-6	IL6	7p21-p15
T-cell receptor γ locus	TCRG	7p15-14
T-cell receptor β locus	TCRB	7p35
Interferon regulatory factor 5	IRF 5	7q32
B lymphocyte tyrosine kinase	BLK	8p23
Mannose-binding lectin	MBL	10q11
T-cell receptor α locus	TCRA	14q11.2
T-cell receptor δ locus	TCRD	14q11.2
Ig heavy chain locus (V, D, J, C)	IGH	14q32-33
Interleukin-4 receptor	IL4R	16p11-12
CD19	CD19	16p11.2
Integrin αM (CD116)	ITGAM	16p11
Interferon-α receptor 1	IFNAR1	21q22.11
Interferon-α receptor 2	IFNAR2	21q22.11
Ig λ locus	IGL	22q11

MHC：major histocompatibility complex＝HLA, Ig：immunoglobulin, P：短腕, q：長腕

　種々の疾患感受性遺伝子の検討が行われてきたが，これまで指摘されている主な遺伝子を表 9-18 に示す。HLA クラス II 抗原では，SLE は多くの人種で HLA-DR2，3 とそれを構成する対立遺伝子との相関がみられるが，日本人では DR2 (DRB1*1501) との相関をみる。HLA クラス III では，C4A*QO (C4A null) が白人と日本人で共通して SLE で有意に多く認められるが，白人では C4A 遺伝子欠失を認め，日本人と遺伝的背景が異なる。

　HLA 抗原以外の遺伝的解析も精力的に行われている。それらは，補体や補体レセプター，マンノース結合蛋白，TNF，FcγR，TCR などである。SLE では，1q31 に位置する補体レセプターの CR1 (C3b レセプター) の遺伝的欠損や補体成分の欠損が指摘されている。TNF 遺伝子は HLA クラス III と同じ領域に存在するが，SLE では TNF-2 対立遺伝子が DR3 と連鎖不平衡にあることが報告されている。そのなかで，アフリカ系アメリカ人や中国人の SLE では DR2 や DR3 と独立して TNF-2 と相関することが指摘されている。FcγR を介した免疫複合体のクリアランスの障害はループス腎炎などの病態形成に深く関与すると考えられるが，FcγRIIa は IgG2 を含む免疫複合体，FcγRIIIa は IgG1 と IgG3 を含む免疫複合体の処理に関与し，それらの遺伝子は 1q23 に位置し，いくつかの人種により相関が認められている。また，1q23 には TCRζ 鎖遺伝子が位置し疾患感受性

遺伝子として示唆されているが，SLE では TCRζ 蛋白の減少とζ鎖のチロシンリン酸化の低下がみられる．1q41-42 には，抗体の関与なしに補体活性化機構を有するマンノース結合蛋白とアポトーシスのシグナルを伝える poly ADP ribose polymerase の遺伝子が位置し，候補遺伝子にあげられている．

2) 環境因子

紫外線照射（日光照射）は SLE の発症要因としてもよく知られ，経過中再燃の要因ともなる．また，日光過敏症を有する頻度も高い．紫外線照射により皮膚ケラチノサイトはアポトーシスに陥り，その過程のなかでヌクレオゾーム DNA，SS-A (Ro)，SS-B (La)，小分子リボ核蛋白は変性を受け，これらの抗原はアポトーシスに陥った細胞膜表面上へ移動する．これらは自己抗原のソースとなりうるし，これらに対する抗体をもっている場合やこれらの抗原を認識する T 細胞を有している場合には抗体依存性ないしは T 細胞依存性の組織障害が生じる．すべての症例がこれで説明できるわけではないが，病態発症機序の一因と考えられる．プロカインアミドやイソニアジド，ヒドララジンなどは薬剤誘発性ループスとして知られているが，通常は薬剤中止によりループス様症状は消失する．しかしながら，ときに真性 SLE を発症する．シリコンやパラフィン注入による美容形成術後に膠原病が発症するヒトアジュバント病が知られているが，頻度としては全身性硬化症（強皮症）が多いが SLE の発症もみられる．ウイルスを含む各種感染症も発症誘因の 1 つにあげられてきたが，いまだ同定されたものはない．しかしながら，ウイルス感染によるポリクローナル B 細胞の活性化や細菌のスーパー抗原によるポリクローナルヘルパー T 細胞の活性化などが発症に関与している可能性がある．自己抗原と感染源の分子相同性による可能性も論議されているところであり，ヒト内在性レトロウイルスによる発症の可能性も示唆されている．その他，妊娠・出産，外科的手術，過度のストレス，アルファルファもやしの摂取，毛染めや口紅，ドライクリーニング剤などの有機物への曝露などがいわれている．

3) 免疫異常

(1) T 細胞（表 9-19）

活動期 SLE ではリンパ球の減少を認め，CD3，CD4，CD8 いずれも減少する．また，in vitro における種々の mitogen 刺激による T 細胞の反応は低下をみる．反面，活性化 T 細胞（HLA-DR$^+$，DP$^+$T 細胞など）は増加し，血中可溶性 IL-2R の増加もみられる．SLE のリンパ球は，mitogen による反応に欠陥をみるものの，モノクローナル抗 CD3 で刺激すると正常に IL-2 を産生かつ IL-2R を表現し，CD3/TCR を介した反応は正常を示すことが認められ，むしろヘルパー T 細胞活性を調節し得ない状況が SLE の発症に重要である可能性が示唆されている．また，in vitro における IL-2 産生の低下は，活性化 T 細胞による可能性もあるが，過剰な免疫応答を低下させるための down regulatory activity による可能性や，OKT8 (Leu2a，CD8)，HNK-1 (Leu7) の存在による IL-2 産生抑制の可能性が示唆されている．SLE では，CD4/CD8 比の低下がみられ，活動性ループス腎炎で顕著である．これは，主に CD4$^+$CD45RA (2H4)$^+$T 細胞の低下によるが，その要因に抗 CD4$^+$2H4$^+$リンパ球抗体の関与が指摘され，サプレッサー活性の機能的な低下が示唆されている．他方，DR$^+$CD4/CD8 の増加をみる．また，double negative TCRαβ，TCRγδ，DR 非拘束性 T 細胞なども自己反応性 T 細胞を含み増加をみる．さらに，SLE の TCR のζ鎖発現が低下しており細胞内シグナル伝達異常が示唆されている．その発現の低下は，exon8 上の 560 bp が spliced out された短い 3'UTR をもつ mRNA の出現によることが示唆されている．

(2) B 細胞

SLE ではポリクローナルな免疫グロブリンの産生，種々の自己抗体の産生が認められ，B 細胞の異常な活性化がみられる．SLE にみられる B 細胞の異常を表 9-19 に示す．動物モデルにおける内因性の B 細胞異常やポリクローナル B 細胞活性化が指摘されてきたが，B 細胞における IgG 産生が T 細胞依存性であることや，動物モデルで T 細胞機能抑制や T-B 細胞相互作用を阻止する

表 9-19　SLE にみられる T 細胞，B 細胞，サイトカインを含む免疫調節の異常

T 細胞	・活性化（HLA-DR, DP 陽性細胞増加，PCNA 陽性細胞増加，Fas, Fas L, CTLA-4 発現増加，アポトーシス単球細胞増加，無刺激における IL-2 と NF-κB の mRNA 転写増強，sIL-2R, TNFαR, sFas, sCD40L 増加，など） ・自己抗体産生に寄与する Th 細胞増加（CD4$^+$，NKTαβ，γδCD4$^-$CD8$^-$［double negative］T 細胞） ・CD4$^+$CD45RA$^+$ T 細胞減少 ・CD4$^+$TCRαβ 増加（抗 DNA 抗体産生増強）など
T 細胞のシグナル伝達の欠陥	・細胞内 Ca^{2+} 濃度の異常，CD3/T 細胞のζ鎖発現低下，protein kinase C 発現低下，CD45 の protein tyrosine phosphatase activity の活性低下，protein kinase A type I，II isoenzyme activity 低下，NF-κB 転写因子の p65-Re1A subunit の低下，pCREM 転写阻害因子の IL-2 promotor 結合亢進，CD40L 過剰発現と関連する Cbl のリン酸化の欠陥，など
B 細胞	・ポリクローナルに活性化，IL-2R 発現亢進，CD40（CD154）発現亢進，CD86 高発現，CR1, CR2 発現低下，など（動物モデルでみられる B1 細胞/CD5 増加はみられない）
サイトカイン	・TNF-α：単球・マクロファージによる産生低下 ・IL-2：産生低下ないし正常 ・IL-4, IL-6, IL-10：産生亢進 ・IFN-γ：double negative T 細胞による産生増強 ・TGF-β：NK 細胞による産生低下，など

ことによる疾患活動性の抑制などの事実は，B 細胞よりも T 細胞の異常が本質的であると考えられる。しかしながら，疾患活動性に非依存性の B 細胞レセプターを介したシグナル伝達異常は内因性の B 細胞の欠陥を示唆する。Ca^{++} のシグナルは CD40L 発現を仲介するので，SLE にみられる Ca^{++} の異常な流動は B 細胞上の CD40L の upregulation と関連している可能性がある。CD40/CD40L は B/T 細胞相互作用にかかわる副刺激シグナル分子である。CD40L は SLE の CD4，CD8 陽性 T 細胞上に強く発現しているが，刺激により B 細胞上にも発現しうる。EB ウイルス（EBV）感染との因果関係は不明であるが，その感染により SLE の感染 B 細胞の増殖を抑制する T 細胞機能が阻害され，EBV 感染 B 細胞が過増殖をきたしアポトーシス抑制因子である bcl-2 を過剰発現するのにかかわっている可能性があり，事実，SLE の B 細胞ではその過剰発現が指摘されている。その他，SLE の活性化 B 細胞の抑制機構の欠陥に TGF-β の産生低下があげられている。活性化 TGF-β は，IL-2 や TNF-α により産生され IL-10 によって抑制されるが，SLE では前二者は低下しており，後者は過剰産生をみる。

(3) 抗核抗体産生

SLE では多種自己抗体の産生をみるが，その中心的存在は抗核抗体である。その対応抗原は，DNA をはじめとしてヒストン，RNA 蛋白，さらには DNA 複製，転写，スプライシング，RNA 合成など生命維持に重要な役割を担っている物質であることが明らかとなっている。これらの多くは一次構造が cDNA のクローニングにより明らかにされているが，種々の抗原の cDNA がコートするアミノ酸配列とウイルス関連蛋白とのあいだに相同性のあることが示された（U1-RNP とマウスレトロウイルス P30gag，Sm と HIV-1P24gag，SS-B とレトロウイルス gag 蛋白，Ki と SV40largeT 抗原など）。これにより，病因としてウイルス説，分子相同性による交差反応が注目されてきた。しかしながら，ウイルス抗原との相同性を有するエピトープは，自己抗原エピトープのなかの 1 ヵ所にすぎず，また，自己抗原分子の生物学的機能を有する特異な高次構造やその部位を含めた抗原上の多数の部位が同一患者血清と反応する事実は，単なる偶発的な分子相同性による交差反応や非特異的なポリクローナル B 細胞活性化では説明が困難とされている。すなわち，抗核抗体の産生は，

自己抗原の刺激による特異な免疫応答によって生じる，いわゆる antigen driven が強く示唆される。そして，抗原の由来は単球や B, T 細胞のアポトーシスに求められる。すなわち，これらの細胞の活性化による細胞死は SLE で亢進しており，それは過剰産生されている IL-10 によって増強される。さらに，単球による死滅した細胞の排除が障害されているために抗核抗体産生の核抗原を豊富に含むヌクレオゾームの流出をもたらす。最初にヌクレオゾームに対する抗体が産生され，続いて抗 DNA 抗体，抗ヒストン抗体などの産生につながり，ヌクレオゾームが種々の抗核抗体産生の契機となる可能性がある。抗原抗体結合物の免疫複合体はループス腎炎をはじめとする免疫複合体病の病態をもたらす。ループス腎炎では，IgG 抗 DNA 抗体が重要視されるが，流血中の免疫複合体の組織沈着のみならず陽性に荷電する抗 DNA 抗体の in situ による免疫複合体形成も重要視されている。

3. 病理組織学的所見

1）皮膚

SLE と円板状 LE（DLE）の主たる病変に大きな違いはない。基底膜の液状変性，硝子的変性，基底膜肥厚，リンパ球浸潤，フィブリノイド変性，毛細血管の拡張と内皮細胞の増生を伴った血管病変などを認めるが，表皮角化と角栓形成，リンパ球浸潤を伴った表皮の萎縮は DLE に顕著である。フィブリノイド変性は結合組織にみられ，ときにヘマトキシリン体をみる。上皮結合組織は浮腫状で膠原線維の腫大をみる。蛍光抗体直接法による表皮-真皮接合部の免疫グロブリンと補体の沈着（バンドテスト）（**写真 9-24**）は，SLE では無疹部でもみられるが，DLE では皮疹部のみにみられる。

2）腎

SLE の腎病変はループス腎炎とも呼ばれ，その糸球体病変は免疫複合体病の原型ともされている。免疫複合体（**写真 9-25, 26**）は，DNA：抗 DNA 抗体複合体が強く示唆されているが，それ以外の系も病態形成に関与していると考えられる。腎病原性自己抗体には，陽性荷電抗 dsDNA 抗体や高親和性 dsDNA 抗体，さらには O81 イディオ

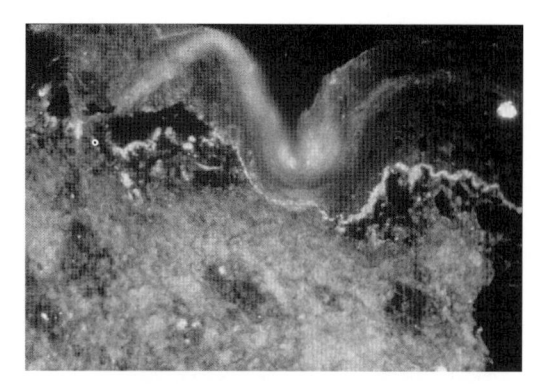

写真 9-24 バンドテスト
epidermal-dermal junction の基底膜に免疫複合体の沈着をみる。

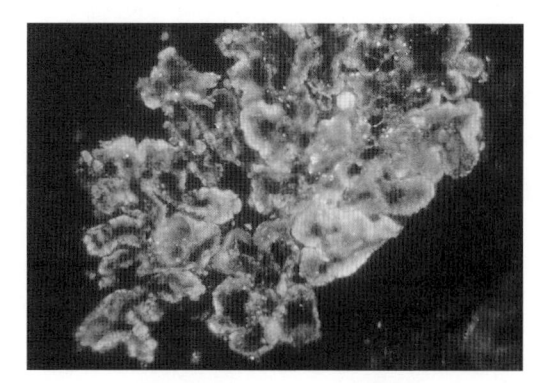

写真 9-25 ループス腎炎
蛍光抗体法による IgG 沈着。

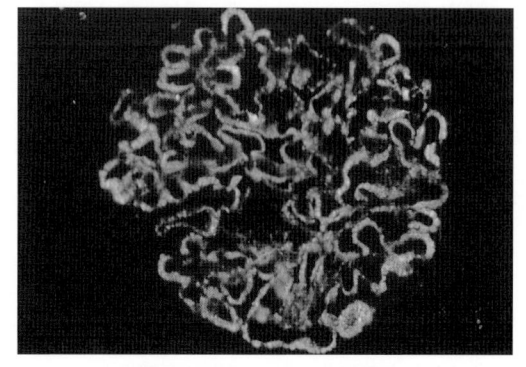

写真 9-26 ループス腎炎
C3 沈着。

表 9-20　International Society of Nephrology/Renal Pathology Society（ISN/RPS）によるループス腎炎の 2003 年分類

I 型	微小メサンギウムループス腎炎（写真 9-27） ・光顕において糸球体は正常であるが，蛍光抗体法ではメサンギウムに免疫沈着物が認められる
II 型	メサンギウム増殖性ループス腎炎（写真 9-28） ・光顕でメサンギウム細胞増殖（程度は問わない）もしくはメサンギウムに限局した基質拡大が認められ，メサンギウムに免疫沈着物が認められる ・蛍光抗体法あるいは電顕において孤立性の上皮下ないし内皮下沈着物がわずかに認められる場合もあるが，光顕では認められない
III 型	巣状ループス腎炎[a] ・活動性もしくは非活動性，分節性ないし全節性，管内性ないし管外性の巣状糸球体腎炎で，全糸球体の<50%に病変が認められる。典型例では巣状の内皮下免疫沈着物が認められ，メサンギウム変化は伴う場合と伴わない場合がある
III（A）型	活動性病変：巣状増殖性ループス腎炎（写真 9-29）
III（A/C）型	活動性および慢性化病変：巣状増殖性および硬化性ループス腎炎
III（C）型	糸球体瘢痕を伴う慢性化非活動性病変：巣状硬化性ループス腎炎
IV 型	びまん性ループス腎炎[b] ・活動性もしくは非活動性，分節性ないし全節性，管内性ないし管外性のびまん性糸球体腎炎で，全糸球体の≧50%に病変が認められる。典型例ではびまん性の内皮下免疫沈着物が認められ，メサンギウム変化は伴う場合と伴わない場合がある。この型は，病変を有する糸球体の≧50%が分節性病変を示すびまん性分節性（IV-S）ループス腎炎と，病変を有する糸球体の≧50%が全節性病変を示すびまん性全節性（IV-G）ループス腎炎に分けられる。分節性とは，病変部分が糸球体係蹄の半分未満の糸球体病変と定義される。びまん性のワイヤーループ状沈着物を有するが，糸球体増殖は軽度あるいは存在しない症例もこの型に含まれる
IV-S（A）型	活動性病変：びまん性分節性増殖性ループス腎炎
IV-G（A）型	活動性病変：びまん性全節性増殖性ループス腎炎（写真 9-30）
IV-S（A/C）型	活動性および慢性化病変：びまん性分節性増殖性および硬化性ループス腎炎（写真 9-31）
IV-G（A/C）型	活動性および慢性化病変：びまん性全節性増殖性および硬化性ループス腎炎
IV-S（C）型	硬化を伴う慢性化非活動性病変：びまん性分節性硬化性ループス腎炎
IV-G（C）型	硬化を伴う慢性化非活動性病変：びまん性全節性硬化性ループス腎炎
V 型	膜性ループス腎炎（写真 9-32） ・光顕により，あるいは蛍光抗体法ないし電顕により，全節性または分節性の上皮下免疫沈着物，もしくはそれらの形態学的遺残が認められる。メサンギウム変化は伴う場合と伴わない場合がある ・V 型ループス腎炎は III 型もしくは IV 型と複合する場合があり，その場合には両者を診断名とする ・V 型ループス腎炎は進行した硬化性病変を示す場合がある
VI 型	進行した硬化性ループス腎炎（写真 9-33） ・糸球体の≧90%が全節性硬化を示し，残存腎機能は認められない

間質の炎症と線維化，動脈硬化およびほかの血管病変の程度についても明記し，評価（軽度・中等度・高度）を行うこと。
a：活動性病変および硬化性病変を有する糸球体の割合を明記すること。
b：フィブリノイド壊死および（または）細胞性半月体を有する糸球体の割合を明記すること。
（組織学的所見の提示は，順天堂大学病理学第一准教授松本俊治博士と同大学腎臓内科前准教授白土公博士のご協力による）

タイプを有する抗 ssDNA 抗体，抗ヒストン/ヌクレオゾーム抗体，抗 C1q 抗体，抗 PCNA 抗体などがあげられ，糸球体基底膜障害がすでに存在する場合には抗 ssDNA 抗体，抗ラミニン抗体，抗フィブロネクチン抗体などが増悪因子となる可能性がある。これらの抗体は，流血中で免疫複合体を形成，ないしは糸球体局所で in situ による免疫複合体を形成し組織障害に関与するが，さらには自己抗体の直接的，または Fc レセプターを介した組織障害の可能性もある。また，抗リン脂質抗体は腎糸球体の微小血栓や動脈硬化性病変に関与する可能性がある。グッドパスチャー症候群や顕微鏡的多発血管炎に類似した糸球体腎炎と肺出血をみることがあるが，この場合，抗基底膜抗体や抗好中球細胞質抗体（ANCA）が関連している可能性がある。

　SLE の糸球体病変は，軽微変化から増殖性病変，膜性病変，硬化性病変など多彩な病変がみられる。従来，WHO 分類が用いられてきたが，最近 International Society of Nephrology and Renal Pathology Society（ISN/RPS）により改訂分類が提唱された。それを**表 9-20** に示す（**写真 9-27～33**）。さらに活動性病変と慢性化病変も評価される。活動性病変では，白血球浸潤の有無にかかわらず管腔狭小化を伴った管内細胞増殖，核崩壊，フィブリノイド壊死，糸球体基底膜の断裂，細胞性もしくは線維細胞性半月体形成，光顕で同定される内皮下沈着物（ワイヤーループ像），管腔内免疫沈着物（ヒアリン血栓）などを認める。慢性化病変では，糸球体硬化（分節性，全節性），線維性癒着，線維性半月体などを認める。

3）心

　Libman-Sacks 型疣贅性心内膜炎（L-S 型）（**写真 9-34, 35**）は，報告者により異なるが，肉眼的には 3～78％（一般には約 30％）にみられ，顕微鏡的にはほぼ全例存在するとされていた。最近では減少している。多くは剖検ないし心臓超音波で診断される。僧帽弁，三尖弁，肺動脈弁の順に多くみられ，大動脈弁が最も少ない。L-S 型は，肉眼的に心弁，心内膜，腱索，乳頭筋の表層状に疣贅増殖の形で認められる。疣状増殖は小さく（直

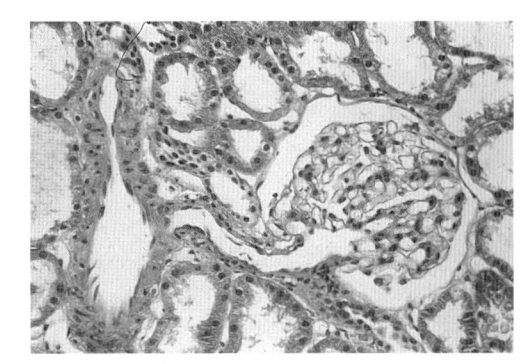

写真 9-27　Ⅰ型

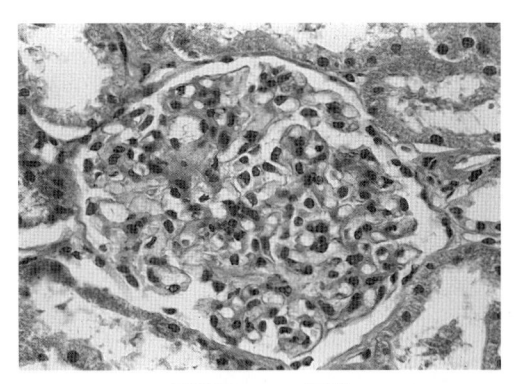

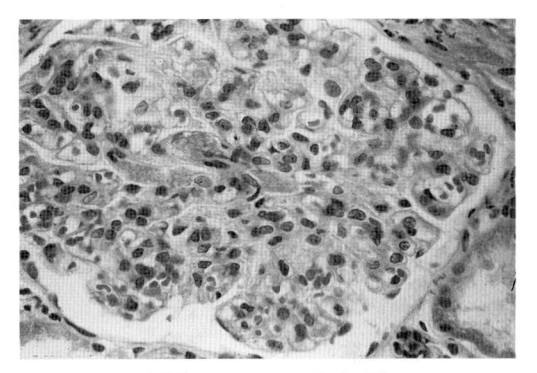

写真 9-28　Ⅱ型

写真 9-29　Ⅲ（A）型

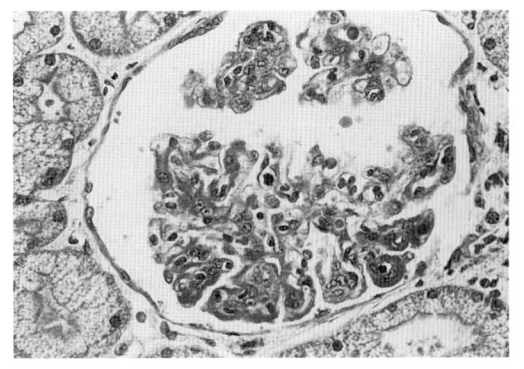

写真 9-30　Ⅳ-G（A）腎糸球体にヘマトキシリン体を認める。

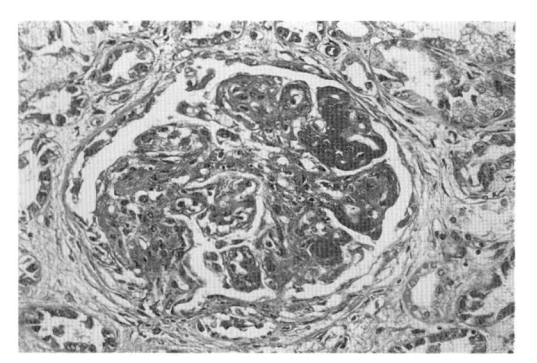

写真 9-31　Ⅳ-S（A/C）型
ワイヤーループ像。

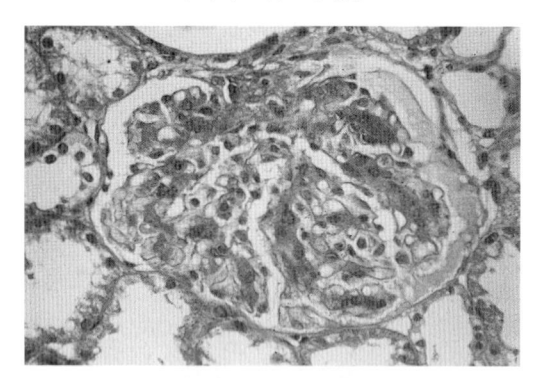

写真 9-32　Ⅴ型

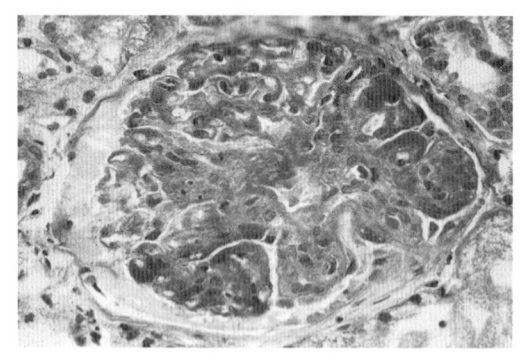

写真 9-33　Ⅵ型

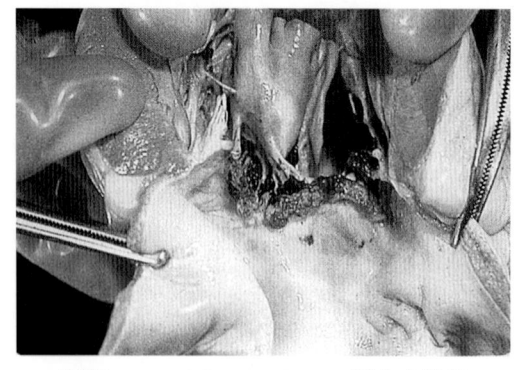

写真 9-34　Libman-Sacks 型心内膜炎
弁尖に疣贅を認める。

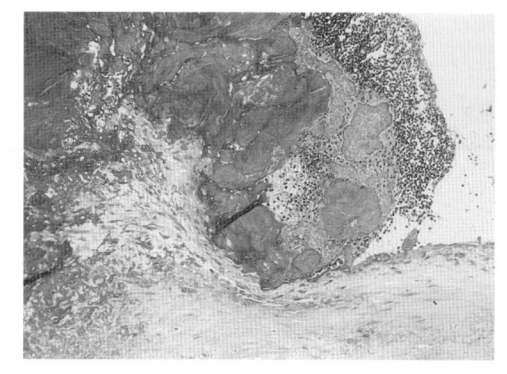

写真 9-35　写真 9-10 の顕微鏡所見
フィブリノイド壊死を伴う疣贅をみる。

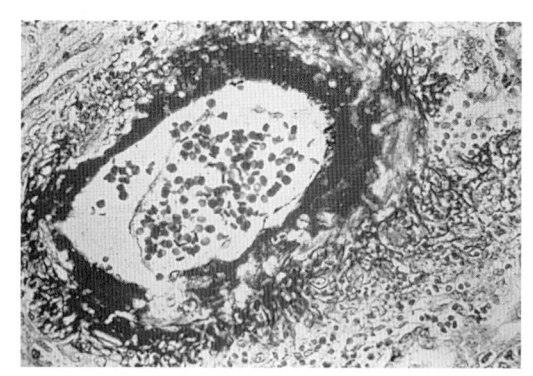

写真 9-36　フィブリノイド壊死を伴う血管炎

径 1〜4 mm），堅く，密で，flat spreading type を呈する．弁の潰瘍形成や穿孔はまれで，弁が変形したとしても重篤なものではない．疣贅はフィブリンと血栓性病変，ならびにフィブリノイド変性からなり，同時に認められるヘマトキシリン体は本疾患に特徴的である．巣状の線維化に陥った虚血性心筋障害をみることがあるが，心筋炎はまれである．心外膜炎はしばしば認められる．

4）血管

細・小動脈の壊死性血管炎（**写真 9-36**），内膜肥厚性血管炎をみることがある．フィブリノイド変性は内膜に認められる．抗リン脂質抗体症候群を伴う症例では動静脈の血栓症をみる．最近，長期ステロイド治療に伴う動脈硬化性病変の増加がみられる．

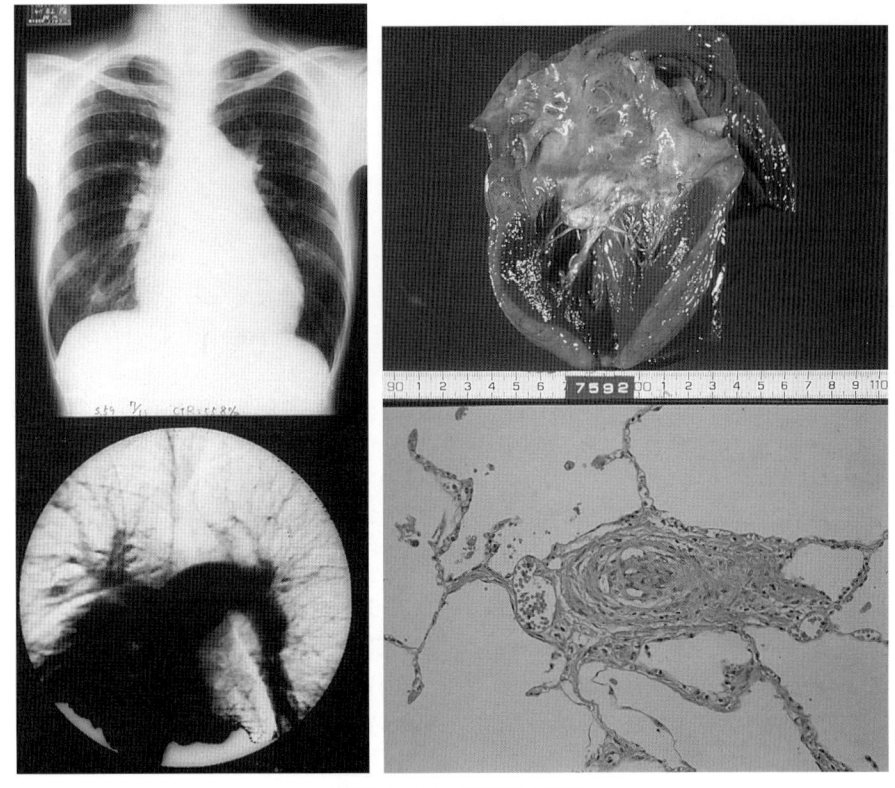

写真 9-37 肺高血圧症
左：左第 2 弓突出と肺動脈幹拡張。
右：右心肥大と plexiform lesion を伴う内膜肥厚性血管病変。

5) 肺

　ループス肺臓炎がみられるが，感染症を併発していることが多い。まれではあるが，急速に進行するものにびまん性肺胞傷害（diffuse alveolar damage：DAD）がある。これは，胞隔ならびに肺胞腔内の浮腫，肺胞腔内の出血，フィブリン析出，硝子膜形成を特徴とするが，上皮基底膜の断裂，毛細血管内フィブリン血栓などもみられる。間質性肺炎のほかの病態として通常型間質性肺炎（UIP），非特異的間質性肺炎（NSIP），閉塞性細気管支炎・器質化肺炎，リンパ球性間質性肺炎などをみる。肺高血圧症もまれであるが，高度のものでは原発性肺高血圧症と同様に plexiform lesion を伴う同心性の中ないし内膜の肥厚を認める（**写真 9-37**）。肺高血圧症の要因の 1 つに肺血栓・塞栓症が関与することがある。胸膜炎は高頻度に認められる。

6) 網内系

　未治療では少なからず脾腫が認められ，髄質の腫大をみる。ヘマトキシリン体（**写真 9-30** 参照）はまれであるが，濾胞の過形成をみる。onion-skin 像（**写真 9-38**）が特徴的で，脾動脈や筆毛細動脈周囲に線維性病変をみる。リンパ節では，胚中心の発達，細網細胞，形質細胞の増加を認め，巣状壊死やヘマトキシリン体をみることがある。

4. 病型分類，亜型

1) 病型分類

　SLE の臨床像は不均一を示すが，SLE の診断名のもとで成因，病態発症機序，免疫異常，治療法などの研究を進めることは，ある意味では非合理的と考えられる。病像をより均一化したほうが合

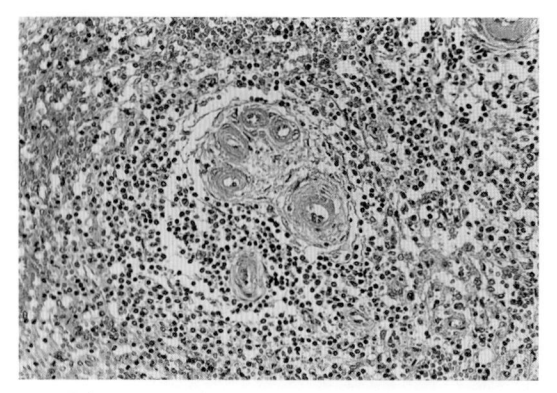

写真9-38 脾臓にみられる onion skin 像

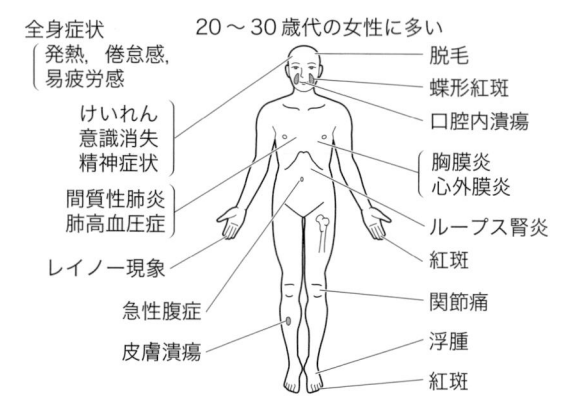

図9-9 SLE にみられる症状

理的であり，病型分類の必要性がある．これまで，性，年齢，人種差，免疫異常，自己抗体，疾患活動性，重症度，経過，予後などの観点から病型分類が試みられている．しかしながら，多彩な免疫異常と多臓器障害を特徴とする SLE を明確に病型区分することは困難なことが多い．したがって，目的に応じた病型分類の必要性と妥当性を示すことによってなされているのが現状である．以下，主な病型分類をあげる．

(1) 皮疹による分類

皮疹からは，3つの特異的な LE の皮膚病変がみられる．それらは，慢性皮膚型 LE，いわゆる円板状 LE (discoid LE：DLE)，亜急性皮膚型 LE (subacute cutaneous LE：SCLE)，急性皮膚型 LE (acute cutaneous LE：ACLE) である．これら3つの皮膚病変の組織生検では LE に特異的な病理学的所見を認める (p113, 3.1)病理組織学的所見の項参照)．SLE とこれら3つの皮膚病変の関係を図9-9に示す．

DLE と SCLE をみる症例では必ずしも SLE の診断基準を満たさないことに留意する．DLE は通常内臓病変を伴わず生命予後も良好で，SLE に移行する頻度も5%以下である．SCLE は Sontheimer らにより報告された病型で，DLE と ACLE の中間に位置する病型であるが，DLE とともに抗 SS-A/SS-B 抗体の陽性率が高い．しかし，SLE の部分症として DLE や SCLE をみることがある．SCLE は，大きな多環性，花冠状の融合した皮疹が顔，頸，上背部，上胸部に出現する．輪状の中心部は，しばしば毛細血管拡張や色素脱色

を示す．DLE にみられるような角栓形成は著明でない．日光過敏症は 60～70% にみられ，約 50% が SLE の診断基準を満たす．

(2) 経過による分類

電撃性，急性，亜急性，慢性，寛解などに分けられるが，経過をみて評価されることが多く予測因子に乏しい．

(3) 加齢による分類

SLE は 20～30 歳代の女性に好発する疾患であるが，若年発症，高齢発症もみられ，それらにより病像，予後が異なる．高齢発症 SLE は，蝶形紅斑やネフローゼ症候群，中枢神経障害が少なく非定型像を示し，男性の占める割合も多い．また，LE 細胞，抗 dsDNA 抗体価高値，血清低補体価，CD4/CD8 比の低下などの出現率も低い．反面，若年発症 SLE ほど定型像を示し，HLA-DR2 の保持者も多い．加齢による SLE の病像の相違には，遺伝的要因，環境因子，性ホルモン，加齢による免疫能の変化などが関与すると考えられている．

(4) 自己抗体，免疫異常による分類

SLE では，数多くの自己抗体や免疫異常が認められ，それらの多くは臨床病態と密接に関連する．したがって，これらの異常を認める場合には病態診断に有用で，また，将来の病態出現を予測しうる可能性がある．

(5) ループス腎炎の組織学的分類

高頻度に障害される内臓病変にループス腎炎があげられるが，その病理組織像も不均一性を示す．2003 年に ISN/RPS により提唱された分類 (p113, 3.2)病理組織学的所見の項参照) では，WHO 分

表 9-21 重症度による SLE の病型分類

1. 軽症	discoid LE（DLE） 皮疹，粘膜症状 関節炎，筋痛 レイノー現象 漿膜炎（少量の貯留液） 尿沈渣異常/間欠的蛋白尿
2. 中等症	持続性蛋白尿 溶血性貧血 血小板減少性紫斑病 中枢神経症状（脳神経障害，髄膜炎，機能的精神症状など） 漿膜炎（多量の貯留液）
3. 重症	ネフローゼ症候群 腎不全（急速進行性，慢性） 中枢神経症状（けいれん重積，意識消失，器質的精神病） 間質性肺炎，肺出血 肺高血圧症 全身性血管炎・血栓症

類と同様にⅠ〜Ⅵの6型に分類されているが，それらの組織学的病型の相違が何によって規制されているのか不明である．免疫複合体の抗原と抗体の量的比，免疫複合体のサイズ，抗体の avidity，補体結合性，免疫複合体の沈着様式，遺伝的要因などの関与が考えられる．

(6) 重症度・予後からみた病型分類

この病型分類は，前景にたつ臨床病態を評価し長期予後の見通しのうえにたった治療・管理方式を考慮することができる点で有用である．表9-21 に，重症度からみた病型分類を示す．

①軽症 SLE

重篤な内臓病変を認めず，主症状が発熱，紅斑，関節痛（炎），筋痛，レイノー現象，軽度の貯留液を認める漿膜炎などを伴う場合で，この病態にはMCTD が含まれることがある．広範にみられる紅斑や日光過敏性皮膚炎をみることもあるので留意する必要がある．

②中等症と重症 SLE

これには，生命予後の不良な病態，難治性の病態，完全寛解率の低い病態が含まれる．すなわち，ループス腎炎［特にネフローゼ症候群，ISN/RPSによる病理組織学的病型のⅣ型とⅥ型（表9-20）］，精神神経障害（特にけいれん重積発作，意識消失発作，器質性脳症候群など），多量の貯留液を認める漿膜炎（胸膜炎，心外膜炎），心筋炎，急性肺臓炎，肺出血，肺梗塞・塞栓，肺高血圧症，急性腹症，自己免疫性溶血性貧血，血小板減少性紫斑病，多臓器梗塞，血管炎などが含まれる．

2) 亜型

(1) pre-SLE

SLE は多因子性疾患で，定型像から非定型像を示すものまでみられることはすでに述べた．そして，SLE の特徴的な病像が出現する前に前駆症状や軽微所見が持続ないし間欠的に認められる，いわゆる pre-SLE と考えられる状態が存在すると考えられる．筆者らはすでにこの観点から検討を行い，具体的な症例を呈示するとともに pre-SLE 状態として，①体質・素因（同胞内に SLE の発症，HLA-DR2 の保有など），②血液学的・免疫血清学的異常（リンパ球減少，血小板減少，抗核抗体，LE 因子，ワッセルマン反応偽陽性ないし抗リン脂質抗体，血清低補体価，高γ-グロブリン血症），③臨床像（日光過敏症，皮疹，関節痛，レイノー現象，リンパ節腫大，発熱など）などの項目をあげた．これらの項目が 2〜3 でとどまっているものの誘因や環境因子により顕性化すると考えられるが，すべての症例が確実例に至るとは限らず，体質・素因や subclinical の状態に長期とどまっている場合も多いと思われる．これらの症例では将来の経過を予測する手段はなく，現在のところ定期的に経過観察することが重要である．

(2) 薬剤誘発性ループス

ある種の薬剤投与により SLE 様症状をみることがある．これは薬剤誘発性ループスと呼ばれる．通常，原因薬剤の投与中止により症状は可逆的で，腎や中枢神経症状は少ない．したがって，予後はSLE に比べ良好であるが，SLE 発症の素因を有する場合には薬剤が誘因となり真の SLE を発症することがある．薬剤誘発性ループスをきたす薬剤には，比較的頻度の高いものとして，ヒドララジン（アプレゾリン），プロカインアミド，抗けいれん薬（フェニトイン，ヒダントイン，プリミドン），イソニアジド，クロルプロマジン，経口避妊薬などがあげられ，比較的まれなものとして，アミノ

表9-22 SLEと薬剤誘発性ループスの鑑別

	SLE	薬剤誘発性ループス
好発年齢	20～30歳代	問わない
性	90％女性	問わない
発熱	多い（84％）	少ない（27～52％）
皮膚症状	多い（72％）	少ない（20～30％）
関節痛	多い（92％）	多い（77～92％）
関節変形	少ない（26％）	なし
リンパ節腫大	多い（59％）	少ない（5～10％）
漿膜炎	少ない（2～20％）	多い（46％）
肝腫	少ない（23％）	種々（3～45％）
肺病変	少ない	多い
腎病変	多い	少ない
中枢神経症状	多い	少ない
抗核抗体	100％	ほぼ100％
一本鎖DNA抗体	多い	多い
二本鎖DNA抗体	多い	少ない
補体結合性抗体	多い	少ない
ヒストン抗体	35％	高率
白血球減少	多い（43％）	少ない（10～24％）
LE細胞	多い（76％）	多い（47～80％）
血清低補体価	多い	少ない
経過	慢性に経過，薬剤投与中止しても不可逆性	薬剤投与中止により可逆性

サルチル酸，D-ペニシラミン，L-ドパ，メチルドパ，メチルサイオウラシル，プロピルサイオウラシル，フェニルブタゾン，プラクトロール，キニジン，レセルピン，サルファ剤，ペニシリンなどがあげられる．SLEと薬剤誘発性ループスの相違点を**表 9-22** に示す．

(3) DLE

DLEがSLEのvariantであるのか，独立した疾患単位であるのか異論のあるところであるが，人種差，性差，臨床像，免疫異常，予後などに差がみられ，先に述べたごとくDLEからSLEに移行する頻度が5％以下とされていることから，1つのsubsetを形成すると考えられる．しかしながら，SLEの皮膚症状としてもしばしば認められ，ACRの分類基準のなかにも含まれている．したがって，問題はSLEの1つの症状としてDLEが認められた場合に，1つの病型として分類されるかどうかという点である．筆者らは，DLEの有無によりSLEの臨床像の相違を検討したが，DLEを有し軽症SLEと診断された症例の特徴は，初発時より限局性のDLEを認め，免疫異常に乏しく，より高齢発症が特徴的であった．これらのことから1つの均一な病型を形成している可能性がある．

(4) SCLE

すでに皮疹による病型分類の項で述べたが，ACLEとDLEの中間に位置する病型である．抗SS-A抗体，抗SS-B抗体の陽性率が高い．

(5) 新生児ループス

新生児に，ループス様皮疹（**写真 9-39-①**），溶血性貧血，血小板減少，先天性完全房室ブロック（congenital complete heart block：CCHB）などを認め，まれにSLEの発症（**写真 9-39-②**）をみる．児の母親がIgGクラスの各種抗核抗体や自己抗体を有している場合には，それらの抗体は胎盤を通過して胎児に移行し，新生児でこれらを証明することができる．しかしながら，新生児がこれらの抗体を有していてもSLEの発症には結びつかず，多くは6ヵ月以内に自己抗体は消失する．したがって，皮疹や溶血性貧血，血小板減少なども一過性で正常化することが多い．新生児ループスでは抗SS-A抗体，抗SS-B抗体との関

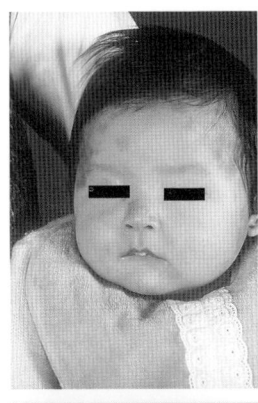

写真 9-39-① 新生児にみられたループス様皮疹

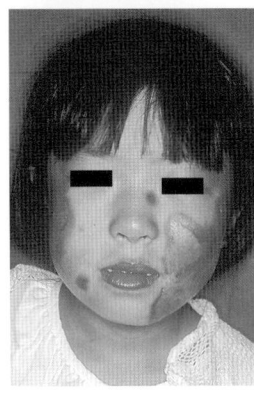

写真 9-39-② SLE を発症した児の紅斑

連が指摘されており，特に CCHB（写真 11-12, p205 参照）では，胎児へ移行したこれらの抗体は生後 6 カ月以内に消失するものの，CCHB は永久に児に残る。CCHB では，特に 52 kD-SS-A と 48 kD-SS-B に対する IgG 抗体との関連が強く示唆されている。

(6) 補体欠損に伴う LE 様症候群

C1q, r, s, C4, C2, C3, C6, C7 などの補体欠損例で SLE 様症状をきたすことが指摘されている。特に，early components の欠損症における SLE の発症率は 41％と高率である。皮疹は DLE が多くみられるが，バンドテストは陰性で腎症を欠き，抗核抗体や抗 DNA 抗体も低値か陰性をみる。しかしながら，抗 SS-A 抗体の陽性率は高く，ホモ接合体の C2 欠損 SLE 例で 75％，C4 欠損 SLE 例で 50％の陽性をみる。

(7) 抗核抗体陰性 SLE

上記の DLE, SCLE など抗 SS-A 抗体陽性をみる亜型に関連することが多い。抗核抗体検索の際にラットやマウスの肝細胞組織を基質に用いた蛍光抗体法では，これらの組織の細胞内 SS-A 抗原量の含有が少ないために陰性を示す。しかし，現在用いられているヒト培養細胞の HEp-2 細胞は SS-A を含み，これを基質として用いた場合には陽性を示す。したがって，本亜型の存在意義は少ない。

(8) 抗リン脂質抗体症候群

抗リン脂質抗体症候群（antiphospholipid syndrome：APS）は，1986 年に Hughes により提唱された疾患概念で，SLE を主とする自己免疫疾患に合併する（続発性）ことが多いが，原発性もみられる。抗カルジオリピン抗体，抗 β_2-グリコプロテイン I 結合カルジオリピン抗体，抗 β_2-グリコプロテイン I 抗体，ループス抗凝固因子，抗プロトロンビン抗体などの抗リン脂質抗体を有する患者に動静脈血栓症，習慣流産・死産，血小板減少症などをみる。まれに多臓器梗塞をみる劇症型も存在するが，抗リン脂質抗体を有していても無症状で経過する場合もある。後者では，APTT の延長やワッセルマン反応生物学的偽陽性で気がつくことが多い。

5. 臨床症状（図 9-9 p118）

1）初発症状

全身倦怠感，易疲労感，食欲不振，体重減少などの全身症状とともに原因不明の発熱，移動性の関節痛，頬部（蝶形紅斑）・手指・爪床・足趾・耳介部・前胸部など，主に露出部にみられる紅斑，レイノー現象，脱毛，口腔内潰瘍などを認めることが多い。自験 SLE の初発症状の頻度を図 9-10 に，全経過を通してみられた臨床症状と検査所見を表 9-23（巻末 p230）に示す。

2）皮膚症状（p41～，紅斑の項参照）

定型的には顔の頬部と鼻梁に鮮紅色の蝶形紅斑と呼ばれる紅斑がみられる。この部位にみられる紅斑は，散在性の落屑を伴った斑点状丘疹や慢性の円板状紅斑であることもある。これらの紅斑は一過性にみられたり，永続性のこともある。また，これらの紅斑は，顔面のほかに，耳介部，前胸部，手掌，手指，足の裏などにも好発し，紫外線や寒

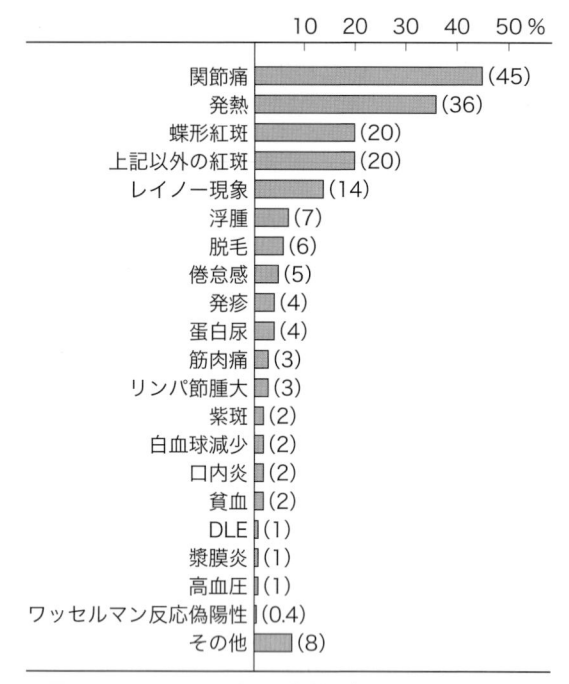

図9-10 SLEの初発症状（SLE 1,125例，2002年）

症状	%
関節痛	(45)
発熱	(36)
蝶形紅斑	(20)
上記以外の紅斑	(20)
レイノー現象	(14)
浮腫	(7)
脱毛	(6)
倦怠感	(5)
発疹	(4)
蛋白尿	(4)
筋肉痛	(3)
リンパ節腫大	(3)
紫斑	(2)
白血球減少	(2)
口内炎	(2)
貧血	(2)
DLE	(1)
漿膜炎	(1)
高血圧	(1)
ワッセルマン反応偽陽性	(0.4)
その他	(8)

冷によって増悪する。紫外線に対する過敏症も多い。蕁麻疹様の皮疹や環状の紅斑，水疱を伴った紅斑（写真9-40）などもみられるが，全経過を通じて特有の紅斑を欠く症例もみられ，これは無疹型と呼ばれる。

脱毛や皮膚潰瘍，指の壊疽，口腔・鼻咽頭粘膜の潰瘍などもみられる。レイノー現象は末梢循環障害によるもので，白色，紫，赤色と色調変化をきたし，寒冷やストレスなどで容易に誘発される。

3）関節・筋症状

手指，手，肘，肩，膝，足などの移動性関節痛や筋肉痛がみられる。朝起きたときのこわばり感もみられるが，腫れることはまれで，X線所見で関節リウマチのように関節の破壊をみることも少ない。まれに（7％以下）スワンネック変形や尺側偏位をみることがあり，これは滑液包炎，腱鞘炎，靱帯の障害などによるものでJaccoud様関節炎と呼ばれる（写真9-41）。5〜10％に炎症性の筋症状を認める。多くは近位筋の筋痛でほかの活動性症状とともに認められる。筋の圧痛は比較的少ない。まれに多発性筋炎と同様の筋炎をみる。

4）腎症状

最も侵されやすい内臓の障害で，軽重含めて約80％に認められる。尿検査で種々の程度の蛋白尿や赤血球尿，白血球尿，円柱尿などをみる。先述したごとく，臨床病態ではネフローゼ症候群（特に初発症状として認められる場合）が生命予後不良である。経時的な変化のなかで，蛋白尿や尿沈渣異常の出現は腎症の活動性を示唆するが，ネフローゼ症候群，telescoped sediment，腎機能の悪化はさらに重篤な活動性を示唆する。ISN/RPSによる病理組織学的病型（p113，3.）病理組織学的所見の項参照）では，Ⅳ型とⅥ型が予後不良である。しかしながら，予後良好な病型であっても経過中，ほかの病型に移行，進展することがあるので留意する。Ⅴ型はネフローゼ症候群をみることが多いが慢性に経過し，予後は比較的良好である。血圧や腎機能は，初期では正常のことが多いが，経過とともに硬化性病変が進み，高血圧や腎不全をみる。

5）精神神経症状

腎臓の障害と並んで生命予後に影響する病態であるが，初発時より認めることは少ない。筆者らは表9-24に示す分類を用いてきたが，1999年にACRより精神神経症状（neuropsychiatric syndrome of systemic lupus erythematosus：NPSLE）の分類基準が提唱されている（表9-25，巻末p231）。

SLEにみられる精神神経症状はきわめて多彩で，けいれん重積発作，意識消失発作，脳血管障害（写真9-42），脳神経障害，脊髄障害，無菌性髄膜炎，末梢神経障害，舞踏病，頭痛，器質性脳症候群，精神症状などをみる。筆者らの検討では，器質性脳症候群の有無を問わずけいれん重積発作と意識消失発作の病態は予後不良である。脳神経症状では，視力障害，眼筋麻痺，顔面神経麻痺，三叉神経麻痺，構音障害，眼振，めまいなどがみられる。その他の症状として，横断性脊髄炎，無菌性髄膜炎，頭痛，末梢神経障害，ギランバレー症候群，重症筋無力症，自律神経障害などをみる。

精神症状は12〜45％にみられるが，よくみられるのは，不眠，うつ状態，情緒不安定，神経症，

錯乱，幻覚，失見当などである．これは器質性脳症候群と精神病群に分けられる．前者では認識機能の障害があり，中毒性脳炎様を示し，見当識，知覚，記憶，知能，判断などの障害を認める．ときに慢性に進行し不可逆性の認知障害となる．後者は情緒的，機能的障害を認め，よくみられるのは抑うつと不安感である．ときに自殺企図がみられる．

　NPSLEの分類では，精神症状を器質性脳症候群の有無で分けることなく中枢神経系のなかで，①acute confusional state，②anxiety disorder，③cognitive dysfunction，④mood disorder，⑤psychosisに区分している．①は意識混濁，意識変容をみる意識障害で，②は不安感の精神的表出，不安発作，強迫性障害などを含み，③は高次脳機能障害をみる認知障害で，せん妄，認知障害，健忘を含み，①とともに従来の器質性脳症候群に近く，④は感情の異常な抑うつや高揚の持続，⑤は幻想や妄想により日常生活に支障をきたす状態で，抗リボゾームP抗体との関連をみる．病態の把握は，髄液検査，脳波，CTスキャン，MRIなどで行われるが，SLEに特有の所見はない．眼底では綿花様白斑（cytoid body）をみる（**写真9-43**）．

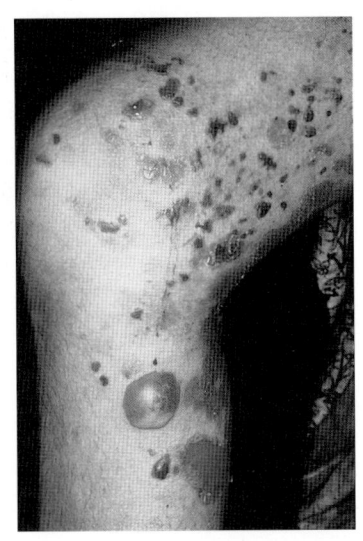

写真9-40　水疱を伴ったSLE（bullous LE）

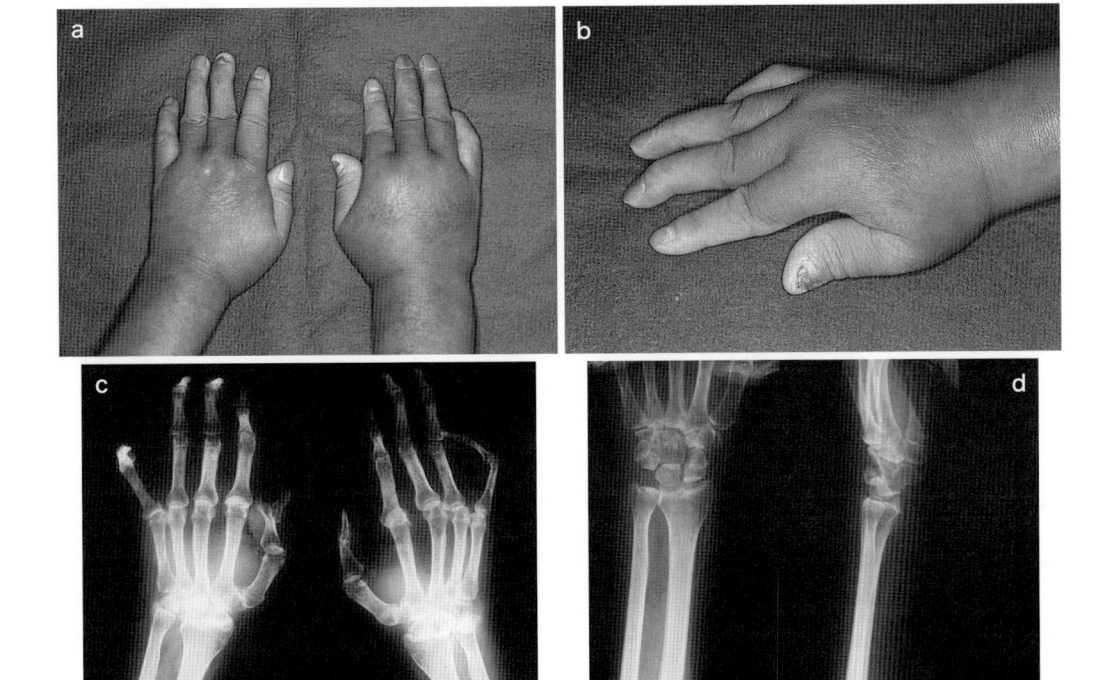

写真9-41　Jaccoud様関節炎
a：Jaccoud様関節炎，b：Jaccoud様関節炎，c：aの上記X線所見．手関節の破壊を思わせる，d：cのX線所見と同一患者，人為的に関節は正常に修復される

表9-24 SLEにおける精神神経症状の病型

分類	精神症状 精神病群（psychosis）	精神症状 器質性脳症候群（organic brain syndrome：OBS）	神経症状
症状・所見	うつ状態，躁状態，躁うつ状態，精神分裂病様状態（神経症状態） *いずれも意識障害が目立たない	急性期：せん妄，錯乱，認知障害（知的能力低下） 慢性期：認知障害，人格変化 *せん妄，錯乱とは意識障害に伴い不穏，興奮，幻覚，妄想がみられる状態。意識障害の程度はさまざまだが軽度のことが多い	けいれん発作およびその他のてんかん様発作，脳血管障害，片麻痺，不随意運動，運動失調，無菌性髄膜炎，横断性脊髄炎，末梢神経障害，頭痛など *てんかん様発作には，全般性強直間代発作，ジャクソン型発作，複雑部分発作などがある
関連することのある自己抗体	抗リボゾーマルP抗体	抗リボゾーマルP抗体	抗アシアロGM₁抗体，抗PCNA抗体，抗Sm抗体，抗リン脂質抗体など
予後	良	不良	病態による
指標となるサイトカイン	インターフェロンα	インターフェロンα インターロイキン6	インターロイキン6

*精神病群（psychosis）と器質性脳症候群（OBS）は重複例や移行型もみられる。また，精神症状と神経症状の重複もみられる。

（富岡玖夫，他：日内会誌 85：1911，1996 より引用）

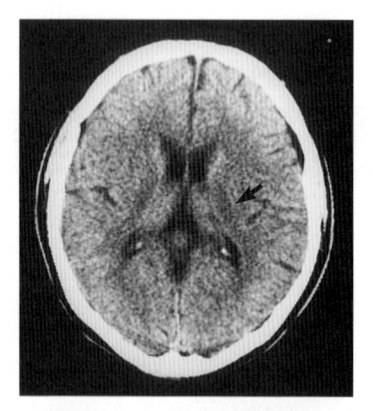

写真9-42 視床下部梗塞をきたしたSLE

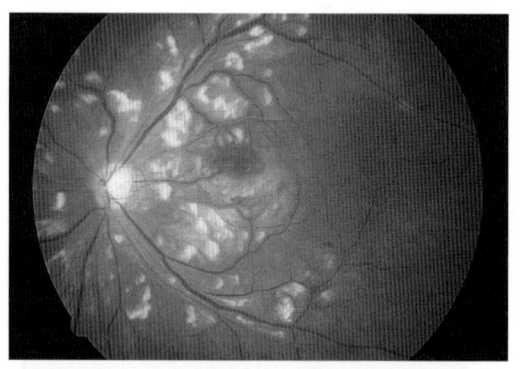

写真9-43 SLE患者の網膜にみられた綿花様白斑

6) 心・肺症状

心臓の障害では心外膜炎が最も多く，その他，心筋炎や心電図の異常所見をみる。Libman-Sacks型心内膜炎がSLEに特徴的であるが，生前の診断は難しく，多くは剖検で見出される。

肺の障害では胸膜炎が最も多く，その他，間質性肺炎（写真9-44），肺高血圧（写真9-45），肺出血（写真9-46），肺塞栓・梗塞（写真9-47）などをみることがある。肺胞出血を認める症例では急性の間質性肺炎に類似するが，血痰で気づくことが多い。

肺高血圧症は悪化率の高い病態であるが，MCTDやSScに比べて頻度は少ない。重症度と関連し，突然死，肺性心で死亡する率が高く，病態が直接死因につながる点で重要視される。肺の機能検査では，X線で異常がみられない場合でも拡散障害や拘束障害をみることが多い。

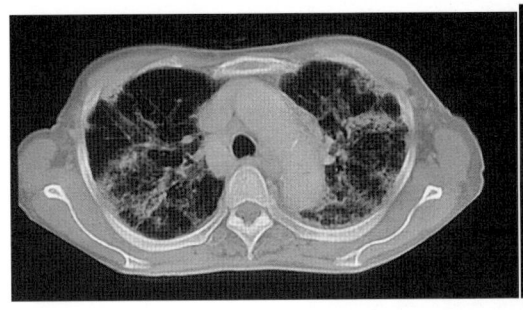

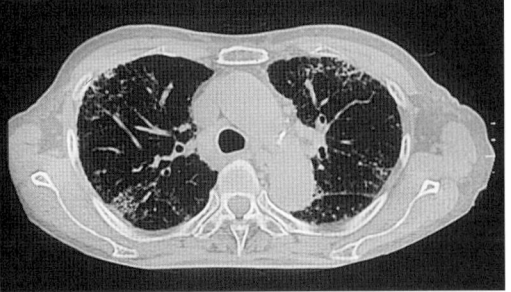

写真 9-44　SLE にみられた間質性肺炎
左：治療前。
右：シクロスポリンによる治療により改善。

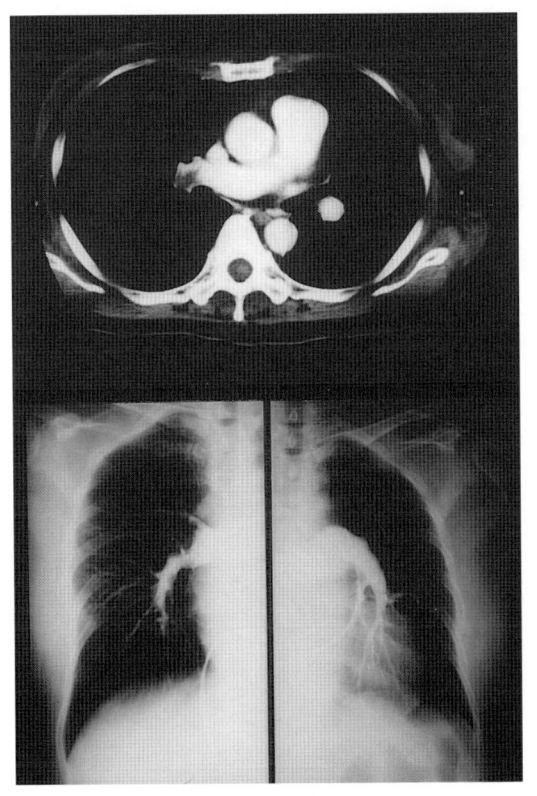

写真 9-45　肺高血圧

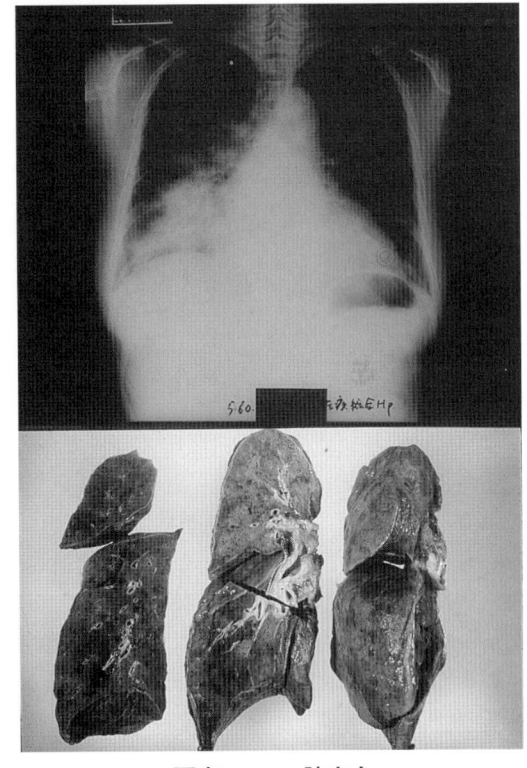

写真 9-46　肺出血

7）消化器症状

　腹膜炎，腸管の壊死，イレウス症状，膵炎などをみることがあり，ときに急性腹症として緊急的に手術を必要とすることがある。急性腹症は腸管膜動脈炎によることが多いが，ステロイド薬で治療されている場合には症状がマスクされていることがある（**写真 9-48**）。しばしば虚血性腸炎をみる。まれに炎症性腸疾患に伴う膵炎や自己免疫性膵炎，蛋白漏出性腸症がみられる。肝障害では，自己免疫性肝炎，再発性結節性過形成，肉芽腫性肝炎などをみることがあるが，診断は特異抗体の存在とともに肝生検によるところが大きい。

8）血液学的異常

　重症度と活動性の高い病態は自己免疫性溶血性

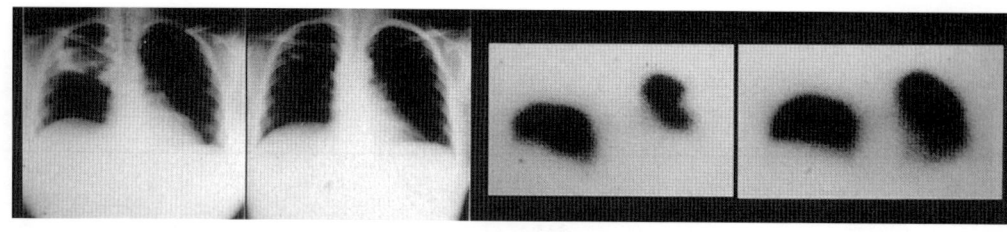

写真 9-47　肺梗塞
左：胸部X線所見。入院時，右上葉に梗塞性病変を認める。
右：胸部X線と同時期の肺シンチグラフィ所見。入院時，X線所見に一致して欠損像を認める。

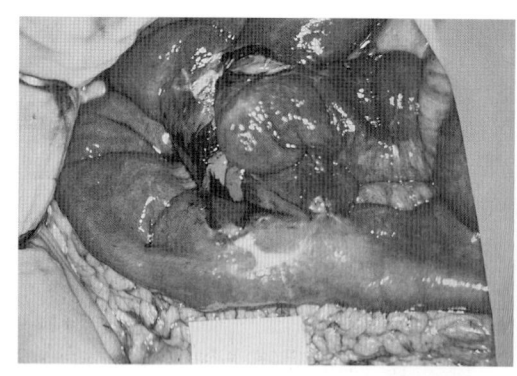

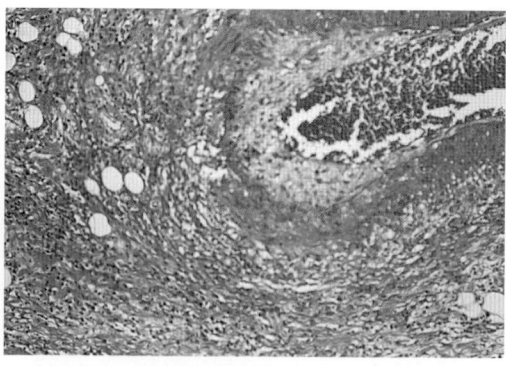

写真 9-48　腸穿孔（左）をきたした SLE 症例
病理組織像で血管炎，血栓を認める。

貧血（HA）と血小板減少性紫斑病（TP）である。両者が併発する Evans 症候群もみられる。いずれも特異的な自己抗体（クームス抗体，血小板抗体，PA-IgG，抗リン脂質抗体など）とともに特徴的な検査所見を示す。抗リン脂質抗体症候群（APS）は動静脈血栓をきたす部位を選ばず，その重症度は臓器梗塞部位によるが，多臓器梗塞をみる catastrophic APS は重篤で予後不良である。

9）その他の症状

リンパ節腫大，脾腫，ループス膀胱炎，無月経，内分泌異常やまれに声帯炎（**写真 9-49**）などがみられる。

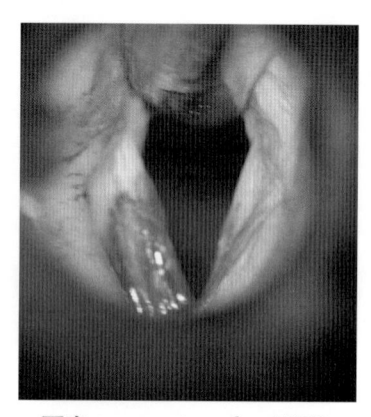

写真 9-49　ループス喉頭炎（lupus laryngitis）

6．検査所見　(表 9-23，巻末 p230)

1）一般検査

赤沈亢進，正色素性正球性貧血，溶血性貧血，白血球減少，リンパ球減少，血小板減少，高γ-グロブリン血症などをみる。免疫グロブリンでは，IgG，IgA，IgM のポリクローナルな増加がみられるが，特に IgG の増加が顕著である。CRP は活動性であっても強陽性を示すことは少なく，通常陰性か弱陽性を示す。尿の異常所見はループス腎炎

の存在を示唆する。

2）免疫学的検査

免疫学的検査の特徴の1つは，多彩な自己抗体をみることであるが，特に核に対する抗体，いわゆる蛍光抗体間接法（IIF）による抗核抗体はほぼ100％陽性を示す。IIFによるスクリーニングで陽性を認めた場合には，反応する対応抗原の同定とともに定性，定量，免疫グロブリンなどの特異的な抗体の検索を行う。抗核抗体の種類は数多くあげられるが，そのなかでSLEに特異的な抗核抗体は，抗二本鎖DNA（dsDNA）抗体，LE細胞（LE因子，DNAとヒストンの複合体に対する抗体），抗Sm抗体，抗PCNA抗体などである。抗dsDNA抗体価は，特にループス腎炎の活動期に高値陽性を示し治療により低下するため，治療上良い指標となる。抗核抗体以外の自己抗体として，リウマトイド因子，クームス抗体，抗リン脂質抗体（ループス抗凝固因子，抗カルジオリピン抗体，抗β_2-グリコプロテインI抗体，ワッセルマン反応偽陽性）などをみる。

もう1つの特徴的な免疫血清学的所見は，血清低補体価である。特にSLEの活動期（なかでもループス腎炎）にはC3，C4，CH50の低下を認める。これらの血清低補体価は治療によって改善をみるので，抗DNA抗体価と並んで治療上良い指標となる。

3）生検による病理組織学的検査

診断や病態把握のために，腎や皮膚などの生検による病理組織学的検査が施行されることがある。

7．診断，鑑別診断

診断は，臨床症状と検査所見を総合的に判断して行われる。また，アメリカリウマチ学会からSLEの分類改訂基準が提唱されているので，それに照らし合わせて診断する（**表9-26**，巻末p232）。鑑別すべき疾患としてSLE以外の膠原病，感染症，悪性腫瘍などがあげられる。

SLE以外の膠原病では関節リウマチ，全身性硬化症，多発性筋炎・皮膚筋炎，シェーグレン症候群，MCTD，血管炎症候群，高安動脈炎などと鑑別を要する。薬剤誘発性ループスとの鑑別点は**表9-22**（p120）を参照されたい。感染症との鑑別では各種培養を含む細菌学的検査が施行される。悪性リンパ腫を含む悪性腫瘍との鑑別では，造血器，腫瘍マーカー，画像診断，組織生検などの検査が行われる。

8．臨床評価

1）活動性の評価

SLEの活動性判定基準はこれまでいくつか提唱されているが，よく用いられるのはSLEDAI（SLE-disease activity index）（**表9-27**，巻末p233）である。10日以内に認められた所見を数量的重みづけでスコアリングしたものである。検査所見では尿円柱，赤血球尿，蛋白尿がそれぞれ4のスコアに，血清低補体価と抗dsDNA抗体価上昇がそれぞれ2のスコアに，血小板減少症と白血球減少がそれぞれ1のスコアに評価される。これらの検査項目はSLEの日常診療においても定期的に行われている検査であり，治療効果の指標として，また，再燃や悪化の予測因子として重要である。活動性はすべての項目のスコアの総数により判定されるが，多くの活動性は10～15の値を示す。

2）傷害度の評価

重症度は不可逆性臓器病変の有無により評価される。したがって，臓器の器質的な病変や機能障害が治療によって改善し得ない状態を把握して評価され，活動性の評価とは区別される。検査上では，各臓器の機能検査や画像所見が判定資料として用いられる。アメリカリウマチ学会より重症度指数の基準が提唱されている（**表9-28**，巻末p234）。

3）健康度指標（QOL評価）

SLEでは，Medical Outcome Study Short Form 36（SF-36）がQOL評価に用いられる。これは，BILAG（British Isles Lopes Assessment Group）の

表 9-29 SLE の臨床病態別による治療法

治療法 軽症 SLE	局所的療法	NSAIDs	PSL 1日 0.5 mg/kg 以下	PSL 1日 0.5 mg/kg 以上	血管拡張薬	抗凝固療法	治療法 中等度ないし重症 SLE	ステロイド (PSL) PSL 1日 0.5 mg/kg 以下	PSL 1日 0.5～1 mg/kg	PSL 1日 1 mg/kg 以上	パルス療法	免疫抑制薬	抗凝固療法	血漿交換療法	人工透析	γ-グロブリン療法	脾摘
発熱		○	○				ループス腎炎										
皮膚症状							持続性蛋白尿	○	△		○	△	○	△			
DLE	○		△				ネフローゼ型		○	△		○	△	○			
紅斑（局所）	○		△				advanced	○				○		△	○		
紅斑（全身）	○		○	△			CNS ループス										
bullous LE	○		○	△			けいれん重積発作, 意識消失		○	○			△				
脱毛	○						器質的精神症状										
口腔内潰瘍	○						髄膜炎	△	○								
脂肪織炎			○	△			溶血性貧血		○	△	○	△		△		△	
指端潰瘍/壊死, 皮膚潰瘍	○		△	○	○	○	血小板減少性紫斑病									△	△
レイノー現象					○		筋炎		△	○		△					
血栓性静脈炎		△	○	△			間質性肺炎		○	△		△					
関節・筋症状							心筋炎		○	△		△					
関節痛（炎）	○	○					漿膜炎（貯留液多量）		○								
筋肉痛	○	○					血管炎による臓器虚血		○	△	○	△	○				
間欠的蛋白尿, 沈渣異常			○	△			肺高血圧症*	△	○	△		△	○				
漿膜炎（貯留液少量）		○	△	○													

○ よく使われる, △ ときに使われる, PSL：プレドニゾロン
*要因により治療法が変わる。肺血管拡張薬を併用する。

活動性スコアや SLICC/ACRDI の傷害度スコア（表 9-28）と相関する傾向にあることが指摘されている。

9. 治療

1) 軽症 SLE

軽症 SLE の治療法を表 9-29 に示す。

皮膚症状に対しては，主にステロイドを含む塗布剤による局所的治療を行う。紫外線照射を避け，特に日光過敏症を有する患者で留意する。広範囲の急性の皮疹や水疱形成（bullous LE）（写真 9-40）などではステロイドの全身投与を必要とすることがある。関節痛，筋痛，腱鞘炎などに対してNSAIDs で治療し，効果が得られない場合にはステロイドの少量投与を行う。レイノー現象に対しては，日常生活で寒冷やストレスなどに留意させ，血管拡張薬を用いる。少量の滲出液をみる漿膜炎に対してはプレドニゾロン（PSL）換算 0.5～1 mg/kg/日より治療を開始する。治療によく反応する病態であるが，臨床症状，ヘモグロビン値，血清補体価，抗 DNA 抗体価などの推移をみながら再燃に留意し漸減する。

2) 中等症，重症 SLE

これには，生命予後の不良な病態，難治性病態，寛解率の低い病態が含まれる。以下，主な病態について述べる。

(1) ループス腎炎

ループス腎炎の治療薬はステロイドが主であるが，この他免疫抑制薬，血漿交換療法，抗凝固療法，血液透析などが適宜併用される（表 9-30）。

ネフローゼ型では PSL 1～1.5 mg/kg/日より，

表9-30　ループス腎炎の病型別治療

病型分類	ステロイド薬 PSL 1日 1 mg/kg 以下	ステロイド薬 PSL 1日 1 mg/kg 以上	パルス療法	免疫抑制薬	抗凝固療法	血漿交換療法	人工透析
A．尿所見による							
1．尿所見正常		腎外症状による					
2．間欠的蛋白尿，沈渣異常	●						
3．持続性蛋白尿（1日3.5 g以下）		●	△	△	●	△	
4．ネフローゼ症候群		●	△	△	●	△	
B．腎生検所見による（WHO分類）							
1．Ⅰ型：正常ないし微小変化型		他所見，腎外症状による					
2．Ⅱ型：メサンギウム型	●		△	△	●		
3．Ⅲ型：巣状分節状型	●		△	△	●		
4．Ⅳ型：びまん性増殖型		●	●	△	●	△	
5．Ⅴ型：膜性型	△	●	△	●	●	△	
6．Ⅵ型：硬化型	●						●
C．腎機能による							
クレアチニンクリアランス　／　クレアチニン							
正常 >50%　／　正常 ≤2.4 mg/dL		他所見，腎外症状による					
10～50%　／　2.5～7.9 mg/dL	●		△	△	●	△	
<10%　／　≥8.0 mg/dL	●		△	△	●	△	●

●よく使われる，△ときに使われる，PSL：プレドニゾロン

1日3.5 g以下の持続性蛋白尿を認める症例では0.5～1.0 mg/kg/日より治療を開始する。3～4週間継続投与後，尿所見，腎機能，免疫学的指標の改善をみながら10％を目安に漸減する。維持量はPSL 5～15 mg/日の幅をもって行う。ネフローゼ型，WHO分類Ⅳ型，急速に進行するループス腎炎では初回ステロイドのパルス療法（メチルプレドニゾロン1日0.5～1 g，3日間連続投与）を先行させ，後療法として上記ステロイド療法を施行する。

免疫抑制薬は，通常ステロイド抵抗性やステロイド減量困難な症例に用いられるが，慢性に経過し長期治療を必要とする症例では，ステロイド多量単独投与よりもステロイドと免疫抑制薬の併用療法が効果的である。用いられる免疫抑制薬は，シクロホスファミド（CY），タクロリムス，ミゾリビン，シクロスポリン，ミコフェノール酸モフェチル，アザチオプリン，などである。なかでもCYが有用とされているが，長期経口投与では副作用のリスクが高く，再燃も少なからず認められ，CYの経口投与よりも大量間欠静注投与（IVCY，500～750 mg/1回，1～3ヵ月ごと）のほうが有用と考えられる。IVCYはWHO分類Ⅳ型に対しても有効性が示唆され，重篤な副作用もなく硬化性病変への進展抑制効果も指摘されている。

血漿交換療法は，上記治療で改善のみられない症例や急速に進行し早急に改善を図る必要性のある症例に薬物療法と併用で適用される。腎不全ないしWHO分類Ⅵ型では血液透析の時期を考慮する。

(2) 精神神経症状

けいれん重積発作，意識消失発作，器質性脳症候群を伴うCNSループスでは，パルス療法を含むステロイド多量投与で治療を行う。48時間以内に効果が認められない場合には12時間ごとにヒドロコルチゾン250～500 mgの投与を行う。減量は，臨床症状の改善，免疫血清学的所見，髄液所見，CTスキャン，MRI，脳波などを指標に，最大投与量が1ヵ月以上に及ぶ場合には数週間ごとに，2週間以内の場合には4～7日ごとに10～20％ずつ減量する。上記以外の病態の治療もこれらに準じるが，初回ステロイド量はより少ない量

で改善をみる。しかしながら，ステロイド抵抗性の場合には，ループス腎炎と同様にステロイドの長期単独多量投与は副作用のリスクが高まり，有用性は低下する。難治性で後療法によるステロイドの減量が困難な場合には，できるだけ早期にIVCYを含む免疫抑制療法や血漿交換療法の併用を考慮する。精神病群では，主に抗精神病薬を用いて治療する。

(3) 急性間質性肺炎/肺胞出血・肺高血圧症

急性の間質性肺炎では，初回 PSL 1～2 mg/kg/日以上より治療を開始する。ときにパルス療法が適用されるが，あらかじめ感染症のないことを確認する。難治性の場合にはIVCYやシクロスポリンを含む免疫抑制薬，血漿交換療法が併用される。肺胞出血の場合には，早期よりステロイドパルス療法を含むステロイド多量療法，IVCYを含む免疫抑制療法，血漿交換療法を行う。肺高血圧症は悪化率の高い病態であるが，MCTDや強皮症のそれに比べステロイドの反応性がよいことが示唆され，多量投与で改善がみられることがある。

(4) 溶血性貧血・血小板減少性紫斑病

溶血性貧血と血小板減少性紫斑病（TP）では，初回 PSL 1～1.5 mg/kg/日より治療を開始する。重症例では初回よりパルス療法を行う。クームス抗体，血小板抗体，PA-IgG，抗リン脂質抗体などの自己抗体が認められれば，これらの除去目的で血漿交換療法を併用することがある。TPにおけるγ-グロブリン療法の効果は一過性で，脾摘術前の施行が効果的である。この他ダナゾール，脾の embolization で効果をみることがある。

(5) 抗リン脂質抗体症候群（9章-H．APSの項参照，p169）

抗カルジオリピン抗体，抗β_2-グリコプロテインI結合リン脂質抗体，抗β_2-グリコプロテインI抗体，ループス抗凝固因子，抗プロトロンビン抗体などの抗リン脂質抗体を有する患者に脳梗塞を含む動脈血栓症，血栓性静脈炎を含む静脈血栓症，習慣流産・死産，血小板減少症などをみる。まれに多臓器梗塞をみる劇症型（catastrophic APS）も存在する。APSに対する治療は，抗凝固療法と抗血小板療法が基本であるが，SLEの活動性がみられればステロイド薬を含む免疫抑制療法が併用される。また，抗リン脂質抗体を除去する目的でデキストラン硫酸をリガンドとする免疫吸着療法が併用される。

(6) 壊死性血管炎

壊死性血管炎による病態（腸間膜動脈炎による急性腹症など）では，ステロイドパルス療法を含むステロイド多量投与を行う。急性腹症ではあらかじめ穿孔のないことに留意する。急速な改善が得られない場合にはIVCYを併用する。

10．経過，合併症，予後

SLEは，経過中寛解と再燃を繰り返すが，寛解導入されれば多くは慢性に経過する。また，まれに自然寛解もみられるが，電撃性の経過をとることもある。経過中の合併症では，治療薬による副作用と関連することが多く，感染症，消化管潰瘍，骨粗鬆症，糖尿病，骨髄抑制，無菌性骨壊死などがあげられる。

近年，SLEの生命予後は著しく改善している。これまでの自験 1,125 例の 5 年，10 年，20 年の生存率は 93％，89％，69％である。自験例と海外の報告との比較を表 9-31 に示すが，特に 1990 年以降予後の改善がみられる。自験例を診断時期により3群に区分し死因と予後を比較すると（表9-32，図 9-11），1976 年以降腎死の激減を認め，予後の有意改善をみる。主な死因は，感染症，精神神経障害，肺高血圧症，腎不全である。予後改善の要因には診断技術の進歩と治療法の発達があげられる。

死因を特定することは難しいが，大きく SLE に関連するものと関連しないものに分けられる。それらの死因の頻度を表 9-33 に示す。病態として，ネフローゼ症候群，腎生検によるIV型（diffuse proliferative glomerulonephritis：DPGN）とVI型（硬化性病変），脳血管障害，けいれん重積発作，器質性脳症候群，間質性肺炎，肺高血圧症などは予後不良である。合併症となる感染症（真菌感染症，ニューモシスチス肺炎，サイトメガロウイルス感染など），ステロイド薬や免疫抑制薬による重篤な副作用も死因となる。長期治療された症例では，動脈硬化性病変による障害（心筋梗塞など）に留

表9-31 主な報告者によるSLEの生存率の比較

著者	症例数	年度	地域	生存率(%) 5年	10年	15年	20年
Merrel, Shulman	99	1953	Baltimore	50	—	—	—
Kellum, Hasericke	299	1964	Cleveland	69	54	—	—
Estes, Christian	150	1971	New York	77	60	50	—
Wallace, et al	609	1979	Los Angeles	88	79	74	—
Ginzler, et al	1,103	1982	Multicenter	86	76	—	—
Pistiner, et al	570	1990	Los Angeles	97	93	83	—
Wang, et al	539	1990	Malaysia	82	70	—	—
Abu-Shakra, et al	665	1993	Toronto	93	85	79	68
Jacobson, et al	513	1999	Denmark	91	76	64	53
Hashimoto, et al	1,125	2002	Japan	93	89	79	69

(Wallace DJ, Hahn BH eds：Dubois' Lupus Erythematosus, 2002 より引用，一部改変)

表9-32 SLEの死因の変貌（自験例）

診断時年度	A 1955〜1975	B 1976〜1985	C 1986〜2001	有意差
症例数	269	462	394	
死亡数	68 (25)	59 (13)	24 (6)	A：B, B：C, A：C $p<0.001$
腎不全	31 (46)	12 (20)	2 (8)	A：B, B：C, A：C $p<0.05$
脳血管障害	14 (21)	17 (29)	3 (13)	
感染症	15 (22)	7 (12)	7 (29)	
間質性肺炎	8 (12)	1 (2)	1 (4)	A：B $p<0.05$
肺高血圧症	2 (3)	2 (3)	3 (13)	
消化管出血	3 (4)	4 (7)	1 (4)	
心筋梗塞	2 (3)	0	0	
悪性腫瘍	5 (7)	5 (9)	0	
心不全	5 (7)	4 (7)	1 (4)	
DIC	2 (3)	8 (13)	3 (13)	A：B $p<0.05$
自殺	1 (2)	2 (3)	1 (4)	

( )内は%

図9-11 SLEの予後の変貌（自験例）

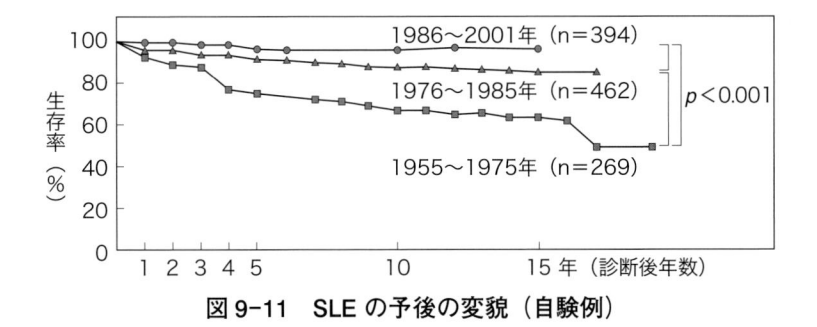

意する．機能障害を伴う合併症では，無菌性骨壊死や骨粗鬆症による圧迫骨折などがあげられる．

表 9-33 SLE の死因

	Abu-Shakra, et al* (1995)	自験例 (2000)
死亡例	124	136
1. 活動性 SLE	20 (16)	22 (16)
2. 感染症	40 (32)	27 (20)
3. 上記以外の病態	38 (31)	59 (43)
心筋梗塞	13 (11)	1 (1)
脳血管病変	5 (4)	6 (4)
腎不全	2 (2)	25 (18)
肺線維症/間質性肺炎	2 (2)	14 (10)
肺出血		3 (2)
肺塞栓症/肺梗塞	2 (2)	1 (1)
肺高血圧症		1 (1)
消化管穿孔/虚血性腸炎		3 (2)
うっ血性心不全	2 (2)	2 (1)
突然死	10 (8)	
その他（HPS, 動脈瘤破裂など）	2 (2)	2 (1)
4. SLE に関連しない死因	13 (11)	20 (15)
悪性腫瘍	8 (7)	10 (7)
慢性閉塞性肺疾患	2 (2)	1 (1)
消化管出血		3 (2)
自殺/事故	3 (2)	4 (3)
DIC		2 (1)
5. 不明	13 (11)	8 (6)

( ) %　　(*：Aba-Shakra M, et al：J Rheumatol 22：1259, 1995 より引用，一部改変)

C. 全身性硬化症（強皮症）

1. 全身性硬化症とは

　全身性硬化症（systemic sclerosis：SSc）は，皮膚，消化管，肺，心，腎，筋など広範囲にわたり硬化性病変をもたらす，原因不明の慢性に経過する全身性の結合組織疾患である。

　通常レイノー現象を伴い，これはほかの症状が出揃うまで長年にわたり認められることがある。

　女性が男性に比べ 3〜5 倍多く，発病年齢は SLE よりやや高齢で 20〜40 歳であるが，小児，高齢者にもみられる。

2. 病因

　原因は不明であるが，これまでいくつかの要因が示唆されている。

1）コラーゲンの代謝異常

　SSc の皮膚硬化部では膠原線維の強い増生がみられ，特にコラーゲンの合成が増強している（**写真 9-50**）。SSc の皮膚線維芽細胞は，正常人のそれに比べてコラーゲン合成能力が亢進しており，その能力は 15 代培養した後でも存続しているとされている。

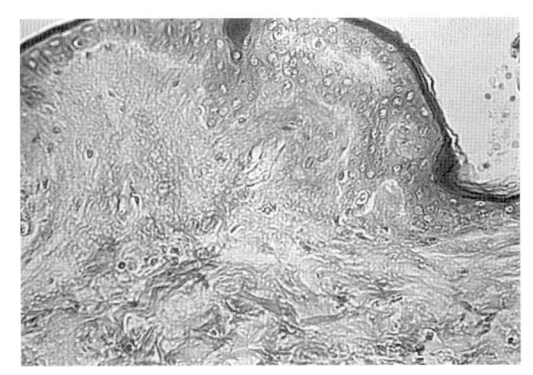

写真9-50　SScの皮膚生検像
膠原線維の強い増生をみる。

2）血管病変

　微小血管のびまん性の障害を特徴とし，著しい線維化を伴った増殖性病変をみる。動脈，細動脈，毛細血管の内皮細胞異常を認めvon Willebrand因子やアンジオテンシン変換酵素などの血管内皮細胞由来の異常も認められる。血管収縮ペプチドであるエンドセリンや血小板由来の成長因子は線維芽細胞増殖とコラーゲン合成を促進するが，これらが病因に働いている可能性がある。

3）免疫異常

　抗核抗体の陽性率が高いこと（20〜80％）はもとより，疾患特異性のあるScl-70抗体や，SScの亜型であるCREST症候群に特異的なセントロメア抗体が見出されているため，何らかの免疫異常が関与していると考えられる。

　高γ-グロブリン血症，IgGの増加，免疫複合体などもみられる。また，SSc患者のリンパ球は，線維芽細胞などに対して細胞傷害性に働くことも指摘されている。

　SSc患者の末梢血中では，type 1コラーゲンに対して$CD4^+$ T細胞が感作された状態にあって，IL-2を産生している。IL-2は単球，マクロファージを活性化し，これによりIL-1などのサイトカインを遊離させ，線維芽細胞のコラーゲン合成を促進させている可能性もある。また，血小板由来成長因子（PDGF）は線維芽細胞の増殖に働き，transforming growth factor（TGF）-βによりコラーゲン，フィブロネクチン遺伝子が誘導され，線維芽細胞が活性化され増殖する。

4）その他

　遺伝・素因や環境因子があげられるが，特に環境因子では，鉱山労働者や，塩化ビニール，エポキシレジンを扱う労働者にSSc類似の病変がみられたり，また，美容形成術によりシリコンやパラフィンの異物注入を行った女性に，数年後SSc様病変が認められる（ヒトアジュバント病）事実がある。また，L-トリプトファンや品質の悪い菜種油の摂取によって本疾患に類似した症状がみられることも指摘されている。

3．病理

　皮膚にみられる早期病変は，浮腫，血管周囲のリンパ球浸潤，膠原線維の腫脹と変性である。次いで膠原線維の増生と弾性線維の減少をみる。膠原線維の増生にもかかわらず線維芽細胞の増生はみられない。

　小血管の内膜肥厚もみられる。肺毛細管の基底膜は肥厚し，後期には広範の線維症をきたす。血管内皮の傷害は血小板の活性化と血栓形成をもたらし狭窄の増悪をみる。血小板の活性化は，血小板由来増殖因子やトロンボキサンA2などのメディエーターの放出の原因となり，これにより血管収縮をきたし内皮細胞や線維芽細胞の増殖を促す。基底膜は肥厚し，線維の増生は活性化線維芽細胞によるコラーゲン，フィブロネクチンなどの沈着によりもたらされる。

　食道や消化管では，平滑筋層が線維組織で置き換えられる。

　腎病変は悪性高血圧症に類似し，細，小動脈壁のフィブリノイド変性，内膜肥厚，血栓形成をみる。

4．分類

　皮膚硬化の範囲により，以下のように分類される。

1) 限局性強皮症

①モルフィア（斑状強皮症）
②汎発性モルフィア
③線状強皮症

2) 全身性硬化症

(1) 限局性皮膚硬化型

肘関節より末梢に皮膚硬化を認める。抗セントロメア抗体陽性率が高い。予後良好なるも肺高血圧症の頻度は全身性よりも高い。

(2) 全身性皮膚硬化型

全身の皮膚硬化をみる。抗トポイソメラーゼⅠ抗体（抗 Scl-70 抗体）陽性率が高い。間質性肺炎、消化管病変、腎病変など内臓病変を認め予後不良である。

5. 臨床症状 (図 9-12)

1) 皮膚症状 (5章 4.6) 皮膚硬化の項参照, p45)

皮膚硬化は四肢末梢と顔面から始まり、次第に近位部に進行する。皮膚硬化の進展は浮腫期に始まり、次いで硬化期、萎縮期へと移行する。よく侵される部位は手指で、早期にはレイノー現象とともにソーセージ様腫脹がみられる。

硬化が進むと皮膚は緊張し、しわが消失し、光沢を生じるようになる。手指の可動制限もみられ、指を伸ばしたり、握ったりできないようになる。手指は屈曲し、拘縮した状態はわし手と呼ばれる。（写真 9-51）。

皮膚硬化は、次第に前腕、上肢、顔面、胸部へと範囲が広がり、最終的に全身の皮膚硬化をもたらす。指端潰瘍や壊死も起こしやすく、また、末端骨の融解を伴うと短指症をきたす（写真 9-52）。

顔面では、しわがなくなり、表情に乏しく、口の周りには縦にしわができ開口制限がみられる（写真 9-53）。鼻の周りの皮膚硬化は、鳥の様相を示す。萎縮期に入ると、皮膚が菲薄化し、しわがでて再び軟らかくなる。これらの皮膚病変とともに色素沈着や脱失（写真 9-54），毛細血管拡張などの所見を伴う。また、ときに皮膚や皮下組織に石灰化をみることがある。よくみられる部位は指の遠位端であるが、広範囲の石灰化もみられる（Thibierge-Weissenbach 症候群）。石灰化は後述する CREST 症候群の 1 つの特徴的な所見でもあ

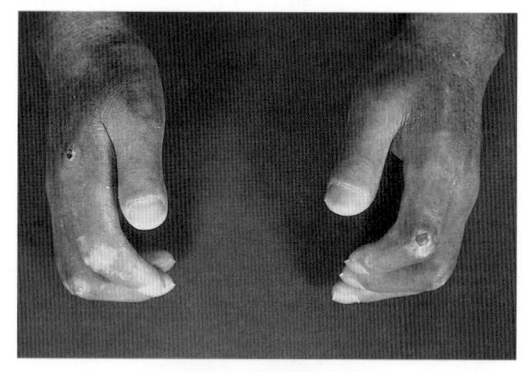

写真 9-51 わし手

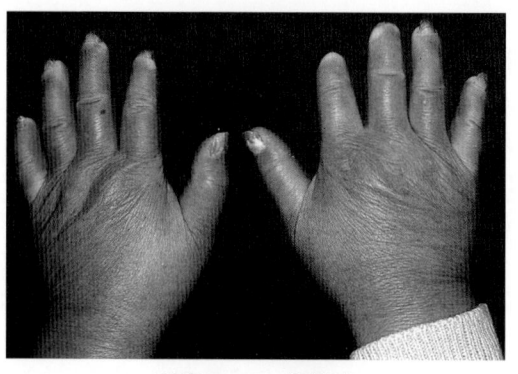

写真 9-52 短指症
X 線では末節骨の骨吸収像がみられる。

図 9-12 SSc にみられる症状

20〜60歳代に好発し、女性に多い

- 皮膚硬化、色素沈着・脱失 (95%)
- 高血圧 腎臓が障害される (50%)
- レイノー現象 (95%)
- 下痢と便秘を繰り返す (50%)
- 表情に乏しい (50%)
- 口が大きく開きにくい (50%)
- 物を飲み込むとつっかえる感じ (30%)
- 肺線維症 (60%)
- 不整脈 (30%)
- わし手 (35%)
- 指先が短くなる (40%)
- 皮膚潰瘍・壊疽 (40%)
- 関節痛 (30%)

(%) 頻度

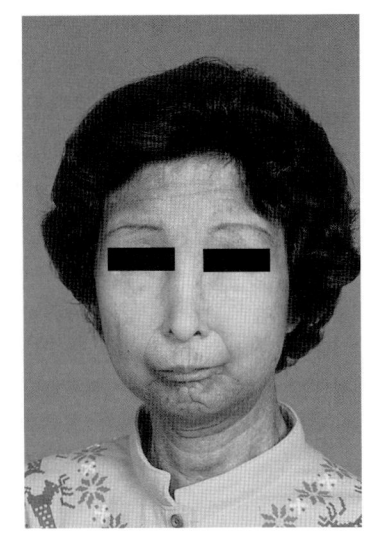

写真 9-53
顔面の皮膚硬化と口唇周囲の縦じわがみられる。

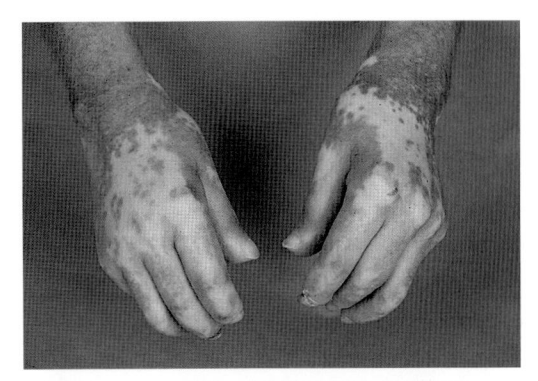

写真 9-54　SSc の手指拘縮と色素脱失，色素沈着

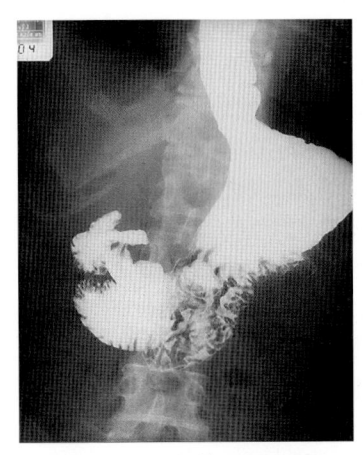

写真 9-55　食道下部拡張像

2) レイノー現象

レイノー現象は最もよくみられる症状の1つで，90%以上に認められる。初期では，手指の紡錘状の腫脹とともにみられる。白色から紫色，赤色へと三相性の色調変化により回復をみる。手指，足趾，鼻，頬，耳介，ときに内臓（臓器レイノー）にもみられる。寒冷や種々の刺激，精神的緊張により出現する。

3) 関節，筋症状

関節痛はよく認められるが，炎症性の所見はまれで，RA にみられるような関節破壊はない。しかし，皮膚の硬化と拘縮により関節の変形をみることがある。手指や足趾の末端骨で骨吸収像がみられ，骨の短縮（前述）をみる。

筋肉痛，筋力の低下もみられ，ときに多発性筋炎の合併をみることがある。

4) 消化器症状

よくみられるのは食道の病変で，物を飲み込むときにつっかえる感じや，胸やけ，反芻などをみる。これは食道平滑筋の機能異常，萎縮，線維化により食道下部の拡張（写真 9-55）と蠕動低下をきたすことによる。このために逆流性食道炎を起こしやすい。食道造影により観察される。十二指腸，小腸の消化吸収障害により腹部膨満，下痢，便秘を生じる。小腸造影により十二指腸，空腸のループ微候（wire spring 状の拡張）をみる。腸管運動の障害により脂肪吸収不全をみる。進行すると偽性腸閉塞をみる。また，憩室の多発や腸管壁にガスが侵入することによる腸管嚢腫様気腫（PCI）をみることがある。その他，舌小帯の短縮（第 5 章，写真 5-20，p48 参照），虫歯の多発，歯のぐらつきなどもみられ，口腔内乾燥症（シェーグレン症候群）の合併を高頻度にみる。

5) 呼吸器症状

肺線維症が多くみられ，特に抗 Scl-70 抗体陽性者の約 90% に認められる（写真 9-56）。運動時の呼吸困難と乾性咳嗽を伴い，理学的には下肺野に

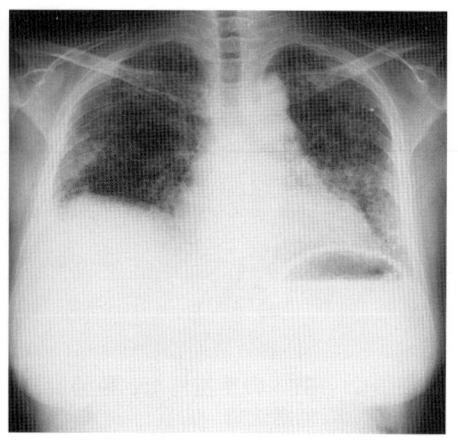

写真 9-56　SSc にみられた肺線維症

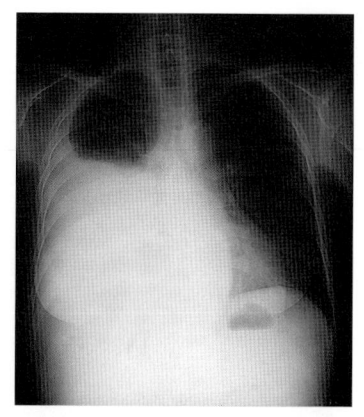

写真 9-57　著明な胸水を伴う胸膜炎をきたした CREST 症候群

ベルクロラ音を聴取する。ときに，胸膜炎をきたす（写真 9-57）。

胸部 X 線では網状陰影をみ，ときに蜂巣状肺の所見を示す。

肺機能検査では，早期より拡散能の低下をきたし，次第に拘束性障害も加わる。肺血管病変による肺高血圧症は抗セントロメア抗体陽性者に多くみられるが，心不全をもたらし予後に影響を及ぼす。

6）心症状

心筋の線維症により心伝導障害をみることがある。

7）腎症状

最も危惧されるのは強皮症腎で，予後に悪い影響を及ぼす。小葉間動脈，輸入細動脈の閉塞性血管病変によるもので，臨床的には悪性高血圧症の症状に一致する。すなわち，急速な高血圧，尿素窒素の増加，尿異常所見，高血圧性眼底などをみ，腎機能低下，腎不全へと進行する（強皮症腎クリーゼ）。血漿レニンは高値を示し，きわだった蛋白尿や尿沈渣異常に先行して高血圧が認められることが多い。強皮症腎にはもう 1 つのタイプがあり，抗好中球細胞質抗体の MPO-ANCA 陽性で急速進行性糸球体腎炎を示し，正常の血圧をみる腎症である。いずれも予後は不良である。

6．検査所見

抗核抗体は 90％以上にみられ，染色像は主に speakled 型ないしは nucleolar 型，セントロメア型を示す。SSc に特異的な抗核抗体は，抗トポイソメラーゼ I 抗体（抗 Scl-70 抗体）で，約 30〜40％に陽性をみる。抗セントロメア抗体は 20〜30％に検出されるが，限局性皮膚硬化型では 60〜80％と高頻度に認める。抗 RNA ポリメラーゼ抗体は約 6％に検出され，広範囲の皮膚硬化，強皮症腎などの病態をみることが多い。抗核小体抗体は約 15％に認めるが，そのなかで抗フィブリラリン抗体が多くを占め，肺高血圧症との関連が示されている。その他，高 γ-グロブリン血症，リウマトイド因子は約 1/3 の症例に認められる。

7．診断，鑑別診断

SSc は，レイノー現象と皮膚硬化の存在により強く疑われる。表 9-34（巻末 p234）に，1980 年にアメリカリウマチ協会（ARA）より提唱された診断基準を示す。わが国では，厚生省（現厚労省）調査研究班から提唱されている診断基準が用いられている（表 9-35，巻末 p234）。まれに皮膚症状を伴わない強皮症が存在する。

鑑別すべき疾患として，浮腫性硬化症，粘液水腫，ウェルナー症候群（若年性早老症），晩発性皮

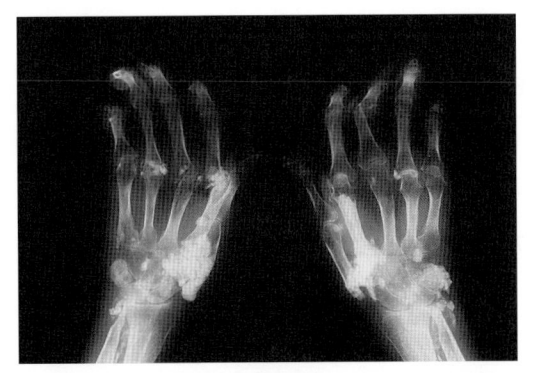

写真 9-58　CREST 症候群にみられた皮下の石灰化

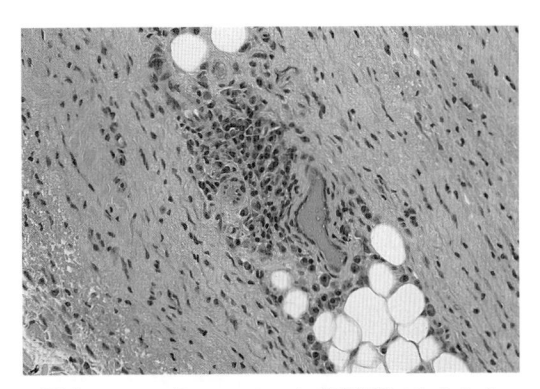

写真 9-59　シュールマン症候群にみられた組織像
好酸球性筋膜炎をみる。

膚ポルフィリン症などがあげられる。

浮腫性硬化症は，頸と胸部に褐色の浮腫性硬化をみ，四肢末端は正常でレイノー現象を欠く。粘液水腫では皮膚の浮腫性病変を認めるが，甲状腺機能低下を認める。ウェルナー症候群は低身長，軽体重，白髪などが特徴である。晩発性皮膚ポルフィリン症はアルコールを多飲する中年男性に好発する光線過敏症で，尿中ポルフィリン排泄により診断される。

8．亜型

1）限局性強皮症

分類の項で述べたが，モルフィアと線状強皮症があげられる。いずれも病変は皮膚に限局し，内臓病変はまれである。

2）CREST 症候群

SSc の症例のなかで，皮膚の石灰化（calcinosis）（写真 9-58），レイノー現象（Raynaud's phenomenon），食道蠕動低下（esophageal hypomotility），強指症（sclerodactylia），毛細血管拡張（teleangiectasia）の 5 徴候を伴うものを CREST 症候群と呼ぶ。予後は比較的良好である。

食道蠕動低下を欠く場合には CRST 症候群とも呼ばれる。

CREST 症候群に特異的に検出される抗核抗体として，セントロメア抗体（陽性率 96％）がある。

3）好酸球性筋膜炎（シュールマン症候群）

Shulman（1975 年）によって報告された疾患である。若い男性に多く，テニスやジョギングなどの運動後に，躯幹に近い皮膚に発赤，硬結をみる（写真 9-59）。レイノー現象や臓器病変はみられない。好酸球増加と高 γ-グロブリン血症をみる。

硬結部の生検により，皮下より筋膜にかけてコラーゲン線維の増生と好酸球の細胞浸潤を認め，筋膜層は肥厚と線維化をみる。予後は，SSc と比べ良好である。

9．治療

これまで数多くの治療が試みられてきたが，SSc の進行を抑制する確実な治療法はない。対症療法が主体となる。

1）ステロイド薬

ステロイド薬は，皮膚硬化や線維性病変，閉塞性血管病変に対しては効果がなく，後者に対してはむしろ悪化させる可能性がある。しかしながら，皮膚硬化の浮腫期や関節炎，発熱，筋炎，活動性間質性肺炎に対して有効で，特に多発性筋炎との重複例や活動性間質性肺炎にはプレドニゾロン 1 日 0.5〜1 mg/kg/日が投与される。

2）免疫抑制薬

免疫抑制薬では，皮膚硬化に対してシクロスポ

リンが効果をみることがある。2 mg/kg/日で開始し、トラフ値をみながら 5〜10 mg/kg/日に増量して用いる。肺線維症に対してもシクロスポリンを用いることがあるが、シクロホスファミドの連日投与 (1〜2 mg/kg/日) ないし間欠大量静注療法 (0.5〜1 g/日、1〜3 ヵ月間隔) で効果がみられることがある。また、ミクロホスファミドは間質性肺炎と皮膚硬化に対し有意の改善が報告されている。

3) D-ペニシラミン、コルヒチン

しばしば D-ペニシラミンとコルヒチンが用いられる。前者はコラーゲンの分子内交差結合を抑制し、S-S 結合を遊離させる作用がある。後者は細胞内微小管に抑制的に働き、プロコラーゲンからコラーゲンへの転換を阻止し、コラーゲンの蓄積を抑制する。また、コラゲナーゼ産生を増加させることも示唆されている。しかし、臨床的に有意の改善はみられていない。

4) 末梢循環障害改善薬

レイノー現象を含む末梢循環障害に対して、各種血管拡張薬や交感神経遮断薬が用いられる。ときに交感神経節ブロックも行われることがある。

プロスタグランジン E_1 の静注投与も有効で、これは血管拡張作用と血小板凝集抑制作用による。

5) 強皮症腎、肺高血圧症の治療

強皮症腎にみられる悪性高血圧症や肺高血圧症に対して降圧薬が用いられるが、アンジオテンシン変換酵素阻害薬が効果的で、救命効果が報告されている。肺高血圧症に対して、PGI_2 (エポプロステノールナトリウム) の持続静注療法、エンドセリン受容体拮抗薬 (ボセンタン) が使用される。

6) NSAIDs

関節痛、筋肉痛に対しては NSAIDs が用いられる。

7) 消化管病変の治療

食道拡張に伴う症状、逆流性食道炎に対してプロトンポンプ阻害薬が用いられる。腸管蠕動運動障害に伴う症状に対して各種整腸薬、調節薬を用いる。腸管嚢腫様気腫に対して蠕動運動亢進薬が用いられるが、難治性では高圧酸素療法が試みられる。

8) その他

日常生活上の注意点も重要視され、寒冷を避け、保温に留意しなければならない。また、皮膚潰瘍や指端潰瘍を起こしやすく、いったん傷がつくと治りにくいこともあるので、皮膚の清潔、傷をつけないようにするなどの注意が必要である。

運動機能や可動域の保持、末梢循環の改善のために、温熱療法、運動療法などの理学療法もあわせて行われる。

10. 経過、予後、死因

SSc の生命に対する予後は比較的良好で、多くは慢性に経過する。生命に対する予後は内臓病変の程度によって決まる。

すなわち、強皮症腎、肺線維症、肺高血圧症、消化吸収不良などが予後を左右する。合併症として感染症、特に呼吸器感染症が予後に影響する。

D. 多発性筋炎・皮膚筋炎

1. 多発性筋炎・皮膚筋炎とは

多発性筋炎・皮膚筋炎 (polymyositis/dermatomyositis：PM/DM) は主に躯幹筋と近位筋の横紋筋を侵す炎症性の疾患である。皮膚病変を認める場合に皮膚筋炎 (DM)、認めない場合に多発性筋炎 (PM) と呼んでいる。

40歳以上に好発するが小児にも発症し，前者は悪性腫瘍の合併を，後者は血管炎を伴いやすい．日本における推定患者数は約6,000人である．男女比は1：2〜3と女性に多いが，小児では男女差はない．

2．病因

1）遺伝，素因

家族内発症例が多いことや，補体成分のC2欠損症にPMの発症例を認めたとする報告があり，SLEと同様に遺伝的素因の存在が示唆されている．白人においては，HLA-DRB1*0301とそのハプロタイプが相関するとされている．

2）免疫異常

筋成分に対する自己抗体の検索がなされているが，現在のところ特異的な抗体は見出されていない．

抗核抗体では，アミノアシルtRNA合成酵素に対する抗体，とりわけヒスチジルtRNA合成酵素に対する抗Jo-1抗体が特異的にみられる．これは多発性筋炎の20〜30%にみられ，その約半数は間質性肺炎を有している．

小児のDMでは，血管壁にIgG, IgM, C3の沈着物がみられ，免疫複合体と考えられるが，これは血管炎に関係している可能性がある．

一方，PM/DMの筋炎ではリンパ球やマクロファージの細胞浸潤がみられ，細胞性免疫の関与が考えられるが，DMの筋炎部位ではCD4$^+$細胞の浸潤が，PMの筋炎部位ではCD8$^+$細胞の浸潤が優位を示す．PM/DMの患者のリンパ球は筋成分に対して感作された状態にあり，組織傷害性に働いている．

3）悪性腫瘍

PM/DMのなかでも特にDMでは悪性腫瘍の合併が高く，正常人の5〜7倍の頻度とされている．しかし，悪性腫瘍の合併についてそれほど強調できないとする反論もある．PM/DMと悪性腫瘍との関連性についてはいまだ定説はないが，PM/DMに伴う免疫不全により悪性腫瘍が生じやすいとする仮説や，腫瘍抗原と筋組織抗原が交差免疫にあるとする説などがあげられている．

4）感染

ウイルス（ピコルナウイルスやコクサッキーウイルス），トキソプラズマ症などがあげられているが，いまだ定説はない．

5）薬剤

D-ペニシラミンやシメチジン，コルヒチンなどの薬剤によって発症した症例が報告されている．

3．病理

筋炎の部位は，リンパ球，単球，形質細胞の細胞浸潤を伴い，筋の壊死，変性を認める．筋線維は大小不同となり，空胞形成もみられる．筋肉中に封入体をみることがある．皮膚では，表層化，萎縮，浮腫などをみる．小児では小血管炎を認める．

4．分類

Bohanらによる分類（1977年）を以下に示す．
　Ⅰ型：原発性特発性PM
　Ⅱ型：原発性特発性DM
　Ⅲ型：悪性腫瘍を伴うPM/DM
　Ⅳ型：小児のPM/DM
　Ⅴ型：ほかの膠原病に伴うPM/DM（重複症候群）

また，Ⅱ型のなかに筋炎症状が軽微で，CKの上昇も軽く，急速に間質性肺炎が進行するタイプのあることが指摘されている（amyopathic DM）．

5．臨床症状 （図9-13）

1）初発症状

徐々に発病し，多くは筋力低下，脱力感をもって発病する．しかし，急性に発熱，筋肉痛，筋力低下，紅斑，体重減少などの症状をもって発病す

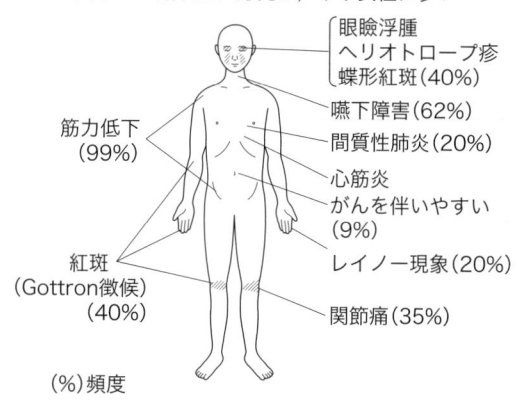

図9-13　PM/DMにみられる症状

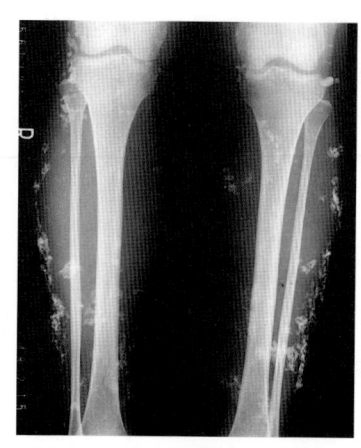

写真9-60　皮膚筋炎にみられた皮下石灰化

ることもある。

2）筋症状

　全身のすべての筋肉を侵すが，特に躯幹に近い近位の骨格筋が障害を受けやすい。侵される頻度は，四肢近位筋（下肢95％，上肢70％），頸部屈筋群70％，咽頭・喉頭筋群70％である。すなわち，ベッドから頭を持ち上げての起床，上肢の挙上や物の持ち上げ，髪の手入れ，トイレでしゃがんで立ち上がること，階段の昇降，歩行などの動作が困難となる。また，嚥下困難や声がでにくい症状もみられることがある。呼吸筋の障害により呼吸不全を伴うこともある。

　障害を受けた筋肉は萎縮し，拘縮をきたし，日常生活に支障をきたすようになる。しかし，眼筋が侵されることはまれである。一方，筋症状の乏しい予後不良のDMも存在する(amyopathic DM)。

3）皮膚症状（5章.4.1）紅斑の項参照，p41）

　DMでは紅斑がみられ，SLEと同様に日光照射を受けやすい部位に出現するが，色彩はすみれ色ないしはヘリオトロープ色と呼ばれる皮疹である。蝶形紅斑もみられるが，DMではさらに上眼瞼に浮腫性の紅斑をみる。

　また，手指の関節伸側部（背部）に落屑を伴った角化性，隆起性の紅斑（Gottron徴候，p44）がみられ，同様の皮疹は肘，膝の伸側部にも出現する。また，体幹に色素沈着と脱色，血管拡張とともに多発性の萎縮をみる多形皮膚萎縮（poikiloderma）がみられる。ショールを被ったような対称性の紅斑が肩から背中にかけてみられることもある（shawl sign）。

　皮膚潰瘍，毛細血管拡張もときに認められる。皮疹により角化した手は機械工の手（mechanic's hand）と呼ばれる。爪床部の出血性梗塞は，特に小児のDMでみられやすい。また，皮下組織や筋の結合織にみられる石灰化（写真9-60）も，成人より小児に多くみられる。

4）呼吸症状

　間質性肺炎（写真9-61），肺線維症により呼吸困難を生じる。小児では呼吸筋の障害により呼吸不全をきたすことがある。これらは，嚥下性肺炎とともに死因となることがある。ときに，筋症状の乏しい症例（amyopathic DM）に，急速に進行する間質性肺炎の併発をみる。

5）心，血管症状

　レイノー現象は約20％にみられる。まれに心筋炎をきたし，不整脈やうっ血性心不全の原因となる。

6）消化器症状

　咽頭の輪状筋の障害により，嚥下障害を訴えることがある。SScと同様に食道蠕動低下による逆流性食道炎をみる。

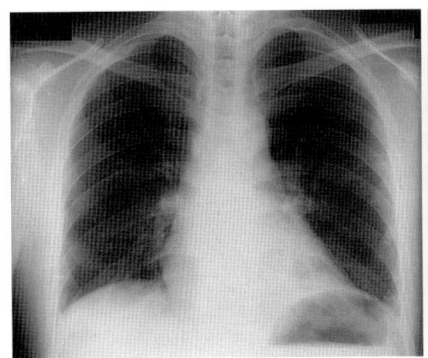

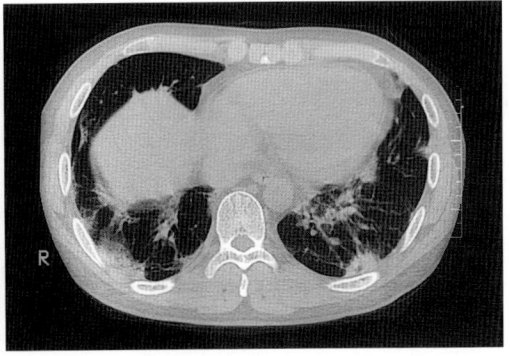

写真 9-61 皮膚筋炎にみられた間質性肺炎

小児では，血管炎により急性腹症をきたし，外科的手術の適用を必要とすることがある。

7）関節症状

関節痛もみられるが，RAのような骨びらんや破壊を伴うことはまれである。

6．検査所見

1）血液，生化学検査

筋肉の炎症により，赤沈亢進，CRP陽性とともに，筋肉中に含まれている酵素（GOT，LDH，アルドラーゼ，CK，クレアチンなど）が血中で増加する。これらはPM/DMの活動性を反映し，治療上の良い指標となる。尿中クレアチン値も増加するが，尿中クレアチン係数〔24時間尿クレアチン÷24時間尿（クレアチン＋クレアチニン）×100；正常10％以下，40％以上診断的意義あり〕が，治療上良い指標になる。

2）血清学的検査

高γ-グロブリン血症もみられるが，自己抗体の出現頻度は低く，リウマトイド因子，抗核抗体はいずれも約20％の陽性率である。PM/DMに特異的抗核抗体とされる抗Jo-1抗体の陽性率は約20〜30％で，間質性肺炎を伴う症例に多くみられる。抗Jo-1抗体以外にも筋炎に関連するいくつかの自己抗体が知られている（表9-36，巻末p235）。

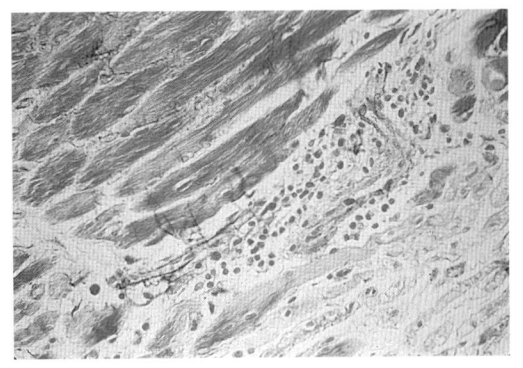

写真 9-62 筋生検所見
筋線維の断裂とリンパ球細胞浸潤を認める。

3）筋電図

筋電図では筋原性変化を認め，その所見は安静時にみられる線維性攣縮で，持続時間が短く，低振幅，多相性を示す。

4）筋生検

筋原性部位の筋生検は診断に有用であるが，病巣が散在性の場合には筋炎の所見が得られないことがある。リンパ球細胞浸潤，筋線維の変性，壊死，間質の線維化などがみられる（写真9-62）。

5）画像診断

MRIによる画像診断では，筋線維の減少，結合組織の増生，筋細胞の代謝活性などの評価が可能で，筋生検部位を同定するのに適している。他方，magnetic resonance spectroscopy（MRS）は筋細胞の代謝活性を評価することが可能で，筋の機能に

異常があれば捉えることができる。

7. 診断，鑑別診断

　臨床症状，筋原性酵素の上昇，筋電図，筋生検所見により診断する。**表 9-37**（巻末 p236）に厚生省（現厚労省）調査研究班の診断基準を示す。

　鑑別すべき疾患として，封入体筋炎，ウイルス感染に伴う筋炎，トキソプラズマ症，進行性筋ジストロフィー，慢性甲状腺炎など内分泌疾患によるミオパチー，その他の変性筋疾患，高齢者ではリウマチ性多発筋痛症，側頭動脈炎などがあげられる。D-ペニシラミン，抗精神病薬，HMG-CoA 還元酵素阻害薬などによる薬剤性にも留意する。皮膚症状を伴う場合には SLE との鑑別が必要となる。進行性筋ジストロフィーでは炎症所見を欠き，筋生検でも炎症像はみられない。リウマチ性多発筋痛症，側頭動脈炎では血清酵素は正常で，筋電図や筋生検においても著変は認められない。

8. 治療

1）ステロイド薬

　ステロイド薬が第一選択薬で，プレドニゾロン初回 1 日 1〜1.5 mg/kg より治療開始する。多くはステロイド薬によく反応し，改善をみるが，悪性腫瘍やシェーグレン症候群を伴っている場合には，一時的な改善をみるにすぎないことがある。

　ステロイド薬の減量は，臨床症状と筋原性酵素の測定値を指標において行う。びまん性ないし急速進行性の間質性肺炎を伴っている場合には，ステロイドパルス療法が施行される。

2）免疫抑制薬

　ステロイド薬に十分反応せず，また，ステロイド薬による副作用があって投与継続困難な場合には，免疫抑制薬，特にメトトレキサートの間欠少量投与（5〜7.5 mg/週）の経口投与を行う。また，代替としてアザチオプリンやシクロホスファミドが用いられる。また，急性間質性肺炎や血管炎を併発している症例ではシクロホスファミドの大量静注療法を行う。間質性肺炎に対してはシクロスポリンの有効性が指摘されている。

3）γ-グロブリン大量静注療法

　難治性 PM/DM に対して γ-グロブリン大量静注療法の有効性が報告されている。

4）その他

　悪性腫瘍が合併していれば外科的手術を行う。また，筋力低下，筋拘縮の防止のために，早期よりリハビリテーションを開始する。

9. 経過，合併症，予後，死因

　多くは慢性に経過するが，ときに急性増悪をみる。慢性に経過する場合には，筋の萎縮，拘縮により身体障害に至ることがある。CK の増加を伴わずに急性の間質性肺炎をきたす予後不良の症例がみられるので，注意が必要である。

　生命に対する予後は，7 年生存率 53％ とされているが，小児例では予後良好で 90％ とされている。予後に影響を及ぼす臨床病態は，間質性肺炎と悪性腫瘍である。

　死因として，これらのほかに，細菌性肺炎，呼吸筋麻痺などがあげられる。

　高齢者の PM/DM では，特に DM で悪性腫瘍の合併頻度が高く（約 10〜30％），その部位は，通常，胃，肺，前立腺，卵巣，子宮，乳腺，大腸，胆嚢などである。また，悪性腫瘍の合併の多くは（約 80％）PM/DM 発症の 1 年以内にみられるのが特徴である。

　悪性腫瘍の外科的手術により，筋症状の改善をみることがある。

E. シェーグレン症候群

1. シェーグレン症候群とは

スウェーデンの眼科医 Sjögren は，涙腺と唾液腺の炎症により，涙液と唾液の分泌低下を伴う症例を報告（1933 年）した。これはシェーグレン症候群（Sjögren's syndrome：SjS）と呼ばれ，現在では涙腺，唾液腺を含む外分泌腺の分泌低下をきたし，しばしば他の膠原病や自己免疫疾患を合併することがわかっている。

SjS の定義として，①乾燥性角結膜炎，②口内乾燥，③膠原病の 3 徴候があげられる（Bloch, 1965 年）。膠原病を伴わない場合には，単に乾燥症候群（sicca alone）と呼ばれる。

SLE と同様に女性に好発（男女比 1：14）するが，好発年齢はより高齢者で 40〜60 歳である。日本における患者数は約 75,000 人とされている。

2. 分類

SjS は以下のように分類される。

1）一次性（原発性）

ほかの自己免疫疾患を合併していないもの。
①腺型：涙腺や唾液腺など外分泌腺だけが障害されているもの。
②腺外型：腺以外の組織障害を伴うもの。
③潜在型：自覚症状のないもの。

2）二次性

RA，SLE，SSc，PM/DM，MCTD，慢性甲状腺炎，慢性活動性肝炎，原発性胆汁性肝硬変など，ほかの自己免疫疾患に合併しているもの。

3. 病因

病因はいまだ不明であるが，遺伝的要因と環境因子が重視されている。遺伝的要因では，欧米の原発性 SjS は HLA-DR3 と，日本では HLA-DR4 との関連が指摘されている。環境因子では，EB ウイルス，レトロウイルスなどのウイルス感染が示唆されている。また，病態発症には自己免疫機序が強く示唆されている。その根拠として，RA や SLE などとの合併が多いこと，SLE に次いで自己抗体がよく認められることがあげられる。自己抗体では，RA の合併有無にかかわらず，リウマトイド因子が 80％以上に証明される。

また，抗核抗体も高率に検出され，そのなかの SS-A 抗体，SS-B 抗体は SjS に高率にみられる。特に SS-B 抗体は，SjS で 48％に認められるが，他疾患における陽性率はきわめて低く，特異性が高い。

4. 病理

特徴的な所見の 1 つに唾液腺にみられるリンパ球（特に，$CD4^+T$ 細胞，Th1 細胞），マクロファージなどの細胞浸潤があげられる。これは唾液管を囲み，腺房に侵入し，最終的に分泌上皮細胞の破壊と消失をみる。

同様のリンパ球細胞浸潤は，涙腺，鼻腔，咽・喉頭，気管などにもみられ，分泌腺の萎縮をもたらす。唾液腺や涙腺の組織障害に，感作リンパ球による細胞性免疫の関与も示唆されている。

5. 臨床症状（図 9-14）

1）眼症状

乾燥性角結膜炎が 90％にみられる。このため，患者は眼の異物感を訴え，ごみが入った感じ，ごろごろする感じ，まぶしいなどの症状を訴える。涙の分泌機能低下はシルマーテストやローズベンガルテストなどで検査される（後述）。

40～60歳の女性に多い

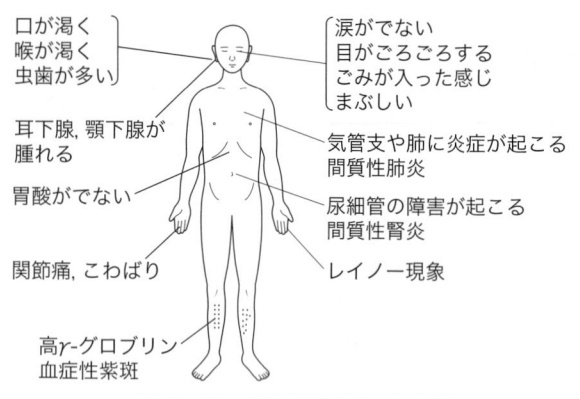

- 口が渇く
- 喉が渇く
- 虫歯が多い
- 耳下腺、顎下腺が腫れる
- 胃酸がでない
- 関節痛、こわばり
- 高γ-グロブリン血症性紫斑
- 涙がでない
- 目がごろごろする
- ごみが入った感じ
- まぶしい
- 気管支や肺に炎症が起こる 間質性肺炎
- 尿細管の障害が起こる 間質性腎炎
- レイノー現象

図9-14　SjSにみられる症状

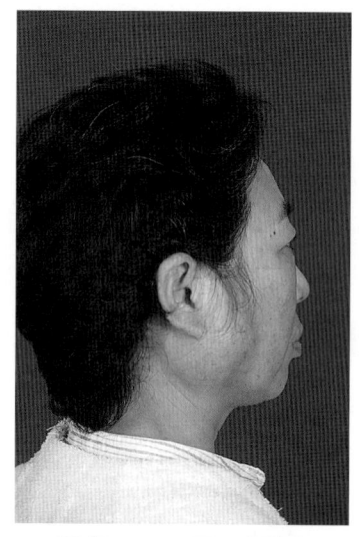

写真9-63　耳下腺腫脹

2) 口腔症状

耳下腺, 顎下腺, 舌下腺のほか, 口唇, 口蓋, 頬粘膜に存在する副唾液腺のいずれもが侵され, 唾液分泌低下に伴う口内乾燥をきたす。リンパ節腫脹とともに耳下腺, 顎下腺などの腫脹（**写真9-63**）をみることもある。口が渇いて会話ができないなどの症状により水分摂取量は増大し, 多尿となり, また固形物の食事摂取が困難となり, 水分を含みながらの食事となる。

舌の萎縮（p48, **写真5-19**参照）, 口角炎, 虫歯の多発などもみられる。

臨床検査として, 唾液の分泌量測定（ガムテスト, サクソンテストなど）, 唾液腺造影, シンチグラフィ, 口唇や口蓋の小唾液腺生検による組織学的検査が行われる（後述）。

3) 呼吸器症状

鼻粘膜の粘液腺の病変により, 鼻粘膜の乾燥, 痂皮, 出血をきたし, 嗅覚が低下する。また, 耳管や外耳道の病変により難聴や中耳炎をきたす。

下部気道では, 慢性気管支炎, 気管支肺炎, 間質性肺炎, 胸膜炎などをみることがある。

4) 消化器症状

食道の乾燥, 機能異常により嚥下障害をみる。慢性萎縮性胃炎, 無酸症もみられる。

SjSでは, 自己免疫性肝疾患の合併をみることがある。原発性胆汁性肝硬変症と慢性活動性肝炎である。これらの肝疾患にみられるミトコンドリア抗体はSjSの約10%にみられる。

他方, 原発性胆汁性肝硬変症の72%にSjSを認め, 慢性活動性肝炎の42%にSjSを認めることも指摘されている。

5) 腎, 泌尿器症状

SjSでは, しばしば腎尿細管障害を認める。特に遠位尿細管が侵され, 尿細管性アシドーシス, 腎性尿崩症をきたし, 低K血症により四肢脱力, 腎石灰化などをみる。間質性腎炎もみられる。

腎糸球体病変はまれであるが, クリオグロブリン血症を有する症例では, 糸球体腎炎をきたすことがある。

6) その他

レイノー現象は1/3以上にみられる。ときに皮膚の乾燥がみられ, 乾皮症と呼ばれる。膣乾燥症もみられる。皮膚では, 抗SS-A/SS-B抗体に伴う環状紅斑をみることがある。また, 高γ-グロブリン血症による過粘稠度のため紫斑（**写真9-64**）をみる。

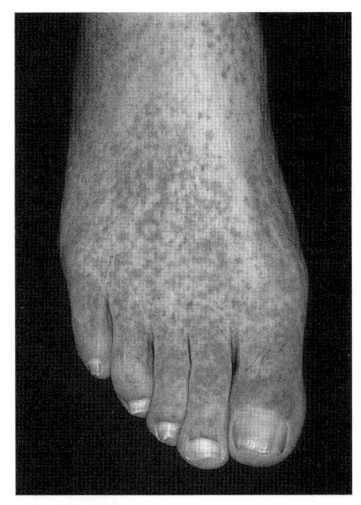

写真9-64　高γ-グロブリン血症による紫斑

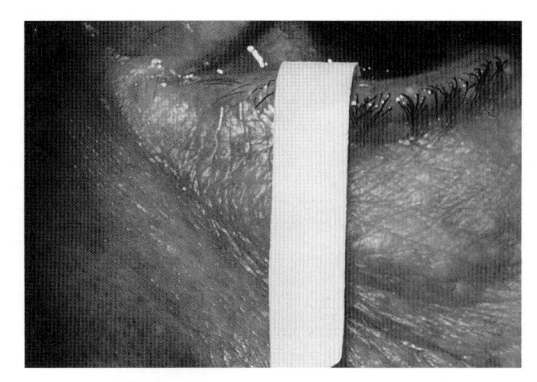

写真9-65　シルマーテスト

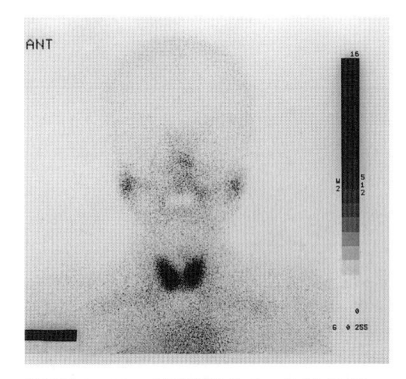

写真9-66　唾液腺シンチグラフィ
唾液腺の集積像の低下をみる。

6. 検査所見

1) 血液学的, 血清学的検査

CRPは通常陰性で, 赤沈の亢進, 白血球減少がみられる。著しい高γ-グロブリン血症もみられる。これにより, 血小板数が正常にもかかわらず, 紫斑をみる。クリオグロブリン血症もみられることがある。

前述したごとく, リウマトイド因子と抗核抗体は約80%と高い陽性率を示す。SjSでは, 抗SS-B抗体よりも抗SS-A抗体のほうが陽性率が高いが, 特異性は抗SS-A抗体に比べ抗SS-B抗体のほうが高い。また, 抗セントロメア抗体や抗U1-RNP抗体を認めることもある。

2) 涙腺機能検査

(1) シルマーテスト

濾紙片を下眼瞼にあてて閉眼し, 5分後に涙によって湿った部分の長さを測定する。5 mm以下が異常と判定される (写真9-65)。

(2) ローズベンガルテスト, 蛍光色素試験

乾燥性角結膜炎の所見として, 1%ローズベンガル液を点眼し, スリットランプを用いて点状ないしは糸状角膜炎の存在をみ, 同時に角結膜の欠損による染色像をみる。

3) 唾液腺機能検査

(1) ガムテスト

ガムを10分間噛んで, 分泌された唾液量を測る検査。10 mL以下が分泌低下と判定される。

(2) サクソンテスト

ガーゼを2分間口に含んでガーゼの重さを測定し, 増加が2 g以下の場合に唾液分泌機能低下と評価される。

(3) 唾液腺シンチグラフィ

唾液腺におけるRIの集積低下により唾液腺機能低下を評価する (写真9-66)。

(4) 唾液腺造影

造影剤を用いて唾液腺造影を行い, 唾液腺の性状をみる (写真9-67)。

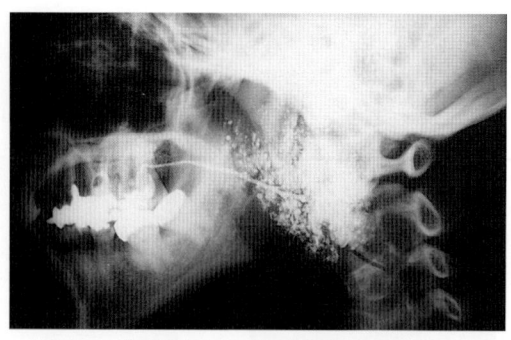

写真 9-67 唾液腺造影
腺管の房状の拡大をみる（apple tree 像）。

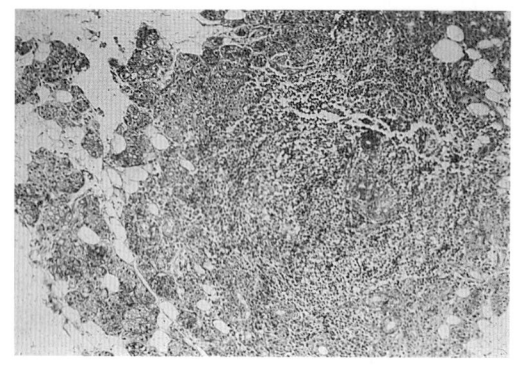

写真 9-68 lip biopsy 所見
著しいリンパ球浸潤とともに腺管の破壊をみる。

4）生検による病理組織学的検査

通常，口唇小唾液腺の生検が行われる。リンパ球浸潤や腺管の破壊などの程度を観察する（**写真 9-68**）。

7．診断

臨床症状，検査所見などを総合的に観察し，診断する。厚生省（現厚労省）調査研究班で提唱された診断基準を**表 9-38**（巻末 p236）に示す。鑑別診断では，加齢や入れ歯による乾燥症，薬剤（抗コリン作動薬など）や頭頸部に放射線照射を受けている場合などによる乾燥症状，さらにはサルコイドーシス，リンパ腫，アミロイドーシスなど涙腺，唾液腺に病変をみる疾患と鑑別する。HTLV-1 や HIV 感染者，HB/HCV 肝炎患者などにおいても乾燥症状をみる。唾液腺腫脹をみる場合には，唾石症（片側），ムンプス，悪性リンパ腫などと鑑別する。また，RA や SLE などとの鑑別ないしは重複症候群にも留意する。

8．治療

1）眼球乾燥症

眼の乾燥症に対しては，人工涙液マイティア，ヒアルロン酸ナトリウム，コンドロイチン硫酸ナトリウム，塩化リゾチーム，ソフトサンティアなどの点眼薬が用いられる。点眼液中の防腐剤は眼の刺激になることがあり，この場合，防腐剤非含有点眼薬を用いる（**表 9-39**）。重症例では，涙点プラグによる手術も考慮される。

2）口腔内乾燥症

口腔内乾燥症に対しては人工唾液（サリベート）が用いられる。頻回のうがい，水分をとりながらの食事，虫歯の予防，刺激性の食事を避けるなどの配慮も必要である。内服薬では，ムスカリン性 M3 レセプターを選択的に刺激する塩酸セビメリンやアネトールトリチオン，塩酸ピロカルピンなどが用いられる。また，塩酸ブロムヘキシン，セファランチンなどの薬物療法が効果的なことがある。

3）腺外症状

発熱，リンパ節腫脹，唾液腺腫脹など活動性炎症症状がみられれば，ステロイド薬少量短期投与を行う。皮膚血管炎，間質性肺炎，神経障害，腎炎などに対しては中等量以上のステロイド薬を用いる。ステロイド抵抗性の場合には免疫抑制薬を併用する。また，著しい高 γ-グロブリン血症による過粘稠度症候群やクリオグロブリン血症による臓器病変がある場合には，ステロイド薬を含む免疫抑制療法とともに血漿交換療法の併用が効果的である。

他の膠原病が合併している場合には，その膠原病の治療が行われる。ステロイド薬や免疫抑制薬などが用いられることが多いが，ステロイド薬投与により乾燥症状を軽減させることがある。

表9-39 点眼薬の分類

	人工涙液	粘性剤を含む点眼薬
防腐剤添加	・マイティア® ・マイティアCL®	・ティアーズナチュラル®（ヒドロキシメチルセルロース） ・コンドロン®（コンドロイチン硫酸ナトリウム） ・ヒアレイン®（ヒアルロン酸ナトリウム）
防腐剤無添加	・ソフトサンティア® ・マイティアドライアイミニ®	ヒアレインミニ®（ヒアルロン酸ナトリウム）

代表的な薬剤の商品名を示す。（ ）内は一般名。

4）手術時の注意

術前，術中における絶飲食は，眼，鼻腔，口腔，気管などの乾燥症状と病態の悪化をもたらし，患者に苦痛を強いることになるので，点眼薬，人工唾液，加湿器などによる対応が必要となる。

9．経過，合併症，予後，死因

SjSの生命に対する予後は良好である。予後を左右する要因として，ほかの膠原病が合併している場合には，その病態による。

RAの合併が多く，30～60％にみられる。次いでSLE，SSc，PM/DM，MCTDなどである。原発性胆汁性肝硬変症や慢性甲状腺炎など臓器特異的自己免疫疾患との合併もみられる。

SjSの合併症として悪性リンパ腫があげられ，細網肉腫，仮性リンパ腫，原発性マクログロブリン血症などとの合併例が報告されている。

F．混合性結合組織病と重複症候群

1．混合性結合組織病とは，重複症候群とは

各膠原病疾患は，それぞれ特徴のある病像を認めることもさることながら，臨床的，免疫学的，病理的に共通性や類似性も認められる。それらの共通類似性のなかにも，主たる疾患に他の膠原病ないし近縁疾患が共存したり，特徴とされる病像が重複する症例がみられる。これらは重複症候群（overlapping syndrome）と呼ばれている。

重複症候群の病型として，①明らかに2つ以上の疾患が同時に重複・重合して認められる場合，②異なる時期に2疾患以上が移行ないし交差して認められる場合，③主たる疾患に他疾患の特徴ある病像が認められる場合，④明らかに膠原病であるが，既知の疾患のいずれとも診断され得ない場合，などに区分される。

①，②の病型は狭義の重複症候群と考えられ，その診断にあたっては，単純に各膠原病の診断基準を用いて検討される。しかし，2つ以上の疾患がそれぞれの疾患の特徴的所見を併せもつことはまれで，重複症候群の診断にあたっては，各膠原病疾患相互間の類似性と相違性を十分把握したうえでなされなければならない（第7章参照，p61）。

一方，③，④の病型に含まれる疾患として，Sharpによって提唱（1972年）された混合性結合組織病（mixed connective tissue disease：MCTD）があげられる。

これは，臨床的にSLE，SSc，PM/DMの3疾患の臨床像を併せもち，血清中に抗核抗体の1つであるU1-RNP抗体高値陽性を認めることを特徴としている。

MCTDは，SLE，SSc，PM/DMの各疾患から

+U1-RNP抗体

混合性結合組織病　　　　重複症候群

図 9-15　混合性結合組織病と重複症候群の違い

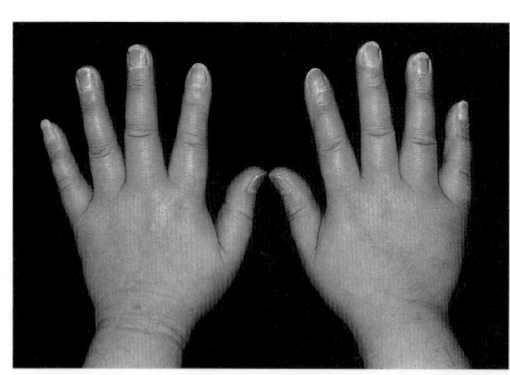

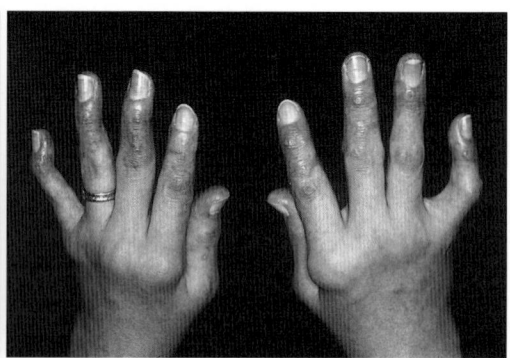

写真 9-69　混合性結合組織病と重複症候群
左：混合性結合組織病にみられる手指のソーセージ様腫瘍と swollen hand。
右：SLE と RA の overlap 像で，SLE にみられる紅斑と RA にみられる手指の変形をみる。

みると，非定型像ないしは軽症として捉えることが多く，ステロイドによく反応し，予後も良く，いわゆる定型像を示す2つ以上の疾患の重複例—狭義の重複症候群—とは趣を異にしている（図9-15，写真9-69）。

ここでは，MCTD について述べることとする。MCTD は SLE と同様に 20〜30 歳代の女性に多いが，小児や高齢発症例も認められる。日本における患者数は，約 6,840 人と推定されている。

2. 病因，病理

MCTD の原因は不明であるが，HLA との関係では B7，Dw1（DR1）との相関が認められている。また，U1-RNP の 70 kD 蛋白とマウスレトロウイルスならびにインフルエンザ B ウイルス関連蛋白などとのあいだに分子相同性がみられ，その部位が共通のエピトープになっていることからウイルス感染の関与も示唆されている。血清学的所見の特徴は，U1-RNP 抗体が高値陽性を示し，多くは通常 Sm 抗体陰性を示す。U1-RNP 抗体は，MCTD 以外にも SLE や SSc，SjS などの疾患で陽性をみることがある。他方，Sm 抗体は SLE に特異的であり，他疾患で認めることはまれである。

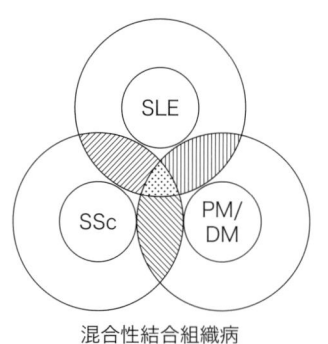

病理所見では，SLE，SSc，PM/DM と同様の所見を認めるが，腎病変は一般に軽微である。SSc の病態が存在する場合には，SSc にみられる内膜増殖性の血管病変をみることがある。

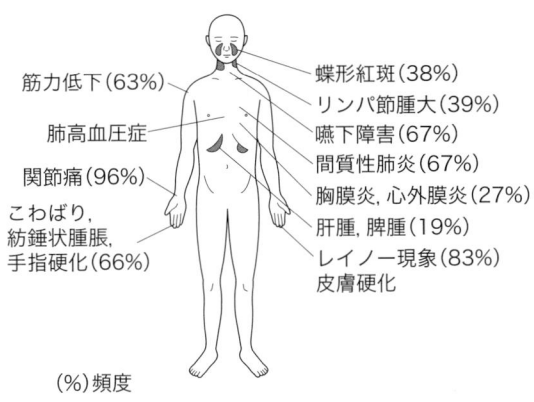

図9-16 MCTDにみられる症状

20〜30歳代の女性に多い

筋力低下(63%)
肺高血圧症
関節痛(96%)
こわばり，紡錘状腫脹，手指硬化(66%)
蝶形紅斑(38%)
リンパ節腫大(39%)
嚥下障害(67%)
間質性肺炎(67%)
胸膜炎，心外膜炎(27%)
肝腫，脾腫(19%)
レイノー現象(83%)
皮膚硬化

(%)頻度

3．症状（図9-16）

SLE, SSc, PM/DMのうち2つ以上の疾患の臨床像が重複して認められる。

1）SLEを考えさせる所見

①関節炎，ほとんど常に変形を伴わない。
②SLE類似の紅斑がときどきみられる。
③発熱
④肝腫大，重症の機能障害を伴わない。
⑤脾腫
⑥リンパ節腫大
⑦漿膜炎
⑧白血球減少
⑨貧血（重症クームス陽性溶血性貧血を含む）。
⑩多クローン性高γ-グロブリン血症
⑪ステロイド薬に反応する。

2）SScを考えさせる所見

①手指硬化，肢端硬化を含む肉眼的および顕微鏡的皮膚病変。
②レイノー現象を伴う手指腫脹がきわめて高頻度。
③肺線維症
④食道の蠕動低下または下部拡張。

3）PM/DMを考えさせる所見

①眼瞼のヘリオトロープ様発疹

②中手骨・指骨関節，近位指骨間関節，遠位指骨間関節部伸側の紅斑性発疹
③近位筋群の筋力低下，痛みおよび圧痛。
④血清CK値の上昇。
⑤筋生検で炎症性細胞浸潤。
⑥筋電図による筋原性変化など。

定期的には，多発性関節痛（炎），先細りないしはソーセージ様の腫脹を示す手指，レイノー現象，食道機能低下，炎症性筋病変を認める。腫脹した手指の皮膚は緊張し厚く，ときにSSc様の変化を認めるが，広範囲の皮膚硬化はまれである。

また，毛細血管拡張はよくみられるが，壊死や皮膚潰瘍はまれである。レイノー現象は初発時からみられ，ときにMCTDのほかの症状が出揃う数年前より持続してみられることもある。筋肉痛，筋力低下もよく認められ，GOT, CK, アルドラーゼなどの酵素値上昇をみる。リンパ節腫大は，場合によりリンパ腫を思わせる大きさを示すことがある。

予後を左右する病態として肺高血圧症があげられる。頻度は少ないものの難治性である。労作時の息切れ，呼吸困難とともに肺動脈音第Ⅱ音の亢進，胸部X線写真で左第2号の突出，右室肥大，心電図では肺性Pなどを認め，心エコー，右心カテーテルで肺動脈圧の上昇をみる。胸膜炎（10〜15%），心外膜炎（約10%）も認められる。

神経学的異常所見は10%にみられ，最も頻度の多いものは三叉神経痛である。腎生検では膜性増殖性変化，膜性腎炎，巣状糸球体炎，メサンギウム細胞増生などを認め，ループス腎炎に類似した所見をみることもある。また，各種臨床症状が同時に認められることもあるが，数ヵ月〜数年の期間を経て症状が出揃うこともある。

4．検査所見

1）一般検査

一般検査では，中等度貧血，白血球減少，赤沈亢進，GOT, CKなど酵素活性の上昇，高γ-グロブリン血症（2〜5g/100mL），リウマトイド因子陽性などを認める。重篤なクームス陽性溶血性貧

血や血小板減少症はまれである．血清補体価は正常か高値を示す．

2）特徴ある血清学的所見

抗核抗体では，蛍光抗体間接法で speckled 型を示し，著しい高値をみる．これは抗 U1-RNP 抗体の存在によるが，本抗体は二重免疫拡散法（DID）ないし ELISA 法で同定される．

5．診断，鑑別診断

MCTD の診断は，SLE，SSc，PM/DM のうち，2 つ以上の疾患の重複症状と，U1-RNP 抗体高値陽性による．**表 9-40**（巻末 p237）に厚生省の診断基準を示す．

鑑別診断では，SLE，SSc，PM/DM，RA，SjS などの膠原病と鑑別する必要がある．また，SLE＋SSc，SLE＋PM/DM，SSc＋PM/DM など，定型的な病像を示す 2 つの疾患の重複症候群との鑑別も重要となる．

6．治療，予後

MCTD はステロイド薬によく反応し，予後良好とされている．ステロイド薬の使用方法，量はSLE の治療に準ずるが，多くは少量投与で寛解導入可能である．少数例ではステロイド治療に抵抗性を示すこともあるが，ステロイド薬と免疫抑制薬の併用で改善をみることが多い．臨床症状が軽微の場合には，NSAIDs（関節痛，筋痛などに対して）や血管拡張薬（レイノー現象に対して）で経過をみる．**表 9-41**（巻末 p238）に厚生省調査研究班より提唱されている治療指針を示す．

MCTD の予後は比較的良好であるが，肺高血圧症は予後不良の病態で，ときに突然死をみる．また，U1-RNP 抗体陽性の SLE と SSc との重複症候群が重症で，予後不良である．

G．血管炎症候群

I．総論

1．概念

血管炎は病理学的に血管壁の炎症として定義されるが，血管炎症候群は血管炎を基盤としてもたらされる多種多様の臨床病態ないし症候群を総称したものである．これには血管炎を主病変とする独立した疾患（原発性）とほかの基礎疾患に血管炎を伴う病態（続発性）が含まれる．

2．疫学

厚生省調査研究班による日本における主な疾患の推計患者数を**表 9-42** に示す．ANCA 関連血管炎には，ANCA 陽性の WG，顕微鏡的多発血管炎（MPA），AGA，他疾患を含んでいる．中高年の男性に多いとされている古典的 PN（結節性多発動脈炎）は近年患者数が減少し，それに代わってMPA の増加がみられる．ANCA 関連血管炎では緯度による発症頻度の違いも指摘されており，欧米では北緯が高い地域の WG（PR3-ANCA）の発症頻度が高く，北緯が低い地域ほど MPA（MPO-ANCA）の発症頻度が高い傾向にある．日本では欧米に比べ WG の発症頻度は少なく，反面 MPA の発症頻度が高い．

3．分類

血管炎症候群に含まれる疾患は多いが，原発性と続発性を含め組織学的特徴による分類を**表 9-43** に，侵される血管の大きさによる分類を**表 9-**

表9-42 日本における血管炎症候群の疫学像

疾患名	推計患者数（95% CI）	男女比	年齢分布	調査年度
結節性多発動脈炎	1,400（1,200〜1,700）	1：1.1	56.2（平均）	1994
ウェゲナー肉芽腫症	670（570〜780）	1：1.2	46.2（平均）	1994
アレルギー性肉芽腫性血管炎	450（370〜530）	1：1.1	47.1（平均）	1994
ANCA 関連血管炎	2,700（1,900〜2,600）	1：1.8	59.0（平均）	1998
バージャー病	10,000（8,400〜12,000）	9.7：1	45〜65	1994
高安動脈炎	5,000	1：10	35〜65	1993
側頭動脈炎	690（400〜980）	1：1.6	62.5（平均）	1998
悪性関節リウマチ	4,200（3,200〜5,200）	1：2.2	53.0（平均）	1994
抗リン脂質抗体症候群	3,700（3,300〜4,000）	1：6.4	40.8（平均）	1998

（厚生省特定疾患難治性血管炎調査研究班；厚生省特定疾患に関する疫学調査研究班）

表9-43 組織所見からみた血管炎症候群の分類

1. 全身性壊死性血管炎
    1）結節性多発動脈炎（PN）型
        ①PN（microscopic form を含む）
        ②他疾患（RA，SLE，MCTD，皮膚筋炎，川崎病，悪性腫瘍など）に伴うもの
    2）肉芽腫型
        ①アレルギー性肉芽腫性血管炎（AGA）
        ②ウェゲナー肉芽腫（WG）
2. 過敏性血管炎
    ①血清病ないし類似反応
    ②シェーンライン-ヘノッホ紫斑病
    ③他疾患（RA，SLE，MCTD，クリオグロブリン血症，感染症，悪性腫瘍など）に伴うもの
3. 巨細胞性動脈炎
    ①側頭動脈炎
    ②高安動脈炎（大動脈炎症候群）
4. 閉塞性血栓性血管炎（バージャー病）
5. その他

44 に示す。原発性血管炎症候群では，Jennette らによって，侵される血管の太さにより表9-45 のごとく分類（1994 年）された。この分類では，顕微鏡的多発血管炎（MPA）が結節性多発動脈炎（PN）から分離独立されている。これは，侵される血管の太さの違いのみならず前者が抗好中球細胞質抗体（anti-neutrophil cytoplasmic antibody：ANCA）陽性を示すことによる。ANCA はウェゲナー肉芽腫症（WG）やアレルギー性肉芽腫性血管炎（AGA）などでも陽性を認め，これらは ANCA 関連血管炎と呼ばれることがある。ANCA 関連血管炎と同じ小血管の血管炎に含まれるシェーンライン-ヘノッホ紫斑病と特発性クリオグロブリン血症，皮膚白血球破砕性血管炎は，通常 ANCA は陰性を示す。原発性の大型血管炎には，側頭動脈炎と高安動脈炎が含まれる。

4．病因

1）遺伝的背景

血管炎症候群に含まれる疾患の多くは多因子性疾患で，遺伝的要因と環境因子が重視される。これまで HLA 抗原との相関が指摘されているのは高安動脈炎（B52, DRB1*1502, B39）と側頭動脈炎（DR4, DRB1*0401）である。前者では，HLA-B 対立遺伝子において 63 番目と 67 番目のグルタミンとセリン残基が発症にかかわっていることが示唆されている。後者は欧米の報告であるが，HLA-DRβ鎖の第2超可変領域の4つのアミノ酸配列モチーフ（DRYF）が疾患と相関することが指摘されている。ANCA 関連血管炎では，わが国では HLA-DR9（DRB1*0901）と正の相関がみられ，欧米では HLA-DR13, DR6 との負の相関が認められている。また，欧米の WG ないし C-ANCA 陽性の症例ではα_1アンチトリプシンの活性を減弱する遺伝子多型（PiZ, PiS アリル）との相関がみられる。α_1アンチトリプシンは PR3 の阻害因子として知られている。

2）環境因子

以前より，血管炎の発症に細菌感染やウイルス感染の関与が指摘されている。ウイルスでは，

表 9-44　障害を受ける血管の大きさによる疾患分類

1）細動脈，毛細血管の血管病変をきたす疾患	
	全身性エリテマトーデス（SLE），多発性筋炎・皮膚筋炎（PM/DM），過敏性血管炎，シェーンライン-ヘノッホ紫斑病，結節性紅斑，血栓性血小板減少性紫斑病など
2）中・小動脈炎をきたす疾患	
	結節性多発動脈炎（PN），ウェゲナー肉芽腫（WG），アレルギー性肉芽腫性血管炎（AGA），悪性関節リウマチ（MRA），川崎病など
3）大きな動脈の炎症をきたす疾患	
	高安動脈炎（大動脈炎症候群），バージャー病，側頭動脈炎（巨細胞性動脈炎），ベーチェット病，強直性脊椎炎，ライター症候群など

表 9-45　全身性血管炎の分類

1．大血管の血管炎		
	巨細胞血管炎（側頭動脈炎）	大動脈とその主要な分枝の肉芽腫性血管炎で，頸動脈の頭蓋外分枝に高頻度である。しばしば側頭動脈に病変を認める。通常，発症年齢は50歳以上でリウマチ性多発筋痛症と関連がある
	高安動脈炎	大動脈とその主要な分枝の肉芽腫性炎症。通常50歳以下に発症する
2．中血管の血管炎		
	多発動脈炎	小動脈の壊死性炎症で，糸球体腎炎や細動脈，毛細血管，細静脈に炎症を認めない
	川崎病	粘膜皮膚リンパ節の病変を伴う大，中，小動脈の炎症。冠動脈がしばしば侵される。大動脈や静脈にも変化を伴うことがある。通常，小児の疾患である
3．小血管の血管炎		
	ウェゲナー肉芽腫症	気道の肉芽腫性炎症と小〜中血管の壊死性炎症を認めるもの（細動脈，毛細血管，細静脈を含む）。通常，壊死性糸球体腎炎を伴う
	アレルギー性肉芽腫性血管炎（チャーグ・ストラウス症候群）	気道の肉芽腫性炎症で好酸球を多く含む。また，中小血管に壊死性炎症を認める。気管支喘息や好酸球増多症を伴う
	顕微鏡的多発血管炎	壊死性血管炎で免疫複合体の沈着を認めない。細動脈，毛細血管，細静脈などの小血管に変化を認める。中動脈の炎症を伴っても，伴わなくてもよい。壊死性糸球体炎の頻度が高く，肺毛細血管炎もしばしば伴う
	シェーンライン-ヘノッホ紫斑病	IgAを主体とする免疫複合体の沈着を認める小血管の血管炎。通常は皮膚，腸管，腎糸球体が障害され，関節炎を伴う
	特発性クリオグロブリン血症	血清中にクリオグロブリンを認め，血管壁に免疫複合体の沈着を認める血管炎。小血管が主に障害を受け，皮膚と腎糸球体がしばしば侵される
	皮膚白血球破砕性血管炎	全身性血管炎や糸球体腎炎を伴わない，皮膚に限局した白血球破砕性血管炎

(Jennette JC, et al : Arthritis Rheum 37 : 187, 1994 より引用)

HBV，EBV，HCV，HIV，HTLV-1 などによる血管炎が知られ，これらは virus-associated vasculitis とも呼ばれている。最近では，サイトメガロウイルスや EBV などによる大型血管炎などが注目されている。パルボウイルス B19 は関節リウマチの誘因として注目されているが，WG，PN，川崎病などとの関連も注目されている。HCV は type II クリオグロブリン血症をもたらし，皮膚血管炎の原因となるが，in situ hybridization により皮膚組織に HCV を認める。

血管炎の発症に微生物のスーパー抗原の関与も示唆されている。WG をはじめ ANCA 関連血管炎では黄色ブドウ球菌，結核菌，各種スーパー抗原が重要視されている。MPO-ANCA 関連血管炎は，ヒドララジン，サイオウラシル，D-ペニシラミン，オメプラゾールなどによる薬剤誘発性や硅肺症，粉塵などの関与も知られている。

5．病態発症機序

血管炎発症機序はいまだ不明であるが，血管内皮細胞（EC）の傷害が重視される．事例として，抗血管内皮細胞抗体（AECA）による補体の活性化と引き続いて生じる好中球による組織傷害があげられる．EC 上における白血球のころがりと接着，浸潤に際しては炎症性サイトカインの刺激による種々の接着分子の発現が重要である．各種血管炎においては，EC に E-selectin, ICAM-1, -2, P-selectin, VCAM-1 などの発現が増強しており，これらは TNF-α さらには抗 PR-3 抗体によってもたらされる．また，EC により種々のサイトカインが過剰発現するが，その1つである macrophage-colony stimulating factor（M-CSF）はマクロファージの集積を促進し，慢性炎症に関与している可能性がある．EC では IL-8 の発現もみられ，炎症巣への好中球の集積に関与するが，その発現は PR-3 やエラスターゼによって増強される．

ANCA 関連血管炎の病態発症機序に関しては ANCA-サイトカイン連鎖説が提唱されているが，ANCA 関連血管炎を含めた血管炎の発症機序を図 9-17 に示す．遺伝的要因を背景に何らかの感染を契機として単球，好中球，マクロファージを含む炎症性細胞や免疫担当細胞が活性化し，TNF-α や IL-1β などのサイトカイン産生をもたらし，接着分子の発現により炎症性細胞と血管内皮細胞の接着，浸潤が促進される．刺激を受けた好中球の表層上にはプロテアーゼが過剰発現し，ANCA の産生に寄与するとともに流血中の ANCA の標的ともなり，活性化し脱顆粒を惹起し EC 傷害をもたらす．EC より産生される M-CSF はマクロファージの傷害部位への浸潤につながるが，MRL/lpr マウスのごとく Fas を介したアポトーシスの欠陥がみられればマクロファージの活性化により肉芽腫性血管炎の病態につながる可能性がある．ロイコトリエン，活性酸素，NO などの放出も EC を傷害し血管透過性亢進につながる．また，抗原となる PR-3 の阻害因子である α1 アンチトリプシンの機能不全は ANCA 関連血管炎のリスクとなる．

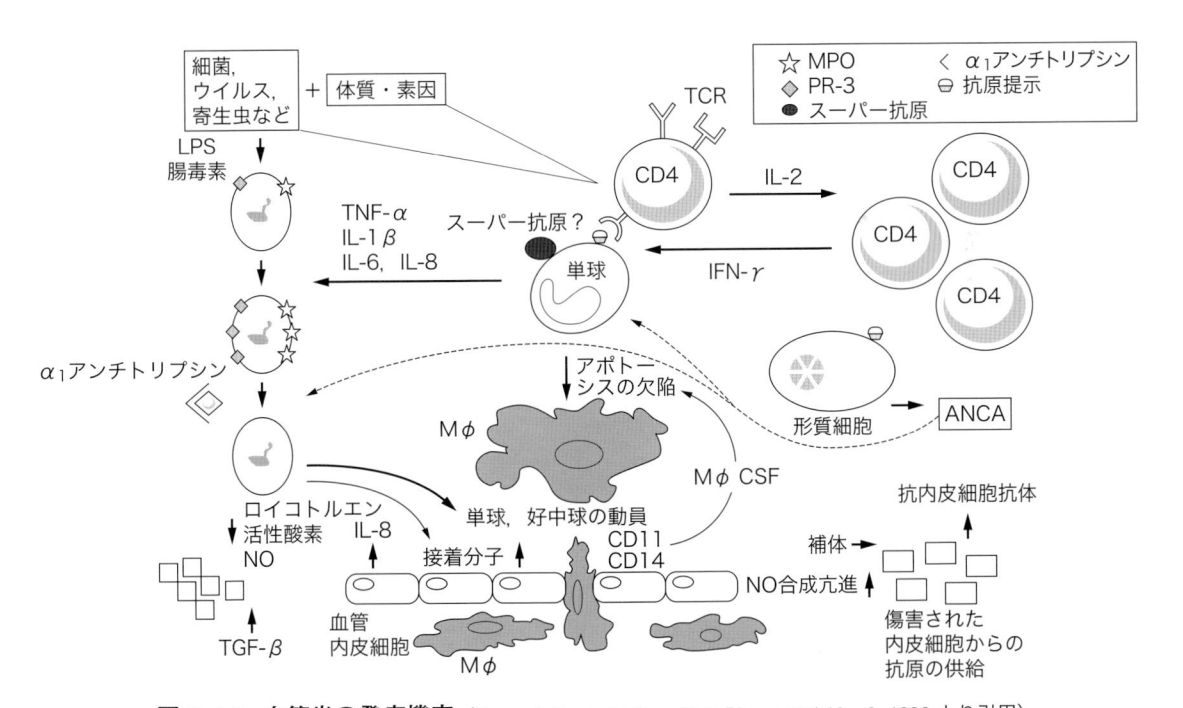

図 9-17　血管炎の発症機序（Nowack R, et al：Curr Opin Rheumatol 10：3, 1998 より引用）

6. 自己抗体

血管炎症候群に関与する自己抗体として，ANCA，AECA，抗リン脂質抗体などがあげられるが，特に ANCA が注目されている。ANCA は，PR3-ANCA（C-ANCA，対応抗原プロテナーゼ 3）と MPO-ANCA（P-ANCA，対応抗原ミエロペルオキシダーゼ）に代表されるが，これらの抗体以外にもいくつか存在することが知られ，表 9-46 に示すごとく臨床病態との関連が指摘されている。蛍光抗体間接法の染色像では，好中球を基質としてエタノール固定したときに細胞質がびまん性に染色されるのが C-ANCA で，核周辺部が染色されるのが P-ANCA である（6 章 2. 4）抗好中球細胞質抗体の項を参照，p54）。両者の主たる抗体である PR3-ANCA と MPO-ANCA は ELISA 法により検出され定量される。PR3-ANCA は WG に高率に認められ，その特異性も高く，その抗体価は疾患活動性と相関する。一方，MPO-ANCA は，MPA，AGA（またはチャーグ・ストラウス症候群），ほかの膠原病，ある種の薬剤投与など種々の疾患で認められるが，壊死性半月体形成性腎炎，急速進行性腎炎，肺出血・肺臓炎，肺腎症候群などの病態と関連する。抗体のアイソタイプでは IgG3 と腎病変が相関し，IgG3-ANCA によって活性化される好中球は FcγRII 依存性で，そのレセプター抗体により活性化が抑制されることが指摘されている。

7. 診断のアプローチ

原発性血管炎症候群の臨床症状，検査所見による診断のアプローチを図 9-18 に示す。

1）臨床症状（表 9-47）

血管炎症候群の多くは，全身症状として発熱，体重減少，関節痛，筋肉痛，筋力低下などの全身症状を伴う。さらに，症候のあるものは侵される血管の太さと関連する。紫斑，丘疹，水疱，蕁麻疹様皮疹，網状青色皮斑などの皮膚症状は，毛細血管，細・小動静脈の血管病変を示唆する。結節性紅斑，皮下結節，皮膚潰瘍，指趾壊疽，多発性単神経炎，臓器梗塞などは，中・小動脈の血管病変を示唆する。他方，大型の血管病変では，間欠性跛行，うっ血性心不全，高血圧，脳血管障害，視力障害などをみる。

2）一般検査

検査所見では，多くは赤沈亢進，CRP 強陽性，白血球増加など急性炎症の所見をみる。TA では，赤沈亢進が唯一の異常所見である。好酸球増加を伴う白血球増加は AGA に特徴的であるが，PN でも認められることがある。血清補体価は，正常な

表 9-46 ANCA の対応抗原と関連疾患

ANCA の対応抗原	IF 染色像（エタノール固定）	関連する臨床像（疾患）
PR3	C-ANCA；きわめてまれに p-ANCA	ウェゲナー肉芽腫症
MPO		顕微鏡的多発血管炎，肺腎症候群
エラスターゼ	P-ANCA；きわめてまれに c-ANCA	非特異的
カテプシン G	P-ANCA	潰瘍性大腸炎，クローン病，PSC
アズロシディン	P-ANCA	多臓器疾患，薬剤誘発血管炎
ラクトフェリン	P-ANCA	ヒドララジン誘発血管炎，
	P-ANCA	潰瘍性大腸炎，PSC
h-lamp-2		半月体形成性腎炎（？）
BPI	P-ANCA または C-ANCA	慢性感染症を伴いやすい肺疾患
	非定型的 C-ANCA または P-ANCA	（気管支拡張症など）
HMG1/HMG2	P-ANCA	潰瘍性大腸炎，
		アレルギー性肉芽腫性血管炎

BPI：bactericidal/permeability-increasing protein, h-lamp-2：human lysosomal-associated membrane protein 2, PSC：原発性硬化性胆管炎, HMG：high mobility group protein

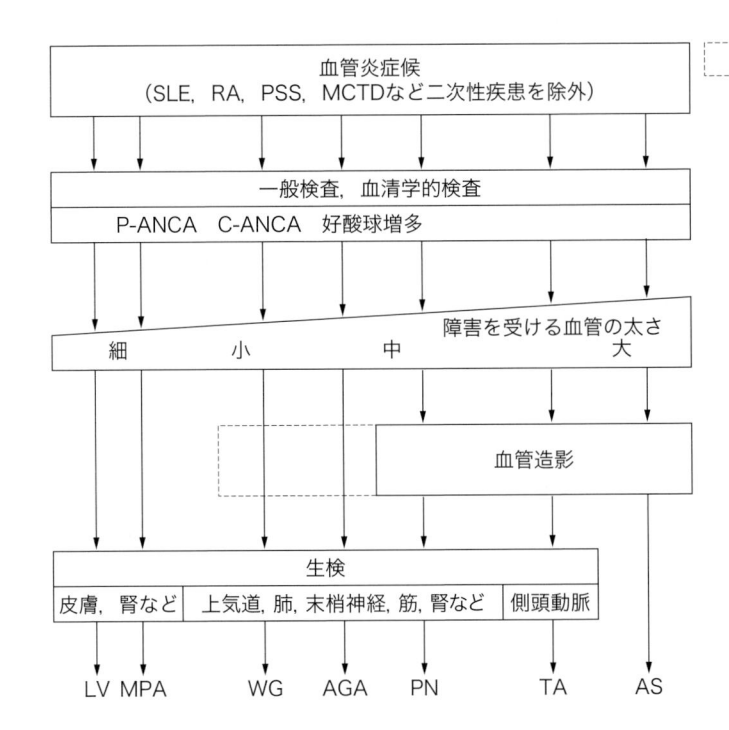

```
血管炎症候
(SLE, RA, PSS, MCTDなど二次性疾患を除外)
          ↓
一般検査，血清学的検査
P-ANCA  C-ANCA  好酸球増多
          ↓
障害を受ける血管の太さ
細  小  中  大
          ↓
        血管造影
          ↓
         生検
皮膚，腎など | 上気道，肺，末梢神経，筋，腎など | 側頭動脈
LV  MPA    WG  AGA  PN       TA   AS
```

図9-18 血管炎症候群の診断的アプローチ
LV：白血球破砕性血管炎
MPA：顕微鏡的多発血管炎
WG：ウェゲナー肉芽腫症
AGA：アレルギー性肉芽腫性血管炎（チャーグ・ストラウス症候群）
PN：結節性多発動脈炎
TA：側頭動脈炎
AS：高安動脈炎

いし増加をみることが多いが，HB抗原陽性のPNとHAでは低補体血症を認めることがあり，免疫複合体の陽性をみる．腎血管性病変をみる血管炎症候群では血漿レニン高値をみる．尿異常所見，腎機能障害はPN，WG，MPAで認めることが多い．ANCA関連血管炎では，ANCAの検査が診断に有用である．

3）画像検査

画像による検査では，血管炎症候群の診断と病態把握に欠かすことのできない検査が多く含まれ，また適切な生検部位を判断するうえで重要な検査となる．これには，胸部や副鼻腔を含む単純X線撮影から血管造影，超音波，CTスキャン，MRI，サーモグラフィなどが含まれる．

血管造影では，大動脈，大静脈から末梢動静脈の血管病変部位診断に施行され，RIアンジオグラフィ，DSA（digital subtraction angiography）も含まれる．大動脈の血管病変，特に高安動脈炎（AS）を確定診断するうえで必須である．動脈閉塞，狭窄病変はDSA，CT，MRAにより拡張病変はDSA，超音波検査，CT，MRAにより病態診断される．最近では，positron emission tomography（PET）により早期病変の検出も指摘されている．また3-dimension CTでは，大動脈が3次元的に構築され明確な病変の観察が可能である．中・小動脈の血管炎をきたすPN，WGなどでは，visceral angiographyにより2～12mmの小動脈瘤，血管壁の不整・狭窄を示す断節的陰影，血管の閉塞などを認める．また，腹部大動脈分枝（腹腔動脈，上腸間膜動脈，腎動脈など），肺動脈，大静脈，大腿静脈，深部静脈など，示唆される病変部の選択的血管造影が行われる．CTスキャン，MRI，MRAなどは，大動脈瘤，解離性大動脈瘤，大動脈縮窄症，上・下大静脈の閉塞，肺動脈拡張など，特に大型の血管炎に伴う病態把握に有用である．また，血栓，虚血に伴う臓器梗塞や肉芽腫性病変の診断も可能である．RIアンジオグラフィは，小血管の描出に難点があるが，造影剤を使用できない場合に動・静脈の血流画像が得られ，同時に末梢での灌流の評価が可能である．非侵襲的検査としても有用である．肺動脈血栓症では，肺血流シンチグラフィにより梗塞部位が評価される．心エコーは，心機能や腔水症などの病態を知る非侵襲的検査として有用で，経食道法であれば大動脈瘤の観察も可能である．超音波は肺高血圧症や血管炎による

表9-47 血管炎症候群の主な臨床像

疾　　患	PN	MPA	AGA	WG	白血球破砕性血管炎（過敏性血管炎）	側頭動脈炎	高安動脈炎
主に侵される動脈の太さ	中, 小	小, 細	小	小	細, 毛細	大	大
好発年齢	(若) 中高年	高年	中年	中年	問わず	高齢 (55歳以上)	若年
男女差	男≫女	男＜女	男≒女	男≒女	問わず	男＝女	男≪女
先行する病態		咽頭炎 気道感染	気管支喘息を含むアレルギー体質	上気道病変, 鼻出血, 副鼻腔炎, 鞍鼻など			
紫斑, 丘疹, 水疱, 結節	＋	＋	＋	＋	＋＋＋	－	－
青色皮斑, 皮膚潰瘍	＋＋	＋	＋＋	＋	＋＋	－	－
皮下結節	＋＋	－	＋＋	＋	＋＋	－	－
筋力低下, 筋痛	＋＋	＋＋	＋＋＋	＋	＋＋	リウマチ性多発筋痛	＋
多発性単神経炎	＋＋	＋	＋＋＋	＋	＋		
肺浸潤, 肺異常陰影	＋	＋＋＋	＋＋＋	＋＋＋			
腎症	＋＋＋	＋＋＋	＋＋	＋＋＋			
心病変	＋＋＋	＋	＋＋	＋		＋	＋
高血圧	＋＋＋	－	－	＋＋＋		＋	＋＋＋
中枢神経症状	＋＋＋	＋	＋	＋＋＋	＋	頭痛	＋＋＋
視力障害	＋	－	－	＋＋	－	＋＋＋	＋＋＋
間欠性跛行	＋	－	－	－		＋＋	＋＋
好酸球増多	＋	－	＋＋＋	＋	＋	－	－
リウマトイド因子	±	±	＋＋	±			
血清低補体価	±	－	±	±	＋＋		

発熱, 体重減少, 関節痛は各疾患共通して認められる。
CRP, 赤沈亢進も各疾患共通して認められる。

胆嚢壁の肥厚（sonolucent layer）などの病態診断にも有用である。サーモグラフィは皮膚表面の温度を測定し，その分布が図に表示されるが，主に被検部位の組織の血流量を反映する。レイノー現象，バージャー病などで皮膚温の低下がみられる。他方，PN，TA，血栓性静脈炎，血管腫，動静脈瘻などでは限局性に皮膚温の上昇をみる。また，皮膚潰瘍では，虚血性潰瘍と炎症性または静脈性の充血帯で取り巻かれた潰瘍を区別することが可能である。

4）生理学的検査

心電図，脈波，脳波，筋電図，末梢神経伝導速度などの生理学的検査は，血管炎症候群の診断，病態把握に重要な検査であるが，後二者は不顕性の血管炎症候群の診断や適切な組織生検部位を同定するのに有用である。すなわち，無症候性であっても，筋電図や末梢神経伝導速度に異常が認められれば，生検部位として選択される。

5）眼底検査

眼底検査も重要な検査で，特に大型の血管炎をきたす疾患が疑われる場合には必須となる。

6）生検による組織学的検査

血管炎症候群の診断にきわめて重要な検査である。疾患により生検部位が異なるが，診断に有用な生検部位を血管造影とともに表9-48に示す。

表9-48 血管炎症候群における有用な生検部位と血管造影

生検部位＼疾患	PN	MPA, AGA, WG	白血球破砕性血管炎（過敏性血管炎）	側頭動脈炎，高安動脈炎
皮膚	±	＋	ﾊﾄ	－
腎	＋	ﾊﾄ（特にMPA, WG）	－	－
肺	－	ﾊﾄ（特にMPA, WG）	－	－
胃	ﾊﾄ	ﾊﾄ（特にWG）	－	－
筋	＋	＋	－	－
腓腹神経	ﾊﾄ	＋（特にAGA）	－	－
精巣	＋	＋	－	－
直腸	ﾊﾄ	＋	－	－
側頭動脈	－	－	－	ﾊﾄ（側頭動脈炎）
鼻・咽頭	－	ﾊﾄ（特にWG）	－	－
血管造影	ﾊﾄ	－	－	ﾊﾄ

ﾊﾄ：きわめて有用

皮膚や筋の生検は施行しやすいが，非病変部の生検では明らかな血管炎をみることが少なく，血管炎が認められなくても診断を否定できない。したがって，できるだけ病変部を明らかにし，より大きく，より多く組織片を採取することが必要となる。病変部を明らかにし得ない場合には，筋電図や末梢神経伝導速度などの検査をあらかじめ施行し，病変部の同定を行うことも必要である。

II．主な全身性血管炎

1．結節性多発動脈炎（polyarteritis nodosa：PN）

1) 概念

KussmaulとMaierにより報告（1866年）された疾患（結節性動脈周囲炎）で，古典的PNとも呼ばれる。病因は不明であるが，HB肝炎ウイルス保持，重篤な中耳炎，薬物過敏症（メタンフェタミン，サルファ剤，ペニシリンなど）などが誘因または先行する病態としてみられることがある。日本における患者数は約1,400人で，男女比は1：1である。Cogan症候群はPNの亜型であるが，若年男性に好発し，非梅毒性角膜炎と前庭聴覚障害による症状が先行ないし合併する。

2) 病理

病理学的には，中・小動脈がよく侵され，組織

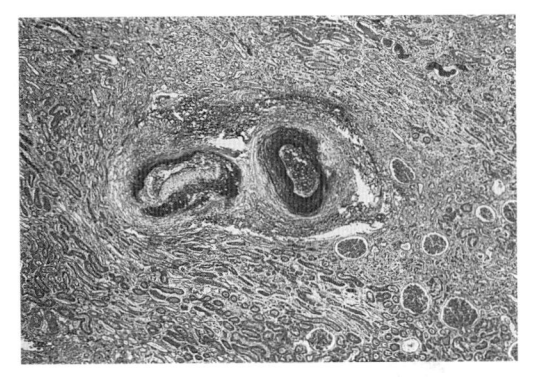

写真9-70 PN
腎弓状動脈にみられたフィブリノイド壊死性血管炎。

学的にI期（変性期），II期（急性炎症期），III期（肉芽期），IV期（瘢痕期）の4期に分けられる。急性期に中動脈の筋線維の腫脹，内膜浮腫，血管腔の狭小がみられ，次いでフィブリノイド変性（**写真9-70**），好中球細胞浸潤，ときに好酸球，単球の浸潤をみる。巨細胞はまれである。内・外弾性板は断裂し，最終的に血管腔の狭窄と動脈瘤の形成をみる。壊死に陥った血管壁と外膜は膠原性肉芽組織に置き換えられる。これらの病変は新旧混在して同一組織内に観察される。

3) 臨床症状

臨床症状では，原因不明の発熱，体重減少，関節痛，陰嚢痛などの全身症状をみるが，これらは初発症状としても認められる。PNの初発症状と経過中にみられる臨床症状を，WG, AGA（また

はチャーグ・ストラウス症候群）とともに図9-19（巻末p239），9-20（巻末p239）に示す。皮下結節は四肢の浅在動脈の走行に沿って1～2mmの大きさで数珠状に触れる（15%）。これは小動脈瘤による。網状青色皮斑，結節性紅斑，蕁麻疹様皮疹，皮膚潰瘍，指趾壊死，紫斑などの皮膚症状をみるが，皮膚のみに限局した皮膚型PNも存在する。心症状では，頻脈，心不全，不整脈などとともに冠動脈炎，心筋梗塞，心外膜炎をみることがある。腎症は75%以上に認め，多くは腎血管病変によるが，蛋白尿，円柱尿，赤血球尿，高窒素血症，高レニン活性を伴う高血圧，腎機能低下，腎不全などをみる。腎梗塞をみることがある。消化器症状ではときに急性腹症をきたし，外科的手術の適応となることがある。これは血管炎による消化管，膵，肝，胆嚢などの臓器梗塞による。腸間膜動脈炎により腹痛，下血，体重減少，脂肪便，イレウスなどをきたし，X線像では小腸粘膜のthumb printing像を呈する。中枢神経症状はPNの後期によくみられる。器質性脳症候群，小脳失調，けいれん発作，脳神経症状などが認められるが，頭痛，視力障害，脳血管障害は進行する高血圧症によるところが大きい。多発性単神経炎により知覚・運動障害をきたし，ときに下垂足をみる。

4）検査所見

検査所見では，赤沈亢進，CRP強陽性，貧血，白血球増多，血小板増多，尿異常所見，高γ-グロブリン血症などをみる。PNにみられる検査所見をWG，AGA（CSS）と併せて図9-21（巻末p240）に示す。MPAにみられるMPO-ANCAは通常陰性であるが，この図では57%に陽性をみる。このときに実施された疫学調査では，MPAがPNから分離，独立して診断されていなかったことによる。PNにおける腎動脈を含む血管造影は診断に有用で，小動脈瘤（2～12mm），血管壁の不整，狭窄を示す断片的陰影，血管の閉塞などがみられる（写真9-71）。また，皮膚，筋，腎，肝，睾丸などの組織生検によりフィブリノイド変性を伴う壊死性血管炎を認める。腎生検の場合には，血管造影を先に行い動脈瘤のないことを確認して施行

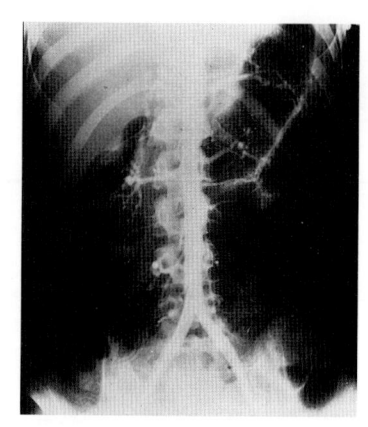

写真9-71　PN
腎血管造影により小動脈瘤をみる。

する。

5）診断，鑑別疾患

診断は，上記臨床症状，検査所見，動脈造影による。厚生省調査研究班より提唱されている診断基準を表9-49（巻末p241）に示す。併せて，重症度分類を表9-50（巻末p242）に示す。鑑別すべき疾患は，感染症，悪性腫瘍に加え類縁疾患のAGA，WG，過敏性血管炎，ほかの膠原病，川崎病などである。

6）治療

ステロイド薬と免疫抑制薬が主たる治療薬である。通常，プレドニゾロン（PSL）1～1.5mg/kg/日とシクロホスファミド（CY）1～2mg/kg/日の併用で治療を開始し寛解導入を図る。3～4週間継続投与後，臨床症状，炎症反応，臓器障害の改善を目安にステロイド薬を漸減する。CYが使用できない場合には，アザチオプリン（AZA）を用いる。病態に応じステロイドパルス療法（メチルプレドニゾロン1日1g，3日間静注投与），CYの間欠大量静注療法（IVCY，500～750mg/回，3～4週ごと），血漿交換療法を併用する。免疫抑制療法による易感染性に留意する。組織学的に瘢痕期にある症状では，臓器虚血と機能保全に対する治療が重要で血管拡張薬，凝固薬，抗血小板薬などを適宜用いる。高血圧に対して各種降圧薬，食事療法による管理が重要である。腎不全では血液透

析を導入する。

7）予後，死因

PNの予後は，発症後3ヵ月以内の治療によるところが大きく，急性期が抑えられ治療管理されれば，その後の経過は比較的良好である。ステロイドと免疫抑制薬の併用による5年生存率は80%である。主な死因は感染症，腎不全，臓器梗塞である。

2. 顕微鏡的多発血管炎（microscopic polyangiitis：MPA）

1）概念

侵される血管の太さとANCA陽性をみることからPNより分離独立した疾患である。MPAの疫学調査はないが，MPAを含むANCA関連血管炎の日本における患者数は約2,700人である。高齢者に好発し，やや女性に多い。細小血管の壊死性血管炎を認めMPO-ANCAを高率に認める。発症1〜2週間前に先行感染，特に気道感染をみることが多い。

2）臨床症状

MPAの臨床的特徴は，PNと同様に全身症状をみるが，壊死性半月体形成性腎炎（写真9-72）による急速進行性腎炎と間質性肺炎・肺出血（写真9-73）の2臓器症状（肺腎症候群）である。腎限局性，肺限局性のMPAも存在する。その他，網状青色皮斑，紫斑，皮下出血，多発性単神経炎などの血管炎症候をみる。

3）検査所見

検査では，赤沈亢進，CRP陽性，白血球増加，尿蛋白，赤血球尿，白血球尿，円柱尿，腎機能低下，MPO-ANCA陽性，腎組織生検により壊死性血管炎，壊死性半月体形成性腎炎をみる。

4）診断

診断は，特徴的な臨床症状と検査所見による。厚生省調査研究班より提唱されている診断基準を表9-51（巻末p243）に示す。また，重症度分類はPNと同じである（表9-50，巻末p242）。高齢者で症状に乏しい場合に診断が遅れる可能性があり留意する。PN，ほかのANCA関連血管炎，グッドパスチャー症候群などとの鑑別を要する。PNとの相違を表9-52に示す。

5）治療

治療は，PNと同様にステロイド多量投与と免疫抑制薬（特にCY）の併用療法による寛解導入療法を行う。強力な免疫抑制療法による感染症の併発，特に高齢者の場合に留意する。寛解後の再燃防止，薬剤の副作用軽減，感染症併発のリスクの軽減などのためにIVCY療法，CYの代替にAZA，ミゾリビン，ミコフェノール酸モフェチル，

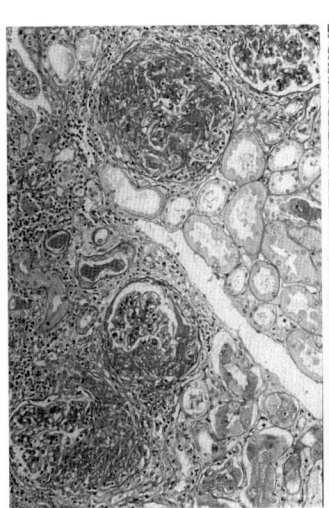

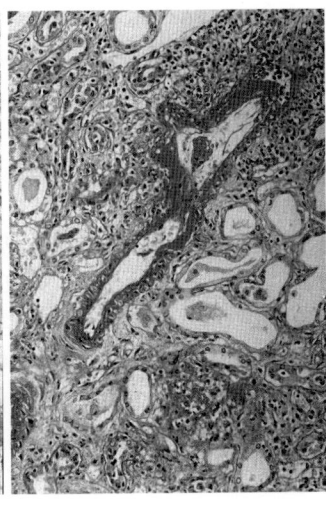

左：壊死性半月体形成性腎炎
右：壊死性血管炎

写真9-72 壊死性半月体形成性腎炎

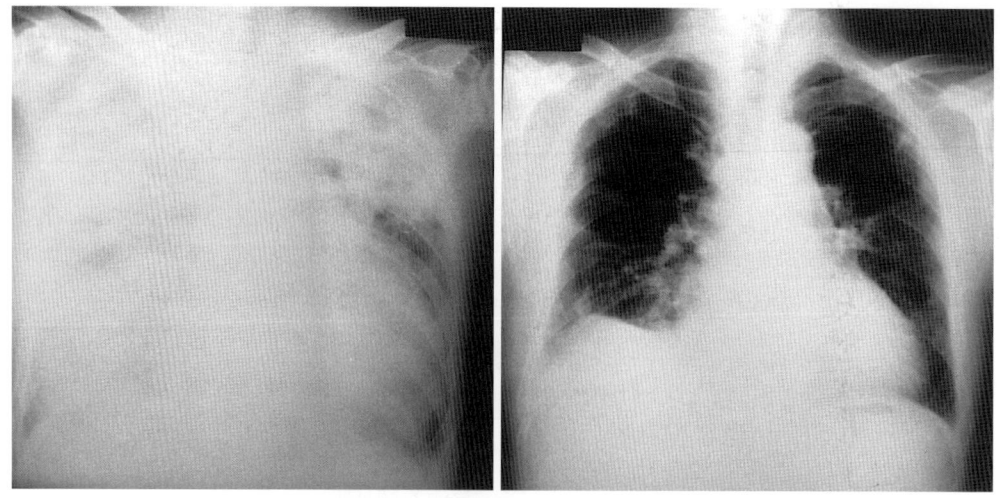

写真9-73　間質性肺炎・肺出血
右：間質性肺炎　左：肺出血

表9-52　PN と MPA の特徴

特徴	結節性多発動脈炎	顕微鏡的多発血管炎
1. 病理所見		
血管炎のタイプ	壊死性動脈炎	壊死性血管炎
侵襲血管のサイズ	中・小筋型動脈 ときに小動脈	小血管（毛細血管，細動静脈） ときに小動脈
2. 臨床所見		
急速進行性糸球体腎炎	まれ	多い
高血圧	多い	まれ
肺出血	まれ	多い
間質性肺炎	まれ	あり
再発	まれ	あり
MPO-ANCA	陰性	陽性
動脈造影（小動脈瘤，狭窄）	あり	なし
確定診断	動脈造影または生検	生検

シクロスポリン（CsA）などが用いられる。寛解導入にγ-グロブリン大量療法の有効性が指摘されている。厚生労働省調査研究班から治療指針が提唱されている（図9-22, 巻末p244）。

6）予後, 死因

予後は不良で, 特に肺腎症候群をきたしている症例の診断後6ヵ月以内の死亡率が高い。主たる死因は感染症, 肺出血, 腎不全である。感染症は強力な免疫抑制療法によるところが大きいが, 厚生労働省調査研究班より感染症対策が提唱されている（図9-23, 巻末p245）。

3. ウェゲナー肉芽腫症（Wegener granulomatosis：WG）

1）概念

上気道病変（副鼻腔など）から下気道病変（肺），腎病変へと進行し, 組織学的に壊死性肉芽腫性炎, 壊死性血管炎（写真9-74）をみる原因不明の疾患である。全身型と限局型がある。日本における患者数は約670人で, 発病年齢は30〜60歳, 男女比はほぼ1：1である。

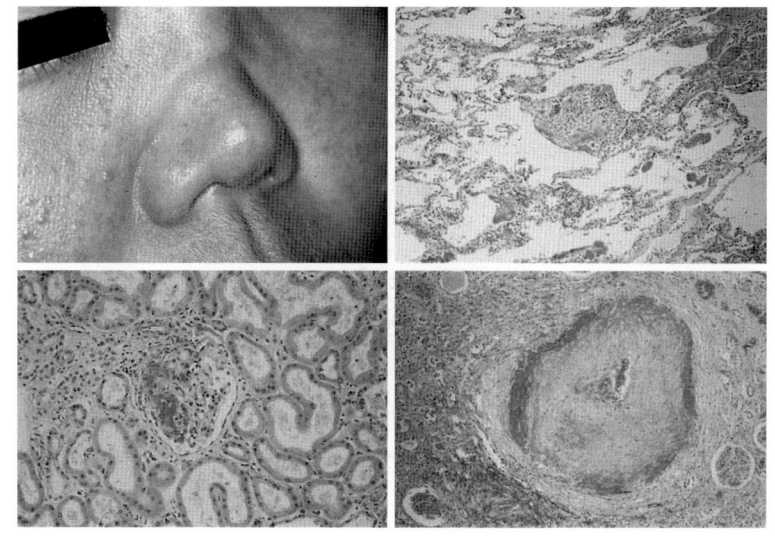

鞍鼻	気管支末梢にみられた巨細胞性肉芽腫
壊死性糸球体腎炎	フィブリノイド壊死を伴う血管炎

写真 9-74　WG の症例

2）臨床症状

PN と同様の全身症状，皮膚症状をみるが，頻度は PN に比べ少ない（図 9-19，20）。上気道症状は WG の目印となり，化膿性・血性の鼻汁，副鼻腔の疼痛をきたす。鼻粘膜は紅斑性・硬結性潰瘍をきたし，鼻中隔穿孔をみることがある。進行すると鞍鼻（写真 9-74）をきたす。副鼻腔炎，眼球突出（片側が多い），結膜炎，上強膜炎，慢性中耳炎，迷路炎，めまい，耳痛，難聴などもみられる。下気道症状では，二次感染を伴っている以外は肺症状に乏しいが，X 線上，直径 1～9 cm の結節性陰影をみる。肺異常陰影は 36％にみられる。60～80％に腎症をみるが，早期には尿所見や腎機能障害が軽微であるためみすごされやすい。腎生検で，微小変化や巣状糸球体腎炎から壊死性糸球体腎炎（写真 9-74）に進行すると，著明な尿異常所見とともに高尿素窒素血症を認める。副鼻腔からの病変の波及ないしは脳内・髄膜の肉芽腫病変により中枢神経症状をみることがある。血管炎による脳神経症状，脳梗塞，くも膜下出血，肥厚性硬膜炎，多発性単神経炎などもみられる。

3）検査所見

検査所見では，赤沈亢進，CRP 強陽性，白血球増多，尿異常所見，腎機能障害などをみる（図 9-21）。PR3-ANCA は本疾患に特異的とされ 90％以上に陽性をみる。生検による病理組織学的所見では，上・下気道病変部の壊死性血管炎と壊死性肉芽腫（写真 9-74）が特徴的である。細胞浸潤は単球が主体で，巨細胞の出現をみる。腎では，糸球体腎炎から巣状ないし分節状糸球体腎炎，びまん性増殖性糸球体腎炎，半月体形成性腎炎（写真 9-72），硝子血栓まで種々の病変がみられるが，壊死性血管炎はまれである。

4）診断，鑑別疾患

診断は，臨床症状，PR3-ANCA を含む検査所見，生検所見による。厚生省調査研究班より提唱されている診断基準を表 9-53（巻末 p246）に，重症度分類を表 9-54（巻末 p247）に示す。鑑別診断には，PN，MPA，AGA，グッドパスチャー症候群，サルコイドーシス，悪性リンパ腫，致死性中心線肉芽腫などがあげられる。

5）治療

治療は，早期診断による早期免疫抑制療法を行う。治療指針を表 9-55（巻末 p248）に示す。PSL 1～1.5 mg/kg/日と CY 1～2 mg/kg/日の経口投与を原則として 8 週間行い，以後漸減する。失明，聴力消失，急速進行性糸球体腎炎に対して，パルス療法，IVCY，血漿交換療法を適用する。また，生物学的製剤のリツキシマブの有効性が指摘されている。寛解導入後はステロイド薬ないし免疫抑

制薬のいずれかを中止とし，1剤による維持療法を行う。維持療法の免疫抑制薬では，CY の代わりに AZA，メトトレキサート，ミコフェノール酸モフェチルなどが用いられる。また，再燃防止，寛解維持のためにスルファメトキサゾール・トリメトプリム（ST）合剤を併用することがある。治療経過中は，上気道，下気道の細菌感染に留意する。ANCA 関連血管炎の感染症対策は図 9-23 を参照されたい。末期腎不全では血液透析を施行する。

6）予後，死因

予後はステロイド薬と CY の併用療法により著明に改善される（長期寛解 93％）。主な死因は感染症，腎不全，呼吸不全である。

4. アレルギー性肉芽腫性血管炎 [allergic granulomatosis angiitis（AGA）]/チャーグ・ストラウス症候群 [Churg-Strauss syndrome（CSS）]

1）概念

Churg と Strauss が PN から分離，独立（1951年）させた疾患で，C-S 症候群とも呼ばれる。気管支喘息が先行し，好酸球増加とともに血管炎症候をみる。日本における患者数は 450 人で男女比は 1：1 である。

原因は不明であるが，吸引性アレルゲン（阪神淡路大震災後に多発例が報告）やマクロライド系抗生物質，ロイコトルエン受容体拮抗薬などが発症と関連することがある。考えられる発症機序を図 9-24 に示す。病理では壊死性血管炎と好酸球に富む肉芽腫（写真 9-75）を認めるが，肉芽腫は必ずしも血管炎と関連せず（血管外肉芽腫）認

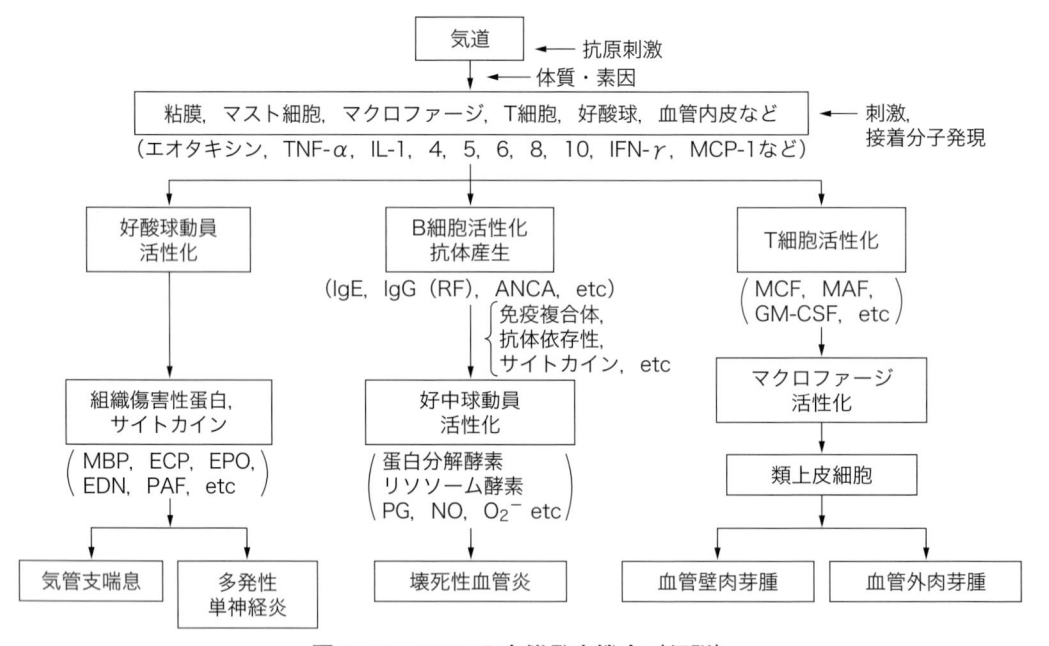

図 9-24　AGA の病態発症機序（仮説）

MBP：主要塩基性蛋白質，ECP：好酸球性陽イオン蛋白質，EPO：好酸球ペルオキシダーゼ，EDN：好酸球由来神経毒蛋白質，MCF：マクロファージ走化性因子，MAF：マクロファージ活性化因子，MCP-1：単球走化性因子，GM-CSF：顆粒球マクロファージコロニー刺激因子，ANCA：抗好中球細胞質抗体，RF：リウマトイド因子，PG：プロスタグランジン，PAF：血小板活性化因子

（長澤俊彦：アレルギー 40：1，1991，一部改変）

写真 9-75 AGA/CSS の症例

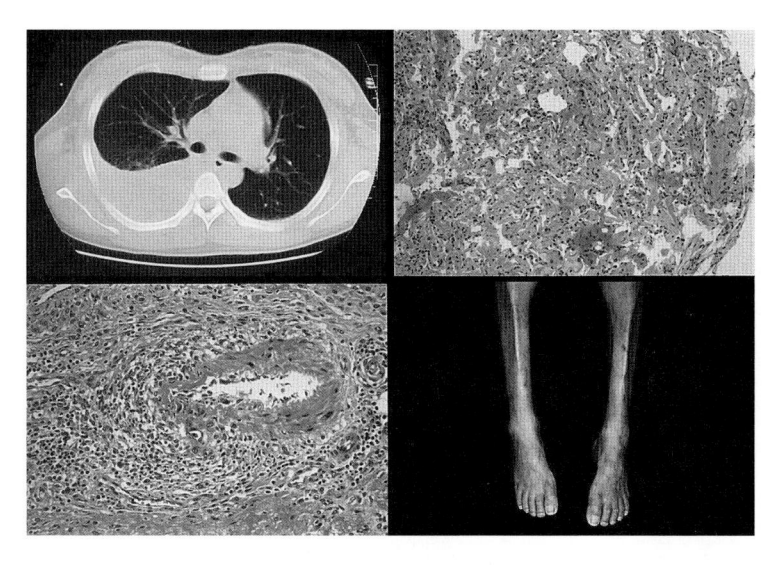

| 胸膜炎による胸水 | 肺にみられた好酸球浸潤を伴う肉芽腫性病変 |
| 著しい好酸球浸潤を伴う壊死性血管炎 | 多発性単神経炎による下肢筋萎縮 |

2）臨床症状

臨床症状（図 9-19, 20）では，喘息発作やアレルギー体質が先行する．発熱，体重減少，関節痛，筋肉痛などの全身症状もみられる．肺浸潤（写真 9-75）は，一過性，移動性としてみられ，非空洞性結節性浸潤やびまん性間質性肺炎はまれである．多発性単神経炎（写真 9-75）を高率に認め，知覚障害，運動障害のいずれもみられる．

3）検査所見

検査所見（図 9-21）では，赤沈亢進，白血球増加，高γ-グロブリン血症に加えて，好酸球著増が特徴的である．IgE の高値をみることもある．リウマトイド因子を 50〜70％に，MPO-ANCA を 40〜80％に認める．ANCA 陽性の症例は陰性の症例に比べ蛋白尿や赤血球尿など尿異常所見が有意に多い．

4）診断，鑑別疾患

診断は，先行する喘息発作，アレルギー体質，好酸球増多，肺浸潤，血管炎症候，生検所見による．厚生省調査研究班より診断基準が提唱されており，表 9-56（巻末 p249）に示す．重症度分類は WG に準ずる．鑑別疾患は，PN，MPA，WG，好酸球性肺炎，好酸球性腸炎などである．

5）治療

本疾患はステロイド薬によく反応し，予後は比較的良好である．短期間で寛解をみる症例が多いが，再燃することがある．MPA よりも少ないステロイド量で寛解導入できるが，治療抵抗性の場合には免疫抑制薬を併用する．気管支喘息の治療管理を並行して行う．多発性単神経炎は治療抵抗性で後遺症をみる．治療指針を表 9-57（巻末 p249）に示す．死因は，感染症，呼吸不全，腸穿孔，脳血管障害などである．

5．側頭動脈炎（temporal arteritis）

1）概念

中・大動脈炎を主徴とする原因不明の疾患である．その病変部位は，頸動脈とその分枝，特に側頭動脈の病変が主であるが，大動脈とその分枝部の病変は 10〜15％にみられる．臨床症状はリウマチ性多発筋痛症（polymyalgia rheumatica：PMR）の症状を伴う．55 歳以上の高齢者に発症し，若年者にみられる高安動脈炎と対照的である（表 9-58）．男女比は 1：1 である．また，日本における患者数は 690 人で欧米に比べ少なく，男女比は 1：1.6 である．側頭動脈炎はリンパ球，マクロファージが巨細胞とともに集積しているのが認められる．そのため，巨細胞性動脈炎とも呼ばれる．

表 9-58　大型血管炎 2 疾患の比較

	高安動脈炎	側頭動脈炎
好発年齢	若年者（50 歳以下）	高齢者（50 歳以上）
性差	女性優位	なし
侵される血管	大動脈とその分枝	大動脈とその分枝，頸動脈の頭蓋外分枝が多い，しばしば側頭動脈
病理	巨細胞を伴う肉芽腫性血管炎	巨細胞を伴う肉芽腫性血管炎
HLA との相関	B52，B39	DR4（欧米）
臨床症状	発熱，体重減少，倦怠感，関節痛，筋痛，めまい，脈拍欠損，血圧左右差，高血圧，眼症状，間欠性跛行，結節性紅斑，中枢神経症状，ほか	発熱，リウマチ性多発筋痛症，頭痛，視力障害，顎跛行，精神神経症状，間欠性跛行，ほか
臨床検査所見	赤沈亢進，CRP 陽性，白血球増加，γ-グロブリン増加，自己抗体陽性，など	赤沈の著明亢進，CRP 陽性
診断	血管造影	病理組織
治療	ステロイド薬，免疫抑制薬，抗凝固療法，降圧薬，外科的治療，ほか	ステロイド薬
予後	5〜10 年の死亡率 10%	予後良好，ただし，失明あり

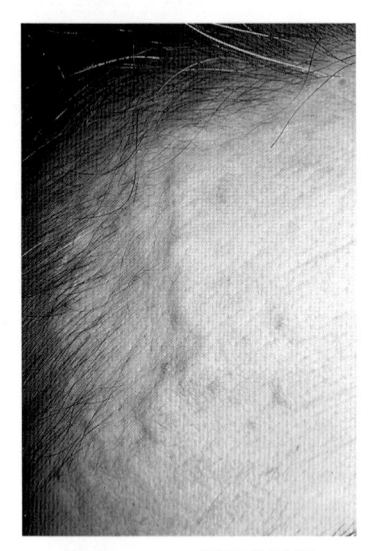

写真 9-76　側頭動脈炎
側頭動脈の隆起性病変をみる。

内膜は著明に増殖し，内弾性板の断裂を認める。

2）臨床症状（表 9-59，巻末 p250）

臨床的には，発熱，体重減少，倦怠感などの全身症状とともに，頭痛，頸部および肩甲部の疼痛と硬直（PMR 症状），間欠性の下顎痛，視力障害などを認める。頭痛は拍動性で，片側性のことが多く，夜間に悪化しやすい。有痛性または肥厚性の側頭動脈（写真 9-76）を触れる。視力障害は50％以上に認められ，10％に失明をみる。眼症状を伴う場合には PMR 症状は少ない。大動脈の障害により間欠性跛行，鎖骨下動脈盗血流症候群，解離性大動脈瘤などをみることがあるが，高安動脈炎に比べ頻度は低い。この他，うつ病，不安感，記銘力低下，器質的脳症状，聴力障害などをみることがある。

3）検査所見（表 9-60，巻末 p251）

検査所見で唯一の異常所見は赤沈亢進である。1 時間値 80〜100 mm を示す。自己抗体は通常陰性で，血清補体価も正常である。血清筋原性酵素も正常で，筋電図，筋生検も異常を認めない。眼

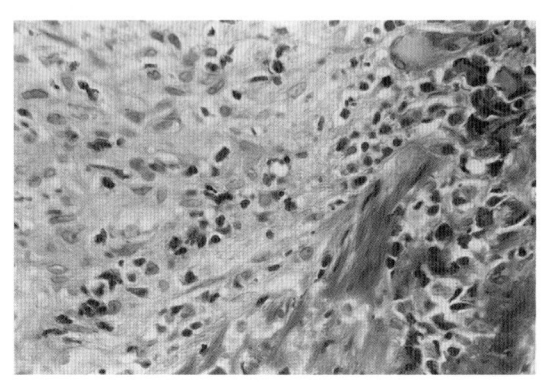

写真 9-77　側頭動脈炎にみられる
巨細胞性動脈炎

底検査では，視神経乳頭の虚血性変化，網膜の綿花様白斑，小出血などがみられる。側頭動脈生検により巨細胞性動脈炎（**写真 9-77**）をみる。

4）診断，鑑別診断

診断は，臨床症状と赤沈亢進，側頭動脈生検所見による。ACR の診断基準を**表 9-61**（巻末 p251）に示す。腎病変はまれで，血圧も正常のことが多く，この点，高安動脈炎，PN，その他の中・小動脈炎をきたす疾患との鑑別に有用である。鑑別疾患は悪性腫瘍，感染症，関節リウマチなどである。

5）治療

ステロイド薬が著効し数年以内に寛解をみる。PSL 0.5～1 mg/kg/日より治療開始する。最も留意すべき点は失明に対する配慮で，視力障害が認められればステロイド多量投与を行う。

6. 高安動脈炎［(Takayasu arteritis)，大動脈炎症候群（aortitis syndrome)］

1）概念

原因は不明であるが，大動脈およびその分枝の大・中動脈炎を主徴とする疾患で，脈なし病（pulseless disease），大動脈炎症候群とも呼ばれる。拡大動脈抗体や抗血管内皮細胞抗体などがみられることから自己免疫機序が考えられている。大動脈の外膜ならびに外膜側の中膜に栄養血管が入り込んでいるが，初期には栄養血管炎により外膜，外膜側の中膜に病変が生じると考えられる。若年女性に多く男女比は 1：10 である。日本に多く患者数は約 5,000 人である。HLA-A24-B52-DR2 のハプロタイプ，B39 との相関をみる。

2）病理学的所見

動脈の炎症は全層にわたり，初期には中・外膜にリンパ球と形質細胞などの細胞浸潤を認め，次いで中膜のびまん性壊死と肉芽腫性反応をきたし，弾力層と平滑筋の破壊をもたらす。壊死巣の周囲には巨細胞，組織球がみられ，治癒期には線維性を示す。弾力層の破壊は動脈瘤形成の要因と

なる。

3）臨床症状

症状では，発熱，倦怠感，関節痛，筋肉痛などの全身症状をみる。加えて侵される動脈の病変部位により多彩な症状をみる（**図 9-25**）。めまい，頭痛，失神発作，知覚障害，視力障害，間欠性跛行，高血圧などがよくみられる。理学所見では，脈が触れにくい，脈拍の消失・減弱，血圧の左右差，血管雑音などの所見を認める。

4）検査所見

一般検査では，赤沈亢進，CRP 陽性，白血球増多，凝固能亢進，高γ-グロブリン血症，血漿レニン活性高値などをみる。リウマトイド因子や抗核抗体をみることがある。動脈造影所見（**写真 9-78**）は重要で，大・中動脈の狭窄，閉塞，拡張，動脈瘤を認める。造影所見により 5 型に分類される（**図 9-26**）。眼底所見では乳頭周囲の花環状動静脈吻合が特徴的であるが，高血圧に伴う所見が多い。

5）診断，鑑別疾患

診断は臨床症状，検査所見，血管造影所見による。厚生省調査研究班による診断基準を**表 9-62**（巻末 p252）に示す。鑑別疾患としてバージャー病，側頭動脈炎，膠原病，梅毒性大動脈炎，大動脈縮窄などがあり，また強直性脊椎炎，ライター症候群，ベーチェット病などでは，大動脈炎症候群の併発をみるので留意する。

6）治療

治療薬では，炎症性活動病変（発熱，赤沈亢進，CRP 強陽性など）がみられれば，ステロイド薬で治療開始する。血管狭窄に伴う臓器障害に対して抗血小板薬，血管拡張薬を用いる。高血圧に対しては降圧薬による管理が重要で，腎血管性高血圧に対してはアンジオテンシン変換酵素阻害薬またはβ遮断薬を用いる。外科的には，病態に応じ血行再建術を施行する。治療指針を**表 9-63**（巻末 p253）に示す。

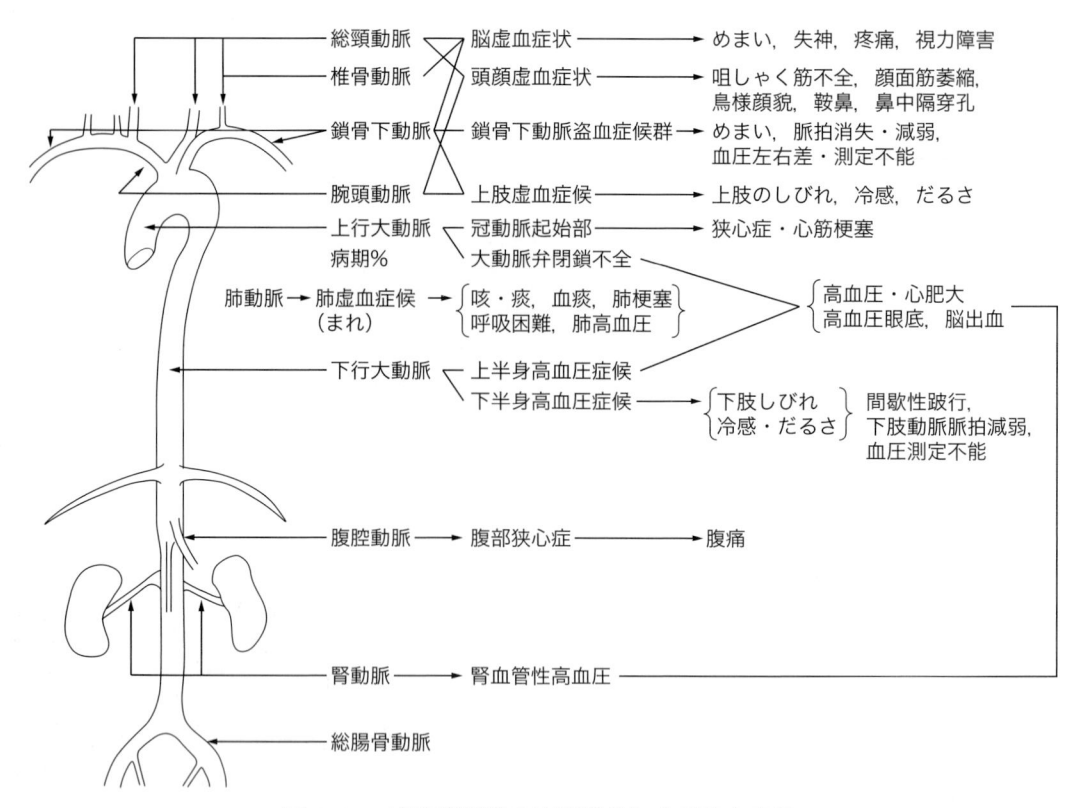

図9-25 高安動脈炎の病変部位による臨床症候
(橋本博史:大動脈炎症候群(高安動脈炎),専門医のための薬物療法—循環器,中外医学社,東京,2008)

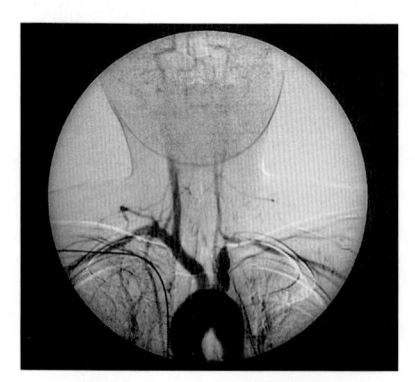

写真 9-78 高安動脈炎
血管造影にて,左総頸動脈,左鎖骨下動脈の途絶をみる。

7) 予後,死因

生命に対する予後は良好で,5～10年の経過による死亡率は約10%である。死因として,心不全,高血圧,脳出血などがあげられる。厚生省調査研究班による重症度分類を**表9-64**(巻末p254)に示す。

7. 皮膚白血球破砕性血管炎 (過敏性血管炎)

1) 概念

細動静脈,毛細血管の血管炎をきたし,原因として外来抗原,特に薬剤,化学物質,細菌などがあげられる(**表9-65**)。性別,好発年齢は問わない。

2) 病理

皮膚の細動静脈,毛細血管に leukocytoclastic vasculitis(白血球破砕性血管炎)(**写真9-79**)を認め,新旧病変の混在が少ない。免疫複合体の沈着をみる。

3) 臨床症状

全身症状では発熱,体重減少,関節痛,筋肉痛

Type I　　IIa　　IIb　　III　　IV　　V
 +　　　 +
C(−)　　C(+)
 +　　　 +
P(−)　　P(+)

図9-26　高安動脈炎の新分類（高安国際会議 1994年）
タイプⅠ：大動脈弓分枝血管の病変を有するもの，タイプⅡa：上行大動脈，大動脈弓ならびにその分枝血管に病変を有するもの，タイプⅡb：上行大動脈，大動脈弓ならびにその分枝血管，胸部下行大動脈に病変を有するもの，タイプⅢ：胸部下行大動脈，腹部大動脈，腎動脈に病変を有するもの，タイプⅣ：腹部大動脈かつ/または腎動脈病変を有するもの，タイプⅤ：上行大動脈，大動脈弓ならびにその分枝血管，胸部下行大動脈に加え，腹部大動脈かつ/または腎動脈病変を有するもの。さらに冠動脈に病変をもつもの（C）ならびに肺動脈病変を有するもの（P）をつけ加える。(Numano F : Curr Opinion Rheumatol 9 : 12, 1997 より引用)

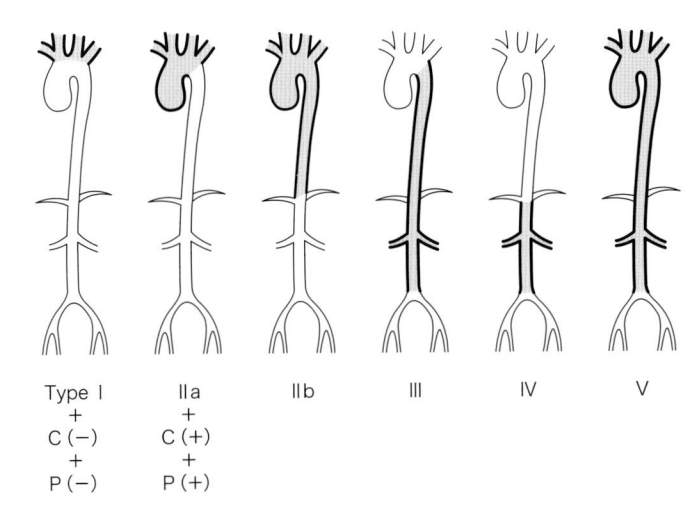

表9-65　白血球破砕性血管炎ないし過敏性血管炎の原因

1.	細菌感染
	溶連菌感染
	HBウイルス
	伝染性単核症
	住血吸虫症
	カンジダ症
	ヒストプラズマ症
	ミコバクテリウム症など
2.	薬剤および外来抗原
	アスピリン
	ペニシリン
	サルファ剤
	異種蛋白
	昆虫類
	石油製品
	除草剤など
3.	全身性疾患
	高γ-グロブリン血症性紫斑病
	シェーンライン-ヘノッホ紫斑病
	原発性胆汁性肝硬変症
	潰瘍性大腸炎
	慢性活動性肝炎
	全身性エリテマトーデス
	関節リウマチ
	シェーグレン症候群
	補体欠損症など
4.	悪性腫瘍
	多発性骨髄腫
	リンパ肉腫
	白血病
	がん

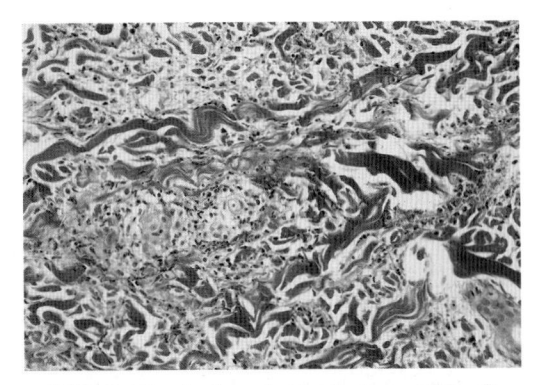

写真9-79　leukocytoclastic vasculitisの組織像
白血球の核片をみる。

などをみる。皮膚症状では触知可能な紫斑，丘疹，結節，小水疱，潰瘍などをみる。過敏性血管炎では，ときに内臓病変として腎炎，肺浸潤，胸膜炎，腹痛，急性腹症，脳神経症状，脳症状，けいれん発作，頭痛，心筋炎，心外膜炎などをみることがある。

4）検査所見

赤沈値亢進，白血球増加，高γ-グロブリン血症，クリオグロブリンなどをみる。

5）診断

診断は，血管炎による皮膚症状，その他の臨床症状と検査所見によるが，最終的には皮膚生検の

組織学的所見による。

6）治療

原因が明らかである場合には，薬剤，感染などの除去を行う。重症の場合にはステロイド薬や免疫抑制薬を用いる。

7）経過・予後

予後良好である。

8．シェーンライン-ヘノッホ紫斑病（Schönlein-Henoch purpura）

1）概念

紫斑を主徴とするが，血小板減少は認めない。アレルギー性紫斑病，リウマチ性紫斑病とも呼ばれているが，過敏性血管炎のなかの一亜型ともされている。

2）疫学・発症要因

いずれの年齢にもみられるが，小児に多い。季節的には春に多い。上気道感染，抜歯，食物アレルギー，薬物などが誘因となる。IgA を含む免疫複合体の関与が重要視され，IgA 腎炎をみる。この場合の補体活性化は alternative pathway をとる。

3）臨床症状，検査所見

紫斑は下肢伸側に多く，多発性関節炎を伴う。その他，臨床症状，検査所見は過敏性血管炎に類似するが，血中 IgA の上昇をみる。

4）治療

ステロイド薬，免疫抑制薬などにより効果をみるが，再発をみることがある。

9．クリオグロブリン血症（cryoglobulinemia）

クリオグロブリンは低温で沈殿し，37℃で再溶解する性質を有する免疫グロブリンで，単クローン性ないし多クローン性免疫グロブリンより構成される。単クローン性免疫グロブリン（主に IgG

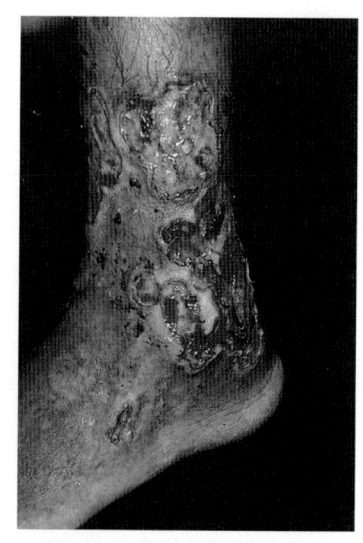

写真 9-80　クリオフィブリノゲン血症による皮膚潰瘍

または IgM）からなるものを I 型，2 つ以上の免疫グロブリンからなるものを混合型と呼ぶ。後者は，さらに片方の成分が単クローン性の場合に II 型，両者が多クローン性の場合に III 型と分類される。混合型では，IgM 成分はリウマトイド因子活性を有する。基礎疾患では，I 型と II 型はリンパ増殖性疾患，II 型と III 型は自己免疫疾患，膠原病，感染症などである。基礎疾患を認めない場合には特発性クリオグロブリン血症と呼ばれ，多くは混合型である。臨床的には過敏性血管炎に類似した症状所見を呈する（写真 9-80）（前頁，皮膚型白血球破砕性血管炎の項参照）。治療では，免疫抑制療法に加え cryofiltration による血漿交換療法が有効である。

10．川崎病（Kawasaki disease）

1）概念

川崎富作により初めて報告（1967 年）された小児の急性熱性疾患であるが，ときに冠動脈炎を併発する。皮疹，粘膜症状，リンパ節腫大を伴うため，粘膜皮膚リンパ節症候群（mucocutaneous lymphnode syndrome：MCLS）とも呼ばれる。

2）疫学，発症要因

年齢では1歳に最も多く，男女比は1.5：1で，集団的発生の傾向がある。原因として感染，中毒などがあげられているが，いまだ不明である。

3）病理

約1ヵ月半で陳旧化する全身の系統的血管炎を認め，特に冠動脈炎が主体となる。再燃像はみられない。心臓超音波で証明される冠動脈拡大病変の大部分は自然退縮するが，一部は冠動脈瘤を残し，狭窄や閉塞性病変に進展し，突然死の原因となる。

4）症候

抗生物質に不応性の高熱，結膜の充血，口唇，口腔，咽頭粘膜の発赤，舌乳頭のイチゴ様腫脹，頸部リンパ節腫大などの症状を伴い急性に発病する。3～5日後に多形性紅斑が四肢，体幹に出現し，2週間後に落屑をみる。発病1ヵ月後にこれらの症状が消失するが，全症例の1～2％に発病3～4週間後に突然死をみる。これは冠動脈炎による心筋梗塞，心不全，動脈瘤破裂が死因となる。

5）検査所見

赤沈亢進，貧血，白血球増多，血小板増多を認める。自己抗体は認めない。冠動脈の動脈造影により，動脈瘤，蛇行，狭小化，壁の不整をみる。心肥大，心雑音を認め，心電図では，PQ延長，QT延長，ST低下，P波，T波の異常をみる。

6）診断

診断は，特有の症状と経過による。厚生労働省調査研究班の診断基準を表9-66（巻末p255）に示す。

7）治療

川崎病の多くは経過が良好で，抗炎症，血栓防止のためにアスピリンが用いられる。急性期には，原田のスコアに従いγ-グロブリン大量静注療法（200～400 mg/kg/日，3～5日投与ないし1 g/kg，2日投与ないし2 g/kg，単回投与）を行い冠動脈瘤の発症を防止する。冠動脈炎による動脈瘤破裂の危険性がある場合には，外科的手術が施行される。98％は2～6週の経過で治癒する。残る1～2％は3～4週後に突然死をみる。PNに比べ，予後良好である。

8）経過・予後

98％は2～6週の経過で治癒する。残る1～2％は3～4週後に突然死をみる。

H．抗リン脂質抗体症候群

1．定義

抗リン脂質抗体（antiphospholipid antibodies：aPL）の発端は，1928年の全身性エリテマトーデス（SLE）患者におけるワッセルマン反応生物学的偽陽性（biological false positive for syphilis：BFP）の指摘に始まる。1941年ワッセルマン反応に用いられる抗原が酸性リン脂質のカルジオリピン（cardiolipin：CL）であることが明らかにされた。1952年Conleyらは凝固因子の欠損がないにもかかわらず抗凝固因子活性を認めるSLEの2症例を報告した。以後，抗凝固因子活性が血栓症と関連すること，リン脂質に対して反応していること，SLEに多く認められることなどから，この因子をループス抗凝固因子（lupus anticoagulant：LAC）と名付けた。その後，1983年にHarrisらにより抗カルジオリピン抗体（aCL）の測定法が報告され，SLEのみならず数多くの疾患で陽性をみることが報告された。さらに，自己免疫疾患に

みられるaCLはβ_2-グリコプロテインI（β_2-glycoprotein I：β_2-GPI）依存性のaCLであることも明らかにされた。これらのaPLを有する症例は動静脈血栓症や習慣流産，血小板減少症などと関連し，SLEに多く認められるものの疾患の枠を越えて存在するため，抗リン脂質抗体症候群（antiphospholipid syndrome：APS）と呼ばれている。APSには，原発性と続発性があり，続発性の多くはSLEである。

2. aPLの生物学的特性

リン脂質は細胞膜の構成成分で，細胞の機能に重要な役割を果たしている。リン脂質は大きく①コリンリン脂質，②エタノラミンリン脂質，③酸性リン脂質の3つに分けられる。aPLにはCLと同様にホスファチジルセリン（PS）やイノシトール（PI）などの陰性荷電を示す酸性リン脂質に対する抗体も認められる。aPLは多様性を示し，特定の抗原認識部位に反応する特異性の高いものから，陰性荷電を有する幅広い酸性リン脂質に反応するものまで含まれていると考えられている。また，ある種のaCLはLACやBFPを示し，またリン脂質に限らず，DNAなどの核酸や血小板，β_2-GPIなどの糖蛋白，IgG-Fcなどの蛋白質，デキストラン硫酸などの糖質など，いろいろな物質に交差反応性を示すことが指摘されている。

3. aPLの分類

aPLの分類を表9-67に示す。LACはγ-グロブリン分画に存在する自己抗体と考えられている。凝固系のカスケードのなかで第X因子，第V因子，Ca，リン脂質からなるいわゆるprothrombin activator complexに作用してAPTTの延長をもたらす。in vitroでは凝固抑制作用をもつが，in vivoでむしろ血栓形成を起こす。なぜAPLが凝固亢進に働くのは不明であるが，表9-68に示すようなことが考えられている。凝固因子欠乏症と鑑別するために，被検血漿にみられる凝固時間の延長が正常人血漿によって補正されないことが重要である。梅毒血清反応の抗原はCL，lecithin，cholesterolの複合体から構成され，APSの際の陽性反応はBFPとして知られている。SLE患者におけるBFPの陽性率は17～44%，そのうちLAC陽性者では47～87%の陽性率をみる。

APSでみられるaCLはβ_2-GPI依存性であることが多く，β_2-GPIそのものに対する抗体も存在する。一方，感染症やAIDSなど血栓症を起こさない疾患で認められるaCLは，β_2-GPI非依存性であることが知られている。しかしながら，β_2-GPI依存性のaCLが中～高力価であっても必ずしもすべて臨床症状がみられるわけではない。aCLの免疫グロブリンクラスはIgG，IgM，IgAが認められているが，臨床症状とよく相関するものの多くはIgGである。aCLは悪性腫瘍，感染症（梅毒，AIDS，肝炎，伝染性単核症など），薬剤（クロプロマジン，プロカインアミド，ヒドララジンなど），血液疾患などでも陽性となる。しかし，自己免疫疾患以外では一般に抗体は低力価でIgM typeのものが多い。

aCLとLACは，必ずしも同一患者血中に両者

表9-67　aPLの分類

抗体の種類	標的抗原	リン脂質依存性血液凝固
ループスアンチコアグラント（LAC）	リン脂質-プロトロンビン複合体	抑制する
抗カルジオリピン抗体 　タイプA 　タイプB	リン脂質-β_2-GPI複合体 リン脂質-β_2-GPI複合体	抑制する（LAC活性あり） 抑制しない
抗β_2-GPI抗体	β_2-GPI	β_2-GPI依存性に抑制する
抗プロテインSおよび活性化プロテインC抗体	リン脂質に結合したプロテインSおよび活性化プロテインC	プロテインSと活性化プロテインCの凝固抑制を阻害する

（Galli, Bevers, 1994より引用）

表 9-68　aPL が凝固に働く仮説

① リン脂質依存性凝固反応を抑制的に制御している β_2-GPI を阻害する
② プロテイン C の活性化を阻害する
③ 血管内皮細胞上のトロンボモジュリンを阻害する
④ 血管内皮細胞からのプロスタサイクリン産生を抑制する
⑤ 血管内皮細胞から von Willebrand 因子やプラスミノゲンアクチベータインヒビターの産生放出を増加させる
⑥ 血管内皮細胞膜表面に存在するヘパラン硫酸を障害する

表 9-69　aPL に関連した臨床症状

静脈系	四肢	深部静脈血栓症, 血栓性静脈炎
	肝臓	Budd-Chiari 症候群, 肝腫大, 血清酵素上昇
	腎	腎静脈血栓症
	副腎	副腎機能低下症
	肺	肺梗塞, 肺高血圧症
	皮膚	網状青色皮斑, 血管炎様皮疹, 皮膚結節
	眼	網膜静脈血栓症
動脈系	四肢	虚血, 壊疽
	脳血管	脳梗塞, 多発性脳梗塞, 一過性脳虚血性発作, Sneddon 症候群
	心臓	心筋梗塞, 弁膜症, 心筋症, 血栓症, 不整脈, 徐脈
	腎	腎動脈血栓症, renal thrombotic microangiopathy
	肝臓	肝梗塞
	大動脈	大動脈弓症候群, 跛行
	眼	網膜動脈血栓症
その他	習慣流産 血小板減少	

が認められるわけではない。一般に LAC 陽性患者の 50〜60% は aCL を有するとされている。LAC 陽性患者では 25〜70% に血栓症が認められる。SLE 患者全体では 4.5〜18% に血栓症を合併するが, LAC 陽性 SLE 患者では 27〜46% と血栓症の risk が増大する。

その他, リン脂質に結合したプロテイン S および活性化プロテイン C や, 陰性荷電のリン脂質のみに反応する aPL の存在も知られている。

4. 臨床症状

APS に認められる血栓症は多様性に富んでおり, 多発性, 再発性が多く, 大血管よりも中小の血管に好発する。APS にみられる症状を表 9-69 に示す。また, 表 9-70 (巻末 p256) にわが国の全国調査による原発性と続発性 APS の動静脈血栓症の頻度を示す。静脈系よりも動脈系が多く, 動脈・静脈系ともに起こることもある。静脈血栓症としては四肢血栓性静脈炎が多く, 網膜中心静脈血栓, 肺梗塞, アジソン病などもみられる。動脈血栓症としては一過性脳虚血発作, 多発性脳梗塞 (認知症) などの中枢神経症状が多く, 心筋梗塞, 網膜動脈血栓症, 指尖潰瘍などもみられる。また心臓の弁機能不全や疣贅が認められることがある。50 歳以下の虚血性脳神経症状が出現した患者の約 45% に aPL が認められ, 自然流産の 10〜30% に aCL が認められ, その 19% に血栓症の既往がみられる。その他, 舞踏病, ギランバレー症候群, 精神病, 無菌性骨壊死, 肺高血圧症, 溶血性貧血などが aPL との関連性で論議されている。また健康人の約 6〜7% に aCL を認めるが, その大多数は低力価とされている。特殊な病型として劇症型 APS (catastrophic APS：CAPS) (図 9-27) の存在が知られている。これは, 急速に多発性の動静脈血栓多臓器梗塞 (写真 9-81) を認め予後不良の経過をとる。一般に aPL は高力価で, 血小板減少も頻繁にみられる。障害される器官は多数に及び, 強度の腎障害, 脳血管障害, ARDS 様の呼吸障害, 心筋梗塞, DIC などの重篤な症状が出現する。特別な誘因がなく SLE に DIC が併発することがあるが, 病因上 APS との関連が示唆される。

5. 診断

APS は, SLE などの自己免疫疾患などに合併する続発性 (secondary) APS と, 基礎疾患を伴わない原発性 (primary) APS とに区別される。primary

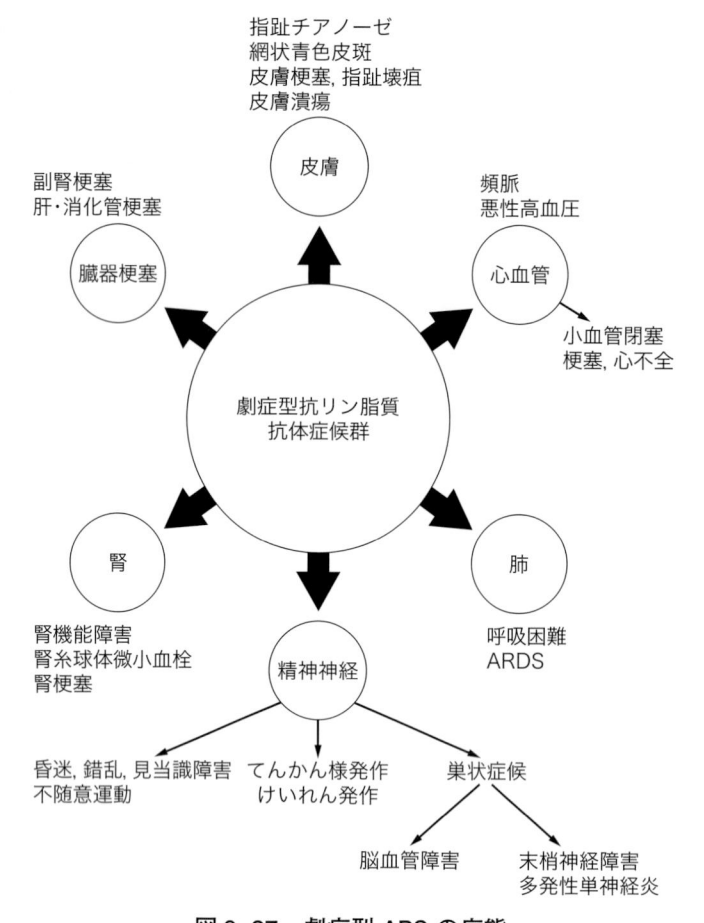

図9-27 劇症型APSの病態
(Asherson RA：J Rheumatol 19：508, 1992)

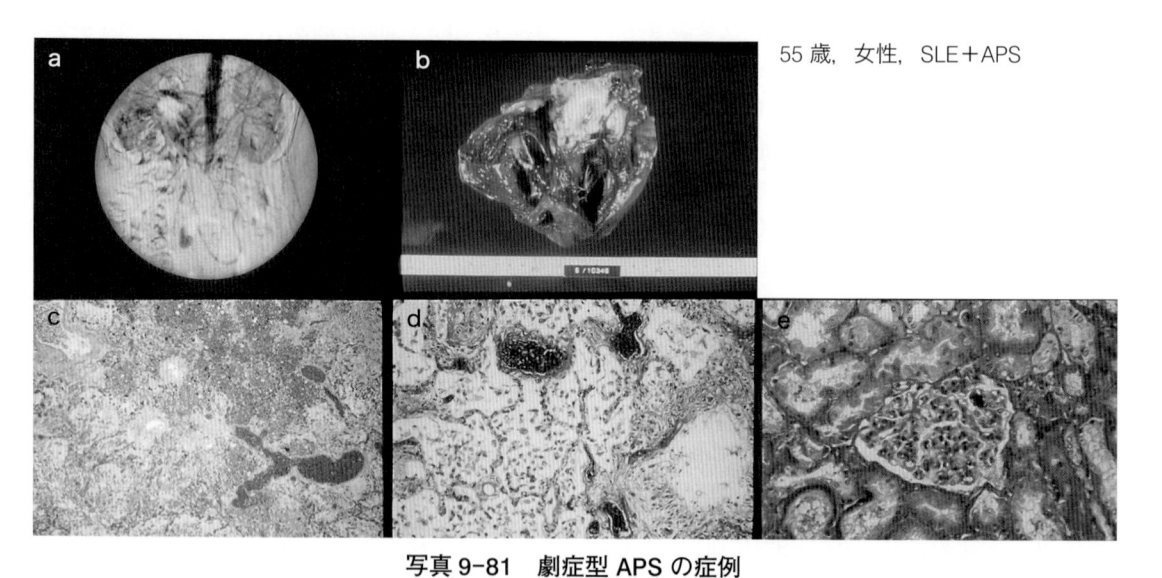

写真9-81 劇症型APSの症例
a：両総腸骨動脈閉塞　b：左室・大動脈血栓　c：肺に新旧小出血巣・(間質性肺炎) d：肺動脈血栓　e：腎糸球体血栓

55歳, 女性, SLE＋APS

表9-72 血栓性微小血管障害性溶血性貧血，抗リン脂質抗体症候群，SLE，DICの異同

	TMHA	APS	SLE	DIC
発熱	＋	－	＋	－
CNS症状	＋	＋	＋	＋
腎症	＋	＋	＋	＋
血清低補体価	－	－	＋	－
溶血	＋	＋	＋	＋
破砕赤血球	＋	＋	－	＋
血小板減少	＋	＋	＋	＋
出血時間	延長	－	－	延長
PT，PTT延長	＋	APTT	－	＋
フィブリノゲン低下	＋	－	－	＋
二次線溶亢進（FDP，Dダイマー増加，血漿プラスミノゲン低下）	－	－	－	＋

TMHA：thrombotic microangiopathic hemolytic anemia（TTP＋HUS），APS：antiphospholipid syndrome，SLE：systemic lupus erythematosus，DIC：disseminated intravascular coagulation

(Asherson RA：Lupus 7：S55, 1998より引用)

APSの診断は，SLEや自己免疫疾患を否定するため各種検査や経過観察する必要がある。2006年に提唱されたAPSの改訂診断基準を**表9-71**（巻末p256）に示す。この基準ではaPL陽性の血小板減少性紫斑病がAPSに含まれてしまうため，血小板減少症は基準項目から除外されている。APSと類似した病態を示す血栓性微小血管障害性溶血性貧血，DIC，SLEとの異同を**表9-72**に示す。

6．治療

APSの治療は，血栓症に対する抗凝固療法と抗血小板療法が基本である。SLEの活動性があればそれに加えてステロイド薬を含む免疫抑制療法が行われる。また，aPLの血中除去を目的として血漿交換療法，特にデキストラン硫酸をリガンドとする免疫吸着療法が行われる。主な臨床病態と治療法を**表9-73**に示す。急性期の主要臓器病変の動静脈血栓症に対してはヘパリン，低分子ヘパリン，ウロキナーゼなどによる抗凝固・線溶療法を行う。ときに血漿交換療法を併用する。維持療法

表9-73 抗リン脂質抗体症候群の治療法

病態 \ 治療法	抗凝固療法					免疫抑制療法				
	抗血小板薬			抗凝固薬		線維素溶解薬	ステロイド		免疫抑制薬*2	血漿交換療法	γ-グロブリン療法
	アスピリン少量	塩酸チクロピジン シロスタゾール ジピリダモール など	プロスタグランジン製剤	ヘパリン（静注・皮下）	ワルファリン（経口）		少量投与	中・多量投与*1			
無症状*3	○										
血栓性静脈炎	○	○	○					△	△		
皮膚潰瘍・指趾壊疽	○	○	○	△	△		○	△	△		
臓器梗塞（catastrophic含む）	○		○	○	○	○	○	○	○	○	○
反復流産・習慣流産	○			○				△			
血小板減少症	○*4						△	○	○	○	○

○：よく用いられる，△：ときに用いられる
*1：ステロイドパルス療法を含む
*2：シクロホスファミド（パルス療法含む），アザチオプリン
*3：喫煙，高血圧，高脂血症，腎症，経口避妊薬などのリスクファクターを避ける，ないしは治療・管理する
*4：血小板数2万以下で要注意

では，静脈血栓症に対してワルファリン療法を行い，PT の INR は 2〜2.5 を目安とする。動脈血栓に対しては，アスピリン少量を含む抗血小板薬で治療する。習慣流産の既往を有する症例では少量アスピリンの投与を行い，効果が得られない場合には低分子ヘパリンないし血漿交換療法を併用する。出産時ないし帝王切開施行時に出血を防止するために抗凝固療法を休薬する場合には，多臓器梗塞の契機になることがあるので留意する。

無症状の場合には，アスピリン少量の予防投与を行う。著しい血小板減少はまれであるが，2 万以下の場合にはアスピリン少量で出血傾向がみられるので留意する。また，APS と診断されれば喫煙，高血圧，高脂血症，腎症，経口避妊薬などのリスクファクターに留意，ないし避けるようにする。

I. 成人発症スチル病

1. 概念

1971 年に Bywaters が小児のスチル病に類似した疾患が成人にもみられることを指摘し（小児関節リウマチの全身型であるスチル病は 1897 年に Still により報告された），成人発症スチル病（adult onset Still's disease）と称したことに始まる。高熱，多関節痛，皮疹，リンパ節腫脹などを認める全身性の炎症性疾患で，しばしば血清中の炎症性サイトカインの高値をみる。

やや女性に多く発症し，いずれの年齢層でも発症しうるが 40 歳以前が多い。10 万人当たりの有病率は男性 0.73 人，女性 1.47 人とされている。

2. 病因，病態

原因は不明であるが，何らかの誘因による免疫異常ないし過敏反応が考えられている。本症では，しばしば血清中の IFN-γ, IL-6, TNF-α, M-CSF, IL-18 などのサイトカインの増加がみられ，フェリチンの増加もみられる。これは，活性化した T 細胞とマクロファージによると考えられる。そのため，高サイトカイン血症症候群ないしマクロファージ活性化症候群の 1 病態とする考えがある。

3. 臨床症状

不明熱として急性に高熱をきたすことが多く，夕方から夜間にかけて 39℃ 以上の高熱をみ，朝には解熱するいわゆる spiking fever の熱型を示す。関節痛は比較的大きな関節（手，肩，膝）にみられる。関節 X 線上異常を認めないが，慢性関節炎の場合には RA と同様に関節破壊や強直をみる。皮疹は発熱時に一過性にリウマトイド疹としてみられやすい。通常，瘙痒感のない数 mm ないし融合するサーモンピンク様の発疹で，ケブネル現象（皮膚の機械的刺激で再現しやすい）がみられる。初発時には，咽頭痛/咽頭発赤やリンパ節腫脹，肝脾腫，筋肉痛などもみられる。低頻度ながら心膜炎，胸膜炎，間質性肺炎，ARDS，腎障害，中枢神経障害，好中球性髄膜炎などをみる。また，薬剤アレルギーをきたしやすい。

4. 検査所見

赤沈値亢進，CRP 強陽性，好中球を主体とする白血球増加など高度の炎症所見をみる。また，肝機能障害と高フェリチン血症も高頻度にみられ，特に後者は特異性が高い。リウマトイド因子や抗核抗体は通常陰性である。ときに，高度の高サイトカイン血症ないしマクロファージ活性化症候群をみる場合には，血球貪食症候群を併発ないし合

併することがある。

5. 診断

臨床症状と検査所見により総合的に診断される。表9-74（巻末p257）に成人スチル病研究班による診断基準を示す。確定診断には不明熱の鑑別診断を行う必要がある。すなわち，感染症，悪性リンパ腫を含む悪性腫瘍，ほかの膠原病などを除外する。

6. 治療

軽症例では，NSAIDsで治療する。中等症では，PSL 0.5 mg/kg/日以下のステロイド薬で治療開始する。重篤な内臓病変に対しては，ステロイドパルス療法を先行させ，後療法としてPSL 0.5～1 mg/kg/日より治療開始する。ステロイド薬の種類ではリポ化ステロイドが効果的なことがある。臨床症状，CRPやフェリチンなどの炎症反応，臓器病変の改善などをみながら漸減する。ステロイド抵抗性の場合には，アザチオプリンやメトトレキサート，シクロスポリンなどの免疫抑制薬を併用する。また，血漿交換療法や顆粒球除去療法，γ-グロブリン大量療法，生物学的製剤の抗TNF阻害薬などの効果が期待されている。慢性に経過する多関節炎では，RAと同様に抗リウマチ薬による治療を行う。

7. 経過，予後

1回のみの発症でその後再発のない単周期型，全身症状を繰り返す多周期型，びまん性関節炎型などの経過がみられる。経過は通常良好であるが，約半数以上が経過中再発をきたす。合併症として，血球貪食症候群，DIC，アミロイドーシス，感染症などをみる。

J. リウマチ熱

1. 概念

リウマチ熱（rheumatic fever：RF）はA群β溶血性連鎖球菌（以下，溶連菌）の感染が先行し，次いで関節症状や心症状などの臓器病変をきたす疾患である。したがって，これまで述べてきた膠原病とは原因が比較的はっきりしている点で異なる。

溶連菌感染が契機となるので，RFの発症は抗生物質，特にペニシリンの普及により激減し，予防も可能となった。

RFは小児（5～15歳）に好発し，男女差はなく，日本における小・中学校の学童では，リウマチ性心疾患の有病率が1万人に1人以下となっている。

しかしながら，東南アジア，アフリカなどの開発途上国では今なお罹患率，死亡率が高い。

2. 病因

RFの病因が溶連菌によることが明らかとなっているが，引き続いて起こる関節炎や心炎の組織障害の機序は，依然として不明である。

これには免疫学的機序が強く示唆されているが，実験動物では再現されていない。心筋に対する自己抗体が証明され，またA群溶連菌の細胞壁の主要蛋白であるM蛋白の抗原性と心筋の抗原性が類似性を示し，交差反応を示すことから，溶連菌感染によって生じた抗体が心筋の抗原に対して抗原抗体反応をもたらし，心炎が生じるという仮説が有力視されている。しかしながら，溶連菌感染者からRFが発症するのは約3％とされ，体質や素因を含め，ほかの要因の関与も重要と考え

られる。

3. 病理

RFでは全身の結合組織が侵されるが、臓器病変で最も重要なのは心臓である。

心臓は心内膜、心筋、心外膜のすべての部分が侵され、予後に与える影響が大きい。

最も特徴的な変化は、心筋内にアショッフ体と呼ばれる粟粒大以下の肉芽腫(Aschoff, 1904年)がみられることである。これはRFに特異的である。

炎症部位ではフィブリノイド変性をみる。弁膜の炎症により弁の閉鎖不全や狭窄をきたし、永久的心機能障害をもたらす。関節の滑膜炎は軽く、非特異的で、RAにみられるように骨びらん、骨破壊を伴うことはまれである。

4. 臨床症状

1) 初発症状

急性熱疾患の症状で発病することが多く、発熱、移動性の多関節痛をみる。溶連菌の感染が先行(多くは咽頭炎)するが、潜伏期は2～3週間である。関節痛は四肢の大関節が侵されやすく、疼痛、腫脹を伴い、移動性である。

2) 心炎

約50%に心筋炎の合併をみる。心炎の存在は器質的心雑音の出現により知ることができる。心尖部収縮期雑音、心尖部拡張中期雑音、心基部拡張期雑音などを聴取するが、これらは僧帽弁閉鎖不全、大動脈弁閉鎖不全の存在による。弁障害の重症度により心障害の予後が決まる。

心電図ではP-R間隔の延長がみられ、胸部X線写真では拡大をみる。心嚢炎の併発を同時にみることがある。

3) 舞踏病

これは5%以下の症例でみられるが、中枢神経の病変(脳の基底核、尾状核)により生じる。溶連菌感染後1～6ヵ月と遅れて出現する。10～15歳の女子に多く、ほかの症状が沈静化した後に認められる。

4) 皮膚症状

輪状紅斑は無痛性、無瘙痒性で、躯幹や四肢に多く、顔面にはみられないのが特徴である。

皮下結節は小豆大からエンドウ豆大の固く無痛性の塊りで、肘、膝、手などの関節伸側にみられる。

5) 関節症状

RAのような関節変形はみられないが、長期関節炎が持続する症例では、Jaccoud関節炎として知られる非進行性の変形がみられることがある。

これは関節周囲の軟部組織の障害による。

5. 検査所見

1) 急性期反応物質

赤沈の亢進、CRP強陽性がみられる。

血清補体価は増加し、α-グロブリン、γ-グロブリン、フィブリノゲンの増加もみられる。白血球増多、血清GOT、LDHの上昇をみることもある。

2) 溶連菌感染の証明

ASO、ASK、抗DNaseB、抗ヒアルロニダーゼ、ASPなどによる溶連菌抗体価の上昇をみる。ASOは発病2ヵ月後以内に80%の症例で陽性をみるが、すべての症例でいずれかの抗体価の上昇をみる。また経時的に抗体価を測定し、2管以上の上昇、下降があれば感染の傍証となる。

咽頭培養により直接、溶連菌を証明することもできるが、正常人においても溶連菌を保有していることがあり、注意が必要である。

6. 診断、鑑別診断

Jonesの基準を基に診断基準が厚生省調査研究班からだされている(**表9-75**, 巻末p257)。鑑別すべき疾患として、JRA、SLE、白血病、細菌性

7. 治療

RFの診断がされると、溶連菌に対して抗生物質、特にペニシリンが投与される。

炎症性病変に対して、抗炎症薬（特にアスピリン）とステロイドが使用される。

ステロイドは心炎のある場合に用いられるが、ステロイドにより心機能不全の後遺症を防止できるかどうかは不明である。

心不全がある場合には、適宜、強心利尿薬、塩分制限などを加えて治療する。

RFの予防は重要で、これには発症の予防と再発の予防があげられる。RFの発症は溶連菌によることがわかっているので、溶連菌感染症に対してペニシリンを含む抗生物質の投与が予防につながる。

また、すでにRFを発症している患者では、溶連菌の再感染により再発をきたしやすく、心症状の悪化がみられる。したがって、RFと診断されている患者では、抗生物質の連続投与により再発を防止することができる。

予防を継続する期間は、症例にもよるが、心炎のないものは5年間、心炎治療後に心雑音消失し後遺症のないものは20歳まで、リウマチ性心臓病の患者は30歳まで、手術例は術後最低5年まで、できれば無制限に、それぞれ予防投与を行う。

8. 経過，予後，死因

RFの予後は、以前は不良であったが、近年、診断技術の進歩と治療の発達により著しく改善された。主な死因は心不全である。

K. ヒトアジュバント病

1. 概念と分類

美容形成の外科的手術に際しパラフィンやシリコンなどの異物を体内に注入した後、膠原病様の症状や病態ないし自己免疫疾患様の病態を発症することがある。これは三好ら（1964年）によってヒトアジュバント病と呼ばれている。ラットのアジュバント関節炎の類推からこの名称が使われているが、体内に注入された異物がアジュバント活性をもたらし、免疫アジュバントとして作用しているという証拠はいまだない。表9-76, 77にヒトアジュバント病の定義と分類を示す。

2. 診断のアプローチ

まず、パラフィンやシリコンを使用した美容形成術の既往があるかどうかを聴取することが重要である。特に、すでに定型的な膠原病が発症している場合には留意する。

表9-76 ヒトアジュバント病の定義

1. 異物を使用した美容外科術（特に豊胸術、隆鼻術）の既往がある
2. 客観的に捉えうる膠原病疾患または自己免疫疾患としての症状もしくは臨床所見がある
3. その患者の病態を説明できるような感染症もしくは悪性腫瘍などの合併がない

（Kumagai Y, et al：Arthritis Rheum 27：1, 1984より引用）

表9-77 ヒトアジュバント病の分類

第I群 定型的膠原病
a. 強皮症およびその類縁疾患（MCTD, 限局性強皮症を含む）
b. それ以外の定型的膠原病、自己免疫疾患
第II群 非定型的膠原病（狭義のヒトアジュバント病）

（Kumagai Y, et al：Arthritis Rheum 27：1, 1984より引用）

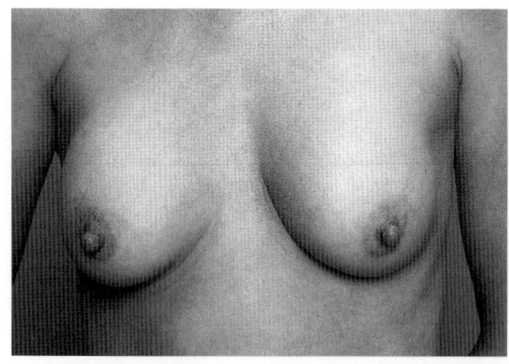

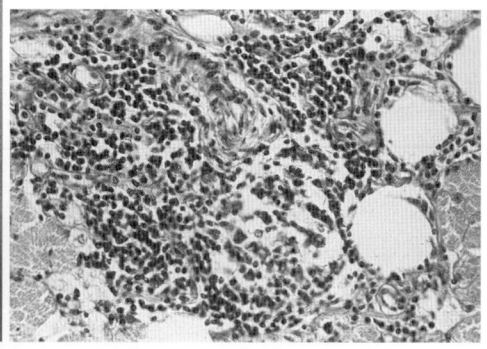

写真 9-82 ヒトアジュバント病（乳房形成術）の摘出された異物の組織像
異物型巨細胞，形質細胞，組織球，巣状のリンパ球の浸潤をみる。一部に胚中心を伴うリンパ濾胞形成の異物性肉芽腫像をみる。

術式では豊乳術，隆鼻術などで，注入法，シリコンバッグによるインプラント法などが用いられている。1970年以後は，米国から導入された後者のシリコンバッグによる充填術が主流とされる。注入法による豊胸術では，患者の乳房は両側に固い腫瘤として触知するが表面は不整で，乳首は外側に向いている（**写真 9-82**）。異物の種類と生体内での存在様式はマンモグラフィによる検索が有用である。この際，パラフィン系の異物は透亮性に，シリコン系の異物は非透亮性に写る。また，異物が乳房内に散乱している場合と，単一塊を形成している場合がある。また，異物と生体の反応をみる場合にはガリウムシンチが有用である。

3 病態と疾患分布

熊谷らによれば，全身性硬化症（SSc）とその類縁疾患が多い。表 9-77 の分類の Ia 群では SSc，限局性皮膚硬化型，肢端硬化症（acrosclerosis），重複症候群，MCTD などが含まれる。これらの疾患を有する症例では，原発性胆汁性肝硬変症や慢性甲状腺炎などの自己免疫疾患の合併が少なからず認められる。Ib 群では RA や SLE が含まれる。II 群では関節痛，筋痛，レイノー現象，手指のこわばり，皮膚の硬化などとともに抗核抗体，リウマトイド因子，クームス抗体などの自己抗体をみる。

4．治療

定型的な膠原病を発症している場合には，原疾患の治療法に準じて行う。狭義のヒトアジュバント病の場合には，症状と病態に応じ NSAIDs，血管拡張薬，血小板凝集抑制薬などを用い治療する。活動性の間質性肺炎，腎炎，筋炎などがみられればステロイド薬多量投与の適応となる。また，まれに強皮症腎をきたすことがあり，ステロイド薬とともに ACE 阻害薬を併用する。

異物を除去することにより症状が軽快することがあるが，定型的膠原病を発症している場合には，その効果は限定的であるとされている。異物を除去する場合には，インフォームドコンセントが重要である。

他疾患

第 10 章　膠原病に類似した疾患

A．ベーチェット病

1．概念

　トルコの皮膚科医 Behçet により提唱（1937 年）された疾患である。

　口腔粘膜アフタ性潰瘍，外陰部潰瘍，ぶどう膜炎，結節性紅斑などの皮膚症状といった 4 つの主症状を伴う疾患で，原因不明の全身性炎症性疾患である。

2．発症要因

　原因は不明であるが，ウイルス感染，溶連菌感染などが考えられ，さらに好中球機能異常，細胞性免疫異常などの関与が示唆されている。HLA-B51 との相関がみられる。

3．疫学

　トルコをはじめとする中近東，中央アジア，日本に多くみられ，東洋ではシルクロードに沿って好発する。発症平均年齢は 38 歳で，男女比はほぼ 1：1，日本では約 18,300 人の患者数が推定されている。

4．病理

　細小動静脈，毛細血管などの炎症性病変がみられ，血管周囲に好中球の浸潤を主体とする滲出性炎症像をみる。病態形成には T リンパ球の異常反応に基づくサイトカイン産生による好中球機能亢進が関与する。

5．分類

　前景に立つ臨床病態により，粘膜・皮膚型，眼症状型，関節型，腸管型，血管型，精神・神経型に分類される。また，4 つの主症状がすべて出現した場合は完全型，いずれかを欠く場合は不完全型と呼ばれる。特殊病型として，腸管型ベーチェット病，血管型ベーチェット病，神経型ベーチェット病が存在する。

6．症候

1）口腔粘膜の再発性アフタ性潰瘍（p47，写真 5-17 参照）

　ほぼ必発で，有痛性の潰瘍である。単発ないし多発し，瘢痕を残さず治癒するが，再発をみる。

2）陰部潰瘍

　男性では陰嚢（p47，写真 5-18 参照），陰茎に，女性では大小陰唇，腟壁に有痛性の潰瘍をみる。

3）眼症状

　再発性前房蓄膿性虹彩炎，虹彩毛様体炎，網膜脈絡膜炎，ぶどう膜炎をみる。これらにより視力低下，ときに失明をきたす。

4）皮膚症状

　結節性紅斑，毛嚢炎，血栓性静脈炎（写真 10-1）などをみる。皮膚に無菌の針を刺すと 24〜48 時間後に膨疹状に発赤し，無菌性膿疱を形成する

(針反応)。

5) 関節症状

膝，手，足，肘などの関節痛（炎）をみる。

6) 血管病変

比較的大型の静脈炎，動脈炎（**写真 10-2**）をみるが，静脈炎のほうが多い。血管病変を主徴とする場合に血管型ベーチェット病と呼ばれる。

7) 消化器症状

腸管（主に回腸末端から盲腸，上行結腸起始部）に潰瘍を形成し，いわゆる腸管型ベーチェット病をみる。

8) 中枢神経症状

精神症状，片麻痺，対麻痺，髄膜炎，意識消失など多彩な症状がみられる（神経型ベーチェット病）。男性に多く，診断5～6年後の遅発性としてみられることが多い。

9) 副睾丸炎

男性の5%にみられ，一過性で，再発性，圧痛を伴う。

7. 検査所見

赤沈亢進，CRP強陽性，白血球増加など非特異的炎症反応をみる。リウマトイド因子，抗核抗体は陰性であるが，抗γ-グロブリン血症，IgD高値をみることがある。

8. 診断，鑑別疾患

厚生労働省調査研究班の診断基準を**表 10-1**（巻末 p258）に示す。鑑別疾患として，単純ヘルペス感染，ライター病，全身性エリテマトーデス，クローン病，血管炎症候群などがあげられる。

9. 治療

薬物療法として，ステロイド薬，免疫抑制薬，コルヒチンなどが用いられるが，臨床病態に応じ選択される。眼症状に対しては，ステロイドの局注，コルヒチン，シクロスポリン，ミゾリビンなどが用いられる。ぶどう膜炎がある場合には，ステロイド薬の全身投与は網膜の血管閉塞を促進させる可能性がある。血管型ベーチェット病には，ステロイド薬，免疫抑制薬とともに抗凝固療法が行われる。腸管型，神経型ベーチェット病では，ステロイドが主たる治療薬であるが，前者ではサラゾスルファピリジンが用いられることがある。シクロスポリンは神経型ベーチェット病を悪化させることがあるので留意する。その他，適宜NSAIDs，血漿交換療法が併用される。

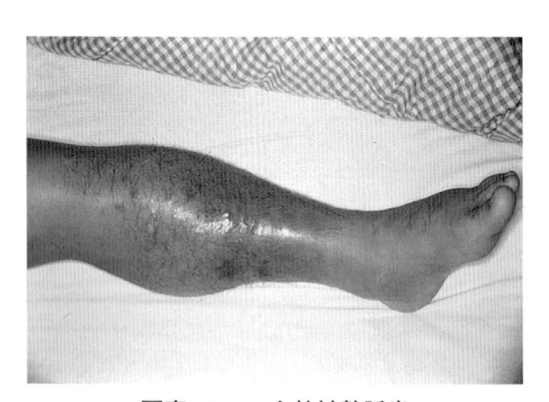

写真 10-1　血栓性静脈炎

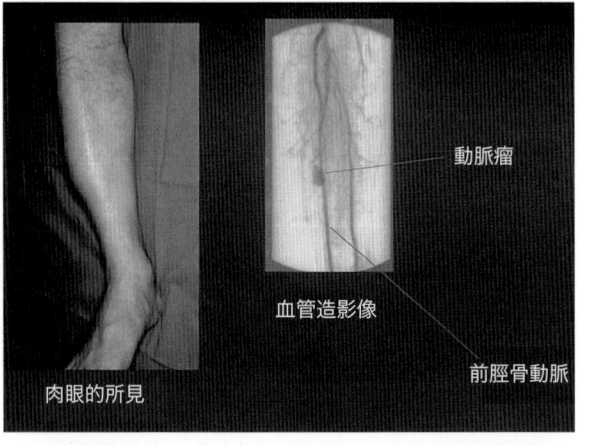

写真 10-2　ベーチェット病にみられた皮下結節
動脈造影により脛骨動脈に動脈瘤を認める。

10. 経過，予後

急性の炎症性病変を繰り返しながら慢性の経過をとる。予後で重要視されるのは，眼病変による視力障害と，生命予後に影響する腸管病変，血管病変，神経病変である。

B. 血清反応陰性脊椎関節症

血清反応陰性脊椎関節症（seronegative spondyloarthropathy：SNSA）は，RAと同様に関節が標的臓器であるが，滑膜関節よりも軟骨関節が強く侵される点，また，リウマトイド反応が陰性である点，HLAではB27と相関する点でRAと異なる。

リウマトイド因子が陰性であるため血清反応陰性脊椎関節症と呼ばれ，これに属する疾患として，強直性脊椎炎，ライター症候群，乾癬性関節炎，前述した若年性関節リウマチの単関節炎型などが含まれる。共通した特徴として，骨の靱帯/腱付着部位の炎症（enthesitis），仙腸関節炎，脊椎炎，下肢に多くみられる非対称性関節炎，皮膚症状/眼症状/消化器症状/大動脈弁閉鎖不全など共通症状ないし合併症，互いの疾患の重複症候群があげられる。SNSAの診断基準を表10-2（巻末p258）に示す。また，SNSAに含まれる疾患の特徴を表10-3に示す。日本では，HLA-B27を有する人口は1％以下とされきわめて少なく，したがって本群に属する疾患の発症率も低い。

1. 強直性脊椎炎

強直性脊椎炎（ankylosing spondylitis）は10〜20歳に発病し，男性に多いとされていたが，現在では性差はないとされている。徐々に発病し，初発症状は腰部，臀部，股関節などのこわばりと痛み

表10-3 SNSAの特徴

	強直性脊椎炎	反応性関節炎	乾癬性関節炎[*1]	炎症性腸疾患に伴う関節炎
頻度（人口100,000当たり）	6.6/白人	30〜400[*4]	20〜100	2〜50
発症年齢	40歳以下	青年〜中年	中年	中年
性差	3〜5：1	男性優位	男女比同じ	男女比同じ
発症形式	潜行性	急性	さまざま	緩徐
仙腸関節炎，脊椎炎	100％	＜50％	〜20％	＜20％
対称性仙腸関節炎	対称性	非対称性	非対称性	対称性
末梢関節炎	〜25％	〜90％	〜95％	〜15〜20％
HLA-B27（白人）	〜90％	〜75％	〜50％[*2]	〜50％[*2]
眼病変[*3]	25〜30％	〜50％	〜20％	＜15％
心病変	1〜4％	5〜10％	まれ	まれ
皮膚，爪の病変	ない	＜40％	100％	さまざま
微生物の発症への関与	不明	ある	不明	不明

[*1]：皮膚乾癬症の5〜7％が関節症状を呈する。乾癬性関節炎患者の約10％に脊椎炎が認められる。
[*2]：脊椎炎，仙腸関節炎を伴う症例に高頻度に認められる。
[*3]：結膜炎は反応性関節炎，乾癬性関節炎に認められ，前部ぶどう膜炎は強直性脊椎炎，炎症性腸疾患に伴う関節炎に認められる。
[*4]：年間罹患率（annual incidence），他は有病率（prevalence）を表す。

(Arnett FC Jr, et al：Patient Care 23：82, 1989；小林茂人，他：HLA-B27関連脊椎関節炎．EXPERT膠原病・リウマチ（住田孝之，編），診断と治療社，東京，p352, 2006より引用改変)

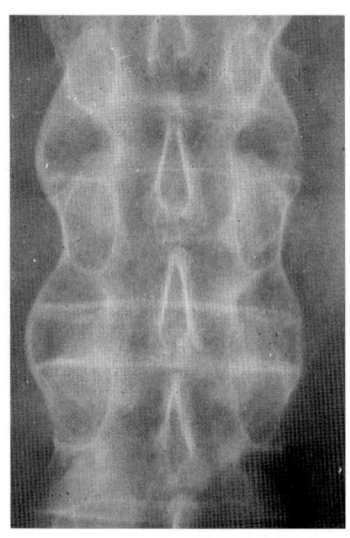

写真10-3 強直性脊椎炎にみられる bamboo spine

である。

こわばりは腰から次第に上方へ進行し，次第に強直が加わる。こわばりは，RAと同様に起床時に強く，身体を動かすことにより軽減する。

末梢関節（PIP, DIP, 膝, 手, 肘など）の関節炎もみられるが，最後に侵される傾向にある。

X線所見では，仙腸関節，脊椎（腰椎，胸椎，頸椎）に骨の侵食，破壊，硬化，強直をみ，同時に骨粗鬆症，靱帯の石灰化，骨化をみる。脊椎間に橋梁が形成されると，最終的に，bamboo spine（写真10-3）をみるようになる。

関節以外では，虹彩炎，大動脈弁閉鎖不全，心伝導障害，肺線維症などの障害をみることがある。

赤沈の亢進がみられるが，その他の臨床検査では特徴的なものはみられない。HLA-B27は陽性を示す。診断基準を表10-4（巻末p259）に示す。

治療は，NSAIDsと理学療法が主体で，重症例ではステロイドが用いられる。

2. 反応性関節炎

反応性関節炎（reactive arthritis）は，細菌性感染により発症する関節以外の無菌性の関節炎である。ライター症候群（Reiter's syndrome；多関節炎，尿道炎，結膜炎が3主徴）はこのなかに含まれる。クラミジアによる尿道炎や，サルモネラ菌，赤痢菌，エルシニア，カンピロバクターなどによる細菌性腸炎が契機となる。A群溶連菌による咽頭炎や扁桃腺炎後の関節炎もこの範疇に含まれる。

関節症状は感染1～3週間後に発熱や朝のこわばり，背部痛などとともにみられるが，先行感染が明らかでない場合もみられる。関節炎は非対称性で，単ないし多関節炎で，膝，足，股関節などの荷重関節に多くみられる。指趾のソーセージ様腫脹，手指/足趾/手関節の関節リウマチ類似の症状がみられるが，アキレス腱や足底部の付着部炎は関節リウマチとの鑑別点となる。仙腸関節炎，脊椎炎はHLA-B27陽性者に多く，強直性脊椎炎へ進展することがある。皮膚では結節性紅斑がみられるが，ライター症候群にみられる膿漏性角化症は少ない。眼病変では結膜炎が多いが，その他，上強膜炎，角膜炎，角膜潰瘍，ぶどう膜炎，虹彩毛様体炎などをみる。その他，心/肺病変や腎病変，IgA腎症などをみることがある。検査所見では赤沈亢進，CRP陽性，白血球増多などを認めるが，リウマトイド因子，抗核抗体は陰性である。クラミジアやサルモネラ菌などの細菌培養を行い菌を同定する。

治療薬として，NSAIDs，スルファサラジン，MTXなどの免疫抑制薬などが用いられる。抗生物質は通常無効であるが，クラミジア感染の場合にはテトラサイクリン系統の薬剤を2週間投与する。

3. 乾癬性関節炎

乾癬性関節炎（psoriatic arthritis）は，若年に好発することが多いが，男女差はない。尋常性乾癬の皮膚病変（写真10-4）（境界鮮明で，紅斑上に白色/雲母状の鱗屑が付着し，鱗屑をはがすと小点状出血をきたす：Auspitz現象）とともに関節炎をきたす。

関節炎はDIP，PIP，MTPなど，手，足の遠位関節に非対称的に生じる群と，ムチランス型の関節炎と仙腸関節障害を伴う群（HLA-B27陽性に

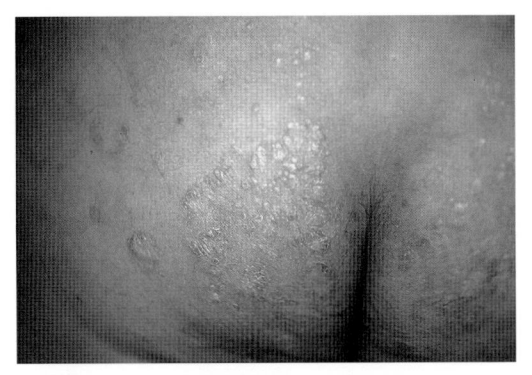

写真 10-4 乾癬性関節炎患者にみられた乾癬

検査所見では，赤沈亢進，CRP 陽性，白血球増多，高γ-グロブリン血症などを認め，リウマトイド因子もときに陽性をみる。関節の X 線では，小関節の破壊像，ムチランス型関節炎では骨溶解と強直およびコップに鉛筆を差し込んだ形の"pencil-in-cup"，綿毛状の骨膜炎，靱帯化骨を伴う脊椎炎などを認める。

治療は，NSAIDs のほか，シクロスポリンが効果的である。乾癬に対する処置も必要となる。スルファサラジンやメトトレキサートが用いられることがある。

多い），RA と区別できない群の 3 群に大別される。

爪の変形もみられ，陥凹，爪甲剥離，変色，角化などがみられる。乾癬の皮疹よりも爪の変化のほうが，関節障害との時間的な関連性があると考えられている。

脊椎炎もみられるが，靱帯化骨の多くは椎体の側面や前面から起こってくる傾向にあり，これは強直性脊椎炎にみられる椎体辺縁の靱帯化骨と趣を異にする。

4．炎症性腸疾患に伴う関節炎

潰瘍性大腸炎の 5〜10％，クローン病の 10〜20％に関節炎をみる。末梢関節炎は腸疾患の活動性と相関する。下肢の大関節に多く，移動性，非対称性である。仙腸関節炎や脊椎炎は腸疾患の活動性にかかわらず進行することがある。スルファサラジンやステロイド薬などにより原疾患の治療を行うが，顆粒球除去療法，抗 TNF-α抗体も有効とされている。

C．掌蹠膿疱症性骨関節炎，SAPHO 症候群

掌蹠膿疱症（palmoplantar pustulosis：PPP）は，手掌や足底に無菌性の膿疱を生じる皮膚疾患であるが，本疾患に骨関節炎を生じることがある。これを，園崎らは掌蹠膿疱症性骨関節炎の概念で捉えた。また，Kahn により提唱された SAPHO 症候群は，滑膜炎（synovitis）が痤瘡（acne），膿疱症（pustulosis），骨増殖症（hyperostosis），骨炎（ostitis）とともにみられる疾患で，それらの頭文字をとって SAPHO 症候群と呼ばれる。

掌蹠膿疱症性骨関節炎は，20〜60 歳の日本人に多くみられ，HLA との相関はみられないとされている。骨関節症状は前胸壁病変が主体で，胸鎖関節，胸肋関節，胸骨結合や鎖骨近位部に自発痛，圧痛，腫脹，熱感をみる。多くは皮膚症状と並行して骨関節症状をみる。病理組織学的病変は腱付着部の enthesopathy が主体である。初期には，骨びらんと骨新生がみられ，進行するにつれ硬化像をきたし，骨融合をみる。血清反応陰性脊椎関節症（SNSA）と同様に脊椎病変や少数関節ながら末梢関節炎もみられる。治療は NSAIDs であるが，反復して扁桃炎を起こす症例では扁桃摘出が勧められる。

D. 再発性多発軟骨炎

1. 概念

再発性多発軟骨炎（relapsing polychondritis：RP）は，軟骨組織の炎症と変性を特徴とする原因不明の疾患で，再燃を繰り返す。40〜60歳代に好発し，性差はみられない。本症の30％にウェゲナー肉芽腫症などの全身性血管炎，RAやSLEなどの膠原病，ほかの自己免疫疾患や血液疾患が合併するとされている。

2. 病理

炎症期には軟骨周囲組織の浮腫と形質細胞，リンパ球，好酸球，マクロファージなどの炎症性細胞の浸潤を認める。軟骨細胞は次第に線維芽細胞から肉芽組織へ置き換えられる。病因的には，抗軟骨抗体やタイプⅡコラーゲン抗体なども認められ，自己免疫機序が示唆されている。

3. 症候

耳介の軟骨部の腫脹（写真10-5），疼痛発作で発病することが多い。内耳性の聴覚異常，喉頭・気管・気管支軟骨の病変，鞍鼻，上強膜炎，結膜炎，ぶどう膜炎などをみ，ときに大動脈とその分枝の炎症，血栓（大動脈炎症候群）をみる。関節症状では非対称性の非びらん性関節炎をきたすが，肋軟骨や胸鎖関節などの傍胸骨関節も侵す。皮膚症状では網状青色皮斑，結節性紅斑，脂肪織炎，蕁麻疹などをみる。ときに，半月体形成性腎炎をきたす。

4. 検査所見

赤沈亢進，貧血，白血球増加，免疫グロブリン増加などをみる。クリオグロブリンが陽性になることがある。自己抗体では，リウマトイド因子，梅毒反応偽陽性，タイプⅡコラーゲン抗体（20〜50％）などの陽性をみることがある。X線では，軟骨破壊による関節裂隙の狭小化をみる。

5. 診断

表10-5（巻末p259）にMcAdamの診断基準を示す。

6. 治療

NSAIDs，ステロイド薬，免疫抑制薬（シクロホスファミド，アザチオプリン，メトトレキサート，シクロスポリンなど）が用いられる。全身症状，ぶどう膜炎や強膜炎，気道軟骨病変がみられる場合には，ステロイド多量投与と免疫抑制薬の併用療法を行う。気管，気管支の虚脱を認める場合にはステントの留置が必要になることがある。

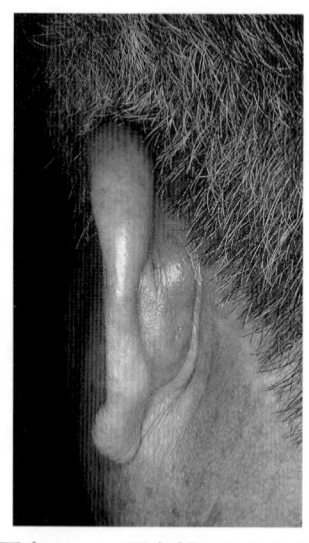

写真10-5 耳介部にみられた再発性多発軟骨炎

7. 経過，予後

再燃を繰り返すが，重症例では気道軟骨の虚脱や声門下浮腫により気道閉塞をきたし死に至ることがある。また，呼吸器の感染症を合併しやすい。

E. リウマチ性多発筋痛症

リウマチ性多発筋痛症（polymyalgia rheumatica：PMR）は，55歳以上の高齢者に好発し，近位筋，特に頸部から背部にかけて痛みとこわばりをきたす。

朝のこわばりも顕著で，発熱，食欲不振，倦怠感，体重減少などもみられるが，唯一の異常検査値は赤沈の亢進（40 mm 以上/1 時間）のみで，筋原性酵素，筋電図は正常である。しかし，関節の滑膜にリンパ球細菌浸潤や関節のシンチグラムで集積像がみられ，滑膜炎の存在が指摘されている。PMR の患者のなかに後になって RA と診断される症例もみられる。表10-6（巻末 p259）に診断基準を示す。

多くの症例で，頭痛，視力障害，側頭動脈炎が認められることから，先に述べた側頭動脈炎ときわめて近似した疾患と考えられている（側頭動脈炎の項参照，p163）。ステロイドが著効する。

F. RS3PE 症候群

RS3PE（remitting seronegative symmetrical synovitis with pitting edema）症候群は，高齢者に比較的急速に手背，足背に圧痕を残す浮腫をきたし，手，手指関節，ときに足関節に対称性に滑膜炎や屈筋腱鞘炎をみる疾患で，McCarty らにより報告（1985 年）された。リウマトイド因子は陰性で，paraneoplastic syndrome として悪性腫瘍を合併することもあるが予後は良好である。ステロイド薬が著効し NSAIDs も効果的であるが，無症候性の手指の拘縮はよくみられる。HLA-B7 を有する症例が多い。PMR との重複もみられる。

G. アミロイドーシス

1. 定義

アミロイドーシス（amyloidosis）は，アミロイド蛋白が全身の臓器，組織に沈着することにより多彩な症状をもたらす疾患である。

2. 病因

アミロイド構成蛋白のうち，免疫グロブリンの

L鎖由来のアミロイド蛋白（AL）と，由来源が不明の血清アミロイドA（SAA）由来のアミロイド蛋白（AA）の2型が高頻度にみられる。RAや結核症などの慢性炎症性疾患に続発する反応性アミロイドーシスはAA蛋白が沈着するものである。これらの生成機序や組織に沈着する機序は不明である。

3. 分類

アミロイド蛋白がさまざまな臓器に沈着する全身性と，脳や皮膚など1臓器に沈着する限局性に分けられ，全身性アミロイドーシスはさらにその臨床像とアミロイド線維を構成する主成分の蛋白により5つに分類される（表10-7）。また，原発性と続発性に分けられ，後者ではRAや結核，多発性骨髄腫などに続発して認められる。

4. 症候

アミロイド蛋白の沈着部位により多彩な症状をみる。すなわち，全身症状〔全身倦怠感，体重減少，栄養不良，巨舌（主に原発性），リンパ節腫大，肝・脾腫，甲状腺腫大など〕，心症状（動悸，不整脈，心不全など），腎症状〔蛋白尿（ネフローゼ症候群），腎不全など〕，消化器症状（下痢，悪心，腹痛など），呼吸器症状（嗄声，咳嗽，呼吸困難など），関節症状（両肩関節の腫大，手根管症候群など），皮膚症状（紫斑，結節，丘疹など），神経症状（脳出血，知覚異常，視力障害，発汗異常など），その他（自律神経障害，出血傾向，インポテンツなど），である。

5. 検査所見

侵される臓器により種々の検査異常を認めるが，診断に重要な検査は組織生検による病理学的所見である。コンゴーレッド染色によりアミロイド蛋白の沈着を証明する。生検部位は，消化管（胃，十二指腸，直腸），皮膚，腎，肝，肺，心などである。反応性AAアミロイドーシスで沈着するAA蛋白の前駆物質であるSAAは，CRPなどと同様に急性期蛋白の1つである。そのため，炎症の指標として臨床検査されるが，陽性所見はアミロイドーシスの確定診断にはつながらない。

6. 診断

臨床症状と組織所見による。

7. 治療

治療法はないが，続発性の場合には原疾患の治療を積極的に行う。薬物療法では，ステロイド薬，コルヒチン，メルファラン，dimethyl sulfoxide（DMSO）などが用いられることがある。また，血漿交換療法がアミロイド腎症に効果的とする報告もみられる。腎不全の場合には腎透析の時期を考慮する。

8. 経過，予後

急速ないし徐々に進行し，予後不良である。

表10-7　全身性アミロイドーシスの分類

アミロイドーシスの病型	アミロイド蛋白	前駆体蛋白
1. 免疫グロブリン性アミロイドーシス	AL，AH	L鎖（κ, λ），IgG1（γ1）
2. 反応性AAアミロイドーシス	AA	アポSAA
3. 家族性アミロイドーシス	ATTRなど	トランスサイレチンなど
4. 透析アミロイドーシス	Aβ_2M	β_2-ミクログロブリン
5. 老人性TTRアミロイドーシス	ATTR	トランスサイレチン

（石原得博，他：アミロイドおよびアミロイドーシスの新分類の問題点．厚生省特定疾患代謝系疾患調査研究班アミロイドーシス分科会1996年度研究報告書，1997，p22より引用）

H. サルコイドーシス

1. 定義

サルコイドーシス (sarcoidosis) は，原因不明の多臓器肉芽腫疾患で，通常青年層に好発し，両側肺門リンパ節腫脹 (BHL)，肺，皮膚，眼病変を伴う。

2. 疫学

概して北方の寒冷地帯に多い。男女差はなく，20歳代が好発年齢である。日本の有病率は，人口10万人に対して5〜6である。

3. 病理

全身性の類上皮細胞肉芽腫症で，特に肺門，縦隔リンパ節，肺，肝，脾，心，皮膚，眼，唾液腺，骨などに非乾酪性肉芽腫を形成する。結核結節と異なり壊死を起こすことはまれで，乾酪巣を欠く。類上皮細胞の周囲にはT細胞（ヘルパーT細胞，活性化T細胞）の集積をみる。サルコイド結節内にはLanghans型巨細胞もみられる。

4. 分類

胸部X線所見による分類を表10-8に示す。

5. 症状

1）呼吸器症状

X線に異常所見がみられても無症状のことが多い。線維化が進むと乾性咳，労作時息切れをきたす。

2）眼症状

肉芽腫ぶどう膜炎，脈絡膜炎，網膜炎などをみ，霧視，視力低下をきたす。

3）皮膚症状

結節性紅斑，皮膚サルコイド（結節型，局面型，皮下結節型，しもやけ様病変），瘢痕浸潤をみる。

4）心病変

不整脈，伝導障害をみ，ときに急死をみる。

5）神経症状

一過性の顔面神経麻痺，脳炎症状，脳腫瘍症状，尿崩症などをみる。

6）関節症状

指趾骨関節の腫脹と疼痛をきたすことがある。ときに，X線で骨梁欠損像をみる。

7）その他

肝，腎，筋病変もみられる。高カルシウム血症とそれに由来する腎結石症やHeerfordt症候群（両側耳下腺炎，顔面神経麻痺，ぶどう膜炎）の存在も指摘されている。

6. 検査所見

1）血液学的検査

リンパ球（特にT細胞）減少，高γ-グロブリン血症，血清リゾチーム増加，血清アンジオテンシン転換酵素（ACE）高値などをみる。ACEの高値は類上皮細胞とマクロファージからの産生による。各種自己抗体は通常陰性。

表 10-8　胸部 X 線の病型分類

病型	所見
0	正常
I	両側肺門リンパ節腫脹（BHL）
II	BHL＋肺陰影
III	肺陰影のみ（BHL なし）
IV	肺線維症

（The American Thoracic Society (ATS), the European Respiratory Society (ERS) and the World Association of Sarcoidosis and Other Granulomatous Disorders (WASOG)：Am J Respir Crit Care Med 160：736, 1999 より引用）

2）胸部 X 線所見

BHL，肺浸潤像をみる（**表 10-8** 参照）。

3）心電図

サルコイド心により伝導障害，心筋障害をみる。

4）ガリウムシンチ

肺やリンパ節に集積像をみる。

5）ツベルクリン反応

細胞性免疫の低下により陰性を示す。気管支肺胞洗浄液（BALF）中のリンパ球数と CD4/CD8 比の増加をみる。

6）組織生検所見

特徴的な組織所見をみる。

7．診断，鑑別疾患

厚生省調査研究班による診断基準を**表 10-9**（巻末 p260）に示す。鑑別疾患として，悪性リンパ腫，肺結核，過敏性肺臓炎，膠原病肺，塵肺症などがあげられる。

8．治療

活動性眼病変，活動性の高い肺病変，心病変，中枢神経障害などではステロイド薬の全身投与が行われる。難治性病態に対しメトトレキサートやアザチオプリン，シクロホスファミドなどの免疫抑制薬が用いられる。

9．経過，予後

多くは 2 年以内に自然寛解をみる。10％は進行性を示し，難治性である。早期の死因は心臓死で，慢性に経過した場合には肺線維症，肺性心が予後を左右する。眼病変により視力障害，失明をみることがある。

I．ウェーバー・クリスチャン病

1．概念

ウェーバー・クリスチャン病（Weber-Christian disease）は，脂肪組織の浸潤性，炎症性疾患で，原因は不明である。有痛性の皮下結節（**写真 10-6**）を伴い，しばしば全身症状をみる。中年の女性に好発する。

2．病理

単球，好中球，多形核球，マクロファージなどの炎症性細胞浸潤を伴う脂肪織炎（**写真 10-6**）をみる。

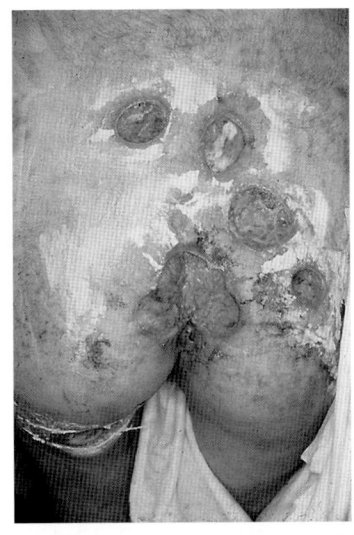

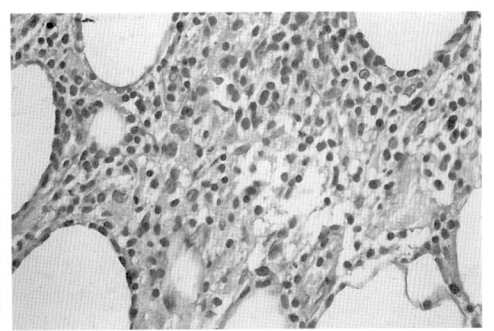

写真10-6 ウェーバー・クリスチャン病の皮下脂肪織炎（左）と生検所見（右）
脂肪組織に線維芽細胞，リンパ球，脂肪貪食細胞の増生をみる。

3．症候

四肢に多発する皮下結節を認め，有痛性で紅斑を伴う。皮下結節は，ときに背部や腹部，胸部，顔面，臀部などにも認められる。これらは自壊し，潰瘍を形成することがある。皮膚では陥凹を残す。発熱，関節痛，筋肉痛のほか，腹痛，肝・脾腫をみることがある。皮膚以外の脂肪織炎は，心，肺，肝，腎，腸間膜，陰嚢，頭蓋などで認められることが報告されている。

4．検査所見

赤沈亢進，貧血，白血球増加，白血球減少，血小板減少，低補体価などをみる。

5．診断

臨床症状と検査所見に加えて，脂肪組織の生検により脂肪織炎を認めることによる。

6．治療，予後

NSAIDs，ステロイド薬，抗マラリア薬，免疫抑制薬などが用いられる。
予後は，基礎疾患の有無と病態によって左右される。

J．ライム病

ライム病（Lyme disease）はダニに起因するスピロヘータの *Borrelia burgdorferi* によって生じる疾患で，間欠性，発作性，単ないし少関節炎をきたし，好発部位は膝関節である。潜伏期は3～32日であるが，遊走性で慢性の紅斑がダニの咬傷部位にみられる。これにより，輪環状の紅斑，丘疹，硬結，水疱などを認める。その他，発熱，筋肉痛，リンパ節腫大，咽頭痛，脾腫，結膜炎，髄膜炎，

多発性単神経炎，心伝導障害などをみる。
診断は，スピロヘータに対する抗体の存在による。治療は，テトラサイクリン，フェノキシメチルペニシリン，エリスロマイシンなどの抗生物質投与を行う。

K. 変形性関節症

変形性関節症（osteoarthritis）は関節軟骨の変性・摩耗と骨新生を特徴とし，高齢者によくみられるリウマチ性疾患である。関節痛が主な症状で，運動時や体重負荷などにより出現し，安静によって軽快する。また，可動時に軋音をみる。障害部位は，男性では腰椎，股関節などが，女性では頸椎，膝関節，手指が侵されやすい。手指のDIPにはヘバーデン結節がみられる（**写真10-7**）。またPIPにも同様の結節がみられることがあり，これはブシャール結節（**写真10-7**）と呼ばれている。

通常，赤沈亢進や貧血，白血球増多などは認められず，リウマトイド因子も陰性である。骨・関節X線写真では，関節裂隙の狭小化，軟骨下骨硬化，骨新生（骨棘形成）などが認められるが，骨びらんは欠如している。**表10-10**（巻末p261）に関節液の性状による各種関節疾患の鑑別点を，また，**表10-11**（巻末p261）に高齢者にみられるリウマチ性疾患の鑑別点を示す。

疼痛に対してはNSAIDsが用いられるが，免荷，体重減量などの工夫も必要となる。

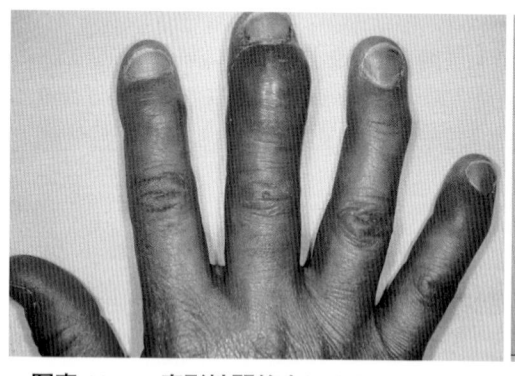

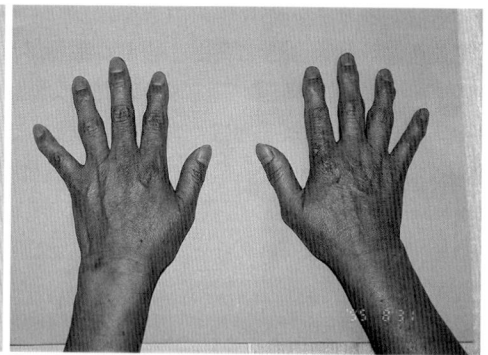

写真10-7 変形性関節症にみられるDIPのヘバーデン結節（左）とPIPのブシャール結節（右）

L. 結晶性関節炎

1. 痛風（gout）

痛風は，プリン代謝異常により高尿酸血症が生じ，これにより急性の関節炎発作をきたす疾患である。高尿酸血症の約10％に痛風を発症する。高尿酸血症をもたらす要因として，尿酸の過剰産生と尿酸の尿中排泄低下があげられるが，ヒポキサンチングアニン-ホスホリボシルトランスフェラーゼ（HGPRTase）欠損による生合成の亢進をき

たす先天性代謝異常症（Lesch-Nyhan 症候群）もみられる。尿酸塩は軟骨部や皮下に沈着しやすいため，関節炎とともに痛風結節をみる。また，腎障害もきたしやすく，間質への尿酸塩沈着，慢性間質性腎炎，腎細動脈硬化をみる。

日本では約 0.5％の発症頻度とされ，男性に多く，肥満，高脂血症，高プリン食摂取，アルコール過飲などがリスクとなる。急性単関節炎発作で発症し，好発部位は第 1 中足趾関節である。痛風結節（tophus），尿路結石などもみられる。発作時には，発熱，白血球増加，赤沈亢進，CRP 陽性などがみられるが，尿酸値は発作時よりもむしろ非発作時のほうが高い。X 線写真は打ち抜き像（punched out lesion）や嚢状骨吸収像などがみられる。

診断は，上記の特徴的症状，所見に加えて，関節液または痛風結節からの尿酸 1 ナトリウムの針状結晶の証明が確定的である。表 10-12（巻末 p262）に痛風の診断基準を示す。

治療は，急性期ないし発作時には NSAIDs とコルヒチンを用い，尿酸下降薬は発作を誘発させるので使用しない。寛解期では食事指導（特に高プリン含有食品の制限），運動，ストレス回避など日常生活指導を行う。高尿酸血症に対して，尿酸排泄低下型の場合には尿酸排泄薬を，産生過剰や腎障害，尿酸結石を有している場合には産生阻害薬を用いる。腎障害や動脈硬化症を合併しやすく，これらに対する予防的処置も重要となる。

図 10-1（巻末 p262）に日本痛風/核酸代謝学会から提唱されている高尿酸血症の治療指針を示す。

2．偽痛風（pseudogout）

ピロリン酸カルシウム（calcium-pyrophosphate dihydrate：CPPD）結晶沈着症をきたす疾患で，CPPD による関節炎が痛風に類似していることより偽痛風といわれる。高齢者に多くみられ，やや男性に多く，加齢とともに増加をみる。CPPD 結晶は半月板や恥骨結合などの線維軟骨，関節軟骨，滑膜，関節包，腱などに沈着する。痛風より発作は軽度で，約 50％は膝関節にみられる。診断は，CPPD 結晶を証明することによるが，補正偏光顕微鏡で正の複屈折性を示す。X 線で点状/線状の軟骨石灰化像がみられれば，ほぼ診断しうる。

治療は，ステロイド薬や NSAIDs を用いる。また，ステロイド薬の関節内注入や関節液の吸引除去は効果的である。

M．結合織炎，線維筋痛症候群

線維筋痛症は，広範な筋骨格系（骨，粘液包，腱，靱帯，神経，筋肉など）の疼痛，こわばり，疲労感を主徴とする疾患である。随伴症状として，睡眠障害や抑うつ状態，過敏性腸症状，過敏性膀胱炎，頭痛，片頭痛，月経困難症などをみる。特徴的なのは，患者の訴えの多さに比べ客観的所見に乏しいことである。そのため，家族や同僚など周辺の人からは仮病，怠け者扱いされることも少なくない。しかしながら，後述する如く，身体に特異的ないくつかの圧痛点がみられる。その圧痛点は正常の人でも痛みを感じる部位であるが，本症ではより強く自覚し疼痛の閾値が低下している。患者は妊娠可能年齢層ないし中年の女性に多くみられるが，小児，高齢者にもみられる。2004 年度の厚生労働省調査研究班の調査によれば，本邦における患者数は人口の 1.7％で，男女比が 1：4.8，発症平均年齢は 43.8 歳である。原因は不明であるが，家族内集積がみられ体質・素因の関与が示唆されている。しかし，優位な疾患感受性遺伝子は指摘されていない。誘因として感染症，外傷的・精神的トラウマなどが挙げられている。

以前は，心因性リウマチ，線維性炎，結合織炎などと呼ばれていたが，1990 年にアメリカリウマチ学会（ACR）から線維筋痛症の病名で診断基準

が提唱された（Wolfe F, et al：Arthritis Rheum 33：160-172, 1990）（**表 10-13**，巻末 p263）。ACRの診断基準は，広範な疼痛の既往と 18 の圧痛点のうち少なくとも 11 カ所に 3 カ月以上圧痛を認めることから成る（**図 10-2**，巻末 p263）。広範な疼痛とは，身体の左右の痛み，腰の上下に及ぶ痛み，軸骨格（頸椎，前胸部，胸椎，腰椎など）の痛みがすべて含まれる。この診断基準の感度と特異度は，それぞれ 88.4％，81.1％である。疼痛以外では，朝のこわばり（多くは 1 時間以内）や関節痛，筋肉痛，手指の腫脹感などの関節・筋症状をみることもある。これらの症状は，天候や温度，気圧などの変動に影響されることもある。筋骨格系以外の症状では，疲労感と不眠がよくみられる。疲労感の強さは患者により異なるが，日常生活に影響を及ぼすほどの強い疲労感は稀で，この点，慢性疲労症候群の疲労感と異なる。睡眠障害は以前から指摘されているところであるが，疼痛とは関係なくすぐ目が覚める，熟睡ができないなどの症状をみる。このほか，片頭痛や緊張性頭痛，過敏性腸症状，過敏性膀胱炎，月経困難症などさまざまな身体症状を認めることがある。筋骨格系の痛みを腫脹とすることから，関節リウマチや全身性エリテマトーデス，多発性筋炎，リウマチ性多発筋痛症，脂肪織炎などと誤診されることがある。

これらの除外診断が必要である。

治療では，まず患者にこの病気を理解してもらうことが重要である。精神的な問題を抱えていると思われるけれども，疼痛や疲労感はそのような問題から派生しているわけではないことを説明する。そして，生命に危険を及ぼすような予後不良の病気でないこと，骨関節や筋肉の障害により変形し機能不全をきたす病気でないことを理解させることが重要である。薬物療法では，ステロイド薬や非ステロイド抗炎症薬の効果は期待できない。他方，三環系抗うつ薬の塩酸アミノトリプチリンと骨格筋弛緩薬の塩酸シクロベンザプリンが疼痛や不眠などの改善に有用である。また，トリアゾロベンゾジアゼピン系抗不安薬や選択的セロトニン再摂取阻害薬なども感情窮迫の強い患者の疼痛に対して効果的なことがある。これらの薬物療法とともにカウンセリングなどの専門的な心理療法を行う。ときに，精神神経科，心療内科など，複数の心身医学領域のチーム医療が必要となることもある。その他，局所麻酔，鍼，超音波療法，温浴，マッサージ，エアロビクスなどにより一時的に効果をみることがある。経過・予後では，5 年後の転帰は悪化 50％，改善 20％，不変 30％であるが，軽症例では比較的予後良好である。

N. 慢性疲労症候群

慢性疲労症候群（chronic fatigue syndrome：CFS）は，日常生活が不可能になるほどの極度の疲労を主徴とする疾患で，ほかに疲労の原因となる基礎疾患が認められない場合に疑われる。原因は不明であるが，ときに抗核抗体（約 30％）やリウマトイド因子の自己抗体が認められたり，NK 細胞活性の低下や T 細胞サブセットの異常をみることがある。診断は除外診断で，気分障害や神経症との鑑別が必要となる。厚生省 CFS 研究班より提唱された診断基準を**表 10-14**（巻末 p264）に示す。しかし，基準項目はすべて非特異的で，本症に特異的なものはない。治療は，抗ウイルス薬，NSAIDs，ビタミン薬，睡眠薬，抗うつ薬を含む抗精神薬などの対処療法が試みられる。

第11章　膠原病にみられる合併症

膠原病では種々の合併症がみられる。それらは治療薬剤によるところが大きいが，他方，生命予後の改善に伴い長期経過観察される患者の増加に伴い，加齢による動脈硬化症による合併症や骨粗鬆症，悪性腫瘍の増加傾向がみられる。以下，主な合併症について述べる。

1．感染症

高頻度に認められる合併症で，主たる死因ともなる。膠原病における易感染性の要因は，SLEなどの原疾患にみられる細胞性免疫の低下，血清補体価の低下，貪食細胞の機能低下，白血球減少などで，ウイルス感染や細菌感染に対する防御機構に欠陥をもたらす。これらに加えて，ステロイド薬や免疫抑制薬，生物学的製剤のTNF阻害薬は易感染性を増長する。ステロイド薬では，1日の使用量と感染症の合併が関連する（**表11-1**）。すなわち，プレドニゾロン少量（2〜10 mg/日）では感染症の併発はほとんどみられないが，プレドニゾロン中等量（20 mg/日）以上では生体防御機構に対する抑制作用が顕著に認められ，投与14日後から感染症発生率は徐々に増加する。また，

表11-1　SLEにおけるステロイド投与量と感染症の合併頻度

非ステロイド投与群	0.43
プレドニゾロン1日20 mg以下	0.92
プレドニゾロン1日20〜50 mg	2.17
プレドニゾロン1日50〜80 mg	2.12
プレドニゾロン1日80 mg以上	4.00

100日間の経過観察中感染症を合併した頻度。
上記の結果はRAと原発性ネフローゼ症候群のステロイド使用例と比較し，いずれも有意に多い。

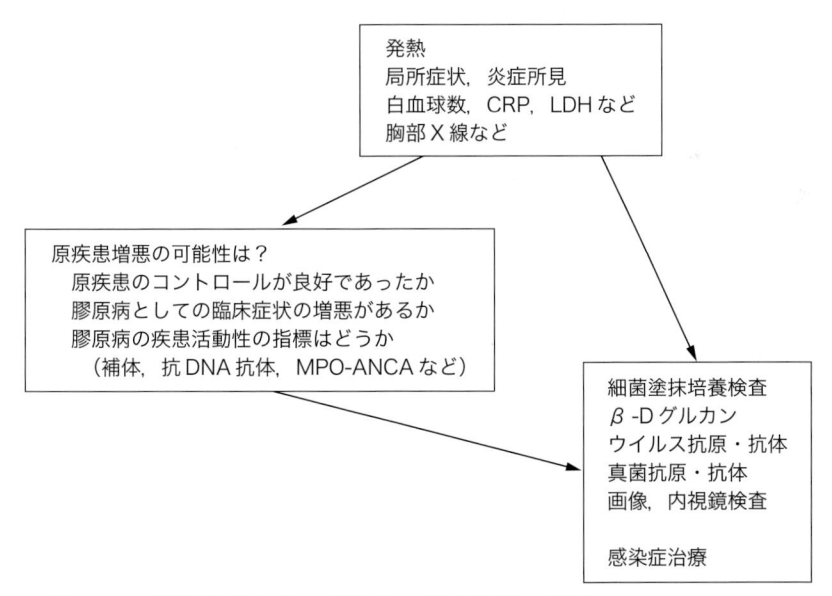

発熱
局所症状，炎症所見
白血球数，CRP，LDHなど
胸部X線など

原疾患増悪の可能性は？
　原疾患のコントロールが良好であったか
　膠原病としての臨床症状の増悪があるか
　膠原病の疾患活動性の指標はどうか
　　（補体，抗DNA抗体，MPO-ANCAなど）

細菌塗抹培養検査
β-Dグルカン
ウイルス抗原・抗体
真菌抗原・抗体
画像，内視鏡検査

感染症治療

図11-1　膠原病治療中の感染症の鑑別診断の手順（田村直人：膠原病診療のミニマムエッセンシャル（橋本博史，他監），新興医学出版社，東京，2005, p259）

総投与量の増加につれて感染症発生率は増加する。インフリキシマブやエタネルセプトなどのTNF阻害薬は結核をはじめとする感染症合併の危惧がもたれ，使用前より感染症有無の検索が必要である。また，病態としてネフローゼ症候群や高窒素血症，低栄養状態，さらに加齢も感染症のリスクとなる。図 11-1 に感染症の鑑別診断の手順を示す。

原因菌として，カンジタ（**写真 11-1**），クリプトコッカス（**写真 11-2**），アスペルギルス（**写真 11-3**），ニューモシスチス（*pneumocystis jiroveci*）

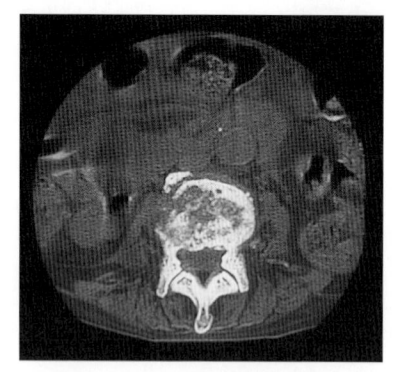

写真 11-1　カンジタによる化膿性脊椎炎

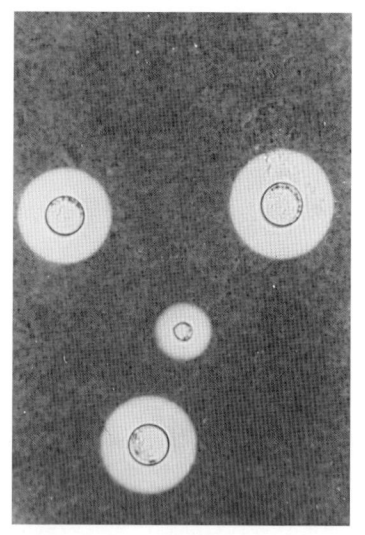

写真 11-2　髄膜炎をきたしたクリプトコッカス

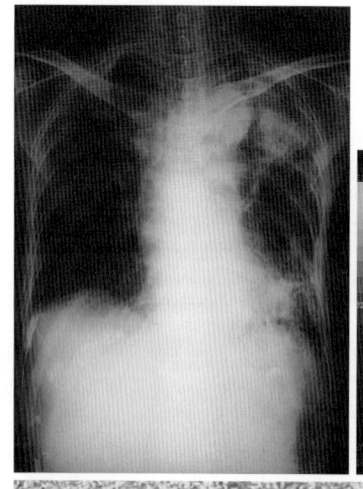

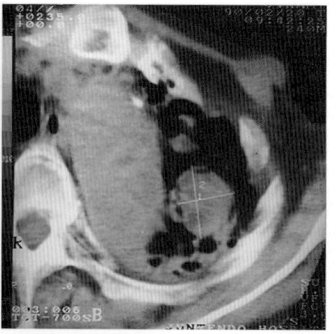

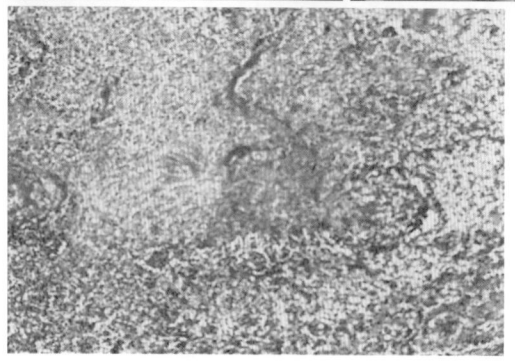

写真 11-3
上：進行性全身性硬化症（SSc）に合併した肺アスペルギローマ
下：肺アスペルギルス症

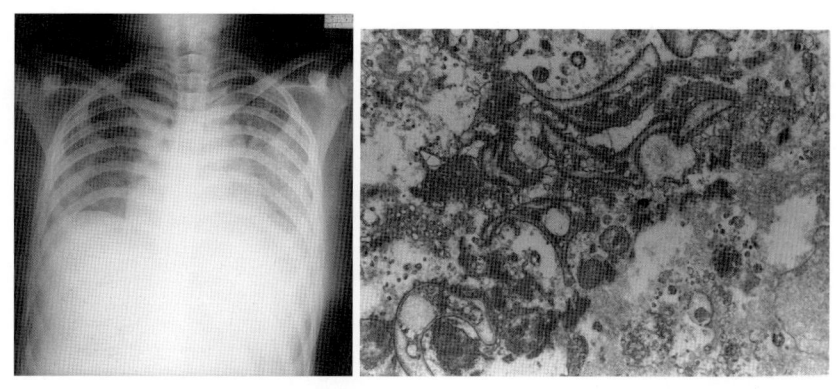

写真 11-4　カリニ肺炎と起因となったニューモシスチス（*Pneumocystis jiroveci*）

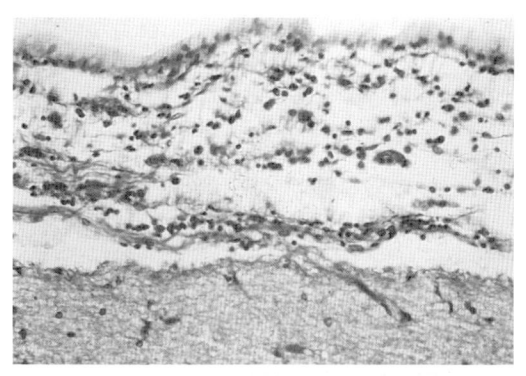

写真 11-5　大腸菌による髄膜炎

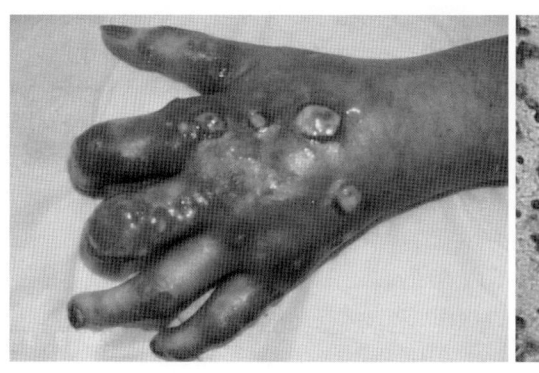

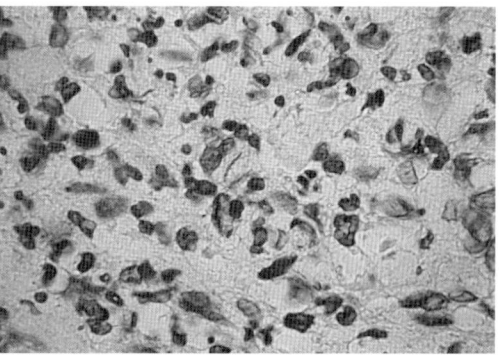

写真 11-6　非定型抗酸菌（*Mycobacterium kansasii*）による皮下膿瘍と菌体

（写真 11-4）などの真菌，大腸菌（写真 11-5）などの一般細菌，結核菌，非定型抗酸菌（写真 11-6），緑膿菌（写真 11-7），サイトメガロウイルス（CMV）などのウイルスがあげられる。

結核やニューモシスチス肺炎などに対しての予防投与も行われている。結核に対しては，抗結核薬イソニコチン酸ヒドラジド（INH）0.2〜0.5 g（4〜10 mg/kg）の 1 回/日投与が行われている。

過去に結核の感染歴のある患者では，TNF 阻害薬使用時に抗結核薬の予防投与が行われる。ニューモシスチス肺炎では，高齢者，ステロイド薬中等量（プレドニゾロン換算 0.4 mg/kg/日）以上の投与例，リンパ球減少（1,000/μL 以下）例，免疫抑制薬の併用例などで発症の危険性が高いとされており（表 11-2），スルファメトキサゾール（SMZ）-トリメトプリム（TMP）（ST）合剤（SMZ 400 mg＋

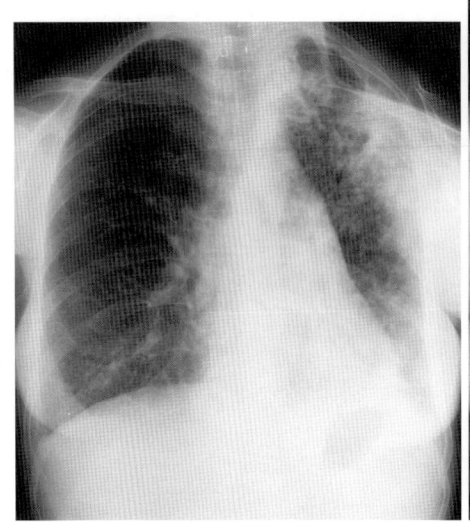

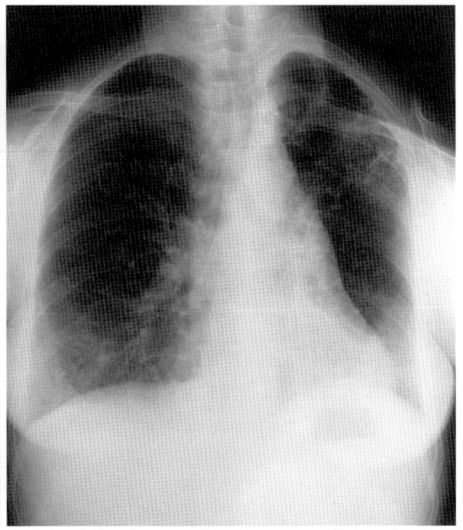

写真 11-7　緑膿菌による肺炎をきたした患者の胸部 X 線写真
左：治療前，右：治療後

表 11-2　免疫疾患におけるニューモシスチス肺炎予防基準

一次予防
・年齢　50 歳以上
・ステロイド剤投与例 　PSL 1.2 mg/kg/日以上 　あるいは 　PSL 0.8 mg/kg/日以上で免疫抑制剤併用 　中止基準⇒PSL 0.4 mg/kg/日以下
・免疫抑制剤投与例 　PSL 0.8 mg/kg/日以上併用 　あるいは 　末梢血リンパ球数 500/μL 以下 　中止基準⇒PSL 0.4 mg/kg/日以下併用 　あるいは 　安定して末梢血リンパ球数 500/μL 以上
二次予防
・発症例全例 　中止基準⇒一次予防と同じ

（免疫疾患の合併症とその治療法に関する研究―診療ガイドライン，厚生労働科学　免疫疾患の合併症とその治療法に関する研究班，2005 より引用）

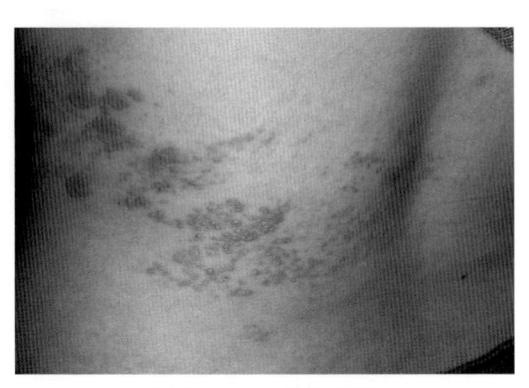

写真 11-8　帯状疱疹

TMP 80 mg）の 1 錠/日連日投与，あるいは 2 錠/日を 2 日/週の投与が行われている。また，ST 合剤が使用できない場合はペンタミジン 300 mg/回を 1 回/月で吸入投与する方法も行われている。カンジタ，アスペルギルス，クリプトコッカスなどの深在性真菌症では，アムホテリシン B，フルコナゾール，イトラコナゾール，ミカファンギン，ボリコナゾールなどが用いられる。

　ウイルスでは，単純疱疹ウイルス，水痘−帯状疱疹ウイルス（**写真 11-8**），サイトメガロウイルスなどが原因となる。サイトメガロウイルスは体内の潜伏感染の再活性化による発症であり，感染が考えられた場合に血清抗体価（EIA 法）の測定が行われるが陽性率は低い。そのため保険適用外であるが antigenemia 法（C7HRP，C10C11）での測定が行われている。単純疱疹，水痘−帯状疱疹ウイルスに対する治療はアシクロビル，サイトメガロウイルスに対してはガンシクロビルやホスカルネットが使用されている。低 γ-グロブリン血症や重症感染症に対しては，免疫グロブリン製剤の投与が行われる。

2. 糖尿病

ステロイド薬による糖尿病，耐糖能異常がみられやすい．高血糖，尿糖がみられるが，空腹時血糖は正常なこともあり，食後の高血糖が特徴である．糖化ヘモグロビン（HbA_{1C}）や糖化アルブミンを指標として治療を行うが，ステロイド薬の減量とともに高血糖の改善がみられる．

3. 消化性潰瘍

ステロイド薬やNSAIDsなどの治療薬によることが多い．薬剤性では，酸・ペプシンの分泌の増加による粘膜障害，粘膜の微少循環障害，粘膜のプロスタグランジン阻害などによる．ステロイド薬の長期，多量投与により消化性潰瘍が発症しやすいが，特にNSAIDsとの併用で注意が必要である．

H_2受容体拮抗薬，プロトンポンプ阻害薬などで治療される．NSAIDsによる消化管潰瘍の予防投与ではミソプロストールが用いられる．

4. 骨粗鬆症・圧迫骨折

骨粗鬆症は骨量が減少し，骨微細構造の劣化により骨強度が低下し，骨折しやすくなった全身的疾患と定義される．閉経後女性や高齢者においてみられる原発性と，疾患あるいは薬剤によってみられる続発性に分類される（表11-3）．

女性では閉経後約10年経過した60歳代から骨粗鬆症が増加し，脊椎圧迫骨折はさらに約10年経過した70歳代から増えてくる．脊椎圧迫骨折の有病率は60歳代前半が約5％，60歳代後半が約8％，70歳代前半が約25％，80歳以上では40％以上となる．閉経後女性において骨密度が1SD（約12％）低下すると骨折危険率は2倍になるが，閉経後のステロイド薬投与により骨密度の低下が1SD未満でも骨折危険率は3.2～12.3倍となる．

日本骨代謝学会の原発性骨粗鬆症の診断基準を示す（表11-4，巻末p265）．骨粗鬆症診断基準検討委員会において，プレドニゾロン換算で7.5mg/日を超すステロイド薬を投与した例での骨密度は，若年成人（20～40歳）平均値（YAM）の80％という結果であり，6ヵ月以上投与あるいはその予定のある患者には予防として治療が必要と示している．

最近では，脊椎圧迫骨折後はQOLが低下して，死亡率が高くなるという報告もみられている．ステロイド誘発性骨粗鬆症については第8章2ステロイド薬の項も参照されたい．早期発見のための骨塩量および骨代謝マーカーの定期的測定と，予防的治療も含めた食事療法，理学療法，薬物療法などの総合的治療が必要である．

骨代謝マーカーとして骨形成マーカーと骨吸収マーカーがあり，骨形成マーカーは骨型アルカリホスファターゼ（BAP），オステオカルシン，I型プロコラーゲンCプロペプチド（PICP）などがあり，骨吸収マーカーは尿中のI型コラーゲンN末端テロペプチド（NTx），デオキシピリジノリン（Dpd）などがある．

薬物療法として従来よりCa製剤，活性型ビタミンD_3製剤，ビタミンK_2製剤，カルシトニン製剤およびエストロゲン製剤が単独あるいは併用投

表11-3 骨粗鬆症の分類

1．原発性
閉経後
老人性
2．続発性
1）内分泌疾患
甲状腺機能亢進症，卵巣機能不全，クッシング症候群
2）食事性
低栄養，カルシウムやビタミンD摂取不足，過度のアルコール
3）薬剤性
ステロイド薬，ヘパリン
4）不動性
運動不足，臥床安静
5）先天性
骨形成不全症，マルファン症候群
6）全身性疾患
関節リウマチ，糖尿病，肝疾患，腎不全
7）その他
胃切除後，喫煙

与されてきたが，難治例も多くみられていた．近年，エチドロネート，アレンドロネート，リセドロネートなどのビスホスホネート製剤の開発により，骨塩量改善の有効率が増加している．さらに，ステロイド多量投与（0.5 mg/kg/日）の患者では，閉経前であっても骨密度 T スコア 1 以上にもかかわらず骨折をきたす症例がみられることが明らかとなり，骨折防止のためのビスホスホネート製剤の予防投与の必要性が論じられている．図 11-2（巻末 p265）に骨粗鬆症の治療ガイドラインを示す．

5．無菌性骨壊死

無菌性骨壊死は大腿骨頭が好発部位（写真 11-9）であるが，大腿骨顆部，上腕骨頭，脛骨近位および遠位端，膝蓋骨，距骨，脊椎骨などにも発生する．多発性のこともある．大腿骨頭壊死は大腿骨頭骨髄部において部分的に，または広範囲にわたって無菌性，阻血性の骨壊死を生じ，進行性に股関節の変形，破壊をきたして起立，歩行障害を引き起こし，患者の QOL を著しく侵す疾患である．

ステロイド薬の使用頻度の高い SLE（約 10%）に多くみられるが，ほかの膠原病でも認められる．厚生労働省の特発性大腿骨頭壊死症（idiopathic osteonecrosis of the femoral head：ION）研究班による疫学調査では，危険因子としてアルコール多飲（36%），ステロイド薬の投与歴のあるもの（56%）などがある．ステロイド薬投与対象疾患では SLE が最も多く（22〜37%），次いでネフローゼ症候群（7〜16%）である．

高用量ステロイド薬（プレドニゾロン 30 mg/日以上を 1 ヵ月以上）投与の SLE 患者の前向き調査では，14%（9/62 人）に ION が発生し，発症時期は高用量ステロイド薬投与開始から平均 640 日である．また厚労省 ION 研究班による SLE 患者の症例・対照研究では，ION 発症関連危険因子は腎障害，精神神経症状であった．またステロイド薬に関しては，総投与量は ION 発生と関連はなかったが，プレドニゾロン 16.6 mg/日以上投与およびパルス療法でリスクが認められている．さらにステロイド薬投与開始からほぼ 6 ヵ月以内に発生し，それ以後の発生はまれであることも示されている．

骨壊死の発生が認められても，症状としての訴えがない時期があるため，できるだけ早期に診断し（表 11-5，巻末 p266），壊死領域の大きさと分布によって病型を判定し，予後予測を行う．

治療の目的は，病期進行の防止と股関節機能の維持回復にある．骨壊死が進行した場合には，骨切術，人工骨頭置換術を含む骨移植術などの外科的手術となる．それまでは対症療法を行う．疼痛に対しては体重免荷や NSAIDs の投与を適宜行う．

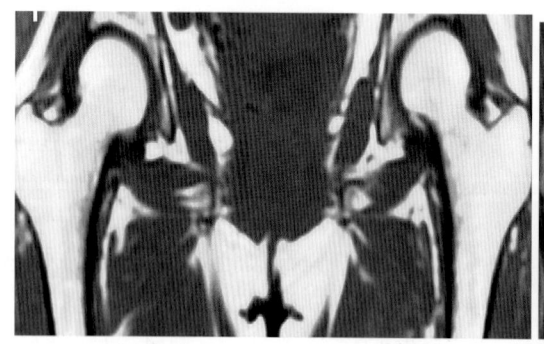

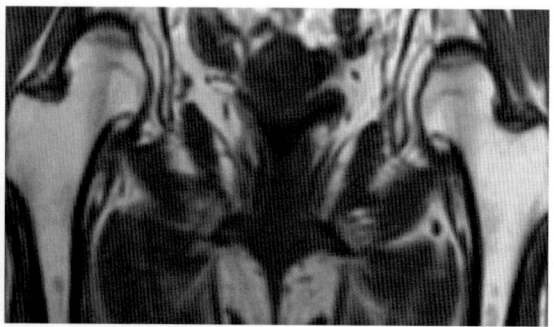

写真 11-9　骨壊死の MRI 所見
左：正常の MRI
右：MRI 所見．SLE 患者で両側骨頭内の帯状低信号域を認める．

6. 血球貪食症候群

血球貪食症候群（hemophagocytic syndrome：HPS）は，骨髄をはじめとする網内系での組織球，マクロファージによる血球貪食を特徴とする疾患である．その病態は，マクロファージ，T細胞の異常な活性化に伴う高サイトカイン血症によるもので，TNF-α，IFN-γ，IL-1，sIL-2R，IL-6，IL-10，M-CSFなどの炎症性サイトカインの上昇をみ，血球貪食とともに多彩な臨床症状を呈する．HPSは，家族性を含む原発性と二次性に分類されるが，SLEにみられるHPSは二次性の自己免疫関連HPSに含まれる．自己免疫HPSでは，活性化した免疫担当細胞から産生されるサイトカインが直接組織球を活性化する機序や血球に対する自己抗体ないし免疫複合体がFcを介して組織球を活性化する機序などが考えられる．

HPSにみられる症状と病態は高サイトカイン血症で説明される．すなわち，発熱はIL-1β，IL-6の増加，皮疹はTNF-αを含む種々のサイトカインによる血管炎，GOTやLDHなどの増加はサイトカインによる細胞傷害やクッパー細胞の異常活性化など，肝脾腫は肝脾内におけるマクロファージ活性により肝類洞における血流のうっ滞，門脈から脾静脈へのback pressure，血清フェリチン上昇は網内系の活性化と組織球貪食に際してフェリチンの放出，中性脂肪増加はTNF-αによるリポプロテインリパーゼの阻害，低フィブリノゲン血症はTNF-αの線維素溶解，などである．診断は，2系統以上の血球減少と症状・検査所見，病理組織学的に血球貪食像を認めることによる．**表11-6**（巻末p266）に自己免疫性HPSを含む二次性HPSの診断基準，**写真11-10**に血球貪食像を示す．

HPSは予後不良な病態で，HPSを伴ったSLEは疾患活動性や多臓器障害を有することが多く，早期の病態診断とともに強力な免疫抑制療法と高サイトカイン血症に対する治療が必要である．通常，ステロイドパルス療法を含むステロイド薬多量投与が行われる．ステロイド薬のなかでもリポ化ステロイド薬が貪食細胞に選択的に取り込まれ

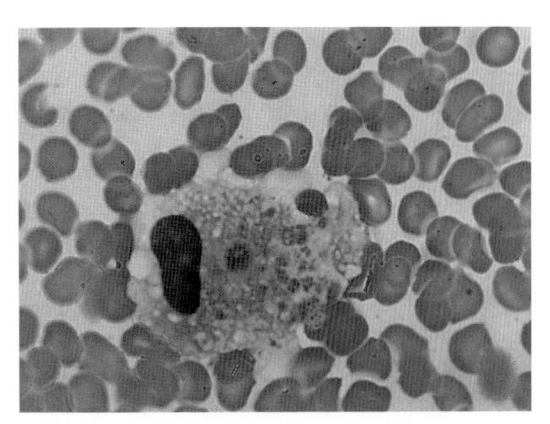

写真11-10 SLE患者にみられたHPSの骨髄における血球貪食像

るため効果的である．また，IVCYを含むCY療法，シクロスポリンなどの免疫抑制薬が併用される．難治性の場合には血漿交換療法やγ-グロブリン大量療法が試みられる．

7. 播種性血管内凝固

播種性血管内凝固（disseminated intravascular coagulation：DIC）は，血液凝固反応，血小板が活性化され，全身の細小血管内に微小血栓が多発し，多臓器の循環不全と機能不全をきたす病態である．膠原病では感染症，特に敗血症によるエンドトキシンショックや血管炎などを契機として発症する．症状は，皮下出血，血尿，消化管出血などの出血傾向と血栓傾向による臓器虚血，多臓器不全によるところが大きい．循環不全によるショックや腎不全，肺塞栓/出血，意識障害/けいれんなどをみる．検査所見では，血小板減少と出血時間の延長，PT/APTTの延長，AT-Ⅲの低下，トロンビン-アンチトロンビンⅢ複合体の上昇，血漿フィブリノゲンの低下，赤沈の遅延，FDP増加とDダイマー増加などの二次線溶の亢進がみられる．血栓性微小血管障害性溶血性貧血，抗リン脂質抗体症候群，SLEとの異同を**表11-7**に示す．また，厚生省調査研究班の診断基準を**表11-8**（巻末p267）に示す．

治療は原疾患の治療と，主にDICの治療を行う．低分子ヘパリンを含むヘパリン類の投与，AT-Ⅲ減少をみる場合にはヘパリンの効果を保つた

表 11-7 血栓性微小血管障害性溶血性貧血(TMHA), 抗リン脂質抗体症候群(APS), SLE, DIC の異同

	TMHA	APS	SLE	DIC
発熱	＋	－	＋	－
精神神経症状	＋	＋	＋	＋
腎症	＋	＋	＋	＋
血清低補体価	－	－	＋	－
溶血	＋	＋	＋	＋
破砕赤血球	＋	－	－	＋
血小板減少	＋	＋	＋	＋
出血時間	延長			延長
PT, PTT 延長	＋	APTT	－	＋
フィブリノゲン低下	＋	－	－	＋
二次線溶亢進 (FDP, D ダイマー増加, 血漿プラスミノゲン低下)	－	－	－	＋

TMHA: thrombotic microangiopathic hemolytic anemia (TTP＋HUS), APS: antiphospholipid syndrome, SLE: systemic lupus erythematosus, DIC: disseminated intravascular coagulation

(Asherson RA: Lupus 7: S55, 1998 より引用)

め AT-III を最低 70％以上保つべく補充療法, メシル酸ナファモスタットやメシル酸ガベキサートなどの合成抗トロンビン薬などを用いる。また, 血小板数 3 万以下の場合には血小板輸血を行う。

8. 悪性腫瘍

　膠原病では, 疾患により悪性腫瘍が好発することが知られている。それらは, 多発性筋炎/皮膚筋炎における卵巣がんをはじめとする子宮, 乳腺, 肺, 前立腺, 大腸などの悪性腫瘍, シェーグレン症候群における B リンパ腫, 全身性硬化症における肺がんなどである。SLE や血管炎症候群などでは免疫抑制薬使用による悪性腫瘍の合併が危惧されている。1994～2004 年の間の自験 SLE 例の入院患者では 38 例の悪性腫瘍を認めている (表 11-9)。頻度から子宮がん, 大腸がんと続くが, 大腸がんで免疫抑制薬の使用例が多くみられるものの因果関係は不明である。また, 2000 年までにみられた自験例の悪性腫瘍の種類と発症年齢について 1999 年度の厚生省統計情報局・患者調査による日本人疫学データと比較すると, 特に 20 歳代の悪性リンパ腫, 25～29 歳代の肝がん, 30～40 歳代の子宮がん, 胃がんが多い傾向にある (表 11-10)。

表 11-9 SLE における悪性腫瘍 (1994～2004 年の入院患者, 悪性腫瘍合併 38 例)

悪性腫瘍種類	頻度	免疫抑制薬使用例	死亡例
子宮がん	11 (29%)	2 (18%)	2 (18%)
大腸がん	5 (13%)	3 (60%)	1 (20%)
頭頸部がん	3 (8%)		
胃がん	3 (8%)		1 (33%)
肺がん	3 (8%)	1 (33%)	2 (67%)
直腸がん	3 (8%)		2 (67%)
前立腺がん	2 (5%)		
多発性骨髄腫	2 (5%)		
膀胱がん	1 (3%)	1 (100%)	
乳がん	1 (3%)		
卵巣がん	1 (3%)		
胆道がん	1 (3%)		1 (100%)
白血病	1 (3%)		
悪性リンパ腫	1 (3%)	1 (100%)	

　最近のトロントにおける前向きの検討では, 24 年間の SLE 724 例の経過観察により 23 人に 24 の悪性腫瘍の発症 (3.2%) をみている。最も頻度の多かったのは血液の悪性腫瘍 6 例で, いずれも免疫抑制薬非使用例である。同じ地区の一般人口における発生頻度と比較すると, 全体の悪性腫瘍

表11-10 SLEと悪性腫瘍

年齢＼症例	悪性リンパ腫	肝臓がん	子宮がん	胃がん	大腸がん	乳がん
20～24	0.8 (0.1)					
25～29		0.8 (0)				
30～34			0.8 (0.1)	0.8 (0.1)		
35～39			1.6 (0.2)			0.8 (0.3)
40～44			1.6 (0.1)	0.8 (0.4)		
45～49			0.8 (0.3)	1.6 (0.8)		
50～54					1.6 (0.7)	0.8 (1.1)
65～70				0.8 (3.5)		
75～80			0.8 (1.3)			

部位・年齢別比較：対1,000人　（　）：正常人　　　　　（厚生省統計情報部, 1999年による）

では有意差はないが，非ホジキンリンパ腫は有意に多いことが報告されている（SIR 5.38, 95% CI 1.11～15.7）。同地区における関節リウマチと全身性硬化症の悪性腫瘍の発症頻度と比較すると，SLEで有意に低い。SLEにおいて非ホジキンリンパ腫が有意に多いことはデンマークにおける検討でも指摘されている。また，白人SLEでは乳がんが多いことも指摘されている。しかしながら，これまでの報告では治療薬剤との関連は指摘されていない。関節リウマチの治療に生物学的製剤のTNF阻害薬が導入されているが，長期治療に伴う悪性腫瘍の発症が危惧されている。

9. 合併妊娠・出産

1) 妊娠・出産の容認

　SLEをはじめとする膠原病の多くは妊娠可能年齢層に好発するため，膠原病患者が妊娠/出産を希望する場合に，それが可能かどうか判断を迫られることがある。膠原病は，いずれの疾患も遺伝性疾患といわれるほど強い遺伝性はなく，遺伝性のみで妊娠を否定する必要性はない。むしろ，いかなる多臓器障害があって，どの程度の機能障害があるのかを把握し，治療によって可逆的に改善されるかどうかを観察することが重要である。筆者らは表11-11に示すような事項を基に膠原病患者の妊娠・出産の容認を行っているが，最終的

表11-11　膠原病患者の妊娠・出産の容認

1. 病態がステロイド維持量で10カ月以上寛解状態にあること
2. 膠原病による重篤な臓器病変がないこと
3. ステロイドによる重篤な副作用の既往がないこと
4. 免疫抑制薬の併用がないこと
5. 抗リン脂質抗体*，抗SS-A*，抗SS-B抗体*が陰性であることが望ましい
6. 出産後の育児が可能であること

＊：これらの抗体が陽性の場合には，そのリスクについて患者に説明する必要がある。

な判断は患者とその家族に委ねられる。あらかじめ妊娠・出産のリスクとなる事項について説明し，理解したうえで判断してもらうことが重要である。また，妊娠・出産を予定した場合には，妊娠する時期の選択が必要であり，この点を指導するとともに選択の時期までは避妊を勧める。病気のために結婚が遅れたり，結婚しても膠原病の寛解導入までに年月を要し，実際の妊娠・出産年齢は高くなりがちである。

　その他，関節リウマチ（RA）では，妊娠すると体重の増加や歩行姿勢の変化が生じ，荷重関節への負荷が増大するので，荷重関節の障害の程度に留意する。著明な貧血や栄養障害は妊娠・出産の障害となる。全身性硬化症（SSc）では，呼吸機能低下，心不全，腎病変を伴うことが少なくないため，妊娠の可否をきめるうえで留意する。リウ

表 11-12 SLE における診断時期からみた妊娠の転帰

	SLE 診断前の妊娠 n=84	妊娠中に SLE と診断 n=7	出産後に SLE と診断 n=6	SLE と診断された後の妊娠 n=95	合計 n=192
人工流産	8 (10%)	1 (14%)	1 (17%)	19 (20%)	29 (15%)
自然流産	8 (10%)	0	0	10 (11%)	18 (9%)
子宮内胎児死亡	1 (1%)	3 (43%)	1 (17%)	12 (13%)	17 (9%)
早産	2 (2%)	0	0	19 (20%)	21 (11%)
満期産	65 (77%)	3[*1] (43%)	4[*2] (67%)	35 (37%)	107 (56%)

*1：Died of fetal aspiration syndrome *2：One of them had congenital heart block

マチ熱は小児期に発症するが、妊娠可能年齢ではリウマチ性心疾患の合併が妊娠・出産の是非を決めるうえで重要となる。

2）妊婦へ及ぼす影響

妊娠・出産は SLE や RA の発症の誘因ともなるが、経過中の妊娠・出産は膠原病の悪化因子となることがある。SLE では、通常妊娠 14 週までは悪化する傾向にあり、以後分娩まではむしろ症状が軽快し、分娩直後より再度悪化の危険性が高まる。SLE の妊娠中に腎病変の悪化をみた場合に、SLE の急性増悪と考えるか、妊娠中毒症の併発と考えるか、問題のあるところである。Donaldson らによれば、SLE にみられる妊娠中毒症は 81 例中 20 例（25％）で、子癇前症の発症率は対照の 6％に比べ 20％と有意に高い。SLE では、軽重含め 75％以上に腎病変を認めることから、腎病変を伴う SLE では腎血管病変の進展による妊娠中毒症が加味されると思われる。妊娠中にみられる原病の改善は SLE のみならず RA においても認められ、その要因として、胎児や胎盤からのホルモンの分泌、胎児からのサプレッサー T 細胞活性因子や抗 Ia 抗体、イディオタイプ抗体の移入などが考えられる。一方、妊娠における胎児・胎盤系は Th2 サイトカインを介して Th1 抑制性の免疫応答へ向かう能力をもっている。すなわち、Th1 サイトカインを抑制する Th2 サイトカイン（IL-4, IL-5, IL-6, IL-10）の分泌を刺激することによって児自身を保護している。このことは、TH2 優位とされる SLE では病態を悪化させる要因となり、Th1 優位とされる RA では病態の改善につながっている可能性がある。

3）胎児へ及ぼす影響

(1) 児の転帰と予後

SLE では、母体への影響に比べ胎児への影響のほうが大きい。妊娠能力については、無月経のこともあり低いとされた時期もあったが、現在では SLE の妊娠率は正常婦人と差がないとの考え方が一般的である。すなわち、重症 SLE でない限り妊娠の可能性（妊孕性）に影響を及ぼさない。しかしながら、SLE が妊娠の経過に与える影響は大きい。表 11-12 は、妊娠した自験 SLE 患者について妊娠の予後と SLE 診断時期との関係をみたものである。診断前における正常分娩の率は診断後に妊娠した場合に比べ高く、子宮内胎児死亡は診断後妊娠のほうが高い。一方、自然流産率はほぼ同じである。合併妊娠の転帰をみると（表 11-13）、早産、満期産を含め 66％が児を出生し、自然流産あるいは子宮内胎児死亡は Kiss, Kleinman らの報告とほぼ同率である。妊娠 12 週以後の死児の出産率は人口動態統計で定める死産に当たるが、1983 年の厚生省統計では、出産 1,000 に対して 25.4 で約 3％であり、これを自験 SLE（7％）と比較すると有意に死産率の高いことがわかる。また、出生をみた自験 45 例の出生体重をみると（図 11-3）、半数以上が標準を下まわり胎内発育遅延のあることがわかる。

このように、SLE では自然流産率が高く、未熟児出生率も高い。その要因には数多くのことが考えられるが、疾患活動性や血清低補体価を含む免疫血清学的異常に加え、子宮胎盤血管系のれん縮、抗リンパ球抗体の存在、抗リン脂質抗体、抗凝固因子、トロホブラスト基底膜や脱落膜の血管系に

表 11-13　SLE 合併妊娠の転帰

転　帰	自験例	Kiss E, et al (Hungary)	Kleinman D, et al (USA)	Rahman P, et al (Canada)
人工流産	50（20%）	26（43%）		20（14.0%）
自然流産（<12週）	16（7%）	7（11%）	10%	34（23.8%）
子宮内胎児死亡（≧12週）	17（7%）	0	3.3%	3（2.1%）
早　産	48（20%）	10（16%）	} 85%	} 86（60.1%）
満期産	113（46%）	15（25%）		
		（子宮外妊娠 3（5%））		
計	244	61	56	143

自験例：1979〜2001年，順天堂大学膠原病内科
(Kiss E, et al：Eur J Obstet Gynecol Reprod Biol 101：129, 2002；Kleinman D, et al：J Perinatol 18：178, 1998；Rahman P, et al：J Rheumatol 25：1526, 1998)

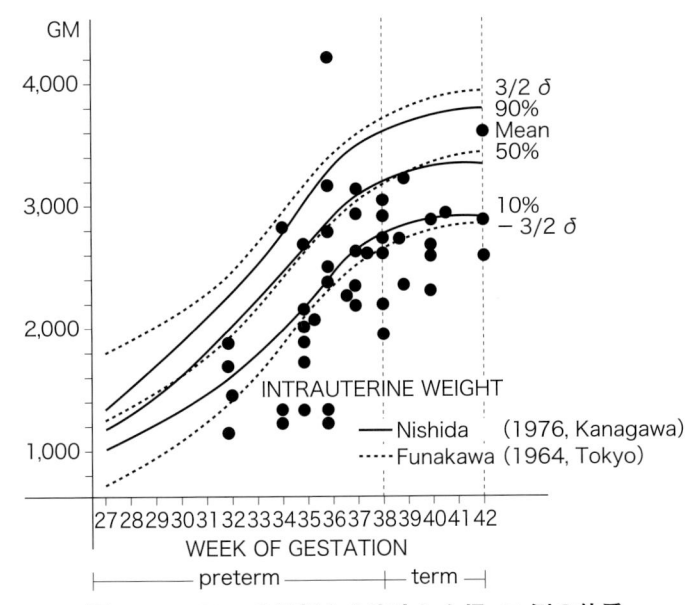

図 11-3　SLE の母親から出生した児 45 例の体重
2 人の報告者による．図中の線の上限，平均，下限で示された範囲は標準体重．

おける免疫複合体による組織障害，HLA-G, E による NK 細胞活性制御の障害，ステロイド薬の影響などがあげられる．少なくとも，十分に治療/管理された患者が正常分娩に至りやすい．まれに，児に口蓋裂や多指症がみられ，母体のステロイド薬による催奇形が疑われているが，健常人から生まれた新生児の奇形発生率と差はなく，通常用いられるステロイド量では催奇性はないとされている．

(2) 抗リン脂質抗体（aPL）による習慣流産

自然流産の要因の 1 つにループス抗凝固因子や抗カルジオリピン抗体を含む aPL があげられる．自験 SLE 患者の約 25% は aPL 陽性であるが，血栓症の有無にかかわらず妊娠を希望する場合には少量アスピリンを投与している．これによりどの程度自然流産が防止できているのか定かではない．**図 11-4** は，aPL 陽性の SLE 患者が妊娠し，帝王切開にて出産後，多臓器梗塞をきたした症例の治療経過である．自然流産，子宮内胎児死亡（IUFD），血栓症防止のためアスピリン少量投与を行っていたが，帝王切開にて出産後，消化管，肺，腎などの多臓器梗塞を思わせる臨床像がみら

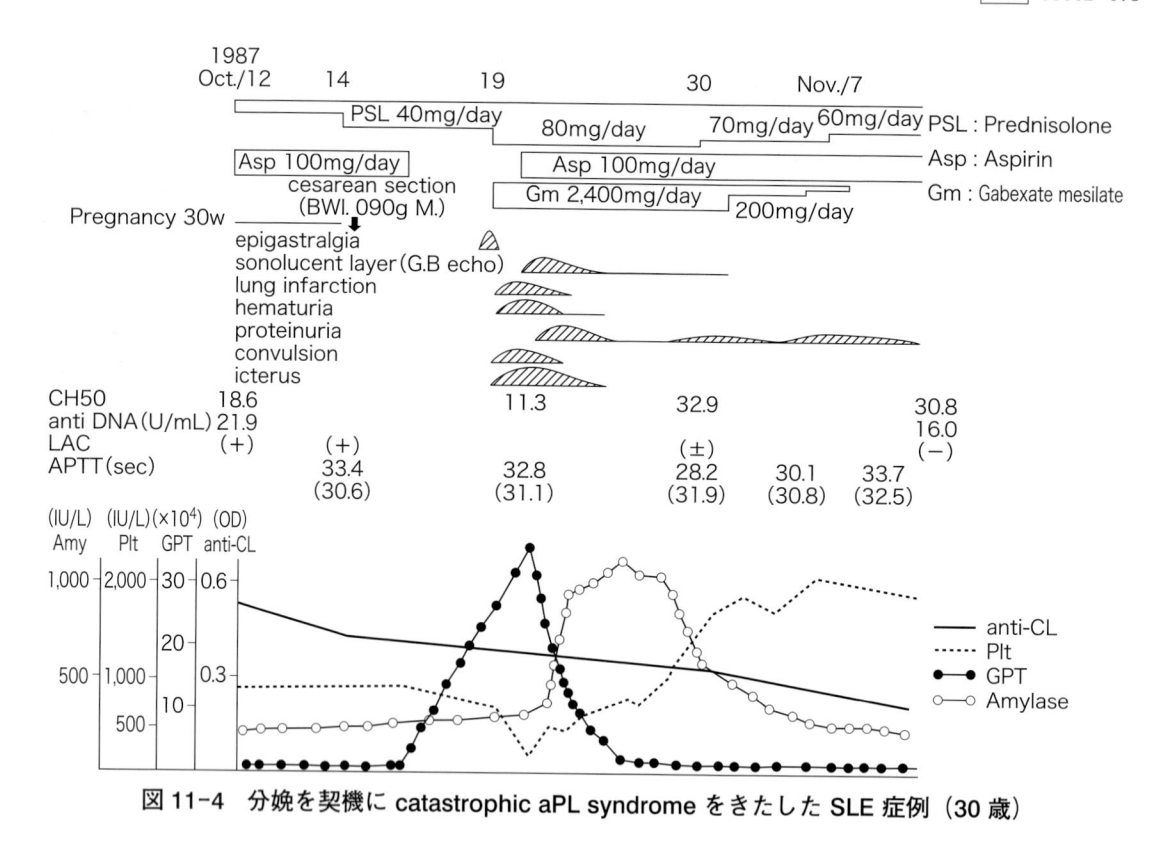

図 11-4　分娩を契機に catastrophic aPL syndrome をきたした SLE 症例（30 歳）

表 11-14　高リスク合併妊娠における血漿交換療法

1．aPL 陽性で反復流産・IUFD の既往を有する SLE 症例

	妊娠回数	生児	自然流産・子宮内胎児死亡
血漿交換施行例 （症例数）	19 (16)	14 (12) (74%)	5 (4) (26%)

2．52 kD 抗 SS-A 抗体/48 kD 抗 SS-B 抗体陽性 SLE/SjS 症例の児における CCHB

	妊娠回数	CCHB（−）	CCHB（＋）
血漿交換施行例 （症例数）	15 (13)	14 (12) (93%)	1 (1) (7%)

aPL：anti-phospholipid antibodies, IUFD：intrauterine fetal death,
CCHB：congenital complete heart block

れ，さらにけいれん発作を認めた。血栓性血小板減少性紫斑病が強く示唆されたが，その契機に帝王切開の外科的手術による易出血性を防止するために少量アスピリンを休薬したことがあげられる。このような症例では，血漿交換療法の併用が有用と考えられる。習慣流産の既往のある患者では，少量アスピリンに加え血漿交換療法を併用し有用性を認めている（**表 11-14**）。いまだ，aPL を伴う習慣流産に対する治療法は確立しておら

ず，今後検討が必要である。

(3) 新生児ループス（NLE）

新生児ループスは，1954 年 McCuition らにより初めて記述された。新生児ループスには，ループス様皮疹（**写真 11-11**），溶血性貧血，血小板減少，先天性完全房室ブロック（CCHB）（**写真 11-12**）があげられ，まれに SLE の発症をみる。母親が出産時に LE 因子や IgG の抗核抗体を有する場合には，それらは胎盤を通過して胎児に移行

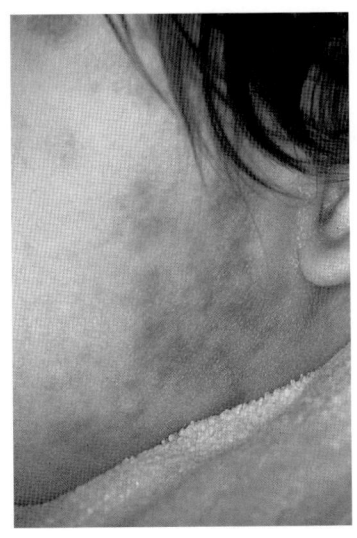

写真 11-11 新生児ループスにみられた紅斑

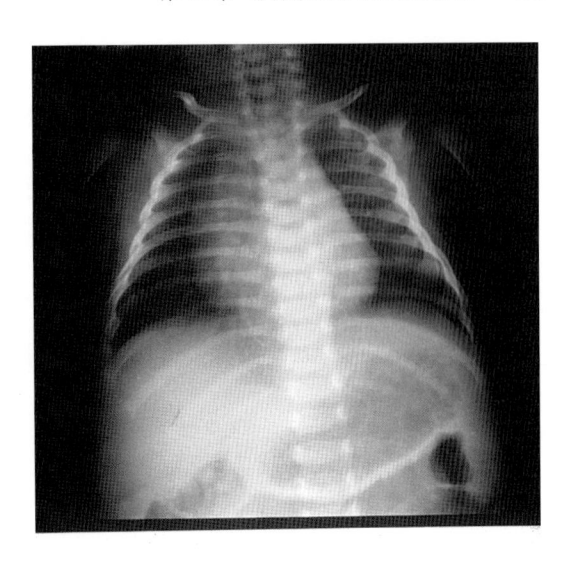

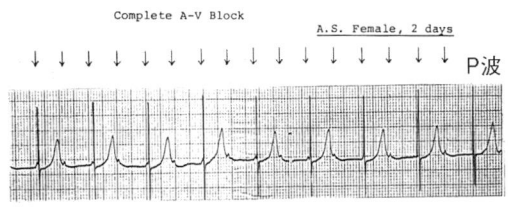

写真 11-12 CCHB をきたした新生児ループス

表 11-15 新生児ループスと母親が有する抗 SS-A 抗体との関係

NLE		Anti-SS-A	References
1) CCHB	(n=41)	34 (83%)	Scott JS, et al (1983)
2) CCHB+CLE	(n=2)	2 (100%)	Lee LA, et al (1983)
CLE	(n=5)	4 (80%)	
3) CCHB	(n=2)	2 (100%)	Hashimoto H, et al (1992)
CLE	(n=2)	2 (100%)	
Anti-SS-A		NLE	
4) SLE with anti-SS-A	(n=26)	CCHB 1 (4%)	Hashimoto H, et al (1992)
		CLE 2 (8%)	
5) connective tissue diseases with anti-SS-A	(n=30)	CCHB 2 (7%)	Hashimoto H, et al (1992)
		CLE 2 (7%)	
6) 300 randomly selected mother-infant pair	(n=3)	0	Calmes M, et al (1985)

NLE：neonatal LE, CCHB：congenital complete heart block, CLE：cutaneous LE

し，新生児にこれを証明することができる。しかし，通常，新生児がこれらの抗体を有しても SLE の発症に結びつかず，多くは 6 ヵ月以内に消失する。溶血性貧血や血小板減少も多くは一過性で，正常化することが多い。

Franco らにより，新生児ループスと抗 SS-A 抗体，抗 SS-B 抗体との関連が指摘されて以来，特に CCHB とこれら抗体との関係が注目されてきている。CCHB に関しては，すでにその 1/3 は結合織疾患をもつ母親から生まれていることが明らかになっており，この因果関係は正常の母親から CCHB を有する児が生まれる確率が 1/3,000 万であることによる。胎児に移行した SS-A 抗体，SS-B 抗体は，多くは生後 6 ヵ月以内に消失するが，

表 11-16 母親が有する抗 SS-A/SS-B 抗体と新生児ループスの発症―免疫ブロット法の解析

antibodies to	prevalence in patients with NLE n=4	without NLE n=32
60 kD (SS-A)	4 (100)	30 (94)
52 kD (SS-A)	3 (75) *1	6 (19) *1
48 kD (SS-B)	3 (75) *1	7 (22) *1
60 kD only	1 (25) *2	29 (91) *2
60 kD＋52 kD	2 (50)	7 (22)
60 kD＋48 kD	3 (75)	7 (22)
60 kD＋52 kD＋48 kD	2 (50)	2 (6)

（ ）：%, NLE：新生児ループス
*1：$P<0.05$　*2：$P<0.005$

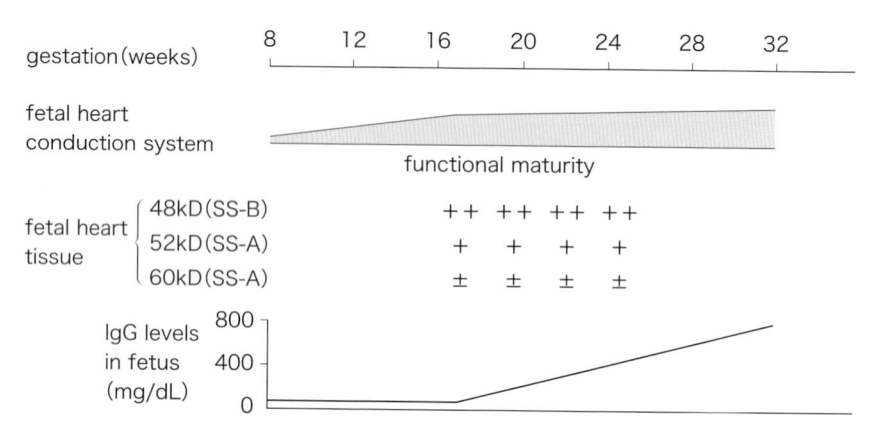

図 11-5　胎児における心伝導系の発達ならびに心組織における SS-A/SS-B 発現と母体より移入される IgG 量との関係

CCHB は永久に児に残る。CCHB ないしループス様皮疹をみる新生児を出産した母親の SS-A 抗体を調べると明らかに高率である（**表 11-15-上段**）。他方，SS-A 抗体を有する母親から CCHB やループス様皮疹を伴う新生児が生まれる率は，自験例でそれぞれ 4〜8% である。SS-A 抗体の存在は，必ずしも CCHB に結びつくわけではないが，そのリスクは明らかであり，SS-A 抗体，SS-B 抗体陽性の膠原病患者が妊娠を希望している場合には，あらかじめそのリスクについて説明しておく必要がある。抗 SS-A 抗体と抗 SS-B 抗体の病因的エピトープの解析では，52kD SS-A に対する抗体と 48kD SS-B に対する抗体が重要視されている。**表 11-16** は，自験例の検討であるが，新生児ループスを発症した児を出生した母親は 52kD 抗 SS-A 抗体と 48kD 抗 SS-B 抗体の陽性率が有意に多く，60kD SS-A のみに対する抗体を有する症例が有意に少ない。これらの抗体の病因的意義についてはいまだ不明であるが，心伝導系の組織にみられる対応抗原との関連が示唆されている。すなわち，母親からの IgG は自己抗体を含め 17 週目より胎盤を通過し児に移行する。24 週目までに 400 mg, 32 週までに 800 mg に達する（**図 11-5**）。一方，児の心伝導系は機能的に 16 週までに完成するとされ，18〜24 週には組織に 48kD SS-B 抗原が強く発現し，60kD SS-A はいまだ量的に少ないが，52kD SS-A の発現も認められる。これらの抗原は母親から移入された IgG クラス

の抗体の標的となり，組織障害に関与する。CCHB は線維化や洞房結節の線維化による置換，初期の炎症による石灰化により伝導系が分断されるために生じるとされているが，伝導系の免疫学的機序による損傷は比較的早期に起こり，線維化は遅延するという報告もあり，妊娠中のみならず出産後も十分な観察が必要である。著者らは，52 kD 抗 SS-A 抗体/48 kD 抗 SS-B 抗体を有する 13 例（妊娠回数 15 回）の患者に妊娠中血漿交換を施行したが，そのうち 1 例は防止できず CCHB を認めている（**表 11-14-下段**）。

4）妊娠中の治療管理

内科医と産婦人科医との密接な連絡を保ち治療・管理することが重要である。通常，ステロイド維持量で治療されている膠原病患者はステロイド量を変える必要はない。妊娠初期に軽度の悪化をみることがあるが，病態に応じステロイドの増量を試みる。ステロイド多量投与を必要とする病態が認められれば，母体の危険性とステロイドによる胎児への影響を考え，早期の人工中絶を行い，同時に必要かつ十分なステロイド療法を行う。

ステロイド投与中は胎児の血漿コルチゾール値が減少するが，コルチゾール分泌率と ACTH に対する反応は正常に保たれているとされている。母親がプレドニゾロンやハイドロコルチゾンで治療されている場合には，胎盤の 11-β・デハイドロゲナーゼによって非活性化され，胎児への影響が少ないと考えられるが，デキサメタゾンとベータメタゾンは，その酵素による非活性化が弱く，胎児への影響が少なからずあると考えられ，使用に際しては留意する。

免疫抑制薬とステロイドの維持量で治療されている場合には，免疫抑制薬による催奇形や染色体異常を認めなかったとする報告もみられるが，少数例の報告で安全性が確認されていないため，免疫抑制薬の併用は避けたほうが安全と思われる（**表 11-17**）。免疫抑制薬使用例では，新生児のリンパ球が一過性に減少するが，免疫グロブリン産生の著明な低下はみられない。新生児に対して，この薬剤が比較的障害を及ぼすことが少ない理由として，胎盤の酵素による分解と効力阻害が考えられている。

妊娠中の RA 患者に対する治療法は，原則的に非妊娠時と同様である。特に基礎療法（病状に応じた安静と運動，理学療法など）に関しては全く同様である。NSAIDs のサリチル酸剤は胎盤を通過し胎児へ移行するが，通常の投与量では児への悪影響はないとされている。しかし，出血傾向を示すことがあるので留意する。NSAIDs の種類により副作用が異なるが，腎・肝・消化管・造血などに対して強い副作用を示す薬剤は妊娠中の使用を避ける。また，NSAIDs はプロスタグランジン合成を阻害し，陣痛を長びかせる可能性があり，出産日が近づいたときに中止する。RA 患者の妊娠中は病状が軽快することが多く，DMARDs も休

表 11-17 妊娠・出産に影響する SLE の治療薬

	薬物	胎児毒性	特記事項
原則使用可能	副腎皮質ステロイド	わずか	基本的には安全
	アザチオプリン	軽度	5～10%の催奇形（腎移植後）
	シクロホスファミド	中等度(特に初期)用量依存的	永続的無月経誘発のおそれ 妊娠初期は催奇形 妊娠中期以降は胎児には比較的安全
	シクロスポリン	軽度	比較的安全 腎移植例で低体重出生 前子癇状態比較的多い 動物では胎児の尿細管障害
禁忌	メトトレキサート	きわめて強い	

（Little BB：Semin Perinatol 21：143, 1997 より引用，一部改変）

薬可能のことが多い。DMARDs の多くは催奇形が指摘され, 母体や胎児への影響も不明な点が多く, 投与を避けることが望ましい。活動性がみられる場合には, ステロイド少量投与が安全である。

MCTD では SLE と同様に妊娠率は正常人と差はないが, 自然流産率が高い。MCTD の妊娠中の治療は前景にたつ病態によっても変わるが, 多くは SLE に準ずる。多発性筋炎・皮膚筋炎, 全身性硬化症などほかの膠原病では, SLE, RA と同様に妊娠の経過とともに原疾患の改善傾向がみられることが多い。ステロイド薬を投与している場合には減量も可能である。

産科的には, 胎児の発育, 羊水量, 胎盤機能, 心拍数などが定期的にチェックされる。

5) 分娩時, 分娩後の留意点と治療管理

(1) 再燃の防止

SLE では突然の分娩開始など対応が難しいことがあり, また母児の intensive care が重要になることがあり, 分娩予定日より早めに入院し母児の管理を行う。妊娠が順調に経過し, SLE の活動性も認められない場合には, 分娩直後より SLE の再燃防止のためにステロイドの増量を行う。投与量は, 通常, 分娩前使用量の 2〜3 倍が目安となる。再燃のないことを確認しながら 4〜7 日ごとに 10% ずつ減量し, 最終的に妊娠時の投与量まで減量し経過観察する。これは, ステロイドで治療されているほかの膠原病患者の分娩においても適用される。

妊娠後期に SLE の再燃がみられ, 活動性ループス腎炎や漿膜炎などが存在する場合には, できるだけ早期に児の娩出を図り, 病態に対応する治療を開始する。治療法は通常行われる SLE の治療に準ずる。

抗凝固因子やカルジオリピン抗体陽性の症例では, 分娩後ステロイドを増量することもあって抗体価は減少するが, 前述した症例のごとく, 血栓症や多臓器梗塞をみることがあるので, 予防的にアスピリン少量投与, ジピリダモールなどの投与を行う。

(2) 授乳

分娩時よりステロイドが増量されるが, 母乳から新生児へのステロイド移行 (0.1〜0.3%/日) を考慮し, プレドニゾロン換算 1 日 20 mg 以下になるまで授乳を禁止する。SLE の褥婦では, 乳汁分泌自体が少なかったり, 新生児の吸う力が弱いことなどあり, 母乳哺育は難しいとされている。

第 12 章　日常生活指導

1．安静

　どの程度の安静が必要であるかは，患者の病気の状態によって異なる。入院して絶対安静を必要とする患者から，健康な人とほとんど変わらないくらいの生活ができる患者まで種々である。疾患活動性のある患者には，安静度を守り，睡眠は十分にとるように指導する（1 日 8～10 時間）。

　入院していた人が退院した場合に，退院後自分自身の本来の体調に戻るまでに数ヵ月の期間を要することが多いので，それまでは少しずつ動く量を増やしながら体をならしていく必要がある。どの程度の仕事や家事をいつごろから始めればよいかは個人差があり患者によって異なるが，翌日に疲れが残らない程度を大体の目安とする。仕事の後に極度の疲労感がでたり，翌日に疲れが残るようであれば，仕事量は過量である。

　退院後，仕事に復帰する場合には，本来の体調が戻るまで自宅で療養し，その後 1 日 1/3 ないし 1/2 の仕事量から始め，次第に身体をならしていくことが大切である。患者が主婦である場合には，退院後は何かと家族の協力が必要となる。休養時間は長時間よりも短時間のほうが良く，例えば家事の場合には 30 分の仕事について 5～10 分くらいの休憩をとる。仕事量が多い場合には，仕事を何日かに分けてゆっくりするように指導する。疲れが激しい場合には，外出や仕事，学校へ行くことなどを休むよう指導する。また，寛解導入されていてもいまだステロイド減量途上にある場合には，維持量に達するまで仕事を避けることが望ましい。

　関節リウマチ（RA）患者では安静と運動のバランスが重要で，関節の機能障害と変形や筋力低下のために，理学療法士の指導による適切な運動やリウマチ体操が必要となる。筋肉の萎縮や拘縮をきたす多発性筋炎・皮膚筋炎（PM/DM）の患者，関節拘縮をきたす全身性硬化症（SSc），強直性脊椎炎などの患者においても運動療法やリハビリテーションが必要である。

2．衣服

　衣服は乾燥した清潔なもので着脱が容易にできるものが望ましく，手指の関節機能障害や皮膚病変を有する患者では，ボタンよりもファスナーや粘着テープのついた衣類などの使用が有用である。末梢循環障害（レイノー現象など）のみられる患者では，保温性のある衣類の着用を勧める。また，紫外線に対して過敏症のある場合には，できるだけ肌の露出を避けるよう指導する。

3．食事

　臓器障害や合併症により腎機能障害，心不全，高血圧，糖尿病，高脂血症などがある場合には，その程度に応じて食事療法を行う。食事療法を必要としない場合には，バランスのとれた栄養価の高い消化のよい食事を指導する。ステロイド薬の服用による体重増加，高脂血症，高血圧，骨粗鬆症，圧迫骨折などを防止するための食事指導も必要となる。

　シェーグレン症候群（SjS）や SSc の患者では，固形物や乾燥した食物は飲み込みにくく，消化もしにくいため水分を含んだ食べ物とし，できるだけ刺激の少ない消化の良い食事を勧める。また，逆流性食道炎のある患者では時間をかけて食事をするよう指導する。虫歯を予防するために頻回の歯磨きを勧める。

4．住居

　居室は清潔で日当りの良いことが望ましく，寒さ，湿気に留意し，冬や夏には冷暖房器具による調節を行う。しかし，レイノー現象を有する患者や多くの膠原病患者は寒冷に対して過敏であるので，温度調節に注意する。SjSの患者では，特に就寝時などでは加湿器などを用いて部屋の湿度を保つように指導する。RA患者をはじめ関節や筋肉の機能障害を有している患者の場合には，その機能障害の程度に応じバリアフリーとし階段，浴室，トイレ，ベッド，椅子などに工夫を要する。ベッドは固めがよく，正しい姿勢で就寝するよう指導する。

5．家事

　炊事，洗濯に際し指先を傷つけないように指導する。SSc，皮膚筋炎，全身性エリテマトーデス（SLE），混合性結合組織病（MCTD）などの患者では，皮膚硬化や皮膚の菲薄化がみられ傷つきやすく化膿しやすい。指趾末梢ではレイノー現象など末梢循環障害もみられる。小さな傷がもとで難治性の潰瘍や壊死，感染症などを生じやすいことを説明する。また，指先や手に紅斑や皮膚潰瘍のある場合には洗剤・石けんの使用に注意し，できるだけゴム手袋を使用するよう指導する。指先や手の荒れやすい患者も直接洗剤や石けんを使用しないよう，また冷水を避けるよう指導する。

6．薬剤

　治療薬の服薬を厳守するよう，自分勝手に服用量を加減しないよう指導する。現在服用している薬剤とともに，これまでの過敏症のある薬剤について記載したメモを常に身につけるよう指導する。他科ないし他医に受診している場合には，処方されている薬剤について知らせるよう指導するとともに病診連携，病病連携が必要となることがあることを説明する。サプリメントや健康食品などを使用していれば把握する。

7．歯の治療，外科的手術，他科受診

　歯の治療や外科的手術が必要な場合にはストレスが加わるので，ステロイド薬を服用している場合には，その必要量が増大することがあることを説明する。上記と同様に，病診連携，病病連携が必要であることを説明する。また，歯科や外科，他科に受診する場合には，必ず膠原病に罹患し治療していることを伝えるように指導する。出血しやすいかどうか，麻酔薬や術後の鎮痛薬や抗生物質などの治療薬に対する過敏症があるかどうか，などをあらかじめチェックする必要があることを説明する。

8．予防接種について

　感染症を予防するために種々の予防接種があるが，膠原病に罹患している患者さんやステロイド薬，免疫抑制薬で治療されている患者さんの場合に，予防注射が可能なのかどうかしばしば問題となる。

　予防接種には，病原体が産生する毒素を不活化して用いるトキソイド，弱毒性の生ワクチン，不活化したワクチンの3種がある。トキソイドに含まれるものにはジフテリアと破傷風があるが，この接種は多くの場合可能である。しかしながら，弱毒性の生ワクチン接種の場合には，ステロイド薬や免疫抑制薬を使用している場合には予防する感染症の症状が出現する可能性があり禁忌となる。これには，麻疹ワクチン，風疹ワクチン，おたふくワクチン，結核の乾燥BCGワクチン等が含まれる。一方，不活化ワクチンは接種可能であるが，免疫抑制薬やステロイド薬を使用している場合には，免疫反応が抑えられ，十分な予防効果が得られないことがある。これには，インフルエンザHAワクチン，狂犬病ワクチン，肺炎球菌ワクチン，A型肝炎ワクチン，B型肝炎ワクチン，等が含まれる。

　また，結核診断のためのツベルクリン反応は，ステロイド薬や免疫抑制薬使用中は陰性を示すことが多く，正確さに欠け不適である。予防接種は，

発熱のある場合，接種液に含まれる成分に対して過敏症がある場合，妊娠している場合などで禁忌である。

9．紫外線，日光照射

日光照射による病気の悪化は，外出時にどの程度皮膚を露出しているかということと日光過敏症があるかどうかによる。日光過敏症がなければ，通常，日焼け止めクリームなしに10〜15分くらいの外出は可能である。日光過敏症があれば，紫外線を避けるよう指導する。日光過敏症の有無にかかわらず，たとえ日陰であっても海岸で何時間も釣りをしたり，プールサイドで何時間も座っていたり，スキーをしたりすることは避けるよう指導する。雪，砂，水などによる日光の反射も悪い影響を及ぼす。紫外線を避けるためには，肌をできるだけ露出させない，肌にあった日焼け止めクリームを使用する，つばの広い帽子をかぶる，日傘を使う，などを指導する。

10．戸外スポーツ，レクリエーション

寛解期では，過労にならない程度の運動や戸外スポーツ，散歩などは可能である。この場合，紫外線に対する配慮を指導する。皮膚が傷つきやすく，骨折も起こしやすいので，転ばないよう，怪我をしないように注意を促す。各種感染症に罹患しやすいので留意させる。履物は安定したものとし，ハイヒールなどのかかとの高い履物は避けるように指導する。

11．鍼，灸

鍼，灸は皮膚病変を悪化させるため避けるよう指導する。特に皮膚病変を有する患者は，皮膚病変のみならず疾患自体の悪化につながることがある。

12．結婚

結婚すること自体は問題ない。結婚する相手に病気のことをよく理解してもらうことが大切である。長い療養生活の間には，家事が制約され家族の協力が必要となることが多いので，この点をよく理解してもらい，協力して結婚生活を進めていくよう指導する。結婚相手とその両親を交えて説明する必要がある。

結婚すると，妊娠・出産のことと同時に遺伝性のことが問題となる。膠原病は多因子性疾患で，かかりやすい体質・素因が受けつがれることはあるが，必ず受けつがれるわけでもなく，また，必ず病気にかかってしまうという強い遺伝性のものでもない。したがって，生まれてくる子どものことが心配で結婚が妨げられるということはない。

13．妊娠・出産

通常，膠原病が寛解期にあって，服用しているステロイド量も維持量で経過し，重篤な内臓病変や機能障害，合併症がなければ妊娠・出産は可能である。寛解導入後間もない患者や，ステロイド減量中ないし免疫抑制薬ないしDMARDs使用中でいまだ寛解状態に至っていない患者の場合には，近い将来の妊娠・出産の可能性と妊娠の時期について説明する。また，あらかじめ妊娠・出産のリスクとなる因子について検索し，もし認められれば（例えば抗リン脂質抗体や抗SS-A/SS-B抗体など。p201，合併妊娠・出産の項参照），妊娠・出産した場合の見通しについて説明する。加えて，妊娠経過中と分娩後の予測される事項やその間の治療法，対策について説明する。妊娠・出産に際しては，産婦人科医との協力体制が必須で，両者による治療・管理が必要である。出産時に膠原病が悪化する可能性があるので，早めの入院と悪化防止策が必要である。また，出産後は育児などで適切な休養をとりにくく，ストレスの増加も懸念されることについても触れておく。

14．避妊

避妊する場合には，避妊用隔膜やゼリー，コンドームの使用が安全である。経口避妊薬のピルは副作用の出現が多く，特に抗リン脂質抗体症候群では避けるよう指導する。子宮内装置による避妊は感染症を起こしやすい。

表 12-1　身体障害者手帳等級表

級別	上肢 項目	下肢 項目
1級	1 両上肢の機能を全廃したもの 2 両上肢を手関節以上で欠くもの	1 両下肢の機能を全廃したもの 2 両下肢を大腿の 1/2 以上で欠くもの
2級	1 両上肢の機能の著しい障害 2 両上肢のすべての指を欠くもの 3 1上肢を上腕の 1/2 以上で欠くもの 4 1上肢の機能を全廃したもの	1 両下肢の機能の著しい障害 2 両下肢の下腿の 1/2 以上で欠くもの
3級	1 両上肢の親指および人差し指を欠くもの 2 両上肢の親指および人差し指の機能を全廃したもの 3 1上肢の機能の著しい障害 4 1上肢のすべての指を欠くもの 5 1上肢のすべての指の機能を全廃したもの	1 両下肢をショパール関節以上で欠くもの 2 1下肢を大腿の 1/2 以上で欠くもの 3 1下肢の機能を全廃したもの
4級	1 両上肢の親指を欠くもの 2 両上肢の親指の機能を全廃したもの 3 1上肢の肩関節・肘関節または手関節のうちいずれか1関節の機能を全廃したもの 4 1上肢の親指および人差し指を欠くもの 5 1上肢の親指および人差し指の機能を全廃したもの 6 親指または人差し指を含めて1上肢の3指を欠くもの 7 親指または人差し指を含めて1上肢の3指の機能を全廃したもの 8 親指または人差し指を含めて1上肢の4指の機能の著しい障害	1 両下肢のすべての指を欠くもの 2 両下肢のすべての指の機能を全廃したもの 3 1下肢を下腿の 1/2 以上で欠くもの 4 1下肢の機能の著しい障害 5 1関節の股関節または膝関節の機能を全廃したもの 6 1下肢が健側に比して 10 cm 以上または健側の長さの 1/10 以上短いもの
5級	1 両上肢の親指の著しい障害 2 1上肢の肩関節・肘関節または手関節のうちいずれかの1関節の機能の著しい障害 3 1上肢の親指を欠くもの 4 1上肢の親指の機能を全廃したもの 5 1上肢の親指および人差し指の機能の著しい障害 6 親指または人差し指を含めて1上肢の3指の機能の著しい障害	1 1下肢の股関節または膝関節の機能の著しい障害 2 1下肢の足関節の機能を全廃したもの 3 1下肢が健側に比して 5 cm 以上または健側の長さの 1/15 以上短いもの
6級	1 1上肢の親指の機能の著しい障害 2 人差し指を含めて1上肢の2指を欠くもの 3 人差し指を含めて1上肢の2指の機能を全廃したもの	1 1下肢をリスフラン関節以上で欠くもの 2 1下肢の足関節の機能の著しい障害

15. 医療費の公費負担

　膠原病の多くは特定疾患治療研究事業により厚生労働省の特定疾患に指定されている。それらは，SLE，SSc，PM/DM，MCTD，悪性関節リウマチ，結節性多発動脈炎，ウェゲナー肉芽腫症，大動脈炎症候群(高安動脈炎)，ベーチェット病などで，限られた都道府県ではSjS，アレルギー性肉芽腫性血管炎（チャーグ・ストラウス症候群），強直性脊椎炎も指定されている。これらの疾患が認定されると医療費の公費負担を受けることができる。申請の窓口は保健所（東京都）ないし役所である。

　また，関節リウマチをはじめとする疾患により，四肢の関節，筋肉，神経などの障害のために身体上の障害をきたしている場合には，18歳以上であれば身体障害福祉制度を受けることができる。この制度により認定されれば身体障害者手帳が交付され，認定された等級によりさまざまな支援を受けることができる。**表12-1**に上肢と下肢の肢体不自由障害程度等級を示す。

本文中の図表

本文中に図表を多く採り入れた
ため一部をこの巻末に掲載順に
まとめて提示いたします

表3-1 主な CD 分子

抗原	分子量 (kD)	分布	実体/機能
CD1a	49	胸腺細胞,ランゲルハンス細胞	
CD1b	45	胸腺細胞	
CD1c	43	胸腺細胞	
CD2	50	T細胞,NK細胞の一部	LFA3 レセプター
CD3	16〜25	T細胞	TCR シグナル伝達複合体
CD4	55	ヘルパーT細胞分画	MHC クラスII レセプター
CD5	67	T細胞,B細胞の一部	補助刺激(活性化)
CD6	100	T細胞の一部,B細胞の一部	同上
CD7	40	T細胞の一部,リンパ系幹細胞	シグナル伝達
CD8	36, 32	キラー/サプレッサーT細胞分画	MHC クラスI レセプター
CD10	100	プレB細胞,プレT細胞,顆粒球	中性エンドペプチダーゼ
CD11a	180	白血球	LFA-1(接着分子)のα鎖
CD11b	165	単球,顆粒球,NK細胞	補体レセプター(CR3)のα鎖(MAC-1)
CD11c	150	単球,顆粒球	CR4(補体レセプター接着分子)のα鎖
CD13	150	顆粒球,単球	アミノペプチダーゼN
CD14	53-55	単球,顆粒球	LPS 結合蛋白レセプター
CD15		顆粒球,単球	シアリル Lewis^x
CD16	50-65	顆粒球(マクロファージ,NK)	低親和性 Fc レセプター(FcγRIIIA/B)
CD16b	48	顆粒球	FcγRIIIB
CDw17		顆粒球,単球,血小板	ラクトシルセラミド
CD18	95	白血球	LFA-1, CR3, CR4
CD19	95	B細胞,濾胞樹状細胞	補助レセプター
CD20	33-37	B細胞	Ca チャネル
CD21	140	B細胞,濾胞樹状細胞	補体レセプター(CR2)
CD22	130-140	B細胞	接着分子
CD23	45	活性化B細胞,マクロファージ,好酸球	低親和性 IgE レセプター(FcεRII)
CD25	55	活性化T細胞,活性化B細胞	IL-2R
CD27	55	T細胞,NK細胞,B細胞の一部	CD70 と結合
CD28	44	T細胞分画,活性化B細胞	CD80, CD86 と結合
CD29	130	白血球(特に活性化)	VLA-1-VLA-6
CD30	120	活性化T/B/NK細胞,単球	シグナル伝達(アポトーシス)
CD32	40	単球,顆粒球,B細胞	Fc レセプター(FcγRII)
CD33	67	骨髄系幹細胞,単球	
CD34	105-120	骨髄系幹細胞,内皮細胞	L-セレクチンと結合
CD35	160-260	B細胞,赤血球,顆粒球,濾胞樹状細胞	補体レセプター(CRI)
CD38	45	プラズマ細胞,T細胞(活性化),リンパ系幹細胞	シグナル伝達(接着)
CD40	48	B細胞,単球,濾胞樹状細胞	CD154 と結合,補助刺激
CD41	120, 25	巨核球,血小板	GPIIb,マトリックスへの接着
CD42a/b/c/d	22〜135	巨核球,血小板	GPIb(接着)
CD45	200	白血球	白血球共通抗原(LCA)
CD45RA	220	T, B, NK, 単球, 樹状細胞	restricted LCA
CD45RO	190	T, B, NK, 単球, 樹状細胞	restricted LCA
CD46	66, 56	T/B/NK/単球/顆粒/樹状細胞	MCP
CD49a/b/c/d/e/f	25-210	CD により T/B/NK/単球/顆粒/樹状細胞/血小板	VLA1〜6,接着
CD52	21-28	T/B/NK/単球/顆粒球	Campath-1
CD54	75-115	T/B/NK/単球/顆粒球/血小板/樹状細胞	ICAM-1
CD58	40-65	同上	LFA-3, CD2 と結合
CD62E/L/P	75-150	CD により T/単球/顆粒球/血小板	E/L/P セレクチン
CD64	70	単球	FcγRI
CD69	32, 28	活性化 T/B/NK/単球	活性化誘導
CD70	175, 95, 75	活性化 T/B/単球	CD27 と結合

(多田富雄監訳:免疫学イラストレイテッド,第5版,南江堂,東京,2003 より引用一部改変)

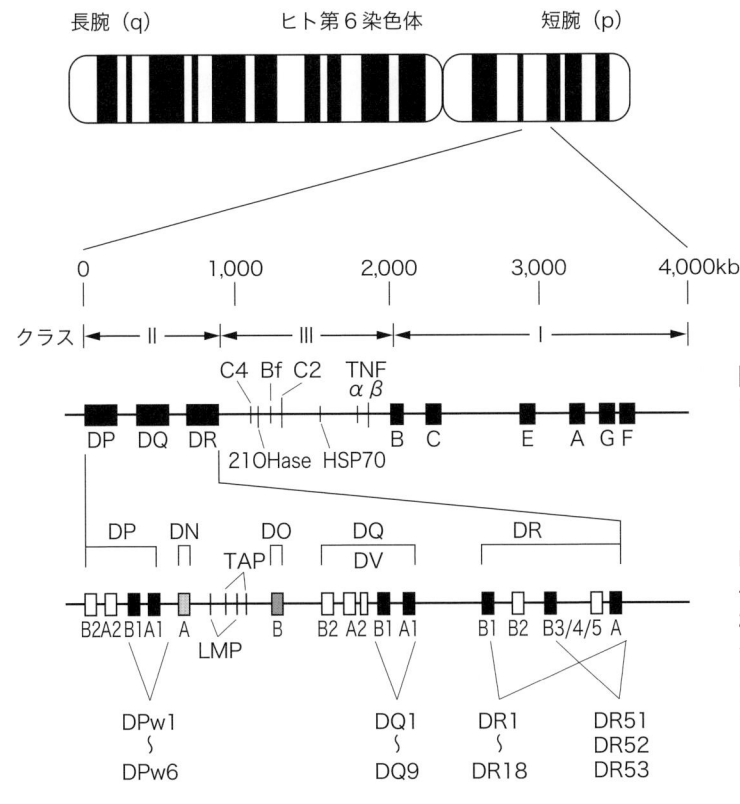

図 3-5　HLA 遺伝子領域の構成

■：遺伝子産物である HLA 分子が蛋白質レベルで確認されている遺伝子座
▨：遺伝子産物は確認されていないが構造上は異常を認めない遺伝子座
□：遺伝子産物が存在しない偽遺伝子

Bf：補体 B 因子遺伝子，C_2, C_4：補体第 2, 4 因子遺伝子，TNF：腫瘍壊死因子遺伝子，21OHase：副腎皮質ステロイド 21 水酸化酵素遺伝子，HSP70：熱ショック蛋白，LMP：プロテオソーム様遺伝子，TAP：ペプチドトランスポーター（ATP 結合カセット）遺伝子

（西村泰治：炎症と免疫 3：78, 1994 より引用）

表3-3 主なサイトカイン

サイトカイン	免疫系の産生細胞	ほかの産生細胞	主要標的細胞	主要効果
IL-1α, IL-1β	マクロファージ, LGLs, B細胞	内皮, 線維芽細胞, 星状細胞, など	T細胞, B細胞, マクロファージ, 内皮, 組織細胞	リンパ球活性化, マクロファージ刺激, ↑白血球/内皮吸着, 発熱, 急性期反応性蛋白
IL-2	T細胞		T細胞	T細胞増殖と分化, 細胞傷害性細胞やマクロファージの活性化
IL-3	T細胞	幹細胞		多系統コロニー刺激因子
IL-4	T細胞		B細胞, T細胞	B細胞成長因子, アイソタイプ (IgEとIgG1) の選択
IL-5	T細胞		B細胞	B細胞成長/分化, IgAの選択
IL-6	T細胞, B細胞 マクロファージ	線維芽細胞	B細胞, 肝細胞	B細胞分化, 急性期反応性蛋白の誘導
IL-7		骨髄ストロマ細胞	プレB細胞, T細胞	B細胞とT細胞の増殖
IL-8	単球	線維芽細胞	好中球, 好塩基球, T細胞, ケラチノサイト	走化性, 血管新生, 活性酸素放出, 顆粒放出
IL-10	T細胞		Th1細胞	サイトカインの合成阻害
IL-11		骨髄ストロマ細胞	造血系の先駆細胞, 破骨細胞	破骨細胞形成, コロニー刺激因子, 血小板数増加, 前炎症性サイトカイン産生抑制
IL-12	単球		T細胞	Th1細胞誘導
IL-13	活性化T細胞		単球, B細胞	B細胞の成長と分化 前炎症性サイトカイン産生抑制
IL-14	T細胞			活性化B細胞の増殖促進, Ig分泌抑制
IL-15	単球	内皮, 筋肉	T細胞, 活性化B細胞	増殖
IL-16	好酸球, CD8+T細胞		CD4+T細胞	CD4+T細胞の化学誘引
IL-17	CD4+T細胞		上皮, 線維芽細胞, 内皮	IL-6, IL-8, G-CSF, PGE$_2$の放出, ICAM-1発現促進, 線維芽細胞がCD34+先駆細胞を支える刺激
IL-18		肝細胞	PBMC	IFN-γ産生誘導, NK細胞増強
TNF-α	マクロファージ, リンパ球, マスト細胞		マクロファージ, 顆粒球, 組織細胞	マクロファージ, 顆粒球, 細胞傷害性細胞の活性化, ↑白血球/内皮細胞吸着, 悪液質, 発熱, 急性期蛋白誘導, 血管新生刺激, MHCクラスI分子産生促進
TNF-β (LT)	リンパ球			マクロファージ, 顆粒球, 細胞傷害性細胞の活性化, ↑白血球/内皮細胞吸着, 悪液質, 発熱, 急性期蛋白誘導, 血管新生刺激, MHCクラスI分子産生促進
IFN-α	白血球	上皮, 線維芽細胞	組織細胞	MHCクラスI誘導, 抗ウイルス活性, NK細胞刺激, 増殖抑制, IL-12産生とTh1細胞刺激
IFN-β		線維芽細胞, 上皮	組織細胞, 白血球	MHCクラスI誘導, 抗ウイルス活性, 増殖抑制
IFN-γ	T細胞, NK細胞	上皮, 線維芽細胞	白血球, 組織細胞, Th2細胞	MHC誘導, マクロファージ活性化, ↑内皮細胞/リンパ球吸着抑制, マクロファージのサイトカイン合成, 抗ウイルス活性, 増殖抑制(Th1細胞)
M-CSF	単球	内皮, 線維芽細胞		マクロファージ前駆細胞増殖
G-CSF	マクロファージ	線維芽細胞	幹細胞	分裂や分化を刺激する
GM-CSF	T細胞, マクロファージ	内皮, 線維芽細胞		顆粒球とマクロファージの前駆細胞の増殖促進と活性化
MIF	T細胞		マクロファージ	遊走阻止
MCP-1	単球	上皮	単球, T細胞, マスト細胞, 好塩基球, 幹細胞	走化性, 吸着, ヒスタミン放出, コロニー形成阻害
MIP-1α	T細胞, 単球, 好中球	線維芽細胞	単球, T細胞, B細胞, NK細胞, マスト細胞, 好酸球, 樹状細胞, 幹細胞	走化性, 呼吸バースト, 吸着, コロニー形成阻害
RANTES	T細胞		単球, T細胞, NK細胞, 好酸球, 好塩基球, 樹状細胞	走化性, ヒスタミン放出
Eotaxin	単球		好酸球	走化性
IP-10	単球		T細胞, NK細胞, 内皮細胞	走化性, 細胞傷害性, 血管新生阻害

(多田富雄監訳:免疫学イラストレイテッド, 第5版, 南江堂, 東京, 2003より引用, 一部改変)

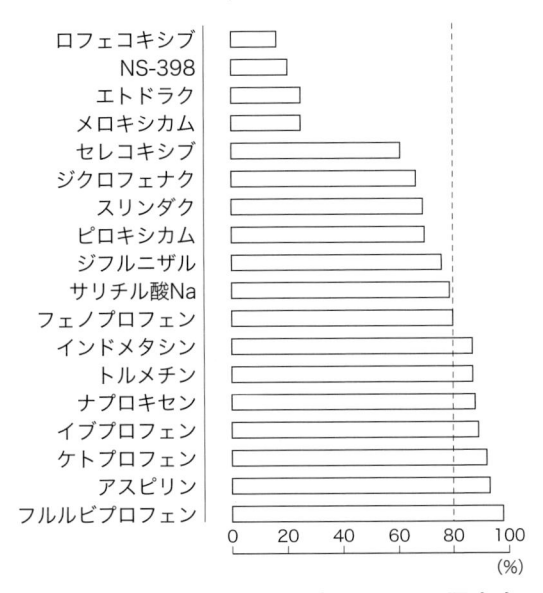

図8-4 COX-2 80%阻害時のCOX-1 阻害率
（Warner TD, et al：Proc Natl Acad Sci USA 96：7563, 1999 より引用，一部改変）

表8-7 ステロイド薬（プレドニゾロン）と他剤の相互作用

薬剤名	臨床症状・措置方法	機序・危険因子
バルビツール酸誘導体 フェニトイン リファンピシン	本剤の作用減弱	CYP3A4を誘導し，本剤の代謝が促進される
サリチル酸誘導体	併用時に本剤を減量すると，サリチル酸中毒を起こすことが報告されている	本剤はサリチル酸誘導体の腎排泄と肝代謝を促進し，血清中のサリチル酸誘導体の濃度が低下する
抗凝血薬	抗凝血薬の作用減弱	本剤は血液凝固促進作用がある
経口糖尿病用剤 インスリン製剤	経口糖尿病用剤，インスリン製剤の効果の減弱	本剤は肝臓での糖新生を促進し，末梢組織での糖利用を抑制する
利尿薬（カリウム保持性利尿薬を除く）	低カリウム血症が現れることがある	本剤は尿細管でのカリウム排泄促進作用がある
活性型ビタミンD_3製剤	高カルシウム尿症，尿路結石が現れることがあるので，併用する場合には，定期的に検査を行うなど観察を十分行う。用量にも注意する	機序は不明。本剤は尿細管でのカルシウムの再吸収阻害，骨吸収促進などにより，また，活性型ビタミンD_3製剤は腸管からのカルシウム吸収促進により尿中へのカルシウム排泄を増加させる
シクロスポリン	双方の血中濃度が上昇するおそれがある	代謝酵素（CYP3A4）の競合により，相互に代謝が阻害される
エリスロマイシン	本剤の作用増強	本剤の代謝酵素（CYP3A4）が阻害される
非脱分極性筋弛緩薬	筋弛緩作用が減弱または増強するとの報告がある	機序は不明

（永田将司，他：全身性エリテマトーデス治療薬と患者への説明．薬局 55：431, 2004 より引用，一部改変）

表 8-12　金チオリンゴ酸ナトリウム（シオゾール®）の副作用

1. 皮膚・粘膜症状（30%）	
	瘙痒感，蕁麻疹様皮疹，扁平苔癬様皮疹，全身性剝脱性皮膚炎（chrysoderma），口内炎（metalic taste），舌炎，歯肉炎など
2. 腎障害（2〜10%）	
	一過性の蛋白尿，血尿（中止後 4〜6 週で消失），ネフローゼ症候群（70%は完全回復），膜性腎症，微小変化，尿細管壊死，間質性腎炎など
3. 血液異常	
	血小板減少（1〜5%）（急激な減少；抗血小板抗体による，緩徐な減少；骨髄の巨核球減少），白血球減少，再生不良性貧血（まれ），赤芽球癆など
4. 肺病変	
	間質性肺炎（肺門部からの広がりが特徴），肺浸潤，閉塞性細気管支炎
5. 肝障害（0.3〜9.4%）	
	肝内胆汁うっ血（黄疸，ALP 上昇），肝細胞腫脹，肝内胆管閉塞など
6. 消化管障害	
	発熱，嘔気，嘔吐，下痢，小腸結腸炎（総投与 500 mg 以下で発症，重篤，死亡率 50%）
7. 血管運動性反応	
	顔面紅潮，冷汗，嘔気，嘔吐，血圧低下，頻脈など
8. 神経障害（まれ）	
	末梢神経障害，脳症，角膜・水晶体金沈着症（総投与 1,500 mg 以上投与例）など

(Capell HA, et al：Second-line agents in treatment of rheumatic diseases（Dixon Js, et al eds），Marcel Dekker, New York, 1992, p181 より引用)

表 8-15　D-ペニシラミン（メタルカプターゼ®）の副作用

1. 皮膚症状（10〜20%）	
	斑状丘疹，蕁麻疹，湿疹様皮疹，苔癬様皮疹，口内炎，口内潰瘍など
2. 血液障害（1〜10%）	
	白血球減少，血小板減少
3. 腎障害（10〜15%）	
	蛋白尿，ときにネフローゼ症候群，膜性腎症，ときにグッドパスチャー症候群，ループス様腎炎，腎血管炎
4. 味覚障害（10〜20%）	
5. 自己免疫疾患	
	重症筋無力症，SLE，多発性筋炎，グッドパスチャー症候群など
6. 肺病変	
	間質性肺炎，閉塞性細気管支炎など
7. 胃腸障害	

(Korst JK, et al：Second-line agents in the treatment of rheumatic diseases（Dixon Js, et al eds），Marcel Dekker, New York, 1992, p203 より引用)

表 8-17　ブシラミン（リマチル®）の副作用

1. 皮膚粘膜症状（15%）
   皮疹，瘙痒感，皮膚炎，脱毛，蕁麻疹，爪病変，皮膚潰瘍，口内炎，舌炎など
2. 腎病変（7%）
   蛋白尿，ネフローゼ症候群，血尿，膜性腎炎，腎機能障害，乏尿，浮腫など
3. 消化管障害（3%）
   腹痛，嘔気・嘔吐，食欲不振，胃部不快感，便秘など
4. 肝障害（2%）
   肝機能障害，黄疸など
5. 血液異常（1%）
   顆粒球減少，好中球減少，白血球減少，好酸球増加，貧血，血小板減少など
6. その他（2%）
   頭痛，倦怠感，発熱，味覚異常，めまい，間質性肺炎など
7. まれではあるが重篤な副作用
   無顆粒球症，過敏性血管炎，急性腎不全，皮膚粘膜眼症候群，中毒性表皮壊死症，天疱瘡様症状，重症筋無力症，多発性筋炎など

（6,970 例の使用調査成績による。副作用 23.9%）

表 8-19　サラゾスルファピリジン（アザルフィジン EN®）の副作用

1. 消化器症状（20%）
   腹痛，嘔気・嘔吐，口内炎，胃部不快感，食欲低下，軟便・下痢など
2. 皮膚症状（14%）
   発疹，湿疹，瘙痒感，紅斑，蕁麻疹，水疱性皮疹など
3. 腎病変（3%）
   浮腫，腎機能障害，蛋白尿，尿潜血など
4. 肝障害（3%）
   肝機能障害など
5. 血液異常（3%）
   白血球減少，血小板減少，免疫グロブリン減少など
6. その他（8%）
   発熱，頭痛，脱毛，味覚障害，ふらつき感，筋肉痛など
7. まれではあるが重篤な副作用
   再生不良性貧血，無顆粒球症，皮膚粘膜眼症候群，中毒性表皮壊死症，間質性肺炎，伝染性単核球症様症状，SLE 様症状，ネフローゼ症候群

（640 例の使用成績調査による）

表 8-27　レフルノミドの主な副作用発現状況一覧表（発現率 1% 以上）

調査施設数	271 施設
調査症例数	2,227 例
副作用などの発現症例数	1,146 例
副作用などの発現件数	2,603 件
副作用などの発現症例率	51.46%
副作用などの種類	種類別発現症例率（%）
感染症および寄生虫症	147 例（6.60%）
肺炎	27 件（1.21%）
上気道感染	66 件（2.96%）
神経系障害	81 例（3.64%）
頭痛	56 件（2.51%）
血管障害	140 例（6.29%）
高血圧	**129 件（5.79%）**
呼吸器・胸郭および縦隔障害	103 例（4.63%）
咳嗽	27 件（1.21%）
*間質性肺疾患	43 件（1.93%）
胃腸障害	336 例（15.09%）
腹痛	44 件（1.98%）
下痢	**178 件（7.99%）**
悪心	69 件（3.10%）
口内炎	62 件（2.78%）
皮膚および皮下組織障害	316 例（14.19%）
脱毛症	86 件（3.86%）
瘙痒症	**112 件（5.03%）**
発疹	**166 件（7.45%）**
全身障害および投与局所様態	86 例（3.86%）
倦怠感	26 件（1.17%）
発熱	27 件（1.21%）
臨床検査	421 例（18.90%）
アラニン・アミノトランスフェラーゼ増加	**234 件（10.51%）**
アスパラギン酸アミノトランスフェラーゼ増加	**219 件（9.83%）**
血中乳酸脱水素酵素増加	**126 件（5.66%）**
γ-グルタミルトランスフェラーゼ増加	**123 件（5.52%）**
血小板数減少	26 件（1.17%）
白血球数減少	62 件（2.78%）
血中アルカリホスファターゼ増加	**143 件（6.42%）**

＊「使用上の注意」から予測できない副作用・感染症，
注：太字表記は発現率 5% 以上の副作用・感染症。
［アラバ錠（一般名レフルノミド）全例調査中間集計。2004 年 9 月 9 日までに収集された 2,227 例の安全性の集計，アベンティスファーマ株式会社より引用］

表 8-35 免疫抑制薬と他剤の相互作用

薬剤名	併用薬剤名	臨床症状・措置方法	機序・危険因子
シクロホスファミド	ペントスタチン（併用禁忌）	骨髄移植患者で，併用したところ，錯乱，呼吸困難，低血圧，肺水腫などが認められ，心毒性により死亡したとの報告がある	明らかな機序は不明．本剤は用量依存性の心毒性があり，ペントスタチンは心筋細胞に影響を及ぼす ATP の代謝を阻害する．両剤の併用により心毒性が増強すると考えられている
	ほかの抗悪性腫瘍薬 アロプリノール 放射線照射	骨髄抑制などの副作用が増強することがあるので，異常が認められた場合には，減少，休薬などの適切な処置を行うこと	ともに骨髄抑制作用を有する
	フェノバルビタール	本剤の作用増強	フェノバルビタールの酵素誘導により，本剤の活性型への変換が促進される
	副腎皮質ホルモン クロラムフェニコール	本剤の作用減弱	肝における本剤の代謝を競合的に阻害し，活性化を抑制する
	インスリン	血糖降下作用増強	本剤がインスリン抗体の生成を阻害するため，遊離インスリン量が多くなり，血糖降下作用が増強される
	オキシトシン	オキシトシンの作用増強	機序不明
	バソプレシン	バソプレシンの作用減弱	本剤がバソプレシンの排泄を増加させる
アザチオプリン	生ワクチン（併用禁忌）	免疫抑制下で生ワクチンを接種すると発症するおそれがある	免疫抑制下で生ワクチンを接種すると増殖し，病原性を表す可能性がある
	アロプリノール	骨髄抑制などの副作用が増強する．併用する場合には，本剤を通常投与量の 1/3〜1/4 に減量する	アロプリノールが本剤の代謝酵素であるキサンチンオキシダーゼを阻害する．その結果，6-MP の血中濃度が上昇する
	ワルファリン	抗凝血作用が減弱することがある．併用する場合には，凝固能の変動に十分注意する	ワルファリンの代謝を促進させることが考えられている
	不活化ワクチン	不活化ワクチンの作用を減弱	免疫抑制作用によってワクチンに対する免疫が得られないおそれがある
	細胞障害または骨髄抑制作用のある薬剤（カプトプリル，ペニシラミンなど）	骨髄抑制が起こるおそれがある	各薬剤とも骨髄機能抑制作用が報告されている
	アミノサリチル酸誘導体（メサラジン，サラゾスルファピリジンなど）	骨髄抑制が起こるおそれがある	アミノサリチル酸誘導体が本剤の代謝酵素であるチオプリンメチルトランスフェラーゼを阻害するとの報告がある
シクロスポリン	生ワクチン（併用禁忌）	免疫抑制下で生ワクチンを接種すると発症するおそれがある	免疫抑制下で生ワクチンを接種すると増殖し，病原性を表す可能性がある
	タクロリムス（併用禁忌）	本剤の血中濃度上昇，腎障害などの副作用が現れやすくなるおそれがある	本剤の代謝阻害および，副作用が相互に増強されると考えられる
	免疫抑制薬	過度の免疫抑制が起こることがある	ともに免疫抑制作用を有するため
	アムホテリシン B アミノ糖系抗生物質 NSAIDs バンコマイシンなど	腎障害が現れやすくなるので，頻回に腎機能検査を行うなど十分に注意する	腎障害の副作用が相互に増強されると考えられる
	マクロライド系抗生物質 アゾール系抗生物質 HIV プロテアーゼ阻害薬 カルシウム拮抗薬 グレープフルーツジュース アミオダロンなど	本剤の血中濃度上昇	代謝酵素の抑制または競合により，本剤の代謝が阻害されると考えられる
	リファンピシン フェノバルビタール セイヨウオトギリソウ含有食品 カルバマゼピンなど	本剤の血中濃度低下	代謝酵素の誘導作用により，本剤の代謝が促進されると考えられる
	コルヒチン	ミオパシー，筋痛，筋力低下，腎障害，肝障害などが現れたとの報告がある	機序は不明
	HMG-CoA 還元酵素阻害薬	急激な腎機能悪化を伴う横紋筋融解症が現れやすい	HMG-CoA 還元酵素阻害薬の血中からの消失が遅延すると考えられる
	ジゴキシン	ジゴキシンの血中濃度が上昇することがある	ジゴキシンの腎からの排泄を抑制すると考えられる
	テオフィリン	テオフィリンの血中濃度が上昇するとの報告がある	機序は不明
	不活化ワクチン	不活化ワクチンの作用を減弱	免疫抑制作用によってワクチンに対する免疫が得られないおそれがある
	ニフェジピン	歯肉肥厚が現れやすい	歯肉肥厚の副作用が相互に増強される
	カリウム保持性利尿薬	高カリウム血症が現れるおそれがある	高カリウム血症の副作用が相互に増強される
	利尿薬	高尿酸血症およびこれに伴う痛風が現れやすい	高尿酸血症の副作用が相互に増強される

（永田将司，他：全身性エリテマトーデス治療薬と患者への説明．薬局 55：436, 2004 より引用，一部改変）

表 9-3　Larsen の grade 分類（1977 年）

grade	病変
0（正常像）	辺縁部骨化などの関節炎と関係のない変化はあってもよい
I（軽度変化）	次の病変のうち，1つ以上みられるもの 1．関節周囲軟部組織腫脹 2．関節周囲骨粗鬆 3．軽度の関節裂隙狭小化
II（明らかな初期変化）	侵食像と関節裂隙狭小化。荷重関節の侵食像は除外する
III（中等度破壊性変化）	侵食像と関節裂隙狭小化があり，侵食像はいずれの関節にもみられるもの
IV（高度破壊性変化）	侵食像と関節裂隙狭小化のあるもので，荷重関節に骨変形がみられるもの
V（ムチランス様変化）	本来の関節構造が消失し，荷重関節には著しい変化がみられる。脱臼や骨性強直は二次的なものであり，grade 分類とは無関係である

（Larsen A, et al：Acta Radiol Diagn 18：481, 1977 より引用）

表 9-4　RA の分類基準（アメリカリウマチ学会，1987 年）

基準	定義
1．朝のこわばり	関節およびその周辺の朝のこわばりが最大寛解する前に少なくとも1時間続くこと
2．3 カ所以上での関節炎	少なくとも3カ所の関節で，同時に軟部組織の腫脹または液浸潤（骨の過成長のみであってはならない）が医師により確認されること。部位は14カ所，すなわち左右の PIP（近位指節間），MCP（中手指節間），手関節，肘，膝，踝，MTP（中足指節間）の関節とする
3．手関節炎	手関節，MCP，または PIP の関節の少なくとも1カ所で腫脹（定義は上記に同じ）が確認されること
4．対称性関節炎	体の左右の同じ関節部位が同時に罹患していること（定義は上記2に同じ）。（ただし，PIP，MCP，MTP の両側性罹患については対称性が完全でなくてもよい）
5．リウマトイド結節	骨突起部，伸展筋表面，または傍関節部位に皮下結節が医師により確認されること
6．血清リウマトイド因子	血清リウマトイド因子レベルが異常値を示すこと。測定法に限定はないが，正常な対照被験者での陽性率は5%未満であること
7．X 線異常所見	手または手関節の後前投影による X 線写真上で関節リウマチの典型的な所見が認められること。こうした所見には関節のびらんあるいは罹患関節に局在した，あるいはその関節周辺に最も顕著な，明確な骨の脱石灰化が含まれていること（変形性関節炎の所見のみではこれに該当しない）

分類上，これらの7項目のうち少なくとも4項目について該当している場合，関節リウマチ（RA）とみなす。基準1〜4は少なくとも6週間継続していなければならない。

（Arnett FC, et al：Arthritis Rheum 31：315, 1988 より引用）

表 9-5 早期 RA の診断基準（日本リウマチ学会，1994 年）

1. 3 関節以上の圧痛または他動運動痛
2. 2 関節以上の腫脹
3. 朝のこわばり
4. リウマトイド結節
5. 赤沈 20 mm 以上の高値または CRP 陽性
6. リウマトイド因子陽性

以上 6 項目中 3 項目以上を満たすもの
この診断基準に該当する患者は詳細に経過を観察し，病態に応じて適切な治療を開始する必要がある

（山本純己，他：日本リウマチ学会による早期慢性関節リウマチの診断基準—2．診断基準の作成．リウマチ 34：1013，1994 より引用）

表 9-6 MRA の改訂診断基準

基準項目

A．臨床症状，検査所見

1. 多発性神経炎
   知覚障害，運動障害いずれを伴ってもよい
2. 皮膚潰瘍または梗塞または指趾壊疽
   感染や外傷によるものは含まない
3. 皮下結節
   骨突起部，伸側表面もしくは関節近傍にみられる皮下結節
4. 上強膜炎または虹彩炎
   眼科的に確認され，ほかの原因によるものは含まない
5. 滲出性胸膜炎または心嚢炎
   感染症などほかの原因によるものは含まない。癒着のみの所見は陽性にとらない
6. 心筋炎
   臨床所見，炎症反応，筋原性酵素，心電図，心エコーなどにより診断されたものを陽性とする
7. 間質性肺炎または肺線維症
   理学的所見，胸部 X 線，肺機能検査により確認されたものとし，病変の広がりは問わない
8. 臓器梗塞
   血管炎による虚血，壊死に起因した腸管，心筋，肺などの臓器梗塞
9. リウマトイド因子高値
   2 回以上の検査で RAHA テスト 2,560 倍以上の高値を示すこと
10. 血清低補体価または血中免疫複合体陽性
    2 回以上の検査で C3，C4 などの血清補体成分の低下または CH50 による補体活性化の低下をみること。または，2 回以上の検査で血中免疫複合体陽性（C1q 結合能を基準とする）をみること（ただし，医療保険が適用されていないので検査のできる施設に限る）

B．組織所見

皮膚，筋，神経，その他の臓器の生検により小ないし中動脈に壊死性血管炎，肉芽腫性血管炎ないしは閉塞性内膜炎を認めること

判定：RA の分類基準を満たし，上記の項目のなかで，
①A の 3 項目以上を満たすもの，または，
②A の 1 項目以上と B の項目があるもの，を MRA と診断する。
鑑別疾患：感染症，アミロイドーシス，フェルティ症候群，全身性エリテマトーデス，多発性筋炎，MCTD など．

（橋本博史，他：リウマチ 29：268，1989，厚生省系統的脈管障害調査研究班，1988 より引用）

表9-7 JIA の国際分類

1．全身性関節炎（systemic arthritis）
最短2週間続く高熱を伴い，あるいは高熱が先行し，次の項目中1つ以上の症候を伴う関節炎 　1）一過性で非固定性の紅斑 　2）全身性リンパ節腫脹 　3）肝肥大または脾肥大 　4）漿膜炎
2．少関節炎（oligoarthritis）
発症6カ月以内に1～4カ所の関節に限局する関節炎で次の2型がある 　1）持続性少関節炎（persistent oligoarthritis）：全経過を通して4関節以下の関節炎 　2）進展性少関節炎（extended oligoarthritis）：発症6カ月以後に5関節以上に炎症がみられる型。なお，乾癬性関節炎，HLA-B27関連疾患，RF陽性例，全身性関節炎は除外する
3．リウマトイド因子（RF）陰性多関節炎（polyarthritis RF negative）
発症6カ月以内に5カ所以上に関節炎が及ぶ例でRFが陰性例
4．リウマトイド因子（RF）陽性多関節炎（polyarthritis RF positive）
発症6カ月以内に5カ所以上に関節炎が及ぶ例でRFを3カ月以上の間隔で測定し，2回以上陽性を示した例
5．乾癬性関節炎（psoriatic arthritis）
1）乾癬を伴った関節炎，あるいは 2）少なくとも次の2項目以上を伴った関節炎 　（a）指関節炎，（b）爪の変形，（c）一，二親等以内に乾癬の患者がいること
6．筋腱付着部炎関連関節炎（enthesitis-related arthritis）
1）関節炎と付着部炎，または 2）関節炎または付着部炎で，少なくとも次の2項目以上を伴う例 　（a）仙腸関節の圧痛または炎症性の脊椎の疼痛，（b）HLA-B27陽性，（c）一，二親等以内にHLA-B27関連疾患患者がいる例，（d）しばしば眼痛，発赤，羞明を伴う前ブドウ膜炎，（e）8歳以上で関節炎が発症した男児
7．その他の慢性関節炎
6週間以上持続する上記以外の小児期の原因不明の関節炎

小児期にみられる慢性関節炎の分類は1997年にPettyを中心に検討されDurban classificationと呼ばれている。16歳以下で発症し，6週間以上関節炎が持続することが条件である。なお日本語訳は公式の用語ではない。

表9-8 成人スチル病分類基準（成人スチル病研究班）

1．大項目
①39℃以上，1週間以上続く発熱 ②2週間以上続く関節症状 ③定型的皮疹 ④80％以上の好中球増加を伴う白血球増加（1万/μL）
2．小項目
①咽頭痛 ②リンパ節腫脹あるいは脾腫 ③肝機能異常 ④リウマトイド因子陰性および抗核抗体陰性
大項目2項目以上を含む総項目数5項目以上あれば成人スチル病と分類できる。ただし，以下の疾患を除外する
3．除外項目
①感染症（特に敗血症，伝染性単核球症） ②悪性腫瘍（特に悪性リンパ腫） ③膠原病（特に結節性多発動脈炎，悪性関節リウマチ）

（Yamaguchi M, et al：J Rheumatol 19：424, 1992 より引用）

表9-11 関節リウマチ（RA）に対するTNF阻害療法施行ガイドライン（改訂版）

本邦では現時点（2008年1月）ではインフリキシマブ，エタネルセプトの2種が使用可能である。この2剤は，日本における市販後全例調査によって有効性及び安全性のプロファイルが明らかとなったため，そのエビデンスに基づき，以下のように改訂する。

【ガイドラインの目的】

TNF阻害薬は，関節リウマチ患者の臨床症状改善・関節破壊進行抑制・身体機能の改善が最も期待できる薬剤であるが，投与中に重篤な有害事象を合併する可能性がある。本ガイドラインは，国内外の市販前後調査結果や使用成績報告をもとに，TNF阻害薬投与中の有害事象の予防・早期発見・治療のための対策を提示し，各主治医が適正に薬剤を使用することを目的に作成した。

【対象患者】

1. 既存の抗リウマチ薬（DMARD）[註1)]通常量を3ヶ月以上継続して使用してもコントロール不良のRA患者。コントロール不良の目安として以下の3項目を満たす者。
   - 圧痛関節数 6関節以上
   - 腫脹関節数 6関節以上
   - CRP 2.0 mg/dl 以上あるいは ESR 28 mm/hr 以上

   これらの基準を満足しない患者においても，
   - 画像検査における進行性の骨びらんを認める
   - DAS28-ESR が 3.2（moderate activity）以上

   のいずれかを認める場合も使用を考慮する。

2. さらに日和見感染症の危険性が低い患者として以下の3項目も満たすことが望ましい
   - 末梢血白血球数 4,000/mm^{3}以上
   - 末梢血リンパ球数 1,000/mm^{3}以上
   - 血中β-D-グルカン陰性

註1）インフリンキシマブの場合には，既存の治療とはメトトレキサート（MTX）6〜8 mg/週を指す。エタネルセプトの場合には，既存の治療とは本邦での推奨度Aの抗リウマチ薬である，MTX，サラゾスルファピリジン，ブシラミン，レフルノミドと，2005年以降承認されたタクロリムスを指す。

【用法・用量】[註2)]

1. インフリキシマブ
   - 生理食塩水に溶解し，体重1 kgあたり3 mgを緩徐に（2時間以上かけて）点滴静注する。
   - 初回投与後，2週後，6週後に投与し，以後8週間隔で投与を継続する。

2. エタネルセプト
   - 10〜25 mgを1日1回，週に2回，皮下注射する。
   - 自己注射に移行する場合には患者の自己注射に対する適性を見極め，充分な指導を実施した後で移行すること。

註2）インフリキシマブはMTXと併用する。エタネルセプトは単独使用が可能であるが，MTXとの併用で有効性の向上と同等の安全性が確認されている。

【投与禁忌】

1. 活動性結核を含む感染症を有している。
   - B型肝炎ウイルス（HBV）感染者に対しては，TNF阻害薬投与に伴いウイルスの活性化および肝炎悪化が報告されており，投与すべきではない[1)]。C型肝炎ウイルス（HCV）感染者に対しては，一定の見解は得られていないが，TNF阻害療法開始前に感染の有無に関して検索を行い，陽性者においては慎重な経過観察を行うことが望ましい。
   - 非結核性抗酸菌感染症に対しては有効な抗菌薬が存在しないため，同感染患者には投与すべきでない

2. 胸部X線写真で陳旧性肺結核に合致する陰影（胸膜肥厚，索状影，5 mm以上の石灰化影）を有する。ただし，本剤による利益が危険性を上回ると判断された場合には必要性およびリスクを十分に評価し，慎重な検討を行った上で本剤の開始を考慮する。

3. 結核の既感染者。ただし，本剤による利益が危険性を上回ると判断された場合には，必要性およびリスクを十分に評価し，慎重な検討を行った上で本剤の開始を考慮する。

4. NYHA分類Ⅲ度以上のうっ血性心不全を有する。Ⅱ度以下は慎重な経過観察を行う。
   ※ NYHA（New York Heart Association）心機能分類（1964年）
   　Ⅰ度：心臓病を有するが，自覚的運動能力に制限がないもの
   　Ⅱ度：心臓病のため，多少の自覚的運動能力に制限があり，通常の運動によって，疲労・呼吸困難・動悸・狭心痛等の症状を呈するもの

表9-11 関節リウマチ (RA) に対する TNF 阻害療法施行ガイドライン (改訂版) (続き)

Ⅲ度：心臓病のため，著しい運動能力の制限があり，通常以下の軽い運動で症状が発現するもの
Ⅳ度：心臓病のため，安静時でも症状があり，最も軽い運動によっても，症状の増悪がみられるもの

5. 悪性腫瘍，脱髄疾患を有する．

【要注意事項】

1. 本邦および海外の TNF 阻害薬の市販後調査において，重篤な有害事象は感染症が最多である．特に結核・日和見感染症のスクリーニング・副作用対策の観点から，以下の項目が重要である．
   - 胸部 X 線写真撮影が即日可能であり，呼吸器内科医，放射線専門医による読影所見が得られることが望ましい．
   - 日和見感染症を治療できる．スクリーニング時には問診・ツベルクリン反応・胸部 X 線撮影を必須とし，必要に応じて胸部 CT 撮影などを行い，肺結核を初めとする感染症の有無について総合的に判定する．結核感染リスクが高い患者では，TNF 阻害薬開始 3 週間前よりイソニアジド (INH) 内服 (原則として 300 mg/日，低体重者には 5 mg/kg/日に調節) を 6〜9 ヶ月行なう．
   - 重篤な感染症罹患歴を有する場合は，リスク因子の存在や全身状態について十分に評価した上で本剤投与を考慮する．本邦における市販後全例調査において，以下のような感染症リスク因子が明らかになっている[2)3)]．

	肺炎のリスク因子	重篤な感染症のリスク因子
インフリキシマブ	男性・高齢・stage Ⅲ 以上・既存肺疾患	高齢・既存肺疾患・ステロイド薬併用
エタネルセプト	高齢・既存肺疾患・ステロイド薬併用	高齢・既存肺疾患・非重篤感染症合併・class Ⅲ 以上・ステロイド薬併用

   - TNF 阻害療法施行中に肺炎を発症した場合は，通常の市中肺炎とは異なり結核・ニューモシスチス肺炎・薬剤性肺障害・原疾患に伴う肺病変などを想定した対処を行う (フローチャート参照)．
   - 呼吸器感染症予防のために，インフルエンザワクチンは可能な限り摂取すべきであり，65 歳以上の高齢者には肺炎球菌ワクチン接種も考慮すべきである．
   - 本邦での市販後全例調査において，ニューモシスチス肺炎の多発が報告されており[4)]，高齢・既存の肺疾患・ステロイド薬併用などの同肺炎のリスク因子を有する患者では ST 合剤などの予防投与を考慮する．
   - ステロイド薬投与は，感染症合併の危険因子であることが示されている[5)]．TNF 阻害療法が有効な場合は減量を進め，可能であれば中止することが望ましい．

2. インフリキシマブ投与において Infusion reaction (投与時反応) の中でも重篤なもの (アナフィラキシーショックを含む) が起きる可能性があることを十分に考慮し，その準備が必要である．
   - 緊急処置を直ちに実施できる環境：点滴施行中のベッドサイドで，気道確保，酸素，エピネフリン，副腎皮質ステロイド剤の投与ができる．
   - 本邦における市販後調査において，治験でインフリキシマブを使用し，2 年間以上の中断の後に再投与を行なった症例で重篤な Infusion reaction (投与時反応) の頻度が有意に高かったため，長期間の中断や休薬の後の再投与は特に厳重な準備とともに行なうことが望ましい．

3. 手術後の創傷治癒，感染防御に影響がある可能性があり，外科手術は TNF 阻害薬の最終投与より 2〜4 週間 (インフリキシマブでは半減期が長いため 4 週間) の間隔の後に行なうことが望ましい．手術後は創がほぼ完全に治癒し，感染の合併がないことを確認できれば再投与が可能である．

4. TNF 阻害薬の胎盤，乳汁への移行が確認されており，胎児あるいは乳児に対する安全性は確立されていないため，投与中は妊娠，授乳は回避することが望ましい．ただし現時点では動物実験およびヒトへの使用経験において，児への毒性および催奇形性の報告は存在しないため，意図せず胎児への曝露が確認された場合は，ただちに母体への投与を中止して慎重な経過観察のみ行なうことを推奨する．

5. TNF 阻害薬はその作用機序より悪性腫瘍発生の頻度を上昇させる可能性が懸念され，全世界でモニタリングが継続されているが，現時点では十分なデータは示されていない．今後モニタリングを継続するとともに，悪性腫瘍の既往歴・治療歴を有する患者，前癌病変 (食道，子宮頚部，大腸など) を有する患者への投与は慎重に検討すべきである．

日本リウマチ学会　リウマチ性疾患治療薬検討委員会 (2008.2.1) 改訂より引用

DAS（disease activity scores）28
= 0.56√TJC + 0.28√SJC + 0.70 ln ESR + 0.014 GH score
TJC：圧痛関節数（右図の 28 関節評価）SJC：腫脹関節数（右図の 28 関節評価）
ESR：赤沈値（mm/時間）
GH：全般健康度（VAS による評価：0 〜 100mm）VAS：visual analogue scale

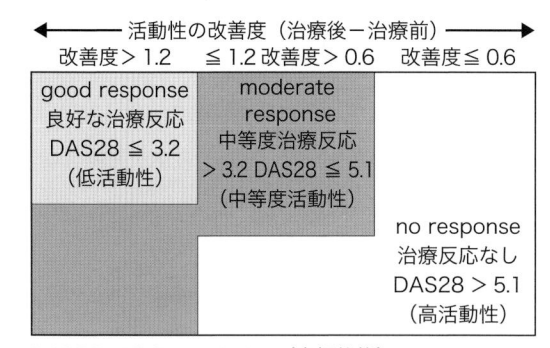

活動性の改善度（治療後−治療前）
改善度 > 1.2　≦ 1.2 改善度 > 0.6　改善度 ≦ 0.6

good response
良好な治療反応
DAS28 ≦ 3.2
（低活動性）

moderate response
中等度治療反応
> 3.2 DAS28 ≦ 5.1
（中等度活動性）

no response
治療反応なし
DAS28 > 5.1
（高活動性）

絶対的活動性

DAS28 ≦ 2.6：remission（寛解状態）

図 9-7　DAS28 による活動性の評価（Prevoo ML, et al：Arthritis Rheum 38：44, 1995 より引用，一部改変）

表 9-15　RA の活動性ならびに寛解基準

1．方法				
1）SDAI＝SJ＋TJ＋PG＋MDG＋CRP				
2）DAS28＝0.56×√TG ＋0.28×√SJ ＋0.7×（lnESR＋0.014×PG）				
2．基準				
活動性	寛解	低度	中等度	高度
1）SDAI	<2.4	〜3.6	〜5.5	5.5〜
2）DAS28	<3.3	〜11	〜26	26〜

SDAI：simplified disease activity index（Smolen JS, et al：Rheumatology 42：244, 2003）
DAS28：disease activity score 28：（van Gestel AM, et al：Arthritis Rheum 41：1845, 1998）
SJ：swollen joints, TJ：tender joints, PG：patient's global assessment[cm for 1), mm for 2)]
MDG：Physician's global assessment（cm），CRP：C reactive protein（1／10 for 1)）
(Aletaha D, et al：Arthritis Rheum 52：2625, 2005 より引用)

MRAの治療指針（I）

適応病態：
① 血管炎による臓器虚血・梗塞
② 間質性肺炎
③ 多量の貯留液をみる漿膜炎
④ 心筋炎
⑤ 運動障害を伴う多発性単神経炎
⑥ 筋炎
⑦ 上強膜炎
⑧ 全身性壊死性血管炎
⑨ 肉芽腫を伴う血管炎
⑩ 免疫複合体高値，クリオグロブリン血症，過粘稠度

(1) ①〜⑨ ステロイド PSL 40〜80mg/日 2・4W／① 抗凝固療法
(2) ①②⑧ パルス療法／ステロイド PSL 40〜80mg/日 2・4W／① 抗凝固療法
(3) ①〜⑨ ステロイド PSL 40〜80mg/日 2・4W／免疫抑制薬／① 抗凝固療法
(4) ①〜⑨＋⑩ 血漿交換／ステロイド PSL 40〜80mg/日 2・4W／① 抗凝固療法

MRAの治療指針（II）

適応病態：
① 皮膚潰瘍・梗塞
② 指趾壊疽
③ 紫斑・出血
④ 少量の貯留液をみる漿膜炎
⑤ 知覚障害を伴う多発性単神経炎
⑥ 肉芽腫を伴う血管炎
⑦ 免疫複合体高値，クリオグロブリン血症，過粘稠度

(1) ①〜⑥ ステロイド PSL 20〜40mg/日 2・4W／①② 抗凝固療法 血管拡張薬
(2) ①〜⑥＋⑦ 血漿交換／ステロイド PSL 20〜40mg/日 2・4W／①② 抗凝固療法 血管拡張薬
(3) ①〜⑥ ステロイド PSL 20〜40mg/日 2・4W／免疫抑制薬／①② 抗凝固療法 血管拡張薬

MRAの治療指針（III）

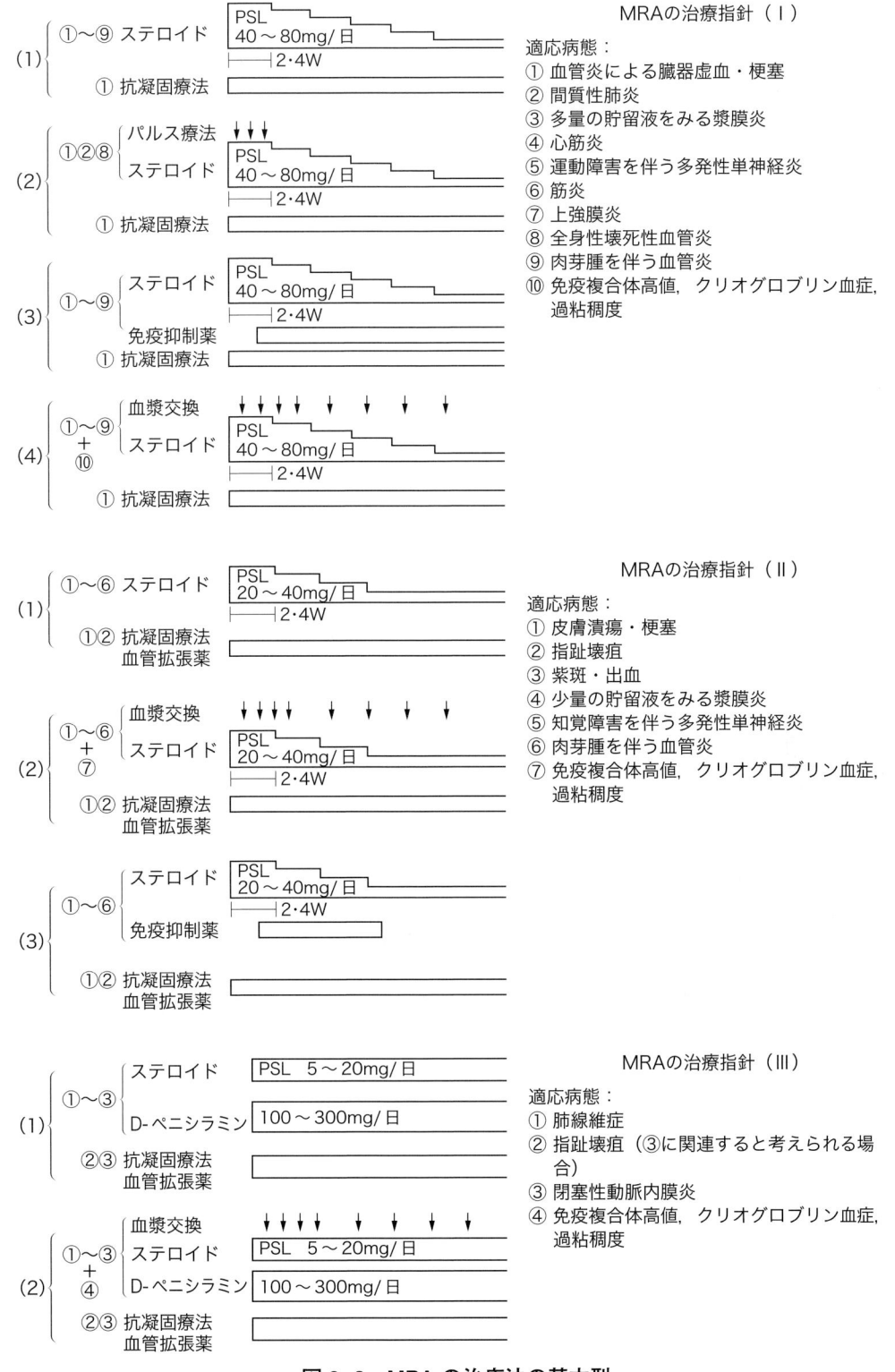

適応病態：
① 肺線維症
② 指趾壊疽（③に関連すると考えられる場合）
③ 閉塞性動脈内膜炎
④ 免疫複合体高値，クリオグロブリン血症，過粘稠度

(1) ①〜③ ステロイド PSL 5〜20mg/日／D-ペニシラミン 100〜300mg/日／②③ 抗凝固療法 血管拡張薬
(2) ①〜③＋④ 血漿交換／ステロイド PSL 5〜20mg/日／D-ペニシラミン 100〜300mg/日／②③ 抗凝固療法 血管拡張薬

図9-8　MRAの治療法の基本型

（橋本博史，他：悪性関節リウマチの改訂診断基準と治療指針（案）について，厚生省特定疾患系統的脈管障害調査研究班（班長　三島好雄）1987年度研究報告書，1988, p189 より引用）

表9-23 SLEの臨床症状，検査所見，治療（自験例 n=1,125）

分類	項目	値 (%)
全身症状	発熱	892 (79)
	≧38.5℃	267/684 (39)
	38.0〜38.5℃	109/684 (16)
	37.5〜38.0℃	102/684 (15)
	<37.5℃	206/684 (30)
	リンパ節腫大	305/1,082 (28)
	甲状腺腫	48/891 (5)
	浮腫	384 (34)
	ツ反 陰性	66/108 (61)
皮膚症状	日光過敏症	450 (40)
	蝶形紅斑	787 (70)
	爪床・手掌紅斑	611 (54)
	斑点状丘疹	143 (13)
	円板状紅斑	191 (17)
	蕁麻疹様皮疹	280 (25)
	脱毛	540 (48)
	紫斑	158 (14)
	水疱形成	61 (5)
	色素沈着	196 (17)
	結節性紅斑	45 (4)
	皮下結節	56 (5)
	網状皮斑	58 (5)
	レイノー現象	539 (48)
	下腿潰瘍	65 (6)
	手指潰瘍	44 (4)
	他の皮膚潰瘍	56 (5)
	指趾壊疽	30 (3)
	血栓性静脈炎	43 (4)
	皮下石灰化	13 (1)
	口腔内潰瘍	474 (42)
関節・筋症状	関節痛	1,000 (89)
	関節腫脹	189 (17)
	紡錘状腫脹	80 (7)
	関節変形	75 (7)
	無菌性骨壊死	109 (10)
	筋痛	354 (31)
	筋萎縮/筋力低下	60 (5)
心症状	心雑音	163 (14)
	心外膜炎	77 (7)
	心筋炎	25 (2)
	心電図異常	274/820 (33)
	伝導障害	65 (24)
	心筋障害	76 (28)
	心筋梗塞	5 (2)
	狭心症	7 (3)
	疣贅性心内膜炎	10/45 (22) (剖検)
	心エコー異常	45/238 (19)
呼吸器症状	胸膜炎	119 (11)
	間質性肺炎・肺線維症	42 (4)
	肺高血圧	11/487 (2)
	肺梗塞	9/689 (1)
	拘束性障害	39/503 (8)
	拡散能障害	80/523 (15)
消化器症状	急性腹症	56 (5)
	腹膜炎	14 (1)
	イレウス	12 (1)
	腹水	22 (2)
	肝腫	126 (11)
	脾腫	41 (4)
	ルポイド肝炎	5/769 (1)
腎症状（ループス腎炎）	蛋白尿 無	176 (16)
	蛋白尿 有	949 (84)
	間欠性	431 (45)
	持続性	354 (37)
	多量（3.5 g/dL以上）	164 (17)
	赤血球尿	1,066 (95)
	円柱尿	838 (74)
	BUN 増加	659/1,063 (62)
	クレアチニン増加	429/1,047 (41)
	腎生検所見（n=216）(%)	
	I. MC or normal	49 (23)
	II. mesangial alteration	34 (16)
	III. focal segmental	35 (16)
	IV. diffuse GN	55 (25)
	V. membranous GN	39 (18)
	VI. Advanced	4 (2)
精神神経症状	精神症状	241 (21)
	けいれん発作	92 (8)
	意識消失	61 (5)
	脳神経障害	45 (4)
	末梢神経障害	84 (7)
	脳波異常	110/443 (25)
	CT異常	56/283 (20)
	髄液異常	37/303 (12)
	眼底異常	63/338 (19)
	cytoid body	8/63 (13)
検査所見	赤沈亢進（>20/hr）	853/1,026 (83)
	血色素低下（<10 g/dL）	429 (38)
	赤血球数減少（<380×10^4/μL）	705 (63)
	溶血性貧血	97/865 (11)
	白血球減少（<4,000）	697 (62)
	リンパ球減少（<1,500）	858/938 (91)
	血小板減少（<15万）	344/1,009 (34)
	IgG 増加（>1,800 mg/mL）	634/1,011 (63)
	IgM 増加（>250 mg/mL）	438/1,010 (43)
	IgA 増加（>400 mg/mL）	154/1,010 (15)
	CRP	632/908 (70)
	CH50 低下（<30.0）	660/1,025 (64)
	C3 低下（<70 mg/mL）	712/940 (76)
	C4 低下（<20 mg/mL）	659/939 (70)
	クリオグロブリン	16/169 (10)
自己抗体	クームス抗体（直）	137/748 (18)
	クームス抗体（間）	67/739 (9)
	RAHA	308/739 (42)
	RAPA	195/557 (35)
	RA テスト	352/908 (39)
	ワッセルマン反応偽陽性	78/510 (15)
	ループス抗凝固因子	151/349 (43)
	抗カルジオリピン抗体	177/349 (51)
	抗アシアロGM1抗体	48/115 (42)
	サイログロブリン抗体	28/224 (13)
	マイクロゾーム抗体	65/306 (21)
	ミトコンドリア抗体	3/62 (5)
	抗平滑筋抗体	6/52 (12)
SLEにおける抗核抗体	抗核抗体（蛍光抗体法）	1,094 (97)
	抗DNA抗体（RIA）	645/935 (69)
	抗dsDNA抗体（IgG）（ELISA）	151/326 (46)
	抗dsDNA抗体（IgM）（ELISA）	22/67 (33)
	抗ssDNA抗体（IgG）（ELISA）	244/315 (78)
	抗ssDNA抗体（IgM）（ELISA）	32/63 (51)
	抗dsDNA抗体（クリシジア法）	
	IgG クラス	197/491 (40)
	IgA クラス	77/475 (16)
	IgM クラス	68/475 (14)
	補体結合性	59/464 (13)
	LE因子	448/957 (47)
	抗U1-RNP抗体	314/876 (36)
	抗Sm抗体	176/894 (20)
	抗SS-A抗体	371/814 (46)
	抗SS-B抗体	70/816 (9)
	抗PCNA抗体	6/237 (3)
	抗Ki抗体	24/142 (17)
	抗Scl-70抗体	5/110 (5)
	抗PM-1抗体	3/29 (10)
	抗Jo-1抗体	4/64 (6)
治療	NSAIDs	800 (71)
	ステロイド薬	1,026 (91)
	PSL（<40 mg/day）	769 (75)
	PSL（40〜60 mg/day）	133 (13)
	PSL（≧60 mg/day）	124 (12)
	パルス療法	171 (17)
	免疫抑制薬	300 (27)
	アザチオプリン	160 (53)
	シクロホスファミド	70 (23)
	6-MP	26 (9)
	メトトレキサート	7 (2)
	ミゾリビン	32 (11)
	その他	12 (4)
	血漿交換療法	105/953 (11)
	人工透析	25 (2)
死因*	腎不全	45 (30)
	脳血管障害	34 (23)
	感染症	29 (19)
	DIC	13 (9)
	心不全	10 (7)
	間質性肺炎・肺線維症	10 (7)
	悪性腫瘍	10 (7)
	消化管出血	8 (5)
	肺高血圧症	7 (5)
	自殺	4 (3)
	心筋梗塞	2 (1)
	その他	8 (5)

（ ）内は%，*151/1,125 (13)

（橋本博史：全身性エリテマトーデス臨床マニュアル，日医新報社，東京，2006，p10より引用）

表 9-25 米国リウマチ学会（ACR）による NPSLE の分類

[A] Central nervous system（中枢神経系）
  [a] Neurologic syndromes（神経症状）
    1）Aseptic meningitis（無菌性髄膜炎）
    2）Cerebrovascular disease（脳血管障害）
    3）Demyelinating syndrome（脱髄性症候群）
    4）Headache（including migraine and benign intracranial hypertension）（頭痛；片頭痛および良性頭蓋内圧亢進症も含む）
    5）Movement disorder（chorea）（運動障害；舞踏病）
    6）Myelopathy（脊髄障害）
    7）Seizure and seizure disorders（てんかん発作およびてんかん症候群）
  [b] Diffuse psychiatric/neuropsychological syndromes（びまん性精神的/精神神経症候）
    1）Acute confusional state（急性昏迷状態）
    2）Anxiety disorder（不安障害）
    3）Cognitive dysfunction（認知障害）
    4）Mood disorder（気分障害）
    5）Psychosis（精神病性症状）
[B] Peripheral nervous system（末梢神経系）
    1）Acute inflammatory demyelinating polyradiculoneuropathy（Guillain-Barré syndrome）（急性炎症性脱髄性多発神経根神経炎；ギランバレー症候群）
    2）Autonomic disorder（自律神経障害）
    3）Mononeuropathy, single/multiplex（単神経炎，単発/多発）
    4）Myasthenia gravis（重症筋無力症）
    5）Neuropathy, cranial（脳神経障害）
    6）Plexopathy（神経叢炎）
    7）Polyneuropathy（多発性神経炎）

（ACR Ad Hoc Committee on Neuropsychiatric Lupus Nomenclature：Arthritis Rheum 42：599, 1999 より引用）

表 9-26　SLE の分類改訂基準

1. 顔面紅斑：頬骨隆起部の，扁平あるいは隆起性の持続性紅斑。鼻口唇皺襞は避ける傾向がある
2. 円板状皮疹：癒着性，角化性鱗屑および毛嚢角栓を伴う隆起性紅斑。萎縮性瘢痕を残すことがある
3. 光線過敏症：日光光線に対する異常反応による皮疹（患者の既往歴または医師の観察による）
4. 口腔内潰瘍：通常無痛性の口腔あるいは鼻咽頭潰瘍（医師の観察による）
5. 関節炎：2 ヵ所以上の末梢関節の非破壊性関節炎（圧痛，腫脹あるいは関節液貯留を特徴とする）
6. 漿膜炎
    - （a）胸膜炎：胸膜痛の確実な既往，あるいは医師による摩擦音の聴取あるいは胸水の証明
    - （b）心膜炎：心電図あるいは摩擦音により確認されたもの，あるいは心膜液の証明
7. 腎病変
    - （a）蛋白尿：1 日 0.5 g 以上，定量されていない場合は 3（+）以上の持続性蛋白尿
    - （b）細胞性円柱：赤血球，ヘモグロビン，顆粒性，尿細管性，あるいは混合性でもよい
8. 神経学的病変
    - （a）けいれん発作：薬剤あるいは尿毒症，ケトアシドーシス，電解質不均衡などの代謝異常によるものを除く
    - （b）精神異常：同上
9. 血液学的異常
    - （a）溶血性貧血：網赤血球増加を伴う
    - （b）白血球減少：2 回以上にわたり 4,000/μL 以下
    - （c）リンパ球減少：2 回以上にわたり 1,500/μL 以下
    - （d）血小板減少：10 万/μL 以下，原因薬剤のないこと
10. 免疫学的異常
    - （a）抗 dsDNA 抗体
    - （b）抗 Sm 抗体
    - （c）抗リン脂質抗体（IgG/IgM 抗カルジオリピン抗体，ループス抗凝固因子，梅毒反応の生物学的偽陽性のいずれか）
11. 抗核抗体：蛍光抗体法あるいはそれに相当する手法による抗核抗体の高値。経過中のどの時点でもよい。薬剤誘発ループスに関連する薬剤は投与されていないこと

観察期間中に同時に，あるいは時期を隔てても，上記 11 項目中 4 項目以上あれば，SLE と分類してよい

各項目の小項目はいずれか 1 つあればよい。

（Hochberg MC：Arthritis Rheum 40：1725, 1997 より引用）

表9-27　SLEDAI-2K

（8）けいれん：代謝異常，感染症，薬剤などほかの要因を除く
（8）精神症状：尿毒症や薬剤を除く。5，5）精神神経症状の項参照
（8）器質性脳症候群：意識障害を伴う精神症状。5，5）精神神経症状の項参照
（8）視力障害：cytoid body，網膜出血などによる。代謝異常，感染症，薬剤を除く
（8）脳神経障害：脳神経障害による感覚障害ないし運動障害
（8）ループス頭痛：持続性で重篤な頭痛。5，5）精神神経症状の項参照
（8）脳血管障害：動脈硬化症によるものを除く
（8）血管炎：潰瘍・壊死，結節，爪下出血など，ないし組織所見や血管造影で確認されたもの
（4）関節炎：2関節以上の炎症
（4）筋炎：近位筋の疼痛，筋力低下，筋原性酵素上昇，筋電図異常
（4）尿円柱：赤血球円柱，顆粒円柱など
（4）赤血球尿：各視野5個以上の赤血球尿。結節や感染などほかの原因を除く
（4）蛋白尿：1日0.5g以上
（4）白血球尿：各視野5個以上の白血球。感染症を除く
（2）紅斑：炎症を伴う
（2）脱毛：粗ないしびまん性の異常な脱毛
（2）粘膜潰瘍：口腔ないし鼻腔内の潰瘍
（2）胸膜炎：摩擦音や貯留液，胸膜肥厚などをみる胸膜炎
（2）心嚢炎：心嚢痛があり，摩擦音や貯留液，心電図や心エコーなどで確認される
（2）血清低補体価：CH50，C4，C3のいずれか低下
（2）抗DNA抗体高値：Farr assayによる抗体価の増加
（1）発熱：38℃以上，感染症を除く
（1）血小板減少：10万以下。薬剤性を除く
（1）白血球減少：3,000以下。薬剤性を除く

・各臨床症状は10日以内に認められたものを（　）内に記されたスコアにより評価される。
・合計のスコアをもってその患者の活動性と評価する。

（Bombardier C, et al：Arthritis Rheum 35：630, 1992より引用）

表9-28 SLICC/ACR Damage Index（DI）

- A．眼病変（いずれかの眼）
  - a．白内障
  - b．網膜病変ないし視神経萎縮
- B．精神神経病変
  - a．認知障害（記憶障害，計算困難，言語障害，集中力障害，重篤な精神症状など）
  - b．けいれん（6カ月の間治療を必要としたもの）
  - c．脳血管障害（6カ月以内に反復している場合にはスコア2）
  - d．脳障害ないし末梢神経障害（視神経を除く）
  - e．横断性脊髄炎
- C．腎病変
  - a．糸球体濾過率 50％以下
  - b．蛋白尿 3.5 g/日以上
- D．肺病変
  - a．肺高血圧症
  - b．肺線維症
  - c．萎縮肺（画像による）
  - d．胸膜線維化
  - e．肺梗塞（画像による）
- E．心血管病変
  - a．狭心症ないしバイパス術施行
  - b．心筋梗塞（6カ月以内に反復している場合はスコア2）
  - c．心筋症（心室機能障害）
  - d．心囊炎（6カ月）ないし心外膜切除術施行
- F．末梢血管障害
  - a．間欠性跛行（6カ月間）
  - b．小組織の欠損
  - c．組織欠損（指趾切断など，1指以上であればスコア2）
  - d．腫脹や潰瘍を伴う血栓性静脈炎
- G．胃腸病変
  - a．十二指腸以降の腹部消化管，肝，脾，胆囊などの梗塞ないし切除（原因は問わない，2つ以上あればスコア2）
  - b．腸間膜不全
  - c．慢性腹膜炎
  - d．上部消化管狭窄ないし外科的手術
- H．筋骨格病変
  - a．筋萎縮ないし筋力低下
  - b．関節変形ないしびらん性関節炎（Jaccoud様関節炎を含む，骨壊死は除外）
  - c．圧迫骨折ないし虚脱を伴う骨粗鬆症（骨壊死は除外）
  - d．無菌性骨壊死（1つ以上あればスコア2）
  - e．骨髄炎
- I．皮膚病変
  - a．痂皮を伴う慢性脱毛
  - b．頭皮と口蓋以外の著明な瘢痕
  - c．皮膚潰瘍（6カ月間，血栓を除く）
- J．性腺機能障害
- K．糖尿病（治療と関連しない）
- L．悪性腫瘍（異形成は除く，複数あればスコア2）

・SLE発症後にみられた不可逆性病変（活動性とは無関係）が6カ月間存在するものを評価する。スコアはすべて1（付記事項を除く）であるが，少なくとも6カ月以上間隔をあけて反復して認められた場合にはスコアを2とする。同一病変はスコア2と評価しない。
・スコアを合計したものがその患者の傷害度の評価となる。（Gladman D, et al：Arthritis Rheum 39：363, 1996 より引用，一部改変）

表9-34 SSc の診断基準（ARA，1980年）

1．大基準
　手指あるいは足趾以上に及ぶ皮膚硬化
2．小基準
　1）手指あるいは足趾に限局する皮膚硬化
　2）手指尖端の陥凹性瘢痕あるいは指腹の萎縮
　3）両側性肺基底部の線維症

大基準あるいは小基準2項目以上を満たせばSScと診断される。

表9-35 SSc の診断基準（厚生省強皮症調査研究班，1989年）

Ⅰ．近位部の皮膚硬化があるとき
　A．レイノー現象
　B．抗核抗体陽性

判定：AあるいはBのどちらか一方でも陽性の場合には強皮症と診断してよい。A, Bともに陰性の場合には，ⅡのA, Bを参考にして診断する

Ⅱ．近位部の皮膚硬化がないとき
　A．皮膚粘膜症状
　　1）強指症
　　2）その他
　　　a．指尖の陥凹性瘢痕
　　　b．爪上皮の延長
　　　c．全身の色素沈着
　　　d．顆粒状角化
　　　e．舌小帯の短縮
　　　1）が陽性か2）の5項目中2項目以上が陽性の場合この項目を陽性とする
　B．検査所見
　　1）両下肺野線維症（X線またはCT）
　　2）食道下部無動性拡張または蠕動低下（X線像または内圧検査）
　　3）組織学的硬化（前腕伸側皮膚）
　　4）血清検査（抗トポイソメラーゼⅠ（抗Scl-70）抗体もしくは抗セントロメア抗体が陽性）
　　1）～4）の4項目中2項目以上が陽性の場合この項目を陽性とする

判定：A, Bの両項目が陽性の場合は強皮症と診断してよい

表9-36 多発性筋炎・皮膚筋炎の自己抗体と臨床的意義

自己抗体			自己抗原	頻度(%)	臨床特徴
筋炎特異自己抗体(Myositis-Specific Autoantibodies)	主な抗アミノアシルtRNA合成酵素(ARS)抗体	抗Jo-1抗体	histidyl-tRNA synthetase (50kDa)	20〜30%	"抗ARS抗体症候群"（筋炎, 間質性肺炎, 関節炎, レイノー現象, 発熱, 機械工の手）
		抗PL-7抗体	threonyl-tRNA synthetase (80kDa)	<5%	手指硬化症をもつSScとの重複
		抗PL-12抗体	alanyl-tRNA synthetase (110kDa)	<5%	間質性肺炎＞筋炎
		抗OJ抗体	isoleucyl-tRNA synthetase (multienzyme complex)	<5%	
		抗EJ抗体	glycyl-tRNA synthetase (75kDa)	<5%	DM＞PM
		抗KS抗体	asparaginyl-tRNA synthetase (65kDa)	<5%	間質性肺炎＞myositis
	抗ARS抗体以外の抗細胞質抗体	抗SRP抗体	signal recognition particl (SRP) (54kDa)	<5%	重症, 治療抵抗性, 再燃性PM
		抗Fer抗体	Elongation factor 1α (48kDa)	very rare	結節性筋炎？ループス腎炎？
		抗Mas抗体	tRNA^{Ser}? and related protein	<1%	アルコール性横紋筋融解症
		抗KJ抗体	translation factor? (120kDa)	<1%	成人発症PM, 間質性肺炎, レイノー現象
		抗CADM-140抗体	140kDa protein	50%	amyopathic DM
	抗核抗体	抗Mi-2抗体	240 or 218kDa helicase family?	5〜10%	成人あるいは小児DM
		抗p155抗体	transcriptional intermediary factor 1γ (155kDa)	20%	DM, 特に悪性腫瘍関連DM
筋炎重複症候群関連自己抗体	U1-RNP	抗U1-RNP抗体	U1 small nuclear RNP (pre-mRNA splicing factor)	10%	MCTD, SSc or SLEとのoverlap
	U2-RNP	抗U2-RNP抗体	U2 small nuclear RNP (pre-mRNA splicing factor)	<5%	PM-SSc overlap（通常抗U1-RNP抗体を伴う）
		抗Ku抗体	70k/80kDa DNA-PK regulatory subunit	20〜30%	PM-SSc overlap（日本人）; SLE or SSc（米国人）
		抗DNA-PKcs抗体	460kDa DNA-PK catalytic subunit	<5%	PM-SSc overlap, PM
		抗PM-Scl抗体	核小体蛋白複合体：11-16 proteins (20-110kDa)	8〜10%	PM-SSc overlap（白人：HLA-DR3と関連する）
筋炎非特異自己抗体		抗SS-A/Ro抗体	Y1-Y5 RNP (60k/52kDa, Y1-Y5 RNA)	10〜20%	Overlap syndrome (Sjögren's syndrome, SLE)
		抗SS-B/La抗体	RNA polymerase III termination factor (48kDa)	5%	Overlap syndrome (Sjögren's syndrome)
		抗56kD抗体	未同定56kDa nuclear RNA	87%？	不明（成人PM？）

Anti-ARS＝anti-aminoacyl-tRNA synthetases；PM＝polymyositis；DM＝dermatomyositis；
MCTD＝mixed connective tissue disease；SLE＝systemic lupus erythematosus；SSc＝systemic sclerosis；PK＝protein kinase.
（平形道人：皮膚筋炎の症例，専門医を目指すケース・メソッド・アプローチ：膠原病・リウマチ（橋本博史編），日医新報，東京，pp149, 2008 より引用）

表9-37 PM/DM の改訂診断基準（厚生省（現厚労省）自己免疫疾患調査研究班，1992年）

1．診断基準項目
　（1）皮膚症状
　　（a）ヘリオトロープ疹：両側または片側の眼瞼部の紫紅色浮腫性紅斑
　　（b）ゴットロンの徴候：手指関節背面の角質増殖や皮膚萎縮を伴う紫紅色紅斑または丘疹
　　（c）四肢伸側の紅斑：肘，膝関節などの背面の軽度隆起性の紫紅色紅斑
　（2）上肢または下肢の近位筋の筋力低下
　（3）筋肉の自発痛または把握痛
　（4）血清中筋原性酵素〔クレアチニン・キナーゼ（CK）またはアルドラーゼ〕の上昇
　（5）筋電図の筋原性変化
　（6）骨破壊を伴わない関節炎または関節痛
　（7）全身性炎症所見（発熱，CRP 上昇，または赤沈亢進）
　（8）抗 Jo-1 抗体陽性
　（9）筋生検で筋炎の病理所見：筋線維の変性および細胞浸潤

2．診断基準
　皮膚筋炎：(1) の皮膚症状の (a)〜(c) の 1 項目以上を満たし，かつ経過中に (2)〜(9) の項目中 4 項目以上を満たすもの
　多発性筋炎：(2)〜(9) の項目中 4 項目以上を満たすもの

（厚労省自己免疫疾患の病因・病態解析と新たな治療法の開発に関する調査研究班（班長　宮坂信之），皮膚筋炎及び多発性筋炎・難病の診断と治療指針，六法出版社，東京，2005 より引用）

表9-38 SjS の改訂診断基準（1999 年）

1．生検病理組織検査で次のいずれかの陽性所見を認めること
　a．口唇腺組織でリンパ球浸潤が 1/4 mm² 当たり 1 focus 以上
　b．涙腺組織でリンパ球浸潤が 1/4 mm² 当たり 1 focus 以上
2．口腔検査で次のいずれかの陽性所見を認めること
　a．唾液腺造影で stage I（直径 1 mm 以下の小点状陰影）以上の異常所見
　b．唾液分泌量低下（ガムテスト 10 分間 10 mL 以下，またはサクソンテスト 2 分間 2 g 以下）があり，かつ唾液腺シンチグラフィにて機能低下の所見
3．眼科検査で次のいずれかの陽性所見を認めること
　a．シルマーテストで 5 mm/5 min 以下で，かつローズベンガルテスト（van Bijsterveld スコア）で陽性
　b．シルマーテストで 5 mm/5 min 以下で，かつ蛍光色素（フルオレセイン）試験で陽性
4．血清検査で次のいずれかの陽性所見を認めること
　a．抗 SS-A 抗体陽性
　b．抗 SS-B 抗体陽性

以上 1，2，3，4 のいずれか 2 項目が陽性であればシェーグレン症候群と診断する。
（厚労省自己免疫疾患の病因・病態解析と新たな治療法の開発に関する調査研究班（班長　宮坂信之），シェーグレン症候群，難病の診断と治療指針，六法出版社，東京，2005 より引用）

表 9-40　MCTD 診断の手引き（1996 年改訂）

混合性結合組織病の概念

全身性エリテマトーデス，全身性硬化症，多発性筋炎などにみられる症状や所見が混在し，血清中に抗 U1-RNP 抗体がみられる疾患である

Ⅰ．共通所見
1．レイノー現象
2．指ないし手背の腫脹

Ⅱ．免疫学的所見
抗 U1-RNP 抗体陽性

Ⅲ．混合所見

A．全身性エリテマトーデス様所見
1．多発関節炎
2．リンパ節腫脹
3．顔面紅斑
4．心膜炎または胸膜炎
5．白血球減少（4,000/μL 以下）または血小板減少（10 万/μL 以下）

B．全身性硬化症様所見
1．手指に局限した皮膚硬化
2．肺線維症，拘束性換気障害（%VC＝80% 以下）または肺拡散能低下（%DLco＝70% 以下）
3．食道蠕動低下または拡張

C．多発性筋炎様所見
1．筋力低下
2．筋原性酵素（CK）上昇
3．筋電図における筋原性異常所見

診断
1．Ⅰ の 1 所見以上が陽性
2．Ⅱ の所見が陽性
3．Ⅲ の A，B，C 項のうち，2 項以上につき，それぞれ 1 所見以上が陽性以上の 3 項を満たす場合を混合性結合組織病と診断する

付記
1．抗 U1-RNP 抗体の検出は二重免疫拡散法あるいは酵素免疫測定法（ELISA）のいずれでもよい．ただし，二重免疫拡散法が陽性で ELISA の結果と一致しない場合には，二重免疫拡散法を優先する．
2．以下の疾患標識抗体が陽性の場合は混合性結合組織病の診断は慎重に行う
　1）抗 Sm 抗体
　2）高力価の抗二本鎖 DNA 抗体
　3）抗トポイソメラーゼ I 抗体（抗 Scl-70 抗体）
　4）抗 Jo-1 抗体
3．肺高血圧を伴う抗 U1-RNP 抗体陽性例は，臨床所見が十分に揃わなくとも，MCTD に分類される可能性が高い

（東條　毅：混合性結合組織病診断の手引き．厚生省特定疾患混合性結合組織病調査研究班平成 7 年度研究報告書，1996，p2 より引用）

表 9-41　MCTD における治療の基本

Ⅰ．一般的な治療
　1．ステロイド療法
　　1）一般的使用法
　　　　初回プレドニゾロン換算 30 mg/日（小児では 1〜2 mg/kg/日）を投与し 2〜4 週維持する．その後，5 mg ずつ 2〜3 週間隔で減量する．5〜10 ng/日を維持量とし，4〜5 年維持する
　　2）ステロイド薬を使わない場合，あるいは少量のステロイド薬で経過をみる場合
　　　　レイノー現象，関節痛など軽度の自他覚所見のみの場合には，ステロイド薬を使わない．関節炎などの炎症所見が明らかな場合，初回プレドニゾロン換算 10〜20 mg/日を投与し，漸減して経過を観察する
　　3）大量のステロイド薬を必要とする場合
　　　　下記の所見がある場合には，初回よりプレドニゾロン換算 40〜60 mg/日を投与する．
　　　　重症筋炎，心膜炎，胸膜炎，無菌性髄膜炎，肺高血圧症，間質性肺炎，ネフローゼ型腎症
　　4）ステロイド療法の治療目標
　　　　ⅰ）ステロイド薬を減量する指標
　　　　　　a）臨床症状：発熱，関節炎，筋炎，紅斑，リンパ節腫脹，心膜炎，胸膜炎，無菌性髄膜炎など
　　　　　　b）検査所見：赤沈亢進，筋原性酵素上昇，血小板減少，溶血性貧血，高γ-グロブリン血症，抗DNA 抗体価，低補体価，尿蛋白，尿円柱など
　　　　ⅱ）下記の所見は治療に抵抗性を示す
　　　　　　a）臨床症状：レイノー現象，ネフローゼ型腎症，手指腫脹，皮膚硬化，肺線維症，肺高血圧症など
　　　　　　b）検査所見：呼吸機能検査低下，食道機能低下，抗核抗体価，抗 U1-RNP 抗体価など
　2．血管拡張薬
　　　　レイノー現象に伴う著明なしびれ感，痛みおよび指尖潰瘍などを伴う症例には，カルシウム拮抗薬やプロスタグランジン製剤を使用する
　　　　肺高血圧症を認める症例に対しても，同様の治療を実施する
　3．非ステロイド抗炎症薬（NSAIDs）
　　　　ステロイド薬の少量維持症例において，関節炎（痛）が再燃する症例に対しては，各種の NSAIDs を使用する
　4．免疫抑制薬
　　　　ステロイド薬に対する反応が悪い場合や，ステロイド薬が副作用などで使えない場合などに，免疫抑制薬や免疫調節薬の使用を考慮する
　　　　筋炎に対してはメトトレキサート，アザチオプリン，シクロホスファミド，腎炎および血管炎に対してはシクロホスファミドおよびアザチオプリンが用いられる

Ⅱ．肺高血圧症に対する治療
　　　急性増悪にはステロイド大量投与もしくはパルス療法
　　　慢性期はベラプロスト 120 μg/日，エポプロステノールナトリウムの持続的静注など
　　　心不全があればフロセミド 40 mg/日，ジゴキシン 0.25〜0.5 mg/日

（粕川禮司，他：厚生省特定疾患混合性結合組織病調査研究班　昭和 62 年度研究報告書，p10，1988 より引用改変）

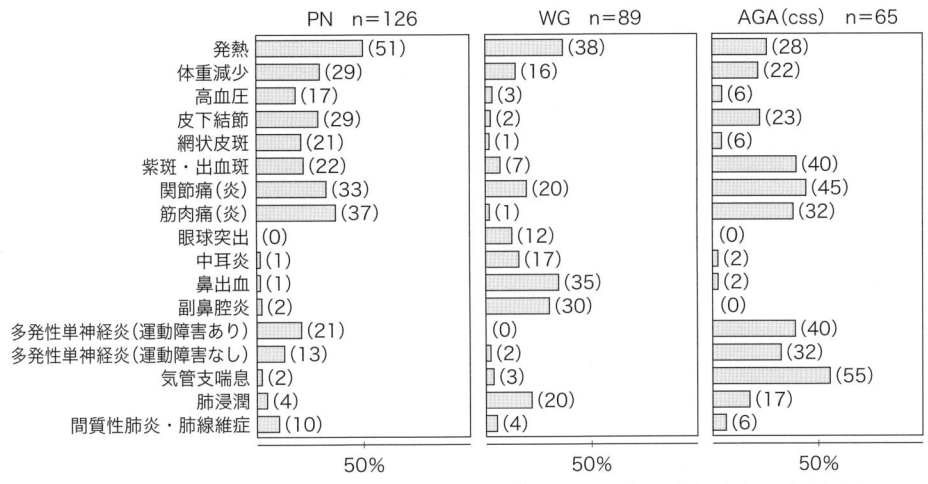

図 9-19 PN, WG, AGA（またはチャーグ・ストラウス症候群）の初発症状

症状	PN n=126 (%)	WG n=89 (%)	AGA(css) n=65 (%)
発熱	51	38	28
体重減少	29	16	22
高血圧	17	3	6
皮下結節	29	2	23
網状皮斑	21	1	6
紫斑・出血斑	22	7	40
関節痛(炎)	33	20	45
筋肉痛(炎)	37	1	32
眼球突出	0	12	0
中耳炎	1	17	2
鼻出血	1	35	2
副鼻腔炎	2	30	0
多発性単神経炎(運動障害あり)	21	0	40
多発性単神経炎(運動障害なし)	13	2	32
気管支喘息	2	3	55
肺浸潤	4	20	17
間質性肺炎・肺線維症	10	4	6

（橋本博史：疫学調査分科会報告．厚生省難治性血管炎調査研究班（班長　長澤俊彦）1994年度報告書, 5-10, 1995年より引用）（　）内は%

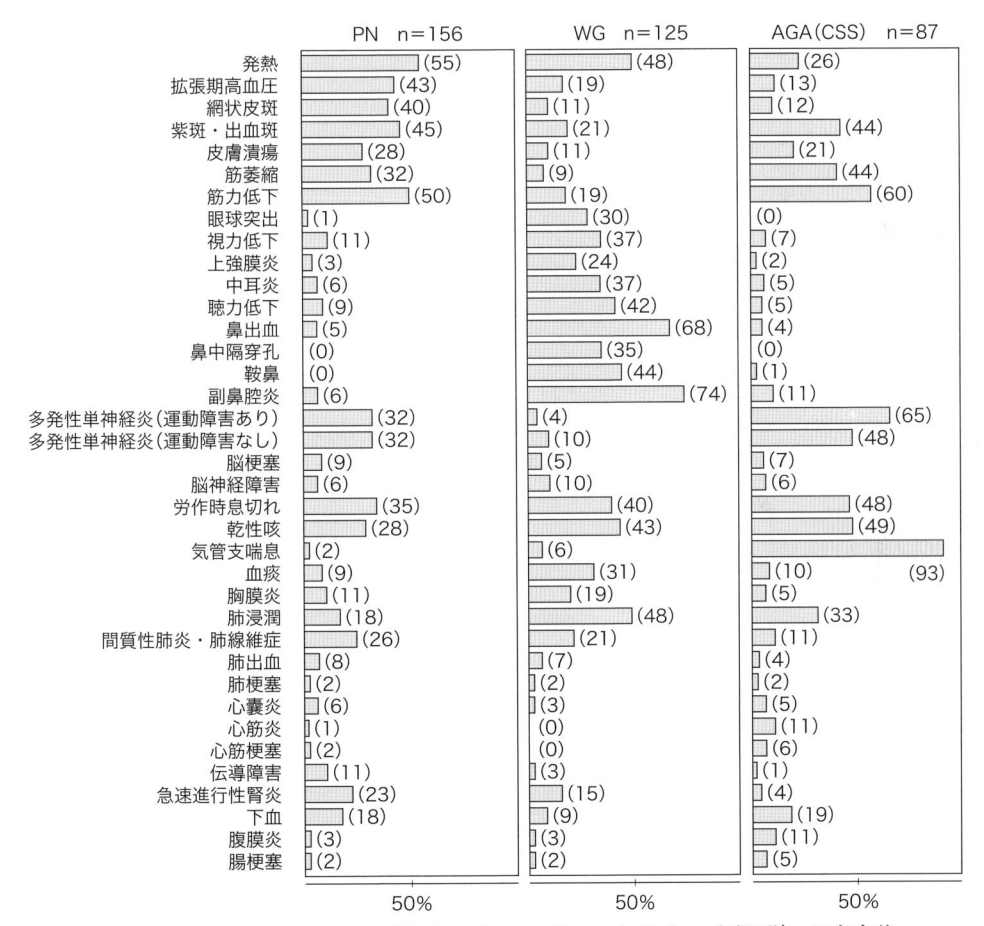

図 9-20 PN, WG, AGA（またはチャーグ・ストラウス症候群）の臨床像

症状	PN n=156 (%)	WG n=125 (%)	AGA(CSS) n=87 (%)
発熱	55	48	26
拡張期高血圧	43	19	13
網状皮斑	40	11	12
紫斑・出血斑	45	21	44
皮膚潰瘍	28	11	21
筋萎縮	32	9	44
筋力低下	50	19	60
眼球突出	1	30	0
視力低下	11	37	7
上強膜炎	3	24	2
中耳炎	6	37	5
聴力低下	9	42	5
鼻出血	5	68	4
鼻中隔穿孔	0	35	0
鞍鼻	0	44	1
副鼻腔炎	6	74	11
多発性単神経炎(運動障害あり)	32	4	65
多発性単神経炎(運動障害なし)	32	10	48
脳梗塞	9	5	7
脳神経障害	6	10	6
労作時息切れ	35	40	48
乾性咳	28	43	49
気管支喘息	2	6	93
血痰	9	31	10
胸膜炎	11	19	5
肺浸潤	18	48	33
間質性肺炎・肺線維症	26	21	11
肺出血	8	7	4
肺梗塞	2	2	2
心嚢炎	6	3	11
心筋炎	1	0	11
心筋梗塞	2	0	6
伝導障害	11	3	1
急速進行性腎炎	23	15	4
下血	18	2	19
腹膜炎	3	3	11
腸梗塞	2	2	5

（橋本博史：疫学調査分科会報告, 厚生省難治性血管炎調査研究班（班長　長澤俊彦）1994年度報告書, 5-10, 1995年より引用）（　）内は%

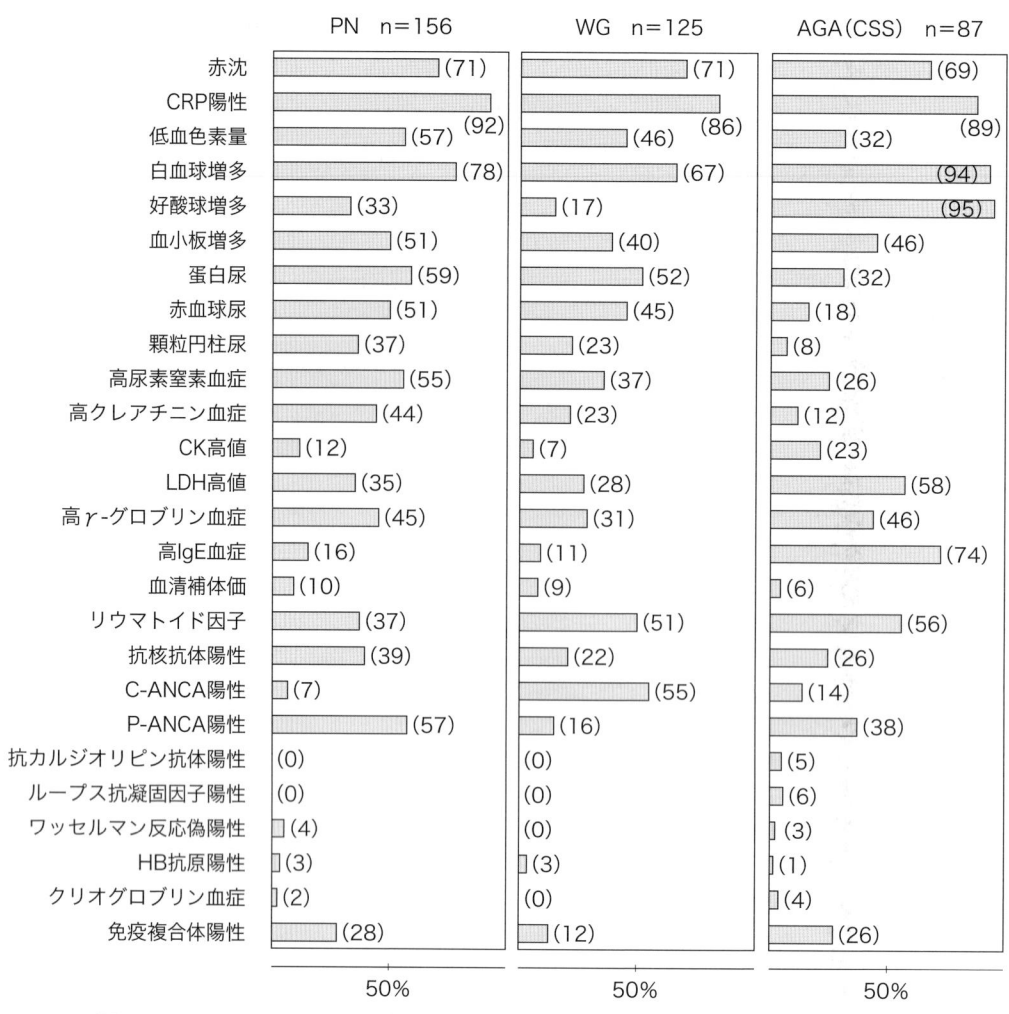

検査項目	PN n=156	WG n=125	AGA(CSS) n=87
赤沈	(71)	(71)	(69)
CRP陽性	(92)	(86)	(89)
低血色素量	(57)	(46)	(32)
白血球増多	(78)	(67)	(94)
好酸球増多	(33)	(17)	(95)
血小板増多	(51)	(40)	(46)
蛋白尿	(59)	(52)	(32)
赤血球尿	(51)	(45)	(18)
顆粒円柱尿	(37)	(23)	(8)
高尿素窒素血症	(55)	(37)	(26)
高クレアチニン血症	(44)	(23)	(12)
CK高値	(12)	(7)	(23)
LDH高値	(35)	(28)	(58)
高γ-グロブリン血症	(45)	(31)	(46)
高IgE血症	(16)	(11)	(74)
血清補体価	(10)	(9)	(6)
リウマトイド因子	(37)	(51)	(56)
抗核抗体陽性	(39)	(22)	(26)
C-ANCA陽性	(7)	(55)	(14)
P-ANCA陽性	(57)	(16)	(38)
抗カルジオリピン抗体陽性	(0)	(0)	(5)
ループス抗凝固因子陽性	(0)	(0)	(6)
ワッセルマン反応偽陽性	(4)	(0)	(3)
HB抗原陽性	(3)	(3)	(1)
クリオグロブリン血症	(2)	(0)	(4)
免疫複合体陽性	(28)	(12)	(26)

図9-21 PN，WG，AGA（またはチャーグ・ストラウス症候群）の検査所見
（橋本博史：疫学調査分科会報告，厚生省難治性血管炎調査研究班，（班長 長澤俊彦）
1994年度報告書, 5-10, 1995年より引用）

表 9-49　PN の診断基準（厚生省調査研究班難治性血管炎分科会，1998 年）

1．主要症候	
（1）発熱（38℃以上，2 週以上），体重減少（6 カ月以内に 6 kg 以上） （2）高血圧 （3）急速に進行する腎不全，腎梗塞 （4）脳出血，脳梗塞 （5）心筋梗塞，虚血性心疾患，心膜炎，心不全 （6）胸膜炎 （7）消化管出血，腸閉塞 （8）多発性単神経炎 （9）皮下結節，皮膚潰瘍，壊疽，紫斑 （10）多関節痛（炎），筋痛（炎），筋力低下	
2．組織所見	
中・小動脈フィブリノイド壊死性血管炎の存在	
3．血管造影所見	
腹部大動脈分枝，特に腎内小動脈の多発小動脈瘤と狭窄，閉塞	
4．判定	
（1）確実（definite）：主要症候 2 項目と血管造影所見または組織所見のある例 （2）疑い（probable）：主要症状のうち（1）を含む 6 項目以上ある例	
5．参考となる検査所見	
（1）白血球増加（1 万/μL 以上） （2）血小板増加（40 万/μL 以上） （3）赤沈亢進 （4）CRP 強陽性	
6．鑑別診断	
（1）ウェゲナー肉芽腫症 （2）アレルギー性肉芽腫性血管炎 （3）顕微鏡的多発血管炎 （4）川崎病血管炎	
7．参考事項	
（1）組織学的に I 期変性期，II 期急性炎症期，III 期肉芽期，IV 期瘢痕期の 4 つの病期に分類される （2）臨床的に I，II 病期は全身の血管の高度の炎症を反映する症候，III，IV 期病変は侵された臓器の虚血を反映する症候を呈する （3）除外項目の諸疾患は壊死性血管炎を呈するが特徴的な症候と検査所見から鑑別できる	

（難治性血管炎の診療マニュアル，厚生科学特定疾患対策研究難治性血管炎に関する調査研究班（班長　橋本博史），2002 より引用）

表 9-50　PN および MPA の重症度分類（厚生省調査研究班難治性血管炎分科会，1998 年）

厚生省調査研究班による上記疾患の診断基準を満足する症例について，重症度を以下の 5 段階に分類する。

1 度：ステロイド薬を含む免疫抑制薬の維持量ないしは投薬なしで 1 年以上病状が安定し，臓器病変および合併症を認めず日常生活に支障なく寛解状態にある患者（血管拡張薬，降圧薬，抗凝固薬などによる治療は行ってもよい）

2 度：ステロイド薬を含む免疫抑制療法の治療と定期的外来通院を必要とするも，臓器病変と合併症は存在しても軽微であり，介助なしで日常生活に支障のない患者

3 度：機能不全に至る臓器病変（腎，肺，心，精神・神経，消化管など）ないし合併症（感染症，圧迫骨折，消化管潰瘍，糖尿病など）を有し，しばしば再燃により入院または入院に準じた免疫抑制療法ないし合併症に対する治療を必要とし，日常生活に支障をきたしている患者。臓器障害の程度は注 1 の a〜f のいずれかを認める

4 度：臓器の機能と生命予後に深くかかわる臓器病変（腎不全，呼吸不全，消化管出血，中枢神経障害，運動障害を伴う末梢神経障害，四肢壊死など）ないしは合併症（重症感染症など）が認められ，免疫抑制療法を含む厳重な治療管理ないし合併症に対する治療を必要とし，少なからず入院治療，ときに一部介助を要し，日常生活に支障のある患者。臓器障害の程度は注 2 の a〜f のいずれかを認める

5 度：重篤な不可逆性臓器機能不全（腎不全，心不全，呼吸不全，意識障害・認知障害，消化管手術，消化・吸収障害，肝不全など）と重篤な合併症（重症感染症，DIC など）を伴い，入院を含む厳重な治療管理と少なからず介助を必要とし，日常生活が著しく支障をきたしている患者。これには，人工透析，在宅酸素療法，経管栄養などの治療を必要とする患者も含まれる。臓器障害の程度は注 3 の a〜f のいずれかを認める

注 1．以下のいずれかを認めること
　　a．肺出血や間質性肺臓炎により軽度の呼吸不全を認め，PaO_2 が 60〜70Torr
　　b．New York Heart Association（NYHA）2 度の心不全徴候を認め，心電図上陳旧性心筋梗塞，心房細動（粗動），期外収縮あるいは ST 低下（0.2 mV 以上）の 1 つ以上認める
　　c．血清クレアチニン値が 2.5〜4.9 mg/dL の腎不全
　　d．両眼の視力の和が 0.09〜0.2 の視力障害
　　e．母指を含む 2 関節以上の指・趾切断
　　f．末梢神経障害による 1 肢の機能障害（筋力 3）
　　g．脳血管障害による軽度の片麻痺（筋力 4）

注 2．以下のいずれかを認めること
　　a．肺出血や間質性肺臓炎により中度の呼吸不全を認め，PaO_2 が 50〜59Torr
　　b．NYHA 3 度の心不全徴候を認め，胸部 X 線上 CTR 60 % 以上，心電図上陳旧性心筋梗塞，脚ブロック，2 度以上の房室ブロック，心房細動（粗動），人工ペースメーカーの装着，のいずれか 2 つ以上を認める
　　c．血清クレアチニン値が 5.0〜7.9 mg/dL の腎不全
　　d．両眼の視力の和が 0.02〜0.08 の視力障害
　　e．1 肢の手・足関節より中枢側における切断
　　f．末梢神経障害による 2 肢の機能障害（筋力 3）
　　g．脳血管障害による著しい片麻痺（筋力 3）

注 3．以下のいずれかを認めること
　　a．肺出血や間質性肺臓炎により高度の呼吸不全を認め，PaO_2 が 50Torr 未満
　　b．NYHA 4 度の心不全徴候を認め，胸部 X 線上 CTR 60 % 以上，心電図上陳旧性心筋梗塞，脚ブロック，2 度以上の房室ブロック，心房細動（粗動），人工ペースメーカーの装着，のいずれか 2 つ以上を認める
　　c．血清クレアチニン値が 8.0 mg/dL 以上の腎不全
　　d．両眼の視力の和が 0.01 以下の視力障害
　　e．2 肢以上の手・足関節より中枢側における切断
　　f．末梢神経障害による 3 肢以上の機能障害（筋力 3），もしくは 1 肢以上の筋力全廃（筋力 2 以下）
　　g．脳血管障害による完全片麻痺（筋力 2 以下）

（難治性血管炎の診療マニュアル，厚生科学特定疾患対策研究難治性血管炎に関する調査研究班（班長　橋本博史），2002 より引用）

表 9-51　MPA の診断基準（厚生省調査研究班難治性血管炎分科会，1998 年）

1．主要症候
　（1）急速進行性糸球体腎炎
　（2）肺出血，もしくは間質性肺炎
　（3）腎・肺以外の臓器症状：紫斑，皮下出血，消化管出血，多発性単神経炎など

2．主要組織所見
　細動脈・毛細血管・後毛細血管細静脈の壊死，血管周囲の炎症性細胞浸潤

3．主要検査所見
　（1）MPO-ANCA 陽性
　（2）CRP 陽性
　（3）蛋白尿・血尿，BUN，血清クレアチニン値の上昇
　（4）胸部 X 線所見：浸潤陰影（肺胞出血），間質性肺炎

4．判定
　（1）確実（definite）
　　（a）主要症候の 2 項目以上を満たし，組織所見が陽性の例
　　（b）主要症候の（1）および（2）を含め 2 項目以上を満たし，MPO-ANCA が陽性の例
　（2）疑い（probable）
　　（a）主要症候の 3 項目を満たす例
　　（b）主要症候の 1 項目と MPO-ANCA 陽性の例

5．鑑別診断
　（1）結節性多発動脈炎
　（2）ウェゲナー肉芽腫症
　（3）アレルギー性肉芽腫性血管炎（チャーグ・ストラウス症候群）
　（4）グッドパスチャー症候群

6．参考事項
　（1）主要症候の出現する 1～2 週間前に先行感染（多くは上気道感染）を認める例が多い
　（2）主要症候（1），（2）は約半数例で同時に，その他の例ではいずれか一方が先行する
　（3）多くの症例で MPO-ANCA の力価は疾患活動性と並行して変動する
　（4）治療を早く中止すると，再発する例がある
　（5）結節性多発動脈炎と顕微鏡的多発血管炎の相異を表 9-52 に示す

（難治性血管炎の診療マニュアル，厚生科学特定疾患対策研究難治性血管炎に関する調査研究班（班長　橋本博史），2002 より引用）

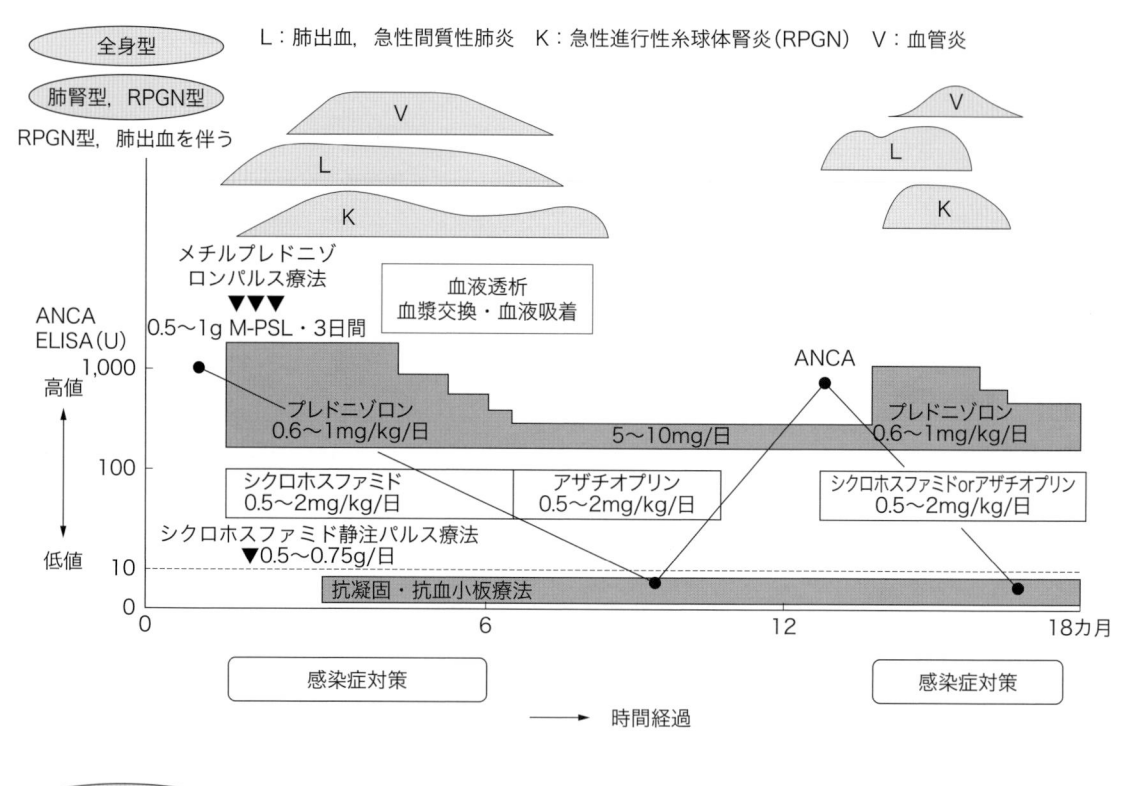

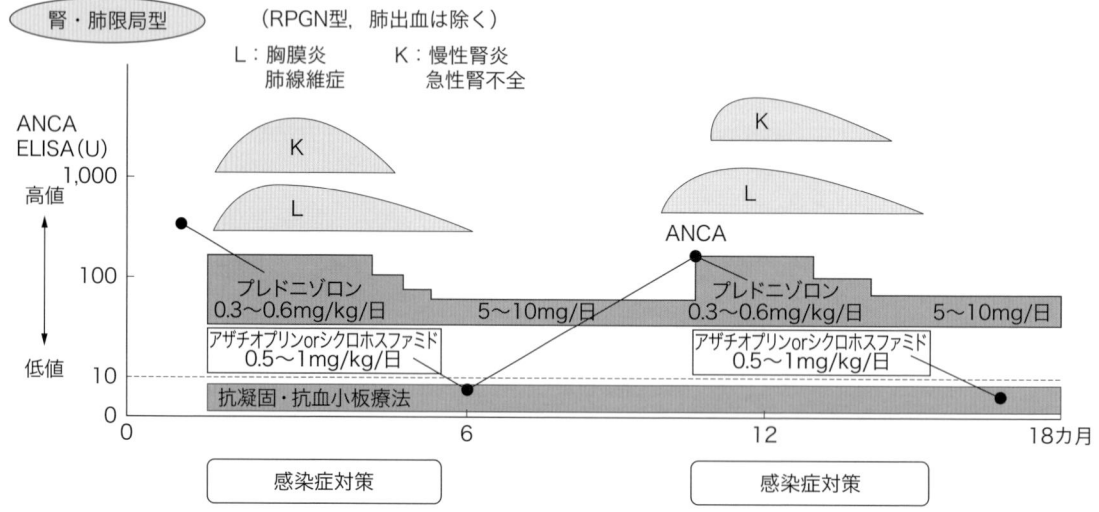

図 9-22 MPA ないし ANCA 関連血管炎に対する病型別免疫抑制治療(2001 年)
(難治性血管炎の診療マニュアル,厚生科学特定疾患対策研究難治性血管炎に関する調査研究班(班長 橋本博史),2002 より引用)

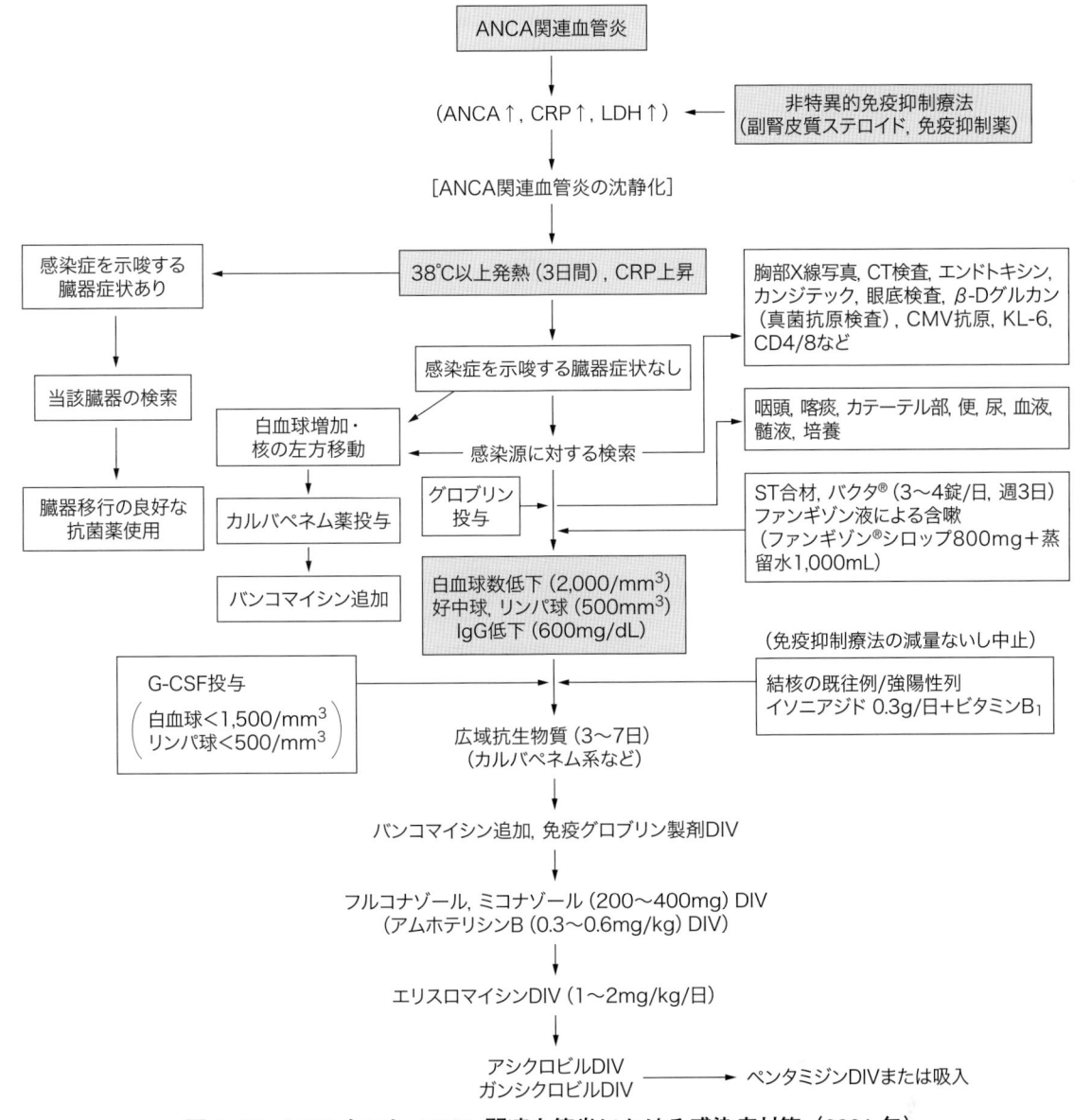

図 9-23　MPA ないし ANCA 関連血管炎における感染症対策（2001 年）
(難治性血管炎の診療マニュアル，厚生科学特定疾患対策研究難治性血管炎に関する調査研究班（班長　橋本博史），2002 より引用)

表9-53 WGの診断基準（厚生省調査研究班難治性血管炎分科会，1998年）

1. 主要症状
   (1) 上気道（E）の症状
       E：鼻（膿性鼻漏，出血，鞍鼻），眼（眼痛，視力低下，眼球突出），耳（中耳炎），口腔・咽頭痛（潰瘍，嗄声，気道閉塞）
   (2) 肺（L）の症状
       L：血痰，咳嗽，呼吸困難
   (3) 腎（K）の症状
       血尿，蛋白尿，急速に進行する腎不全，浮腫，高血圧
   (4) 血管炎による症状
       ①全身症状：発熱（38℃以上，2週間以上），体重減少（6カ月以内に6kg以上）
       ②臓器症状：紫斑，多関節炎（痛），上強膜炎，多発性単神経炎，虚血性心疾患，消化管出血，胸膜炎

2. 主要組織所見
   ①E，L，Kの巨細胞を伴う壊死性肉芽腫性炎
   ②免疫グロブリン沈着を伴わない壊死性半月体形成腎炎
   ③小・細動脈の壊死性肉芽腫性血管炎

3. 主要検査所見
   Proteinase3（PR3）ANCA（蛍光抗体法でcytoplasmic pattern，C-ANCA）が高率に陽性を示す

4. 判定
   ①確実（definite）
     (a) 上気道（E），肺（L），腎（K）のそれぞれ1臓器症状を含め主要症状の3項目以上を示す例
     (b) 上気道（E），肺（L），腎（K），血管炎による主要症状の2項目以上および，組織所見①，②，③の1項目以上を示す例
     (c) 上気道（E），肺（L），腎（K），血管炎による主要症状の1項目以上と組織所見①，②，③の1項目以上およびC（PR3）-ANCA陽性の例
   ②疑い（probable）
     (a) 上気道（E），肺（L），腎（K），血管炎による主要症状のうち2項目以上の症状を示す例
     (b) 上気道（E），肺（L），腎（K），血管炎による主要症状のいずれか1項目および，組織所見①，②，③の1項目を示す例
     (c) 上気道（E），肺（L），腎（K），血管炎による主要症状のいずれか1項目とC（PR3）-ANCA陽性を示す例

5. 参考となる検査所見
   ①白血球，CRPの上昇
   ②BUN，血清クレアチニンの上昇

6. 鑑別診断
   ①E，Lのほかの原因による肉芽腫性疾患（サルコイドーシスなど）
   ②ほかの血管炎症候群（顕微鏡的多発血管炎，アレルギー性肉芽腫性血管炎またはチャーグ・ストラウス症候群など）

7. 参考事項
   ①上気道（E），肺（L），腎（K）のすべてが揃っている例は全身型，上気道（E），下気道（L），のうち単数もしくは2つの臓器にとどまる例を限局型と呼ぶ
   ②全身型はE，L，Kの順に症状が発現することが多い
   ③発症後しばらくすると，E，Lの病変に黄色ブドウ球菌を主とする感染症を合併しやすい
   ④E，Lの肉芽腫による占拠性病変の診断にCT，MRI検査が有用である
   ⑤PR3-ANCAの力価は疾患活動性と並行しやすい

（難治性血管炎の診療マニュアル，厚生科学特定疾患対策研究難治性血管炎に関する調査研究班（班長　橋本博史），2002より引用）

表 9-54 WG の重症度分類（厚生省調査研究班難治性血管炎分科会，1998 年）

厚生省調査研究班の診断基準を満足する症例について，重症度を以下の 5 段階に区別する。

1度：	上気道（鼻，耳，眼，咽喉頭など）および下気道（肺）のいずれか 1 臓器以上の症状を示すが，免疫抑制療法（ステロイド薬，免疫抑制薬）の維持量あるいは投薬なしに 1 年以上活動性の血管炎症状を認めず，寛解状態にあり，血管炎症状による不可逆的な臓器障害を伴わず，日常生活（家庭生活や社会生活）に支障のない患者
2度：	上気道（鼻，耳，眼，咽喉頭など）および下気道（肺）のいずれか 2 臓器以上の症状を示し，免疫抑制療法を必要とし定期的外来通院を必要とするが血管炎症状による軽度の不可逆的な臓器障害（鞍鼻，副鼻腔炎など）および合併症は軽微であり，介助なしで日常生活（家庭生活や社会生活）を過ごせる患者
3度：	上気道（鼻，耳，眼，咽喉頭など）および下気道（肺），腎臓障害あるいはその他の臓器の血管炎症候により，不可逆的な臓器障害（注1）ないし合併症を有し，しばしば再燃により入院または入院に準じた免疫抑制療法を必要とし，日常生活（家庭生活や社会生活）に支障をきたす患者
4度：	上気道（鼻，耳，眼，咽喉頭など）および下気道（肺），腎臓障害あるいはその他の臓器の血管炎症候により，生命予後に深く関与する不可逆的な臓器障害（注2）ないし重篤な合併症（重症感染症など）を有し，強力な免疫抑制療法と臓器障害，合併症に対して，3 カ月以上の入院治療を必要とし，日常生活（家庭生活や社会生活）に一部介助を必要とする患者
5度：	血管炎症状による生命維持に重要な臓器の不可逆的な臓器障害（注3）と重篤な合併症（重症感染症，DIC など）を伴い，原則として常時入院治療による厳重な治療管理と日常生活に絶えざる介助を必要とする患者。これには，人工透析，在宅酸素療法，経管栄養などの治療を必要とする患者も含まれる

注 1．以下のいずれかを認めること
    a．下気道の障害により軽度の呼吸不全（PaO_2 60～70Torr）を認める
    b．血清クレアチニン値が 2.5～4.9 mg/dL 程度の腎不全
    c．NYHA 2 度の心不全徴候を認める
    d．脳血管障害による軽度の片麻痺（筋力 4）
    e．末梢神経障害による 1 肢の機能障害（筋力 3）
    f．両眼の視力の和が 0.09～0.2 の視力障害

注 2．以下のいずれかを認めること
    a．下気道の障害により中軽度の呼吸不全（PaO_2 50～59Torr）を認める
    b．血清クレアチニン値が 5.0～7.9 mg/dL 程度の腎不全
    c．NYHA 3 度の心不全徴候を認める
    d．脳血管障害による著しい片麻痺（筋力 3）
    e．末梢神経障害による 2 肢の機能障害（筋力 3）
    f．両眼の視力の和が 0.02～0.08 の視力障害

注 3．以下のいずれかを認めること
    a．下気道の障害により高度の呼吸不全（PaO_2 50Torr 未満）を認める
    b．血清クレアチニン値が 8.0 mg/dL 以上の腎不全
    c．NYHA 4 度の心不全徴候を認める
    d．脳血管障害による完全片麻痺（筋力 2 以下）
    e．末梢神経障害による 3 肢以上の機能障害（筋力 3）。もしくは 1 肢以上の筋力全廃（筋力 2 以下）
    f．両眼の視力の和が 0.01 以下の視力障害

（難治性血管炎の診療マニュアル，厚生科学特定疾患対策研究難治性血管炎に関する調査研究班（班長　橋本博史），2002 より引用）

表 9-55　WG の治療指針（厚生省調査研究班難治性血管炎分科会，1997 年）

下記のプロトコールに従って免疫抑制療法を行う。

1．寛解導入療法

（1）全身型 WG で活動早期の例に対して
　　シクロホスファミド（CY）50〜100 mg/日とプレドニゾロン（PSL）40〜60 mg/日の経口投与を 8〜12 週間行う
（2）限局性 WG で活動早期の例に対して
　　PSL 15〜30 mg/日，CY 25〜75 mg/日，スルファメトキサゾール・トリメトプリム（ST）合剤，2〜3 錠/日を 8 週間行う

注 1：全身型 WG とは主要症状の上気道，肺，腎のすべて揃っている例，限局型 WG とは上気道，肺の単数もしくは 2 つの臓器症状にとどまる例を指す
注 2：寛解とは，肉芽腫症病変，血管炎，腎炎の症状が消失，または軽快し，PR3-ANCA 値を含め検査所見が正常化することを意味する
注 3：発症から治療期間までの期間が短いほど，完全寛解を期待できる
注 4：副作用のため CY が用いられない場合は，アザチオプリン（AZA）の同量か，メトトレキサート（MTX）を 2.5〜7.5 mg/週を使用する。

2．維持療法

寛解導入後は 2 つのいずれかの維持療法を原則として 12〜24 カ月行う
（1）PSL を 8〜12 週間で漸減，中止し，CY を 25〜50 mg/日に減量して投与する
（2）CY をただちに中止し，PSL を漸減し 5〜15 mg/日の投与とする

注 1：疾患活動期に肉芽腫症病変の強かった例は（1），血管炎症例の強かった例は（2）を原則として選択する
注 2：再発した場合は CY（AZA），MTX，PSL 投与量を寛解導入期の投与量に戻す

附：WG の免疫抑制療法施行時の注意事項
　　1）CY, AZA, MTX の使用にあたっては適用外医薬品であるのでインフォームドコンセントを患者に十分話して了解のもとで使用し，副作用の早期発見とその対策が重要である
　　2）PR3-ANCA 力価を疾患活動性の指標として至適投与量を設定する
　　3）WG の発症，増悪因子として細菌，ウイルス感染症の対策を十分行う

（難治性血管炎の診療マニュアル，厚生科学特定疾患対策研究難治性血管炎に関する調査研究班（班長　橋本博史），2002 より引用）

表 9-56 アレルギー性肉芽腫性血管炎（チャーグ・ストラウス症候群）診断基準（厚生省調査研究班難治性血管炎分科会，1998 年）

1．主要臨床所見	
	（1）気管支喘息あるいはアレルギー性鼻炎 （2）好酸球増加 （3）血管炎による症状：発熱（38℃以上，2週以上），体重減少（6カ月以内に6kg以上）・多発性単神経炎，消化管出血，紫斑，多関節痛（炎），筋肉痛（筋力低下）
2．臨床経過の特徴	
	主要所見（1），（2）が先行し，（3）が発症する
3．主要組織所見	
	（1）周囲組織に著明な好酸球浸潤を伴う細小血管の肉芽腫性，またはフィブリノイド壊死性血管炎の存在 （2）血管外肉芽腫の存在
4．判定	
	（1）確実（definite） 　（a）主要臨床所見のうち気管支喘息あるいはアレルギー性鼻炎，好酸球増加および血管炎による症状のそれぞれ1つ以上を示し同時に，主要組織所見の1項目を満たす場合（アレルギー性肉芽腫性血管炎） 　（b）主要臨床項目3項目を満たし，臨床経過の特徴を示した場合（Churg-Strauss症候群） （2）疑い（probable） 　（a）主要臨床所見1項目および主要組織所見の1項目を満たす場合（アレルギー性肉芽腫性血管炎） 　（b）主要臨床所見3項目を満たすが，臨床経過の特徴を示さない場合（Churg-Strauss症候群）
5．参考となる検査所見	
	（1）白血球増加（1万/μL） （2）血小板数増加（40万/μL） （3）血清IgE増加（600 U/mL以上） （4）MPO-ANCA陽性 （5）リウマトイド因子陽性 （6）肺浸潤陰影

（難治性血管炎の診療マニュアル，厚生科学特定疾患対策研究難治性血管炎に関する調査研究班（班長　橋本博史），2002 より引用）

表 9-57 アレルギー性肉芽腫性血管炎（チャーグ・ストラウス症候群）の治療指針（厚生省調査研究班難治性血管炎分科会，1998 年）

1．基本的治療（免疫抑制療法）	
	メチルプレドニゾロン 0.5～1.0 g/日のパルス療法を3日間施行し，その後経口的にプレドニゾロン40 mg/日を8週間投与する．その後は臨床症状，検査所見，特に好酸球数を参考にして漸減，維持療法に移る．多くの例はステロイド治療のみで寛解するが，ステロイド投与量をあまり早く減量すると再発することがある 血管炎症候群の著しい例にはシクロホスファミド，もしくはアザチオプリン 50～100 mg/日を併用する．これらの免疫抑制薬は保険適用外の薬剤であり，使用にあたっては十分なインフォームドコンセントをとり，副作用に十分注意する
2．気管支喘息に対する治療	
	一般の気管支喘息治療に用いられる薬剤を適宜使用する
3．多発性単神経炎の運動療法には，リハビリテーションを行う	

（難治性血管炎の診療マニュアル，厚生科学特定疾患対策研究難治性血管炎に関する調査研究班（班長　橋本博史），2002 より引用）

表9-59　側頭動脈炎の臨床症状（厚生省調査研究班難治性血管炎分科会，1998年）

症　状	陽性者数	(%)	症　状	陽性者数	(%)
全身症状	36/65	55.4	眼症状	34/70	48.6
発熱	20/61	32.8	眼痛	14/67	20.9
体重減少	14/55	25.5	視力障害	29/67	43.3
収縮期高血圧	15/60	25.0	複視	5/65	7.7
拡張期高血圧	9/60	15.0	虚血性視神経炎	17/67	25.4
リンパ節腫大	1/54	1.9	一過性黒内障	2/65	3.1
浮腫	5/57	8.8	視神経萎縮	13/67	19.4
精神神経症状	61/68	89.7	視野障害	19/64	29.7
限局性の頭痛	53/67	79.1	失明	4/62	6.5
頭皮部の疼痛	38/60	63.3	上強膜炎	3/66	4.5
側頭動脈痛	51/65	78.5	虹彩炎	2/66	3.0
側頭動脈拍動触知低下	22/55	40.0	眼球突出	1/68	1.5
側頭動脈部拍動性頭痛	30/57	52.6	心症状	6/57	10.5
脳神経症状	6/66	9.1	心内膜炎	0/55	0.0
脳梗塞	8/66	12.1	心外膜炎	0/55	0.0
多発性単神経炎（運動障害あり）	1/63	1.6	伝導障害	4/55	7.3
多発性単神経炎（運動障害なし）	1/62	1.6	心筋梗塞	2/57	3.5
頭皮部の結節	10/64	15.6	狭心症	3/57	5.3
咀嚼困難	10/68	14.7	呼吸器症状	6/60	10.0
咀嚼・嚥下筋筋力低下	10/65	15.4	労作時呼吸困難	2/59	3.4
嚥下困難	4/67	6.0	乾性咳	3/59	5.1
意識障害	2/67	3.0	気管支喘息	2/59	3.4
けいれん発作	0/68	0.0	間質性肺炎・肺線維症	3/58	5.2
脳出血	1/68	1.5	肺出血	1/57	1.8
精神症状	5/68	7.4	血痰	2/58	3.4
無菌性髄膜炎	0/67	0.0	胸膜炎	0/57	0.0
皮膚症状	8/58	13.8	肺浸潤	1/57	1.8
皮膚潰瘍・梗塞	1/57	1.8	肺梗塞	1/57	1.8
皮下結節	4/56	7.1	肺高血圧症	0/55	0.0
紅斑	3/56	5.4	消化器症状	4/60	6.7
リベドー	0/54	0.0	吐血	1/60	1.7
紫斑・出血斑	1/57	1.8	下血	2/60	3.3
指壊疽	0/58	0.0	腹膜炎	0/60	0.0
レイノー現象	2/56	3.6	イレウス	0/58	0.0
関節・筋症状	29/64	45.3	腸梗塞	1/58	1.7
関節痛（炎）	13/61	21.3	その他の臓器梗塞	1/46	2.2
筋肉痛（炎）	18/61	29.5			
筋萎縮	5/57	8.8			
筋力低下	10/56	17.9			

（橋本博史，他：全国疫学調査による側頭動脈炎の臨床的検討．厚生省特定疾患難治性血管炎分科会（分科会長　橋本博史）．平成10年度研究報告書，p185, 1999より引用）

表 9-60 側頭動脈炎検査所見（厚生省調査研究班難治性血管炎分科会，1998 年）

		%
赤沈亢進	56/66	84.8
CRP 陽性	50/65	76.9
白血球増多	31/65	47.7
血小板増多	20/64	31.3
抗核抗体陽性	16/53	30.2
低血色素	19/65	29.2
低蛋白血症	18/62	29.0
リウマトイド因子陽性	15/53	28.3
高尿素窒素血症	18/64	28.1
高γ-グロブリン血症	10/46	21.7
免疫複合体陽性	3/19	15.8

（橋本博史，他：全国疫学調査による側頭動脈炎の臨床的検討．厚生省特定疾患難治性血管炎分科会（分科会長　橋本博史），平成 10 年度研究報告書，p185, 1999 より引用）

表 9-61 アメリカ・リウマチ学会による側頭動脈炎の分類基準（1990 年）

項目	定義
1．発病年齢 50 歳以上	臨床徴候の出現が 50 歳以上
2．新しい頭痛	新たに出現し，新しい性質の頭部に限局した疼痛
3．側頭動脈の異常	側頭動脈の圧痛・拍動の低下，頸動脈硬化とは関係しない
4．赤沈亢進	赤沈 50 mm/時以上
5．動脈生検異常所見	単核球細胞浸潤あるいは多形核巨細胞をもつ肉芽腫性病変

以上の 5 項目のうち 3 項目を満足した場合を側頭動脈と分類する。

表9-62 高安動脈炎(大動脈炎症候群)の診断基準(厚生省特定疾患難治性血管炎に関する調査研究班)

1．疾患概念と特徴
大動脈とその主要分枝および肺動脈，冠動脈に狭窄，閉塞または拡張病変をきたす原因不明の非特異性炎症性疾患。狭窄ないし閉塞をきたした動脈の支配臓器に特有の虚血障害，あるいは逆に拡張病変による動脈瘤がその臨床病態の中心をなす。病変の生じた血管領域により臨床症状が異なるため多彩な臨床症状を呈する。若い女性に好発する

2．症状
（1）頭部虚血症状：めまい，頭痛，失神発作，片麻痺など
（2）上肢虚血症状：脈拍欠損，上肢易疲労感，指のしびれ感，冷感，上肢痛
（3）心症状：息切れ，動悸，胸部圧迫感，狭心症状，不整脈
（4）呼吸器症状：呼吸困難，血痰
（5）高血圧
（6）眼症状：一過性または持続性の視力障害，失明
（7）下肢症状：間欠跛行，脱力，下肢易疲労感
（8）疼痛：頸部痛，背部痛，腰痛
（9）全身症状：発熱，全身倦怠感，易疲労感，リンパ節腫脹（頸部）
（10）皮膚症状：結節性紅斑

3．診断上重要な身体所見
（1）上肢の脈拍ならびに血圧異常（橈骨動脈の脈拍減弱，消失，著明な血圧左右差）
（2）下肢の脈拍ならびに血圧異常（大腿動脈の拍動亢進あるいは減弱，血圧低下，上下肢血圧差）
（3）頸部，背部，腹部での血管雑音
（4）心雑音（大動脈弁閉鎖不全症が主）
（5）若年者の高血圧
（6）眼底変化（低血圧眼底，高血圧眼底，視力低下）
（7）顔面萎縮，鼻中隔穿孔（特に重症例）
（8）炎症所見：微熱，頸部痛，全身倦怠感

4．診断上参考となる検査所見
（1）炎症反応：赤沈亢進，CRP促進，白血球増加，γ-グロブリン増加
（2）貧血
（3）免疫異常：免疫グロブリン増加（IgG，IgA），補体増加（C_3，C_4）
（4）凝固線溶系：凝固亢進（線溶異常），血小板活性化亢進
（5）HLA：HLA-B52，B39

5．画像診断による特徴
（1）大動脈石灰化像：胸部単純X線写真，CT
（2）胸部大動脈壁肥厚：胸部単純X線写真，CT，MRA
（3）動脈閉塞，狭窄病変：DSA，CT，MRA
弓部大動脈分枝：限局性狭窄からびまん性狭窄まで
下行大動脈：びまん性狭窄（異型大動脈縮窄）
腹部大動脈：びまん性狭窄（異型大動脈縮窄），しばしば下行大動脈，上腹部大動脈狭窄は連続
腹部大動脈分枝：起始部狭窄
（4）拡張病変：DSA，超音波検査，CT，MRA
上行大動脈：びまん性拡張，大動脈弁閉鎖不全の合併
腕頭動脈：びまん性拡張から限局拡張まで
下行大動脈：粗大な凹凸を示すびまん性拡張，拡張のなかに狭窄を伴う念珠状拡張から限局性拡張まで
（5）肺動脈病変：肺シンチグラフィ，DSA，CT，MRA
（6）冠動脈病変：冠動脈造影
（7）多発病変：DSA

表 9-62 つづき

6．診断
　（1）確定診断は画像診断（DSA，CT，MRA）によって行う
　（2）若年者で血管造影によって大動脈とその第一次分枝に閉塞性あるいは拡張性病変を多発性に認めた場合は，炎症反応が陰性でも高安動脈炎（大動脈炎症候群）を第一に疑う
　（3）これに炎症反応が陽性ならば，高安動脈炎（大動脈炎症候群）と診断する
　（4）上記の自覚症状，検査所見を有し，下記の鑑別疾患を否定できるもの
7．鑑別疾患
　①動脈硬化症　②炎症性腹部大動脈瘤　③血管性ベーチェット病　④梅毒性中膜炎　⑤側頭動脈炎（巨細胞性動脈炎）　⑥先天性血管異常　⑦細菌性動脈瘤

（難治性血管炎の診療マニュアル，厚生科学特定疾患対策研究難治性血管炎に関する調査研究班（班長　橋本博史），2002 より引用）

表 9-63　厚生省調査研究班による高安動脈炎の治療指針

慢性経過をとり，長期にわたって変化を示さない症例が多いために，病変動脈の診断が確定された後は，一次医療機関によって薬物療法を継続することが通常可能である。

1．一次医療機関における治療指針
　（1）問診により症状の重症度を判定する
　（2）次の場合は二次・三次医療機関に受診させる
　　　①頻回の失神発作や視力障害など，強い頭部乏血症状を訴える場合
　　　②薬剤で降圧の得られない高度の高血圧を示す場合
　　　③うっ血性心不全症状を呈する場合
　　　④狭心痛が明らかな場合
　　　⑤動脈瘤を合併している場合
　　　⑥経過中症状が増悪した場合
　（3）炎症の活動期を示す何らかの症状（発熱，痛みなど），また検査所見（赤沈亢進，CRP 陽性）を有する症例は，副腎皮質ステロイドを投与する
　（4）高血圧の程度に応じて降圧薬を投与する
　（5）血管炎の易血栓性の対策として抗血小板療法を併用する
2．二次・三次医療機関における治療指針
　（1）画像診断により病変動脈の同定を行い，確定診断を行う
　（2）症候の重症度を判定する
　（3）軽症例はステロイド，降圧薬などの薬物療法で経過を観察する
　（4）重症例ではステロイド治療により症候の消長をまず観察する
　（5）ステロイド抵抗性の炎症の場合，免疫抑制薬の併用を検討する
　（6）炎症消失後，薬物療法で虚血症状の軽快をみない場合は，外科療法を考慮する
3．薬物療法に用いられる薬剤と投与量の基準
　（1）副腎皮質ステロイド
　　　①炎症反応が強い場合は 1 日量プレドニゾロン 20～30 mg で開始するが，症状，年齢により適宜決める。HLA-B52 陽性患者では陰性例に比し炎症所見が強いことが多く，プレドニゾロン使用量が多くなる傾向がある
　　　②症状や検査所見の安定が 2 週間以上続けば速やかに減量を開始し，離脱を図る
　　　③減量により症状の増悪を示す場合は，それらを阻止するのに要する最少量を用いながら，離脱への試みを行う。場合により免疫抑制薬の併用を検討する
　（2）抗血小板薬
　　　血管炎の易血栓性の対策として抗血小板療法を併用する。アスピリン製剤や塩酸チクピジン，シロスタゾールが使われている
　（3）免疫抑制薬
　　　シクロホスファミド，メトトレキサート，アザチオプリンのいずれかを使用するが，保険適用外の医薬品であり，かつ副作用があるので，ステロイド離脱が困難な症例にのみ十分説明してインフォームドコンセントをとって慎重に使用する。シクロホスファミドの場合，1 日量 30～50 mg が用いられることが多い

表 9-63 つづき

(4) 降圧薬
　　腎血管性高血圧の場合は，レニン・アンジオテンシン系を抑制する，アンジオテンシン変換酵素阻害薬，アンジオテンシン受容体拮抗薬または β 遮断薬を第一選択とするが，それ以外では一般の高血圧治療に準じる

4．外科治療基準
(1) 脳乏血症状に対する頸動脈再建
　①頻回の失神発作，めまいにより，生活に支障をきたしている場合
　②虚血による視力障害が出現した場合
　③眼底血圧が 30 mmHg 前後に低下している場合
(2) 大動脈縮窄症，腎血管性高血圧に対する血行再建術
　①薬剤により有効な降圧が得られなくなった場合
　②降圧療法によって腎機能低下が生じる場合
　③うっ血性心不全をきたした場合
　④両側腎動脈狭窄の場合
(3) 大動脈弁閉鎖不全に対する大動脈弁置換術（Bentall 手術を含む）
　ほかの原因による場合の適応に準じる
(4) 狭心症に対する冠動脈再建術
　ほかの原因による場合の適応に準じる
(5) 動脈瘤に対する置換術
　①限局した拡大を示す場合
　②嚢状動脈瘤の場合
　③拡大傾向を示す場合
　④破裂あるいは破裂症状をきたした場合
　⑤全周性に石灰化を伴う場合は経過観察

以上のほかは病変の程度，症候の重症度に応じて，適宜適応を決定する。
〔付記〕高安動脈炎（大動脈炎症候群）患者の妊娠，出産への対応
本症は若い女性に好発するため，妊娠，出産が問題となるケースが多い。炎症所見がなく，重篤な臓器障害を認めず，心機能に異常がなければ基本的には可能と考えられる。しかし一部の症例では出産を契機として炎症所見が再燃し，血管炎の再燃が考えられる症例が認められる。

　　　（難治性血管炎の診療マニュアル，厚生科学特定疾患対策研究難治性血管炎に関する調査研究班（班
　　　　長　橋本博史），2002 より引用）

表 9-64　高安動脈炎（大動脈炎症候群）重症度分類（厚生省調査研究班難治性血管炎分科会，1998 年）

1 度：	高安動脈炎と診断しうる自覚的（脈なし，頸部痛，微熱，めまい，失神発作など），他覚的（炎症反応陽性，γ-グロブリン上昇，上肢左右差，血管雑音，高血圧など）所見が認められ，かつ血管造影（CT，MRI，MRA を含む）にても病変の存在が認められる。ただし，特に治療を加える必要もなく経過観察するかあるいはステロイド薬を除く治療を短期間加える程度
2 度：	上記症状，所見が確認され，ステロイド薬を含む内科療法にて軽快あるいは経過観察可能
3 度：	ステロイド薬を含む内科療法，あるいはインターベンション（PTA），外科的療法にもかかわらず，しばしば再発を繰り返し，病変の進行，あるいは遷延が認められる
4 度：	患者の予後を決定する重大な合併症（大動脈弁閉鎖不全，動脈瘤形成，腎障害，虚血性心疾患，肺梗塞，一過性脳虚血性発作，腎血管性高血圧，視力障害など）の併発が認められ，強力な内科的，外科的治療を必要とする
5 度：	重篤な臓器機能不全〔うっ血性心不全，心筋梗塞，呼吸機能不全を伴う肺梗塞，脳血管障害（脳出血，脳梗塞），白内障，腎不全，精神障害〕を伴う合併症を有し，厳重な治療，観察を必要とする

　（難治性血管炎の診療マニュアル，厚生科学特定疾患対策研究難治性血管炎に関する調査研究班（班長　橋本博史），2002 より引用）

表9-66 川崎病（MCLS，小児急性熱性皮膚粘膜リンパ節症候群）診断の手引き（改訂5版）

本症は，主として4歳以下の乳幼児に好発する原因不明の疾患で，その症候は以下の主要症状と参考条項とに分けられる。

A．主要症状
1. 5日以上続く発熱（ただし，治療により5日未満で解熱した場合も含む）
2. 両側眼球結膜の充血
3. 口唇，口腔所見：口唇の紅潮，いちご舌，口腔咽頭粘膜のびまん性発赤
4. 不定期発疹
5. 四肢末端の変化：（急性期）手足の硬性浮腫，掌蹠ないしは指趾先端の紅斑
   （回復期）指先からの膜様落屑
6. 急性期における非化膿性頸部リンパ節腫脹

6つの主要症状のうち5つ以上の症状を伴うものを本症とする
ただし，上記の6主要症状のうち，4つの症状しか認められなくても，経過中に断層心エコー法もしくは，心血管造影法で，冠動脈瘤（いわゆる拡大を含む）が確認され，ほかの疾患が除外されれば本症とする

B．参考条件
以下の症候および所見は，本症の臨床上，留意すべきものである
1. 心血管：聴診異常（頻脈，心雑音，奔馬調律，微弱心音），心電図の変化（PR・QT延長，異常Q波，低電位差，ST-Tの変化，不整脈），胸部X線所見（心陰影拡大），断層心エコー図所見（心膜液貯留，冠動脈瘤），狭心症状，末梢動脈瘤（腋窩など）
2. 消化器：下痢，嘔吐，腹痛，胆嚢腫大，麻痺性イレウス，軽度の黄疸，血清トランスアミナーゼ値上昇
3. 血液：核左方移動を伴う白血球増多，血小板増多，赤沈値の促進，CRP陽性，低アルブミン血症，α_2-グロブリンの増加，軽度の貧血
4. 尿：蛋白尿，沈渣の白血球増多
5. 皮膚：BCG接種部位の発赤・痂皮形成，小膿疱，爪の横溝
6. 呼吸器：咳嗽，鼻汁，肺野の異常陰影
7. 関節：疼痛，腫脹
8. 神経：髄液の単核球増多，けいれん，意識障害，顔面神経麻痺，四肢麻痺

備考
1. 主要症状A.の5.は，回復期所見が重要視される
2. 急性期における非化膿性頸部リンパ節腫脹はほかの主要症状に比べて発現頻度が低い（約65％）
3. 本症の性比は1.3～1.5：1で男児に多く，年齢分布は4歳以下が80～85％を占め，致命率は0.1％前後である
4. 再発例は2～3％に，同胞例は1～2％にみられる
5. 主要症状は満たさなくても，ほかの疾患が否定され，本症が疑われる容疑例が約10％存在する。このなかには冠動脈瘤（いわゆる拡大を含む）が確認される例がある

厚生労働省川崎病研究班作成（1970年9月初版，1972年9月改訂1版，1974年4月改訂2版，1978年8月改訂3版，1984年9月改訂4版，2002年2月改訂5版より引用）

表9-70 原発性と続発性 APS における動静脈血栓症の頻度

(%)

動脈血栓症	total n=268	PAPS n=113	SAPS n=155
脳梗塞	144 (54)	67 (59)	77 (50)
一過性脳虚血発作	30 (11)	10 (9)	20 (13)
虚血性心疾患	22 (8)	14 (12)	8 (5)
弁膜症	9 (3)	1 (1)	8 (5)
皮膚潰瘍	32 (12)	12 (11)	20 (13)
指趾壊疽	13 (5)	5 (4)	8 (5)
網膜動脈血栓	22 (8)	7 (6)	15 (10)
血栓性糸球体微小血管障害	18 (7)	4 (4)	14 (9)
腎梗塞	11 (4)	8 (7)	3 (2)
腸梗塞	7 (3)	4 (4)	3 (2)
骨壊死	11 (4)	2 (2)	9 (6)

PAPS：原発性 APS, SAPS：続発性 APS
PAPS と SAPS の間に有意差なし

(%)

静脈血栓症	total n=190	PAPS n=78	SAPS n=112
下肢深部静脈血栓症	97 (51)	36 (46)	61 (55)
表在性血栓性静脈炎	35 (18)	12 (15)	23 (21)
肺血栓・塞栓症	58 (31)	27 (35)	31 (28)
Budd-Chiari 症候群	6 (3)	3 (4)	3 (3)
網膜静脈血栓症	15 (8)	6 (8)	9 (8)
網状青色皮斑	29 (15)	8 (10)	21 (19)

PAPS：原発性 APS, SAPS：続発性 APS
PAPS と SAPS の間に有意差なし

(橋本博史, 他：抗リン脂質抗体症候群全国調査の臨床的検討. 厚労省難治性血管炎に関する調査研究班（班長 橋本博史）平成 11 年度研究報告書, p283, 2000 より引用)

表9-71 APS 診断基準案（サッポロ基準のシドニー改変-2006）

・臨床所見
　1．血栓症
　　画像診断，ドップラー検査または病理学的に確認されたもので，血管炎による閉塞を除く
　2．妊娠合併症
　　a．妊娠 10 週以降で，他に原因のない正常形態胎児の死亡，または
　　b．妊娠中毒症, 子癇または胎盤機能不全による妊娠 34 週以前の形態学的異常のない胎児の 1 回以上の早産，または
　　c．妊娠 10 週以前の 3 回以上つづけての形態学的，内分泌学的および染色体異常のない流産
・検査基準
　1．標準化された ELISA 法による IgG または IgM 型抗カルジオリピン抗体（中等度以上の力価または健常人の 99%-tile 以上）
　2．IgG または IgM 型抗β2-グリコプロテイン I 抗体陽性（健常人の 99%-tile 以上）
　3．国際血栓止血学会のループスアンチコアグラントガイドラインに沿った測定法で，ループスアンチコアグラントが陽性

臨床所見の 1 項目以上が存在し，かつ検査項目のうち 1 項目以上が 12 週の間隔をあけて 2 回以上証明されるとき APS と分類する。

(Miyakis S, et al：J Thromb Haemost 4：295, 2006 より引用)

表 9-74 成人スチル病分類基準（成人スチル病研究班）

1. 大項目
   ①39℃以上，1週間以上続く発熱
   ②2週間以上続く関節症状
   ③定型的皮疹
   ④80％以上の好中球増加を伴う白血球増加（>1万/μL）

2. 小項目
   ①咽頭痛
   ②リンパ節腫脹あるいは脾腫
   ③肝機能異常
   ④リウマトイド因子陰性および抗核抗体陰性
   大項目2項目以上を含む総項目数5項目以上あれば成人スチル病と分類できる。ただし，以下の疾患を除外する

3. 除外項目
   ①感染症（特に敗血症，伝染性単核球症）
   ②悪性腫瘍（特に悪性リンパ腫）
   ③膠原病（特に結節性多発動脈炎，悪性関節リウマチ）

（Yamaguchi M, et al : J Rheumatol 19：424, 1992 より引用）

表 9-75 初発の急性リウマチ熱の診断基準（Jones Criteria，1992年）

1. 主症状
   心炎，多関節炎，舞踏病，輪状紅斑，皮下結節

2. 副症状
   臨床症状
     関節痛，発熱
   検査所見
     急性反応物質：赤沈値，CRP，
     P-R時間延長

3. 先行するA群連鎖球菌感染の証拠
   咽頭培養陽性またはA群連鎖球菌迅速反応陽性，連鎖球菌血清反応高値または上昇
   診断：先行する連鎖球菌感染の証拠が証明された症例で主症状2項目または主症状1項目と副症状2項目以上があればリウマチ熱の可能性が高い

表10-1 ベーチェット病の診断基準（厚生労働省研究班による，2003年改訂）

＜主症状＞
1. 口腔粘膜の再発性アフタ性潰瘍
2. 皮膚症状
   a）結節性紅斑
   b）皮下の血栓性静脈炎
   c）毛嚢炎様皮疹，痤瘡様皮疹
3. 眼症状
   a）虹彩毛様体炎
   b）網膜ぶどう膜炎
   c）以下の所見があればa），b）に準ずる
      視神経萎縮，虹彩後癒着，水晶体上色素沈着，網脈絡膜萎縮，白内障，緑内障，眼球癆
4. 外陰部潰瘍

＜副症状＞
1. 変形や硬直を伴わない関節炎
2. 副睾丸炎
3. 回盲部潰瘍で代表される消化器病変
4. 血管病変
5. 中等度以上の中枢神経病変

＜参考となる検査所見＞
1. 皮膚の針反応
2. レンサ球菌ワクチンによるプリックテスト
3. 炎症反応—赤沈値の亢進，血清CRP高値，末梢白血球数の増加
4. HLA-B51の陽性
5. 病理所見

（厚労省ベーチェット病に関する調査研究班，ベーチェット病，難病の診断と治療方針，疾病対策研究会編，3改訂版，六法出版社，東京，2005より引用）

表10-2 SNSAの診断基準（Amor，1990年）

項　目	点数
1. 腰部または背部の夜間痛あるいは同部位の朝のこわばり	1
2. 非対称性の少数関節炎（oligoarthritis）	2
3. 臀部痛/左右交互の臀部痛	1/2
4. ソーセージ様の趾または指	2
5. 踵部痛またはほかの明確な付着部炎	2
6. 虹彩炎	2
7. 非淋菌性尿道炎または子宮頸管炎（関節炎発症前1カ月）	1
8. 急性下痢（関節炎発症前1カ月）	1
9. 乾癬および/または亀頭炎および/または炎症性腸疾患（潰瘍性大腸炎またはクローン病）	2
10. 仙腸関節炎（X線変化両側性grade≧2，片側性grade≧3）*	3
11. HLA-B27陽性および/または強直性脊椎炎，ライター症候群，ぶどう膜炎，乾癬または炎症性腸疾患の家族歴	2
12. NSAIDs投与後48時間以内の明確な症状改善および/または中止後の疼痛の急速な再発	2

以上12項目の合計点が6以上であればSNSAと診断してよい。
*注：仙腸関節X線像変化
　0：正常，1度：疑い，2度：軽度（小さな限局性の侵食像や硬化像），3度：中等度（侵食像や硬化像の拡大，関節裂隙狭小），4度：強直

表10-4 強直性脊椎炎の改訂診断基準（1984年）（New York）

1. 3カ月以上続く腰痛。安静では軽快せず，運動で軽快するもの
2. 腰椎の前後屈側屈の可動域制限
3. 胸郭拡張制限。年齢，性による基準値を下回るもの
4. 両側 Grade 2 以上の仙腸関節の変化がみられる
5. 片側 Grade 3 以上の仙腸関節の変化がみられる

診断
4あるいは5があり，1，2，3のうち1項目あれば確定

表10-5 再発性多発軟骨炎(RP)の診断基準

1. 両側性の耳介軟骨炎
2. 非びらん性リウマトイド因子陰性多関節炎
3. 鼻軟骨炎
4. 眼の炎症性病変：結膜炎，角膜炎，（上）強膜炎，ぶどう膜炎
5. 気管軟骨炎（気管・喉頭軟骨炎）
6. 蝸牛，前庭機能障害（感音性難聴，耳鳴・眩暈）
7. 生検による軟骨炎の病理組織所見

以上の7項目中3項目を満たすものをRPと診断する

(McAdam LP, et al：Medicine 55：193, 1976 より引用)

表10-6 リウマチ性多発筋痛症の診断基準

1. 両側性肩の疼痛および（または）こわばり
2. 発症から2週間以内の症状完成
3. 初回赤沈1時間値 40 mm 以上
4. 朝のこわばり持続時間1時間以上
5. 年齢 65 歳以上
6. うつ状態および（または）体重減少
7. 両側性上腕部圧痛

上記診断基準項目7項目中3項目以上を満足する場合，または少なくとも1項目と側頭動脈炎を示す臨床的あるいは病理組織学的異常が共存する場合には「リウマチ性多発筋痛症と考えられる」(Probable PMR) としてよい。

(Weyand CM, et al：Arch Intern Med 159：577, 1999 より引用)

表 10-9 サルコイドーシスの診断基準

1. 主要事項
   (1) 臨床症状
       呼吸器症状（咳・息切れ），眼症状（霧視），皮膚症状（丘疹）など
   (2) 臨床所見・検査所見
       ①胸郭内病変
         （a）胸部 X 線・CT 所見〔両側肺門リンパ節腫脹（BHL），びまん性陰影，血管・胸膜の変化など〕
         （b）肺機能所見（%VC・DLco・Pao$_2$ の低下）
         （c）気管支鏡所見（粘膜下血管の network formation, 結節など）
         （d）気管支肺胞洗浄液所見[※1]（総細胞数・リンパ球の増加，CD4/8 上昇）
         （e）胸腔鏡所見（結節，肥厚，胸水など）
       ②胸郭外病変
         （a）眼病変[※2]（前部ぶどう膜炎，隅角結節，網膜血管周囲炎など）
         （b）皮膚病変（結節，局面，びまん性浸潤，皮下結節，瘢痕浸潤）
         （c）表在リンパ節病変（無痛性腫脹）
         （d）心病変[※3]（伝導障害，期外収縮，心筋障害など）
         （e）唾液腺病変（耳下腺腫脹，角結膜乾燥，涙腺病変など）
         （f）神経系病変（脳神経，中枢神経障害など）
         （g）肝病変（黄疸，肝機能上昇，結節など）
         （h）骨病変（手足短骨の骨梁脱落など）
         （i）脾病変（腫脹など）
         （j）筋病変（腫瘤，筋肉低下，萎縮など）
         （k）腎病変（持続性蛋白尿，高 Ca 血症，結石など）
         （l）胃病変（胃壁肥厚，ポリープなど）
       ③検査所見
         （a）ツベルクリン反応　陰性
         （b）γ-グロブリン　上昇
         （c）血清 ACE　上昇
         （d）血清リゾチーム　上昇
         （e）^{67}Ga 集積像　陽性（リンパ節，肺など）
         （f）気管支肺胞洗浄液の総細胞数・リンパ球増加，CD4/8 の上昇
       ※1：気管支肺胞洗浄液所見については喫煙歴を考慮する
       ※2・3：眼・心サルコイドーシスについては別途診断の手引きを参考とする
   (3) 病理組織学的所見
       類上皮細胞からなる乾酪性壊死を伴わない肉芽腫病変
       生検部位［リンパ節，経気管支肺生検（TBLB），気管支壁，皮膚，肝，筋肉，心筋，結膜など］
       Kveim 反応も参考になる
2. 参考事項
   ①無自覚で集団検診により胸部 X 線所見から発見されることが多い
   ②霧視などの眼症状で発見されることが多い
   ③ときに家族発生がみられる
   ④心病変にて突然死することがある
   ⑤ステロイド治療の適応には慎重を要する
   ⑥結核菌培養も同時に行うことが肝要である
3. 診断の基準
   ①組織診断群（確実）：1-(2) のいずれかの臨床・検査所見があり，1-(3) が陽性
   ②臨床診断群（ほぼ確実）：1-(2) ①，②のいずれかの臨床所見があり，1-(2) ③の（a）（ツベルクリン反応）または（c）（血清 ACE）を含む 3 項目以上陽性
4. 除外規定
   ①原因既知あるいは別の病態の疾患，例えば悪性リンパ腫，結核，肺がん（がん性リンパ管症），ベリリウム肺，塵肺，過敏症肺炎など
   ②異物，がんなどによるサルコイドの局所反応

（難病の診断と治療指針，疾病対策研究会編，六法出版社，p62, 2001 より引用）

表 10-10 関節液の性状と鑑別疾患

鑑別指標＼分類	正常	非炎症性	炎症性	化膿性	出血性
色調	無色〜淡黄色	淡黄色調	淡黄色調〜白色	黄色〜白色膿性	淡赤色〜血性
透明度	透明	透明	半透明〜混濁	混濁	半透明〜混濁
粘稠度	非常に高い	高い	低い	非常に低い	高い〜低い
ムチンクロット	good	good〜fair	fair〜poor	poor	
白血球数	<150	<3,000	3,000〜50,000	50,000〜300,000	
多核球	<25	<25	>70	>90	
自然凝塊形成	(−)	(+)	(+)	(+)	
主な疾患		変形性関節症結晶性関節炎（痛風，偽痛風）	関節リウマチライター症候群結晶性関節炎（痛風，偽痛風）乾癬性関節炎	細菌感染結核	外傷血液異常（血友病など）腫瘍（とくに色素沈着性絨毛結節性滑膜炎）

（深沢　徹：各種穿刺液検査，膠原病診療のミニマムエッセンシャル，監修，橋本博史，他，新興医学出版社，東京，2005，p91 より引用，一部改変）

表 10-11 高齢者にみられるリウマチ性疾患（関節リウマチ，リウマチ性多発筋痛症，変形性関節症，痛風）の鑑別

	関節リウマチ	リウマチ性多発筋痛症	変形性関節症	痛風
性	女（60〜80％）	双方	双方	男（95％）
年齢	20〜40歳	55歳以上	40歳以上	50歳に多い
家族	RA	―	―	痛風
発病	徐々，ときに急激	亜急性	徐々	急性発作として
経過	進行性	視力障害に注意	徐々に進行	発作間は症状少ない
侵される関節	多発性，対称性，PIP，MCP，手，足趾，腕，肘，膝，足，肩，頸，股	肩，頸，腰，股	多発性，非対称性，DIP，腰椎，仙腸，股，肩，頸	1関節より始まる，第1中足趾節，足根，足，膝
朝のこわばり	あり	あり	なし	なし
結節	リウマトイド結節	なし	ヘバーデン結節，ブシャール結節	痛風結節（尿酸結晶）
X線写真所見	骨粗鬆症，内腔狭小，びらん，骨破壊，変形，脱臼，強直	異常所見なし	内腔狭小，化骨，cyst	punched out
関節滑液			高い	（針状結晶）
粘稠度	低い（ムチンクロットもろい）	高〜低	少ない	低い（ムチンクロットもろい）
細胞数	増加	少ない	正常	増加
補体価	低下	正常	正常	正常〜高値
赤沈	亢進	著明亢進	―	亢進
血清リウマトイド因子	+	―	正常	
血清尿酸値	正常	正常	無効	高値
コルヒチン治療	無効	無効		有効

表 10-12 アメリカリウマチ協会の痛風診断基準

1. 尿酸塩結晶が関節液中に存在すること
2. 痛風結節の証明
3. 以下の項目のうち 6 項目以上を満たすこと
   1) 2 回以上の急性関節炎の既往がある
   2) 24 時間以内に炎症がピークに達する
   3) 単関節炎である
   4) 関節の発赤がある
   5) 母趾基関節の疼痛または腫脹がある
   6) 片側の母趾基関節の病変である
   7) 片側の足根関節の病変である
   8) 痛風結節（確診または疑診）がある
   9) 血清尿酸値の上昇がある
   10) X 線上の非対称性腫脹がある
   11) 発作の完全な寛解がある

（Wallace SL, et al：Arthritis Rheum 20：895, 1977 より引用）

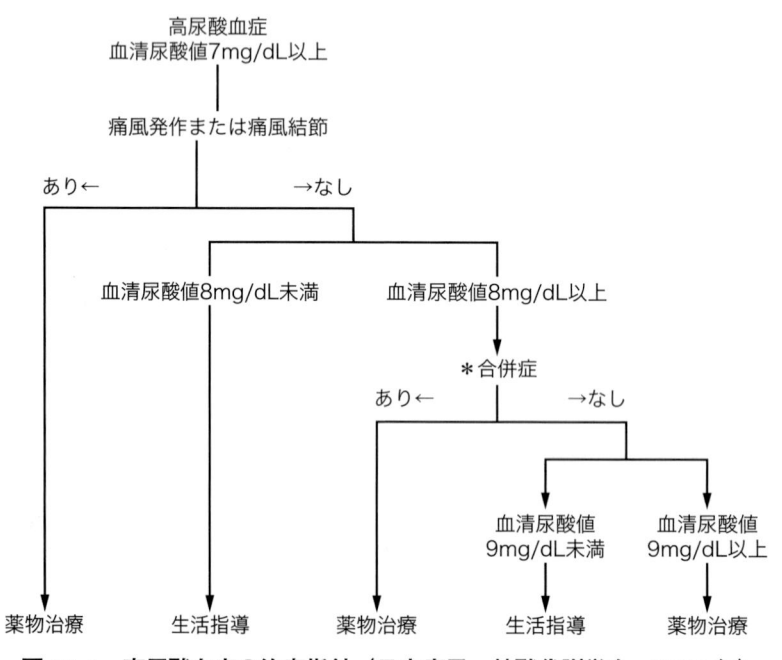

図 10-1 高尿酸血症の治療指針（日本痛風・核酸代謝学会，2002 年）

表 10-13 線維筋痛症候群の分類基準（ACR，1990 年）

1. 「広範囲の疼痛」の既往がある
   定義：疼痛は以下のすべてが存在するときに「広範囲の疼痛」とされる。身体左側の疼痛，身体右側の疼痛，腰から上の疼痛，腰から下の疼痛，さらに体幹中心部痛（頸椎，前胸部，胸椎，腰椎のいずれかの痛み）が存在する
2. 手指による触診で図 10-2 に示した 18 カ所の圧痛点部のうち 11 カ所以上に圧痛を認める
   定義：圧痛点部は両側に対称性に存在し，合計 18 カ所となる。触診は約 4 kg の強さで行う。患者の触診に際し，「痛くない」，「少し痛い」，「中くらいに痛い」および「とても痛い」に分けて問い，「少し痛い」以上であれば圧痛点ありとする

患者が上記 1 と 2 の両者の基準を満たすとき線維筋痛症候群と診断できる。なお「広範囲の疼痛」は少なくとも 3 カ月持続する必要がある。

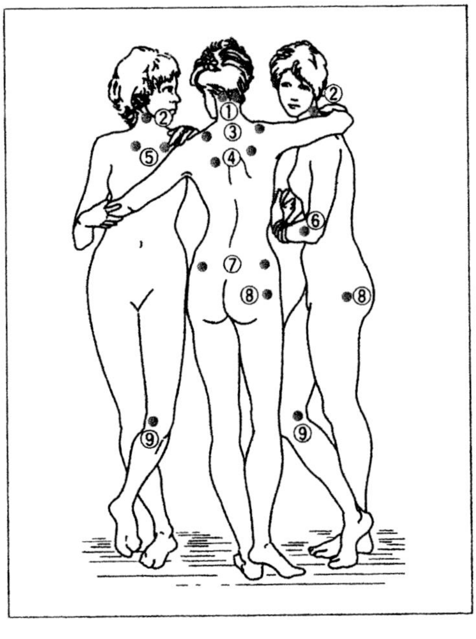

図 10-2 線維筋痛症における特異的圧痛点
①両側後頭部：後頭下の筋付着部
②両側下位頸部：両側 C5-C7 横突間前方
③両側肩甲部：僧帽筋上縁の中央点
④両側棘上筋：肩甲棘の内側縁の上部
⑤両側第 2 肋骨：第 2 肋骨軟骨結合部の外側
⑥両側外側上顆：上顆より 2 cm 遠位側
⑦両側殿部：殿部の上部外側 4 半部
⑧両側大転子部：大転子突起の後部
⑨両側膝：関節境界線から近位側の内側脂肪パッド
(Wolfe F, et al：Arthritis Rheum 33：160, 1990 より引用)

表 10-14 慢性疲労症候群の診断基準（CDC, 1994）

1. 臨床的に評価され説明できない持続性あるいは再発性の慢性的な疲労で：
    a．新規あるいは明確な発症（生涯続くものではない）
    b．現在行われている労作の結果によるものではない
    c．休息によって十分軽快しない
    d．職業的・教育的・社会的・個人的な活動が，以前の水準よりかなり減退する
2. 次の症状のうち4つ以上が同時に6カ月以上継続あるいは再発し，発症前にはないこと：
    a．上記 1-d の原因となるのに十分重篤な，短期記憶あるいは集中力の減退を自ら訴える
    b．咽頭痛
    c．頸部あるいは腋窩リンパ節痛
    d．筋肉痛
    e．関節腫脹・発赤を伴わない多関節痛
    f．新しい種類・様式・重症度の頭痛
    g．睡眠でリフレッシュしない
    h．24時間以上続く運動後の倦怠感

除外基準
- 慢性疲労の原因を説明しうる活動性疾患（未治療の甲状腺機能低下症・睡眠時無呼吸・ナルコレプシー・薬物の副作用）
- 慢性疲労を説明しうる既往疾患の治癒が，医学的に合理的に示されていない（治療歴のある悪性腫瘍，未治癒のB・C型肝炎）
- メランコリック性あるいは精神病性大うつ病・二極的感情障害・精神分裂病・妄想性障害・痴呆・神経性食欲不振症・過食症の既往あるいは現症
- 慢性疲労を生じうるアルコールあるいは他の薬物を2年以内に濫用している
- BMI が 45 以上の重症な肥満

（木谷照夫：内科 75：1253, 1995）

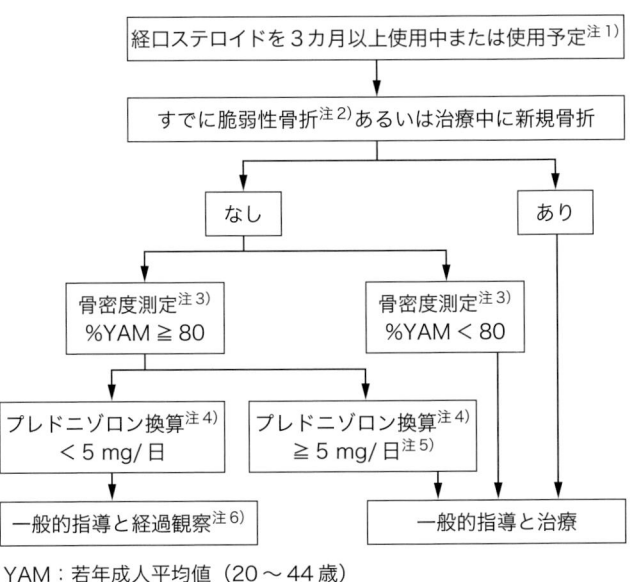

表 11-4 原発性骨粗鬆症の診断基準 (2000 年度改訂)

低骨量をきたす骨粗鬆症以外の疾患または続発性骨粗鬆症を認めず,骨評価の結果が下記の条件を満たす場合,原発性骨粗鬆症と診断する

I. 脆弱性骨折[注1)]あり
II. 脆弱性骨折なし

	骨塩量値[注2)]	脊椎 X 線像での骨粗鬆化[注3)]	
正常	YAM の 80%以上	なし	
骨塩減少	YAM の 70%以上 80%未満	疑いあり	YAM:若年成人平均値
骨粗鬆症	YAM の 70%未満	あり	(20~44 歳)

注1:脆弱性骨折:低骨量(骨密度が YAM の 80%未満,あるいは脊椎 X 線像で骨粗鬆化がある場合)が原因で,軽微な外力によって発生した非外傷性骨折,骨折部位は脊椎,大腿骨頸部,橈骨遠位端,その他
注2:骨密度は原則として腰椎骨密度とする。ただし,高齢者において,脊椎変形などのために腰椎骨密度の測定が適当でないと判断される場合には大腿骨頸部骨密度とする。これらの測定が困難な場合は橈骨,第 2 中手骨,踵骨の骨密度を用いる
注3:脊椎 X 線像での骨粗鬆化の評価は,従来の骨萎縮度判定基準を参考にして行う

脊椎 X 線像での骨粗鬆化	従来の骨萎縮度判定基準
なし	骨萎縮なし
疑いあり	骨萎縮度 I 度
あり	骨萎縮度 II 度以上

・一般的指導
　生活指導,栄養指導,運動療法は原発性骨粗鬆症のものに準ずる。
・経過観察
　骨密度測定と胸腰椎 X 線撮影を定期的(6 カ月~1 年ごと)に行う。
・薬物療法
　1. ビスホスホネート製剤を第一選択薬とする。
　2. 活性型ビタミン D_3,ビタミン K_2 は第二選択薬とする。

注1)本ガイドラインは 18 歳以上を対象とする。
注2)脆弱性骨折の定義は原発性骨粗鬆症と同一である。
注3)骨密度測定は原発性骨粗鬆症(2000 年度改訂版)に準ずる。
注4)1 日平均投与量。
注5)1 日 10 mg 以上の使用例では骨密度値が高くても骨折の危険性がある(骨折閾値%YAM 90)。
注6)高齢者では骨折の危険性が高くなる。

YAM:若年成人平均値(20~44 歳)

図 11-2 ステロイド性骨粗鬆症の管理と治療のガイドライン(2004 年度版)(Nawata H, et al:J Bone Miner Metab 23:105, 2005 より引用)

表11-5 特発性大腿骨頭壊死症の診断基準

1. X線所見	
	1. 骨頭圧潰またはcrescent sign（骨頭軟骨下骨折線）
	2. 骨頭内の帯状硬化像の形成
	1, 2については
	①関節裂隙が狭小化していないこと
	②臼蓋には異常所見がないこと
	を要する
2. 検査所見	
	3. 骨シンチグラム：骨頭の cold in hot 像
	4. 骨生検標本での修復反応層を伴う骨壊死層像
	5. MRI：骨頭内帯状低信号域（T_1強調画像）
3. 判定	
	確定診断：上記5項目のうち2つ以上を有するもの
	除外項目：腫瘍，腫瘍性疾患および骨端異形成症は除く

(高岡邦夫, 他：厚生労働省難治性疾患克服研究事業特発性大腿骨頭壊死症の診断・治療に関するガイドライン（平成15年度）．骨・関節系調査研究班特発性大腿骨頭壊死症調査研究分科会, 2003 より引用)

表11-6 二次性血球貪食症候群（HPS）の診断基準

1. 臨床および検査値基準	
発熱持続（7日以上，ピークが38.5℃以上）	
血球減少	
末梢血で2系統以上の細胞の減少を認め，かつ骨髄の低・異形成によらない	
ヘモグロビン≦9 g/dL，血小板≦100×10⁹/L，好中球≦1×10⁹/L	
高フェリチン血症および高LDH血症	
フェリチン：年齢相当正常値の mean+3 SD 以上，通常>1,000 ng/mL	
LDH：年齢相当正常値の mean+3 SD 以上，通常>1,000 U/L	
2. 病理組織学的基準	
骨髄，脾臓，リンパ節に血球貪食像をみる．しばしば，成熟したまたは幼若な大顆粒リンパ球（LGL）の増生を認める	

(Imashuku S：Int J Hematol 66：135, 1997 より引用)

表 11-8 厚生省 DIC 診断基準（1988 年改訂）

	厚生省の DIC 診断基準	
	造血器腫瘍	非造血器腫瘍
基礎疾患 臨床症状	1 点 臓器症状 1 点	1 点 臓器症状　1 点 出血症状　1 点
血小板数 （×10^3/μL）		80～120：1 点 50～80：2 点 50＞：3 点
フィブリン分解産物	FDP（μg/mL）：10～20：1 点，20～40：2 点，40＜：3 点	
フィブリノゲン	100～150 mg/dL：1 点，100 mg/dL＞：2 点	
PT	PT 比：1.25～1.67：1 点，1.67＜：2 点	
DIC	4 点以上	7 点以上

FDP：fibrinogen and fibrin degradation products, PT：prothrombin time

参考文献

単行本

1) Gardneer DL：Pathology of the Connective Tissue Diseases. Edward Arnold, Great Britain, 1965
2) McCarty DJ, Koopman WJ（eds）：Arthritis and Allied Conditions, 12th ed. Lea & Febiger, Philadelphia, 1993
3) Koopman WJ（ed）：Arthritis and allied conditions, 14th ed. Lippincott Williams & Wilkins, Philadelphia, 2001
4) Roitt I：Essential Immunology, 6th ed. Blackwell Scientific Publications, Oxford, 1988
5) Brostoff J, Scadding GK, Male D, Roitt IM（eds）：Clinical Immunology. Gower Medical Publishing, London, 1991
6) Burmester GR, Pezzutto A：Color Atlas of Immunology. Thieme, Stuttgart, 2003
7) Moll JMH：Management of Rheumatic Disorders. Chapman and Hall Medical, London, 1983
8) Dale MM, Foreman JC（eds）：Textbook of Immunopармacology. Blackwell Scientific Publications, Oxford, 1984
9) Dixon JS, Furst DE（eds）：Second-line Agents in the Treatment of Rheumatic Diseases. Marcel Dekker, New York, 1992
10) Wallace DJ, Hahn BH（eds）：Dubois' Lupus Erythematosus, 7th ed. Lippincott Williams & Wilkins, Philadelphia, 2007
11) Schur PH（ed）：The Clinical Management of Systemic Lupus Erythematosus. 2nd ed, Lippincott-Raven Publishers, Philadelphia, 1996
12) Isenberg DA, Maddison PJ, Woo P, Glass D, Breedveld FC（eds）：Oxford Textbook of Rheumatology, 3rd ed. Oxford University Press, New York, 2004
13) Schumacher HR Jr, Klippel JH, Koopman WJ（eds）：Primer on the Rheumatic Diseases, 10th ed. The Arthritis Foundation, Atlanta, 1993
14) Kammer GM, Tsokos GC（eds）：Lupus：Molecular and Cellular Pathogenesis. Humana Press, Totowa, New Jersey, 1999
15) Hoffman GS, Weyand CM（eds）：Inflammatory Diseases of Blood Vessels. Marcel Dekker, New York, 2002
16) 塩川優一：膠原病・リウマチ学．朝倉書店，東京，1992
17) 高山坦三：疾病物語．北方出版社，札幌，1947
18) 七川歓次：日本リウマチ学会創設のころ（座談会），はじめに，日本リウマチ学会，日本リウマチ協会創立20周年記念出版，1977
19) 七川歓次：リウマチ診療の変遷，関節リウマチと類縁疾患，最新整形外科学大系（越智隆弘編），中山書店，東京，pp2-9，2007
20) 酒井シズ：リウマチ性疾患の歴史，開講30周年記念誌，順天堂大学膠原病内科学講座発行，2000
21) 多田富雄監訳：免疫学イラストレイテッド，第5版．南江堂，東京，2003
22) 矢田純一：医系免疫学，改訂8版．中外医学社，東京，2003
23) 廣瀬俊一，橋本博史編：目で見る膠原病の診療．金原出版，東京，1989
24) 宮本昭正監修：臨床アレルギー学，改訂第3版．南江堂，東京，2007
25) 奥村 康，橋本博史監訳：カラー図解 臨床に役立つ免疫学．メディカル・サイエンス・インターナショナル，東京，2006
26) アメリカ関節炎財団，日本リウマチ学会日本語版編集：リウマチ入門，第11版，1999
27) 日本リウマチ財団編：リウマチ基本テキスト，2002
28) 柏崎禎夫，狩野庄吾編：免疫・アレルギー・リウマチ病学，第2版．医学書院，東京，1995
29) 水島 裕編：今日の治療薬．南江堂，東京，2004
30) 長澤俊彦監修，橋本博史編：血管炎．朝倉書店，東京，2001
31) 橋本博史：膠原病教室．新興医学出版社，東京，1995
32) 塩沢俊一：膠原病学，第2版．丸善，東京，2005
33) 橋本博史，飯田 昇監修：膠原病診療のミニマムエッセンシャル．新興医学出版社，東京，2005
34) 橋本博史：病因／病態に関する考え方―免疫複合体の観点から，関節リウマチと類縁疾患，最新整形外科学大系（越智隆弘編），中山書店，東京，pp12，2006
35) 橋本博史：全身性エリテマトーデス臨床マニュアル．日本医事新報社，東京，2006
36) 橋本博史編：実地医家のための慢性関節リウマチの診療．永井書店，大阪，1999
37) 橋本博史：大動脈炎症候群（高安動脈炎），専門医のための薬物療法―循環器，中外医学社（小室一成，北風政史編），東京，pp407，2008
38) 小林靖：本邦における高安動脈炎臨床経過に関する研究，厚生労働科学研究費補助金難治性克服研究事業難治性血管炎に関する調査研究平成14-16年度総合研究報告書（主任研究者尾崎承一），pp178，2005
39) 橋本博史（編）：専門医を目指すケース・メソッド・アプローチ，膠原病・リウマチ，日医新報，東京，2008
40) 小林茂人，他：HLA-B27関連脊椎関節炎．EXPERT 膠

原病・リウマチ（住田孝之編），診断と治療社，東京，p346, 2002
41) 日本リウマチ財団：関節リウマチ診療マニュアル，診断のマニュアルとEBMに基づく治療ガイドライン，2004
42) 厚生科学研究特定疾患対策研究事業，難治性血管炎に関する調査研究班（班長 橋本博史）：難治性血管炎の診療マニュアル，2002
43) 厚生労働科学免疫アレルギー疾患予防/治療研究事業 免疫疾患の合併症とその治療法に関する研究（主任研究者 橋本博史）：免疫疾患の合併症とその治療法に関する研究―診療ガイドライン，2005
44) 難病の診断と治療指針，改訂版，疾病対策研究会，六法出版社，2001

雑誌

1) Klemperer P, et al：Diffuse collagen disease. Acute disseminated lupus erythematosus and diffuse sclerodermie. JAMA 119：331, 1942
2) Tan EM：Antinuclear antibodies：diagnostic markers for autoimmune diseases and probes for cell biology. Adv Immunol 44：93, 1989
3) Sharp GC, et al：Mixed connective tissue disease-an apparently distinct rheumatic disease syndrome associated with a specific antibody to an extractable nuclear antigen (ENA). Am J Med 52：148, 1972
4) Utz PJ, et al：Posttranslational protein modifications, apoptosis, and the bypass of tolerance to autoantigens. Arthritis Rheum 41：1152, 1998
5) Gregersen PK, et al：The shared epitope hypothesis-an approach to understanding the molecular genetics of susceptibility to rheumatoid arthritis. Arthritis Rheum 30：1205, 1987
6) Harris ED Jr：Rheumatoid arthritis. Pathophysiology and implications for therapy. New Engl J Med 322：1277, 1990
7) Harris ED Jr：The rationale for combination therapy of rheumatoid arthritis based on pathophysiology. J Rheumatol 23 (suppl)：2, 1996
8) Steinblocker O, et al：Therapeutic criteria in rheumatoid arthritis. JAMA 140：659, 1949
9) Larsen A, et al：Radiographic evaluation of rheumatoid arthritis and related conditions by standard reference films. Acta Radiol Diagn 18：481, 1977
10) Arnett FC, et al：The American Rheumatism Association 1987 revised criteria for the classification of rheumatoid arthritis. Arthritis Rheum 31：315, 1988
11) Visser H, et al：How to diagnose rheumatoid arthritis early：a prediction model for persistent (erosive) arthritis. Arthritis Rheum 46：357, 2002
12) O'Dell JR：Treating rheumatoid arthritis early：a window of opportunity? Arthritis Rheum 46：283, 2002
13) Aletaha D, et al：Remission and active disease in rheumatoid arthritis：defining criteria for disease activity states. Arthritis Rheum 52：2625, 2005
14) Suzuki A, et al：Functional haplotypes of PADI4, encoding citrullinating enzyme peptidylarginine deiminase 4, are associated with rheumatoid arthritis. Nat Genet 34：395, 2003
15) Vane JR, et al：New insight into the mode of action of anti-inflammatory drugs. Inflamm Res 44：1, 1995
16) Talar-Williams C, et al：Cyclophosphamide-induced cystitis and bladder cancer in patients with Wegener granulomatosis. Ann Intern Med 124：477, 1996
17) American College of Rheumatology Subcommittee on Rheumatoid Arthritis Guidelines：Guidelines for the management of rheumatoid arthritis：2002 update. Arthritis Rheum 46：328, 2002
18) Nishimoto N, et al：Treatment of rheumatoid arthritis with humanized and anti-interleukin-6 antibody：a multicenter, double-blind, placebo-controlled trial. Arthritis Rheum 50：1761, 2004
19) Prevoo ML, et al：Modified disease activity scores that include twenty-eight-joint counts. Development and validation in a prospective longitudinal study of patients with rheumatoid arthritis. Arthritis Rheum 38：44, 1995
20) van der Heijde DM：Plain X-rays in rheumatoid arthritis：overview of scoring methods, their reliability and applicability. Bailliere's Clin Rheumatol 10：435, 1996
21) Felson DT, et al：The American College of Rheumatology preliminary core set of disease activity measures for rheumatoid arthritis clinical trials. The committee on Outcome Measures in Rheumatoid Arthritis Clinical Trials. Arthritis Rheum 36：729, 1993
22) Felson DT, et al：American College of Rheumatology. Preliminary definition of improvement in rheumatoid arthritis. Arthritis Rheum 38：727, 1995
23) Miyasaka N, et al：Official Japanese guidelines for the use infliximab for rheumatoid arthritis. Mod Rheumatol 15：4, 2005
24) Miyasaka N, et al：Guidelines for the proper use of etanercept in Japan. Mod Rheumatol 16：63, 2006
25) Tan FK, et al：The genetics of lupus. Curr Opin Rheumatol 10：399, 1998
26) Liossis SN, et al：B cell from patients with systemic lupus erythematosus display abnormal antigen receptor-mediated early signal transduction events. J Clin Invest 98：2549, 1996
27) Sontheimer RD, et al：Subacute cutaneous lupus erythematosus：a cutaneous marker for a distinct lupus erythematosus subset. Arch Dermatol 115：1409, 1979
28) Hashimoto H, et al：Differences in clinical and immunological findings of systemic lupus erythematosus related to age. J Rheumatol 14：497, 1987
29) ACR Ad Hoc Committee on Neuropsychiatric Lupus Nomenclature：The American College of Rheumatology nomenclature and case definitions for neuropsychiatric lupus syndromes. Arthritis Rheum 42：599, 1999
30) Hirohata S, et al：Elevated levels of interleukin-6 in

cerebrospinal fluid from patients with systemic lupus erythematosus and central nervous system involvement. Arthritis Rheum 33：644, 1990
31) Arnett FC, et al：Ribosomal P autoantibodies in systemic lupus erythematosus. Frequencies in different ethnic groupes and clinical and immunogenetic assciations. Arthritis Rheum 39：1833, 1996
32) Hochberg MC：Updating the American College of Rheumatology revised criteria for the classification of systemic lupus erythematosus. Arthritis Rheum 40：1725 (letter), 1997
33) Bombardier C, et al：Derivation of the SLEDAI. A disease activity index for lupus patients. The Committee on Prognosis Studies in SLE. Arthritis Rheum 35：630, 1992
34) Gladman D, et al：The development and initial validation of the Systemic Lupus International Collaborating Clinics/American College of Rheumatology damage index for systemic lupus erythematosus. Arthritis Rheum 39：363, 1996
35) Masi AT, et al：Preliminary criteria for the classification of systemic sclerosis (scleroderma). Subcommittee for scleroderma criteria of the American Rheumatism Association, Diagnostic and therapeutic Criteria Committee. Arthritis Rheum 23：581, 1980
36) Jennette JC, et al：Nomenclature of systemic vasculitides. Proposal of an International Consensus Conference. Arthritis Rheum 37：187, 1994
37) Malenica B, et al：Antineutrophil cytoplasmic antibodies (ANCA)：diagnostic utility and potential role in the pathogenesis of vasculitis. Acta Dermatovenerol Croat 12：294, 2004
38) Nowack R, et al：New developments in pathogenesis of systemic vasculitis. Curr Opin Rheumatol 10：3, 1998
39) Hunder GG, et al：The American College of Rheumatology 1990 criteria for the classification of giant cell arteritis. Arthritis Rheum 33：1122, 1990
40) Hata A, et al：Angiographic findings of Takayasu arteritis：new classification. Int J Cardiol 54 (suppl)：155, 1996
41) Wilson WA, et al：International consensus statement on preliminary classification criteria for define antiphospholipid syndrome：report of an international workshop. Arthritis Rheum 42：1309, 1999
42) Asherson RA：The catastrophic antiphospholipid syndrome. J Rheumatol 19：508, 1992
43) Yamaguchi M, et al：Preliminary criteria for classification of adult Still's disease. J Rheumatol 19：424, 1992
44) Dajani AS, et al：Guidelines for the diagnosis of rheumatic fever：Jones criteria, update 1992. Circulation 87：302, 1993
45) Lockwood CM, et al：Plasma exchange in nephritis. Adv Nephrol Necker Hosp 8：383, 1979
46) Frank MM, et al：Defective reticuloendothelial system Fc-receptor function in systemic lupus erythematosus. N Engl J Med 300：518, 1979
47) Wei N, et al：Randomised trial of plasma exchange in mild systemic lupus erythematosus. Lancet 1：17, 1983
48) Sugimoto K, et al：Immunoadsorption plasmapheresis (IAPP) with phenylalanine column as an effective treatment for lupus nephritis. Ther Apher Dial 8：2, 2004
49) Jones JV：Plasmapheresis in SLE. Clin Rheum Dis 8：243, 1982
50) Euler HH, et al：Treatment-free remission in severe systemic lupus erythematosus following synchronization of plasmapheresis with subsequent pulse cyclophosphamide. Arthritis Rheum 37：1784, 1994
51) Amor B, et al：Critère diagnostique des spondylarthropathies. Rev Rhum Mal Osteoartic 57：85, 1990
52) Arnett FC, et al：A new look at ankylosing spondylitis. Patient Care 23：82, 1989
53) McAdam LP, et al：Relapsing polychondritis：prospective study of 23 patients and a review of the literature. Medicine 55：193, 1976
54) Kumagai Y, et al：Clinical spectrum of connective tissue disease after cosmetic surgery. Observations on eighteen patients and a review of the Japanese literature. Arthritis Rheum 27：1, 1984
55) Gerding DN, et al：Bacterial and mycotic infections in systemic lupus erythematosus. Arthritis Rheum 13：317, 1970
56) Ono K, et al：Risk factors of avascular necrosis of the femoral head in patients with systemic lupus erythematosus under high-dose corticosteroid therapy. Clin Orthop 277：89, 1992
57) Abu-Shakra M, et al：Maignancy in systemic lupus erythematosus. Arthritis Rheum 39：1050, 1996
58) Mellemkjaer L, et al：Non-Hodgkin's lymphoma and other cancers among a cohort of patients with systemic lupus erythematosus. Arthritis Rheum 40：761, 1997
59) Ramsey-Goldman R, et al：Increased risk of malignancy in patients with systemic lupus erythematosus. J Investig Med 46：217, 1998
60) Tanaka T, et al：Requirement of β-microgloburin for cell sirface expression of blastocyst MHC. Biochem Biophys Res Commun 332：311, 2005
61) Hashimoto H, et al：Systemic lupus erythematosus and congenital anomalies, focusing on neonatal lupus erythematosus and anti-SS-A/SS-B antibodies. Congenit Anom 32：301, 1992
62) Hashimoto H, et al：Follow up study on the changes in the clinical features and prognosis of Japanese patients with systemic lupus erythematosus during the past 3 to 4 decades. J Epidemiol 3：19, 1993
63) Kimura A, et al：Comprehensive analysis of HLA genes in Takayasu arteritis in Japan. Int J Cardiol 54 suppl：61-69, 1996

64) 西村泰治：免疫応答の個体差を決定する遺伝要因 HLA. 炎症と免疫 3：78, 1994
65) 玉腰暁子, 他：全国疫学調査による難病受療患者数の推計. 日医新報3843：25, 1997
66) 山本純己, 他：日本リウマチ学会による早期関節リウマチの診断基準—2, 診断基準の作成. リウマチ 34：1013, 1994
67) 橋本博史：全身性エリテマトーデスの疾患感受性遺伝子はいつ同定できるか. リウマチ 42：555, 2002
68) 槇野博史, 長田道夫訳：全身性エリテマトーデスにおける糸球体腎炎の分類改訂, Blackwell Publishing, 2004, translation from "The classification of glomerulonephritis in systemic lupus erythematosus. Kidney Int 65：521-530, 2004"
69) 髙﨑芳成：自己抗原の構造と機能. 最新医学 48：100, 1993
70) 本間光夫, 他：オーラノフィンの副作用. 医学の歩み 127：770, 1983
71) 黒田有彦, 他：薬物療法の評価と副作用—ミゾリビン療法. リウマチ科 17：264, 1997
72) 近藤啓文：レフルノミド全例市販後調査の現状. リウマチ科 33：496, 2005
73) 橋本博史, 他：悪性関節リウマチの改訂診断基準の提唱. リウマチ 29：268, 1989
74) 橋本博史：悪性関節リウマチ. リウマチ科 1：216, 1989
75) 橋本博史：副腎皮質ステロイド薬. 日内会誌 88：1965, 1999
76) 橋本博史：病型分類の可能性とその臨床的意義—全身性エリテマトーデス. 最新医学 45：318, 1990
77) 橋本博史, 他：主要疾患の前駆症状と早期発見—膠原病—Pre SLE について. 綜合臨牀 26：614, 1977
78) 橋本博史：SLE vs 薬剤誘発ループス. medicina 17：2026, 1980
79) 橋本博史：SLE の病型分類とそれに対応する治療法. 医学のあゆみ 158：69, 1991
80) 橋本博史：SLE の活動性指標. 医学のあゆみ 176：277, 1996
81) 橋本博史：全身性エリテマトーデスの予後の変遷. リウマチ科 15：143, 1996
82) 永田将司, 他：全身性エリテマトーデス治療薬と患者への説明. 薬局 55：429, 2004
83) 金井美紀, 他：気をつけたいステロイド剤の副作用. 臨床と研究 81：798, 2004
84) 橋本博史：膠原病における免疫抑制薬の適応と限界. 日臨免会誌 23：514, 2000
85) 橋本博史：膠原病に用いられる免疫抑制薬. Pharma Medica 19：45, 2001
86) 大木英次郎, 他：免疫抑制剤の副作用と合併症. 最新医学 50：2267, 1995
87) 橋本博史：プラズマフェレーシス—膠原病. 臨牀透析 6：657, 1990
88) 橋本博史, 他：血漿交換・リンパ球除去療法—自己免疫疾患の治療. 臨床免疫 20：84, 1988
89) 長澤俊彦：アレルギー性肉芽腫性血管炎. アレルギー 40：1, 1991
90) 橋本博史：血管炎症候群. 炎症 20：17-29, 1999
91) 斉藤嘉美：高安動脈炎. 現代医療 21：17, 1989
92) 橋本博史：大動脈炎症候群（高安病）, 日内会誌 80：1751, 1991
93) 橋本博史, 他：結節性多発動脈炎, ウェゲナー肉芽腫症, アレルギー性肉芽腫性血管炎, 悪性関節リウマチの臨床像と経過・予後の比較. リウマチ 28：145, 1988
94) 宗圓 聰：ステロイド性骨粗鬆症の診断基準. The Bone 15：261, 2001
95) 長澤浩平：ステロイド性骨粗鬆症. 日内会誌 89：2122-2127, 2000
96) 橋本博史：膠原病妊婦のケア. 臨床免疫 20：657, 1988

厚生省/現 厚生労働省特定疾患調査研究班報告書, 他

1973 年度以降に設立された以下の厚生省（現 厚生労働省）特定疾患調査研究班ならびに厚生労働科学免疫アレルギー疾患予防/治療研究事業の年次研究報告書を参考文献として用いた。

1) 悪性関節リウマチ/結節性動脈周囲炎調査研究班
2) 系統的血管病変調査研究班
3) 系統的脈管障害調査研究班
4) 難治性血管炎に関する調査研究班
5) 全身性エリテマトーデス調査研究班
6) 全身性エリテマトーデス/シェーグレン病調査研究班
7) 自己免疫疾患調査研究班
8) 自己免疫疾患の病因/病態解析と新たなる治療法の開発に関する調査研究班
9) 膠原病治療調査研究班
10) 強皮症に関する調査研究班
11) 混合性結合組織病調査研究班
12) 混合性結合組織病の病態, 治療と抗 U1-RNP 抗体に関する調査研究班
13) ベーチェット病に関する調査研究班
14) 特発性大腿骨頭壊死症の予防を目的とした疫学的病態生理学的遺伝学的総合研究班
15) びまん性肺疾患に関する調査研究班
16) 免疫疾患の合併症とその治療法に関する研究班
17) 免疫疾患の既存治療法の評価とその合併症に関する研究

索　引

I 型コラーゲン N 末端テロペプチド
　（NTx）　197
I 型プロコラーゲン C プロペプチド
　（PICP）　197
IIB　24
IIIA　24
IIIB　24

数字

1 秒率　59
11-β・デハイドロゲナーゼ　207
48 kD 抗 SS-B 抗体　206
52 kD 抗 SS-A 抗体　206
60 kD SS-A　206

A

アダリムマブ　82,105,106
アフェレシス療法　87,105
アフェレシス療法の生物学的意義　88
アフェレシス療法の種類と原理　88
アフェレシス療法の適応疾患と病態　90
アイソタイプ変異　19
アクタリット　75
アクタリットの副作用とその対策, モニタリング　78
アミノアシル tRNA 合成酵素　139
アミロイド A 蛋白（SAA）　100
アミロイド腎症　186
アミロイドーシス　108,146,175,185
アミロイド蛋白（AA）　186
アミロイド蛋白（AL）　186
アムホテリシン B　196
アナフィラキシー　31
アナフィラキシー型　29
アナキンラ　83
アネルギー　19
アンジオテンシン変換酵素阻害薬　138,165
アポトーシス　16,111
アポトーシス関連分子　26
アポトーシス抑制因子　112
アラキドン酸　64
アレルギー性肉芽腫性血管炎（AGA）　4,37,151,162
アレルギー性紫斑病　168
アロタイプ変異　19
アルドラーゼ　141
アルキル化薬　84
アシクロビル　196
アショッフ体　5,176
アスペルギルス　194
アスピリン　5,169,177
アスピリン少量投与　174,208
アザチオプリン　85,129
亜脱臼　102
亜急性皮膚型ループスエリテマトーデス（subacute cutaneous LE：SCLE）　43,118
悪性関節リウマチ　91,95
悪性高血圧症　133,136,138
悪性リンパ腫　146,147,161,175,200
悪性腫瘍　85,139,142,200
鞍鼻　161,184
安静　104,209
朝のこわばり　38
圧迫骨折　131,197
圧痛点　192
α_1 アンチトリプシン　151,153
ACE 阻害薬　178
ACR 改訂基準　107
ACR コアセット　107
ADCC　17
ADL　104
ADP　33
ADP-ribose　24
adult onset Still's disease　174
AECA　154
AGA　154
A 型肝炎ワクチン　210
A 型細胞　95
A 群 β 溶血性連鎖球菌　3,175
A 群 β 溶連菌感染　40
AIMS（Arthritis Impact Measurement Score）　107
allergic granulomatosis angiitis（AGA）　162
alternative pathway　168
amyloidosis　185
amyopathic DM　140
anakinra　83

ANCA　4,154,155
ANCA 関連血管炎　108,150,153,159
ANCA-サイトカイン　153
Ang-1　91
ankylosing spondylitis　181
antigen driven　27,113
anti-neutrophil cytoplasmic antibody：ANCA　54,151
antiphospholipid antibodies：aPL　169
antiphospholipid syndrome：APS　121,170
aortitis syndrome　165
AP-1（activating protein 1）　68
aPL の分類　170
APS　37
APS の改訂診断基準　173
Aschoff　5
ASK　176
ASO　176
ASP　176
AT-III　199
atlanto-dental interval：ADI　98
ATP　33
autocrine　21
azathioprine：AZ　85

B

バージャー病　165
バンドテスト　113
バリアフリー　210
ビスホスホネート製剤　198
ビタミン K_2 製剤　197
ブイヨー症候群　3
ブロディ　3
ブシラミン　73
ブシラミンの副作用対策とモニタリング　77
ブシャール結節　41,190
ベーチェット病　35,41,44,47,165,179
ベーチェット病の診断基準　180
ベーカー嚢腫　98
ベユー　3
ボリコナゾール　196
ボセンタン　138

274　索　引

ボタン穴の変形　97
びまん性肺胞傷害　117
びらん　102
ぶどう膜炎　41,179,180,182,184
梅毒反応　5
梅毒性大動脈炎　165
晩発性皮膚ポルフィリン症　136
鼻中隔穿孔　161
微小血栓　115,199
病病連携　210
美容形成(外科的手術)術　27,133,177
病期分類　102
病理組織学的検査　59
病診連携　210
紡錘状の腫脹　46
分子相同性　26,112
舞踏病　176
β_2 glycoprotein I (β_2 GP I)　54, 170
β_2-グリコプロテイン I　170
B-1 細胞　17
B-2 細胞　17
B27　181
B39　165
B52　151
BALF　188
bamboo spine　182
Barlow　5
BCG ワクチン　210
bcl-2　112
Behçet　179
BFP　170
B 型肝炎　40
B 型肝炎ワクチン　210
B 型細胞　95
BHL　187
Bichat MFX　4
Big six　2
B 因子　56
biological false positive for syphilis：BFP　169
Bloch　143
Bohan らによる分類　139
Borrelia burgdorferi　189
Bouillaud JB　3
B リンパ腫　200
B 細胞　15,22,23,92
B 細胞レセプター　112
bullous LE　128
Burnet　5
bursa Fabricius　15

Bywaters　174

C

チャーグ・ストラウス症候群　4, 37,154,162
遅延型皮内反応　57
知覚障害　165
致死性中心線肉芽腫　161
膣乾燥症　144
腸炎に伴う関節炎　40
聴覚異常　184
腸管型ベーチェット病　179,180
腸管嚢腫様気腫（PCI）　135,138
腸管出血　109
腸管蠕動運動障害　138
蝶形紅斑　41,43,121
超音波　57
超音波療法　104
腸穿孔　163
調節性 T 細胞　23
腸疾患に伴う関節炎　41
超短波療法　104
腸溶剤　66,104
中心性肥満　73
中枢神経症状　161
C1　31
C1q　31
C1q 固相法　56
C1r　31
C1s　31
C2　31
C3　31,127
C3b　31
C3 レセプター　17
C4　31,127
C4A*Q0 (C4A null)　24,110
C4A 遺伝子欠失　110
C5a　32,94
calcinosis　137
calcium pyrophosphate dihydrate：CPPD　191
C-ANCA　154
Caplan　100
CARF　54,101
Ca 製剤　197
catastrophic APS：CAPS　126,130,171
Cazenave　4
CCHB　204
CD3　111
CD4　16,111

CD4$^+$CD25$^+$T 細胞　19,23,27
CD4$^+$CD45RA$^+$　57
CD4$^+$CD45RA (2H4)$^+$T 細胞　111
CD4$^+$T 細胞　20,22,27,92,133,143
CD4/CD8 比　111
CD5　17
CD5$^+$B 細胞　26,92
CD8　16,111
CD8$^+$CD28$^+$T 細胞　19
CD8$^+$CD28$^-$T 細胞　27
CD8$^+$T 細胞　20
CD28 分子　20
CD28/CTLA4-CD80/86　23
CD40/CD40L　112
CD40L（リガンド）　23,112
CD40L-CD40　23
CD80/CD86　20
CD154　23
CD (cluster of differentiation) システム　16
cDNA　112
centromere pattern　51
CH50　127
Chowne　4
chronic fatigue syndrome：CFS　192
Churg　4,162
Churg-Strauss syndrome (CSS)　162
CK　141
clonal anergy　26
clonal deletion　16,26
clonal suppression　26
Cogan 症候群　157
congenital complete heart block：CCHB　120
Conley　169
COX　64
COX-1　64,65
COX-2　64,65
COX-2 阻害薬　64,66,104
CPPD 結晶　191
CR1　17
CR1 (C3b レセプター)　110
CR2　17
C-reactive protein　49
CREST 症候群　44,45,46,54,133,137
Crithidia luciliae kinetoplast (CLK)　52
CRP　49
CRST 症候群　137
cryofiltration　168

cryoglobulinemia 168	digital subtraction angiography 155	160
CsA 86	dimethyl sulfoxide（DMSO） 186	壊死性肉芽腫性炎 160
CT 57	D因子 56	壊死性糸球体腎炎 161
CTLA-4 20,24	DIP関節 97	壊疽 44
CTLA4-Ig（アバタセプト） 83	discoid型 4	栄養 24
CTスキャン 155	disseminated intravascular coagulation： DIC 199	EA（endoarteritis）型 96
Curzio 4		early components 56
CY 85,129	Dixon 5	EBウイルス 27,92,143
cyclic citrullinated peptide：CCP 55,101	DLE 43,120	EBウイルス（EBV）感染 112
	DMARDs 104,106,207,208	EGF 95
cyclooxygenase：COX 64	DNA 112	EIA 52
cyclophosphamide：CY 84	Donaldson 202	ELISA（enzyme-linked immunosorbent assay）法 52
CYの間欠大量静注療法（IVCY） 84,158	double filtration PP：DFPP 87	
	double immunodiffusion method： DID 52	embolization 130
cytapheresis：CP 87		enthesitis 181
cytoplasmic（C）-ANCA 54	double negative 111	enthesopathy 183
	DP 17	enzyme immunoassay 52
D	D-ペニシラミン 7,73,106,138,139	E-selectin 153
デオキシピリジノリン（Dpd） 197	D-ペニシラミンの副作用対策とモニタリング 76	esophageal hypomotility 137
唾液腺機能検査 145		Euler 90
唾液腺シンチグラフィ 145	DQ 17	Evans症候群 126
唾液腺腫脹 146	DR 17	
唾液腺造影 144,145	DR3 110	**F**
大腸菌 195	DR4 151	ファブリチウス嚢 15
大動脈弁閉鎖不全 176,182	DSA 155	フェニールブタゾン 5
大動脈炎症候群 4,165,184		フェリチン 174
大動脈瘤 155	**E**	フェルティ症候群 101,103
大動脈縮窄 155,165	エフェクター細胞 30	フィブリン血栓 33
大腿骨頭壊死 198	エンドセリン 133	フィブリノゲン 49
第V因子 33	エンドセリン受容体拮抗薬 138	フィブリノイド変性 1,2,9,113,116, 133,157,158,176
男性ホルモン 28	エンドトキシン 33	
唾石症 146	エンドトキシンショック 199	フィブリノイド血管炎 96
脱毛 43,122	エルシニア関節炎 40	フィブロネクチン 133
脱失 46,134	エストロゲン 28	フィラグリン 55
同時性 38	エストロゲン製剤 197	フルコナゾール 196
動静脈血栓症 54,121,170	エタネルセプト 82,105,106,194	不安感 123
動脈血栓症 171	液状変性 113	不活化したワクチン 210
動脈硬化性病変 115	円板状紅斑（DLE） 4,43,121	副鼻腔炎 161
動脈瘤破裂 169	円板状LE（discoid LE：DLE） 113,118	副（第二）経路 31
Dameshek 5		副腎皮質機能不全 72
DAS（disease activity index） 28 106,107	嚥下困難 140	副腎皮質ステロイド21水酸化酵素 19
	嚥下障害 144	
Dbl 91	塩化リゾチーム 146	副腎皮質ステロイド薬 66,104
death receptor 3（DR3） 25,91	塩酸セビメリン 146	副睾丸炎 180
dermatomyositis 138	炎症の反応期 32	副甲状腺機能亢進症 39
DIC 175	炎症性腸疾患 183	副刺激シグナル分子 112
diffuse alveolar damage：DAD 117	炎症性結合組織疾患 13	粉塵 152
diffuse collagen disease 1	炎症性サイトカイン 174	風疹ワクチン 210
diffuse proliferative glomerulonephritis：DPGN 130	壊死性半月体形成性腎炎 154,159	浮腫性硬化症 136
	壊死性血管炎 96,116,130,158,159,	Fab部分 18

Fas-FasL　26
Fc 部分　18
Fc レセプター　18,30,115
FcγRIIa　110
FcγRIIIa　110
FGF　95
fibrillarin（U3-RNP）　54
Forestier　7
Franco　205
Frank, Lockwood　89
Friou　5

G

ガムテスト　144,145
ガンシクロビル　196
ガラクトース欠損　54
ガリウムシンチ　178
ギランバレー症候群　122
ギャロード　3
グルココルチコイド反応部位　68
グッドパスチャー症候群　161
ゴム手袋　210
ゴリムマブ　83
外反母趾　98
外陰部潰瘍　179
眼球乾燥症　146
眼球突出　161
眼底検査　156
合併妊娠　201
劇症型 APS　171
原発性 APS　54,171
原発性骨粗鬆症の診断基準　197
原発性マクログロブリン血症　147
原発性胆汁性肝硬変症　144,147
限局性皮膚硬化型　134,178
限局性強皮症　46,134,137
月経困難症　191,192
偽性腸閉塞　135
偽痛風　39,40,41,191
逆流性食道炎　135,138,140,209
合成抗トロンビン薬　200
γ-グロブリン療法　130
γ-グロブリン大量（静注）療法
　142,160,169,175,199
Garrod　3
GCAP　89,90
Gennerich　5
Gintrac　4
glucocorticoid responsive element：
　GRE　68

golimumab　83
Goodsir　4
GOT　141
Gottron 徴候　43,140
gout　190
granulocytapheresis：GCAP　87
Guillaume Baillou　3

H

ハプロタイプ　24
ハプテン　27
ハプトグロビン　49
ヒアリン血栓　115
ヒアルロン酸ナトリウム　146
ヒポキサンチングアニン-ホスホリボシルトランスフェラーゼ（HGPRTase）欠損　190
ヒポクラテス　7
ヒスチジル tRNA 合成酵素　139
ヒスタミン　29
ヒストン　112
ヒトアジュバント病　27,36,111,133,177
ヒト型モノクローナル抗体　83
ヒト内在性レトロウイルス　111
ヘバーデン結節　41,190
ヘマトキシリン体　53,113,116,117
ヘパリン　173
ヘリオトロープ疹　43
ヘリオトロープ色　140
ヘリオトロープ様発疹　149
ヘルパー・インデューサー T 細胞（$T_{H/I}$細胞）　16
ヘルパー T 細胞　16,21
ホランダー　3
ホスホリパーゼ A_2 活性　68
ホスカルネット　196
肺動脈拡張　155
肺動脈血栓症　155
肺炎球菌ワクチン　210
肺胞出血　130
肺腎症候群　154,159,160
肺活量　59
肺血流シンチグラフィ　155
肺高血圧　124
肺高血圧症　117,119,130,134,136,138,149,150,155
肺梗塞・塞栓　119,124
肺門リンパ節腫脹　187
肺内結節　100

肺線維症　99,138,140,182
肺性 P　149
肺性心　188
肺浸潤　163
肺出血　119,124,154,159,160
肺臓炎　154
肺臓炎型　106
破骨細胞分化因子　95
破骨細胞前駆細胞　95
歯磨き　209
反復流産　37
反復性のアフタ性潰瘍　47
半月体形成性腎炎　161,184
汎発性モルヘア　134
反応性関節炎　40,182
鍼　211
播種性血管内凝固　199
白血球減少　49,126,149
白血球反応期　32
白血球破砕性血管炎　44,166
白血球除去療法（LCAP）　105
発熱　36
変形性関節症　39,41,102,190
変形性骨関節症　3
扁桃摘出　183
片頭痛　191,192
閉塞性動脈内膜炎　96,106
閉塞性細気管支炎　100,117
非梅毒性角膜炎　157
皮膚型　4
皮膚型 PN　158
皮膚白血球破砕性血管炎　151,166
皮膚潰瘍　44,122,140,154,210
皮膚ケラチノサイト　111
皮膚血管炎　44,146
皮膚筋炎（DM）　35,43,44,138
皮膚硬化　36,45,134,136
皮膚梗塞　44
皮膚の石灰化　137
皮膚サルコイド　187
皮膚生検　167
皮膚線維芽細胞　132
皮膚線条　73
非ホジキンリンパ腫　201
非自己　19
皮下結節　5,44,99,154,158,176,188
非乾酪性肉芽腫　41
皮下石灰化　44
肥厚性硬膜炎　161
非空洞性結節性浸潤　163
避妊　211

脾腫　103,117
非ステロイド抗炎症薬（NSAIDs）
　5,64,104
非定型抗酸菌　195
非T非B細胞　16
非特異的間質性肺炎（NSIP）　117
日焼け止めクリーム　211
放射線照射　146
蜂巣状肺　136
補体結合性dsDNA　53
補体結合性抗体　52
補体の活性化　30
補体レセプター　17,30,110
H_2受容体拮抗薬　66,72,197
Hargraves　5
Harris　169
HB/HCV肝炎　146
HB肝炎ウイルス　157
HB抗原陽性　155
HCV　152
Heerfordt症候群　187
hemophagocytic syndrome：HPS
　199
Hench　5
Henoch　4
HEp-2細胞　121
high endothelial venules（HEV）　33
Hillier　5
HIV感染　27
HIV感染者　146
HLA　181
HLA-A24-B52-DR2　165
HLA-B27　25,35,40,181,182
HLA-B51　25,179
HLA-B52　25
HLA-DR2　24,110,119
HLA-DR3　110,143
HLA-DR4　25,91,94,143
HLA-DR9　151
HLA-G, E　203
HLA抗原　16,17,**19**
HLAクラスII　23
HLAクラスII分子　18
HLAクラスII抗原　17,94,110
Hollander　3,10
homogeneous pattern　51
H鎖　16,18
HSP70　20
HTLV-1　92,146
HTLV感染　27
Hughes　121

human anti-chimeric antibody（HACA抗体）　82
human cell differentiation molecules（HCDM）　16
human leukocyte antigen（HLA抗原）　19
human leukocyte differentiation antigen（HLDA）　16

I

イブプロフェン　7
イディオタイプ変異　19
イディオタイプ（Id）　19,23,27
イディオタイプネットワーク　23,27
イディオタイプネットワーク説　23
イグノラント　19
イムノフィリン　86
インドメタシン　7
インフリキシマブ　81,105,106,194
インフルエンザHAワクチン　210
インターフェロンγ　18
イソニコチン酸ヒドラジド　195
イトラコナゾール　196
一卵性双生児　92
遺伝・素因　24
移動性　38
移動性関節痛　122
陰部潰瘍　179
陰嚢痛　157
医療費の公費負担　213
意識消失発作　122
萎縮性瘢痕　43
萎縮性の舌炎　48
逸脱症候群　72
一過性脳虚血発作　171
依存性aCL　54
ICAM-1　33
ICAM-1, -2　153
ICOS　20
IFN-γ　21,26,94,174,199
IgA　18
IgA腎症　182
IgD　18
IgE　18,29
IgEレセプター　29
IgG　18
IgG-Fcレセプター　17
IgM　18
IL-1　21,22,33,95,133,199

IL-1受容体拮抗薬　83
IL-1β　153,199
IL-2　22,26,68,111,112,133
IL-2レセプター　21
IL-4　17,20,21,22,26
IL-5　20,26
IL-6　26,72,95,174,199
IL-6阻害薬　105
IL-8　94,153
IL-10　20,23,26,27,112,113,199
IL-12　21,26
IL-13　26
IL-18　21,174
immunoblot法　52
indirect immunofluorescent antibody method：IIF　51
inducible costimulator　20
INF-γ遺伝子　28
in situ　113,115
International Society of Nephrology and Renal Pathology Society（ISN/RPS）　115
intracellular adhesion molecule-1（ICAM-1）　32
IVCY　85,161,199
IVCY療法　159

J

自己　19
自己反応性B細胞　17
自己反応性T細胞　111
自己反応性T細胞クローン　26
自己抗原の修飾　25
自己抗体　2,13,25,127
自己免疫　2,**15**
自己免疫病　5
自己免疫現象　26
自己免疫HPS　199
自己免疫機序　13
自己免疫性肝炎　125
自己免疫性膵炎　125
自己免疫性溶血性貧血　119,125
自己免疫疾患　5,**13**,25,143
腎病原性自己抗体　113
蕁麻疹　184
蕁麻疹様皮膚血管炎　45
腎炎　146
腎不全　109,130,158,159,160,162
尋常性乾癬　182
腎血管性高血圧　165

腎結石症　187	キメラ型モノクローナル抗体　81	乾皮症　144
腎機能　59	キナーゼ　27	冠動脈炎　158,169
人工唾液（サリベート）　146	キラー細胞　16	冠動脈瘤　169
人工骨頭置換術　198	キラーT細胞　16	過粘稠度　47,144
人工涙液（マイティア）　146	クームス抗体　56,126,127,130	過粘稠度症候群　108,146
腎梗塞　158	クラミジア感染　182	環状紅斑　43
腎尿細管障害　144	クラスⅠ（A, B, C）　19	寛解導入薬　73
腎性尿崩症　144	クラスⅡ（DR, DQ, DP）　19	間欠性跛行　154,164,165
腎石灰化　144	クラスⅢ（C2, C4A, C4B, B因子）	間欠性関節水腫　41
靱帯付着部症　41	19	間欠的　38
靱帯化骨　183	クレンペラー　4,62	換気障害　59
靱帯の石灰化　182	クリオフィブリノゲン　56	環境因子　24,27
自殺企図　123	クリオグロブリン　45,167,168	寒冷凝集素症　45
弱毒性の生ワクチン　210	クリオグロブリン血症　45,87,101,	幹細胞　16
若年性関節リウマチ　35,39	145,146,168	乾癬性関節炎　40,41,103,181,182
若年性早老症　136	クリプトコッカス　194	感染性関節炎　39,40
若年性特発性関節炎　39,91,103	クローン病　41,183	感染症　27,71,106,108,130,138,159,
情緒不安定　122	クローン麻痺　19	160,162,163,193
徐放剤　66,104	クローン無視　19	感染症対策　160
上強膜炎　100,161,182,184	クローン除去　19	関節可動域　104
静脈血栓症　171	クロロキン　7	関節滑液　101
女性ホルモン　28	ケブネル現象　43,174	関節形成術　105
重複症候群　147,178	ケミカルメディエーター　32	関節固定術　105
樹状細胞　19	コンドロイチン硫酸ナトリウム	関節の変形　103
十二指腸穿孔　109	146	関節の強直　103
授乳　208	コンゴーレッド染色　186	関節の拘縮　103
重症感染症　196	コラーゲン　133	関節リウマチ（RA）　1,3,35,91
重症筋無力症　122	コラゲナーゼ　68,95	関節症状　37
Jaccoud関節炎　176	コラーゲン合成　133	関節痛（炎）　36
Jaccoud様関節炎　40,122	コラーゲン合成能力　132	間質性肺炎　99,124,130,140,142,
Jaffe　7	コルヒチン　7,138,180,191	144,146,159
Jean-Martin Charcot　3	けいれん重積発作　122,130	間質性腎炎　144
Jennette　4,151	くも膜下出血　161	乾燥性角結膜炎　143
Jerne　23	花環状　42	環椎歯突起間距離　98
JIA（juvenile idiopathic arthritis）	花環状動静脈吻合　165	完全型ベーチェット病　179
103	過敏性膀胱炎　191,192	加齢　24,28
Jones　87,90	過敏性腸症状　191,192	顆粒球除去療法　175,183
Jonesの基準　176	過敏性血管炎　166,168	仮性リンパ腫　147
	可変部（V）　18	加湿器　210
K	回帰性リウマチ　41,103	下垂足　158
	開口制限　134	滑膜関節　37,38
カンジタ　194	解離性大動脈瘤　155,164	滑膜細胞　95
カオリン凝固時間　54	解離性骨軟骨炎　39	滑膜切除術　105
カポジ　4	潰瘍性大腸炎　41,183	活性型ビタミンD_3製剤　197
カプラン症候群　100,103	家事訓練　104	活性化TGF-β　112
カルジオリピン　5	荷重関節　102	活性化T細胞　21,57,111,187
カルジオリピン抗体　208	角膜炎　182	活性化誘導細胞死　23
カルシニューリン　80	角膜潰瘍　182	川崎病　35,168
カルシトニン製剤　197	拡散能障害　59	川崎富作　168
カスパーゼ　27	核小体型　51	可溶化　31
カゼネバ　4	隔絶抗原　25	可溶性IL-2R　111

索引

家族内発症　24,109
家族性地中海熱　41
硅肺症　152
蛍光抗体間接法　51
蛍光色素試験　145
顕微鏡的多発血管炎(MPA)　4,35,151,159
健康食品　210
形質細胞　92
軽症SLE　119
血圧の左右差　165
血中トラフ値　86
血液浄化用免疫吸着薬の分類　89
血液透析　128,158,162
結合織炎　191
結合組織　1,2
結合組織反応期　32
結合組織疾患　**9**
頸椎脱臼　109
結核　194
血管炎　44,47,95,106,119
血管炎症候　162,163
血管炎症候群　2,41,150,154
　──分類　150
　──画像検査　155
　──診断のアプローチ　154
血管外肉芽腫　162
血管型ベーチェット病　179,180
血管反応期　32
血管拡張薬　138,165
血管内皮細胞（EC）　32,153
血管新生　94
血管透過性亢進　153
血管雑音　165
血管造影　58,155
血球貪食症候群　174,175,199
血球除去療法　87
血行再建術　165
結膜炎　161,184
血清アンジオテンシン転換酵素　187
血清病　40
血清反応陰性脊椎関節症　181,183
血清補体価　56
血栓形成　33
血栓性微小血管障害性溶血性貧血　199
血栓性静脈炎　44,179
血栓症　208
血栓症防止　203
血清低補体価　127

結節性動脈周囲炎　4,157
結節性紅斑　44,154,179,184
結節性多発動脈炎（PN）（結節性動脈周囲炎）　1,4,151,157
結節性多発動脈炎様の血管炎　44
血小板減少　49,126,204
血小板減少性紫斑病　119,126,130
血小板減少症　54,121,170
血小板抗体　56,126,130
血小板輸血　200
血小板由来成長因子　133
血漿交換療法　87,105,128,130,146,158,161,173,175
結晶による関節炎　39,40
血漿レニン　136
血漿レニン活性高値　165
血友病　39
気道閉塞　185
気管支肺炎　144
気管支肺胞洗浄液　188
気管支喘息　37
金チオリンゴ酸ナトリウム　73
金チオリンゴ酸ナトリウム（シオゾール®）の副作用対策とモニタリング　75
緊張性頭痛　192
筋電図　59,141,156
筋炎　139
筋原性変化　149
筋原性酵素　51
筋拘縮　142
筋肉痛　36
筋力低下　36,142,149,154
筋生検　141
金剤　7,73
器質化肺炎　117
器質性脳症候群　122,123,130,158
希釈ラッセル蛇毒凝固時間　54
基底膜肥厚　113
頬部紅斑　41
強直性脊椎炎　35,40,41,165,181,183
強皮症　4
強皮症腎　136,138,178
強皮症腎クリーゼ　136
胸管ドレナージ　87
狂犬病ワクチン　210
虚血性腸炎　125
極超短波療法　104
局所的安静　104
胸膜炎　99,136,144,149
巨細胞　161,163

巨細胞性動脈炎　163,165
胸腺　16
胸腺由来　15
共刺激分子　20
共刺激シグナル　23
強指症　137
居室　210
灸　211
吸着法　87
嗅覚　144
急性腹症　119,125,141
急性肺臓炎　119
急性皮膚型LE（acute cutaneous LE：ACLE）　118
急性間質性肺炎　130
急性期炎症性反応物質　49
急性期蛋白　186
急性多関節炎　40
急性単関節炎　38
急性単関節炎発作　191
急速進行性腎炎　154,159
急速進行性糸球体腎炎　136
抗アシアロGM1抗体　55
高圧酸素療法　138
抗C3d抗体法　56
抗CCP抗体　25,91,101
抗CD20抗体（リツキシマブ）　83
好中球機能亢進　179
抗DNA抗体　52
抗DNA抗体価　127
抗DNaseB　176
抗dsDNA抗体　5
抗炎症療法　64
高フェリチン血症　174
抗フィブリラリン抗体　136
抗フィブロネクチン抗体　115
戸外スポーツ　211
抗ガラクトース欠損IgG抗体　101
抗ガストリン薬　72
膠原病　1,2,**9**,15,35,193
　──概念　2
　──検査　49
　──診断基準　61
　──薬物療法　63
　──誘因　36
　──外傷　36
　──外科的手術　36
　──日焼け　36
　──寒冷　36
　──感染　36
　──妊娠　36

――紫外線照射　36
――出産　36
――ストレス　36
――薬剤　36
抗原抗体反応　30
抗原抗体結合物　23
膠原線維　1
抗原提示細胞　18,94
抗原特異的レセプター　16
抗凝固因子　202,208
抗凝固療法　128,173
抗凝固・線溶療法　173
紅斑　36,41
広汎性硬化　45
好発年齢　35
抗ヒアルロニダーゼ　176
抗非ヒストン核蛋白抗体　53
抗ヒストン抗体　53
抗イディオタイプ抗体（抗 Id 抗体）　23
抗一本鎖 DNA（ssDNA）抗体　52
甲状腺機能低下症　45
抗 Jo-1 抗体　139,141
抗核病　5
口角炎　144
抗核抗体　2,5,26,35,101,127,133,136,143,145,150
抗核抗体産生　112
抗核小体抗体　54
抗環状シトルリン化ペプチド抗体　91
交感神経節ブロック　138
交感神経遮断薬　138
抗カルジオリピン抗体（aCL）　54,121,127,130,169,203
高カルシウム血症　187
硬化性病変　130
高血圧　154,165,166
高血圧性眼底　136
抗血管内皮細胞抗体（AECA）　153
抗血小板療法　173
抗血小板薬　165,174
抗 Ki 抗体　53
抗基底膜抗体　56,115
呼吸不全　140,162,163
呼吸筋麻痺　142
抗好中球細胞質抗体（ANCA）　4,54,115,151
口腔・鼻咽頭粘膜の潰瘍　122
口腔内病変　47
口腔内潰瘍　121

口腔内乾燥症　135,146
口腔内粘膜潰瘍　47
口腔粘膜　179
口腔粘膜アフタ性潰瘍　179
口内乾燥　48,144
混合性結合組織病（MCTD）　2,35,147
抗二本鎖 DNA（dsDNA）抗体　52,127
高尿酸血症　39,190,191
抗 PCNA 抗体　53,127
抗 P 蛋白抗体　55
抗プロトロンビン抗体(aPT)　54,121,130
抗ラミニン抗体　115
抗リボゾーマル P 抗体　123
抗リンパ球抗体　202
抗リン脂質抗体　45,115,126,127,130,154,169,202,203
抗リン脂質抗体症候群　37,54,121,126,130,170,199
抗リウマチ薬　7,73,102,104,175
抗 RNA ポリメラーゼ抗体　136
抗細胞質抗体　2
虹彩炎　100,182
虹彩毛様体炎　179,182
高サイトカイン血症　199
高サイトカイン血症症候群　174
交差免疫　26
好酸球性肺炎　163
好酸球性筋膜炎　46,137
好酸球増加　137,154,162,163
抗 Scl-70 抗体　53,134,136
抗セントロメア抗体　54,134,136,145
抗精神病薬　130
口唇小唾液腺　146
高親和性 dsDNA 抗体　113
抗シトルリン化蛋白抗体　55,101
抗 Sm 抗体　5,53,127
拘束性障害　59,136
抗 SS-A 抗体　53,120,145,205,206
抗 SS-A/SS-B 抗体　118
抗 SS-B 抗体　53,120,145,205,206
抗 ssDNA 抗体　115
抗体産生　22
抗体産生細胞　16,22
抗体依存性細胞媒介性細胞傷害（ADCC）　17
古典経路　31
古典的多発動脈炎　4

抗 TNF 阻害療法　83
抗 TNF 阻害薬　175
抗 TNF-α 抗体　183
抗トポイソメラーゼ I 抗体　134,136
骨塩量（BMD）　72,197
骨型アルカリホスファターゼ（BAP）　197
骨形成マーカー　197
骨棘形成　190
骨切り術　198
骨吸収　95
骨吸収マーカー　197
骨吸収像　135
骨密度測定　57,59
骨梁欠損像　187
骨性強直　102
骨新生　190
骨粗鬆症　130,131,182,197
骨粗鬆症・圧迫骨折　72
骨代謝マーカー　72,197
骨髄抑制　85
抗 U1-RNP 抗体　53,145,150
鉱山労働者　133
抗 β_2 GPI 抗体　54
抗 β_2-グリコプロテイン I 結合カルジオリピン抗体　121
抗 β_2-グリコプロテイン I 結合リン脂質抗体　130
抗 β_2-グリコプロテイン I 抗体　121,127,130
高 γ-グロブリン血症　36,126,137,141,144,145,146,149,158
Kahn　183
Kaposi　4
Kawasaki disease　168
Kendal　5
Kiss　202
Kleinman　202
Klemperer　1,2,4,9,10
Klinge　1,5
K 細胞　17
Kussmaul　4,157

L

Lande　7
Landre-Beauvais　3
Langhans 型巨細胞　187
Larsen の grade 分類　102
late components　56

LCAP 89,90	メタロプロテナーゼ 95	未熟児出生率 202
LCP 89,90	メトトレキサート 79,104,142	脈波 59,156
LE 因子 5,53	――副作用 78	脈なし病 4,165
LE 細胞 127	――副作用防止と禁忌 80	三好 177
LE 細胞現象 5,53	――投与量と副作用，その対策とモニタリング 79	網状青色皮斑 154,158,159,184
Lesch-Nyhan 症候群 191	モノクローナルリウマトイド因子（mRF）法 56	網膜動脈血栓症 171
LE テスト 53	モルフィア 46,134,137	網膜脈絡膜炎 179
leukocytapheresis：LCAP 87	めまい 165	毛嚢炎 179
leukocytoclastic vasculitis 166	膜侵襲複合体 31	毛細血管拡張 43,46,134,137,140,149
LFA-1 33	満月様顔貌 73	無菌性骨壊死 39,72,98,130,131,198
LFA-1-ICAM-1 94	慢性中耳炎 161	無菌性髄膜炎 66,122
Libman 4	慢性炎症 32	無酸症 144
Libman-Sacks 型心内膜炎 124	慢性皮膚型 LE 118	虫歯 144
Libman-Sacks 型疣贅性心内膜炎 115	慢性疲労症候群 192	虫歯の多発 48
linked response 54	慢性萎縮性胃炎 144	無疹型 122
Lockwood 87	慢性塵肺症 100	Mackay 5
LPP 89,90	慢性活動性肝炎 144	macrophage-colony stimulating factor（M-CSF） 153
L 鎖 16,18	慢性気管支炎 144	magnetic resonance spectroscopy（MRS） 141
LTB 94	慢性甲状腺炎 147	Maier 157
LTB₄ 32	慢性多関節炎 40	major histocompatibility gene complex（MHC） 19
lupus anticoagulant：LAC 54,169	慢性単関節炎 39	matrix metalloprotease 3 101
lupus hair 46	慢性痛風 41	McAdam 184
Lyme disease 189	麻疹ワクチン 210	McCarty 185
lymphocytapheresis：LCP 87	末梢循環障害 210	McCuition 204
lymphocyte function associated antigen-1（LFA-1） 32	末梢性動脈炎型 106	MCP 97
	末梢神経伝導速度 59,156	MCP 関節 97,98
M	末梢神経障害 99,122	M-CSF 153,174,199
マクロファージ 20	水治療法 104	MCTD 5,40,41,45,119,148,149,150,178
マクロファージ活性化症候群 174	免疫調節機構 24	MD（microdensitometry）法 59
マンモグラフィ 178	免疫調節薬 73,104	mechanic's hand 140
マンノース結合蛋白 24	免疫複合体 23,30,56,101,113,155	Mellors 5
ミエロペルオキシダーゼ（MPO） 54	免疫複合体型 30	MHAQ（Modified Health Assessment Questionnaire） 107
ミカファンギン 196	免疫グロブリン 16,17,28,51	MHC 拘束性 20
ミコフェノール酸モフェチル 86,129	免疫グロブリン遺伝子 17	microscopic polyangiitis：MPA 159
ミソプロストール 66,197	免疫グロブリン製剤 196	Miescher 5
ミトコンドリア抗体 144	免疫監視機構 28	mixed connective tissue disease：MCTD 147
ミゾリビン 79,105,129,180	免疫寛容 16,19,24,26	mixing test 54
ミゾリビンの副作用とその対策 80	免疫寛容の破綻 25	MMP-3 101
ムチンクロット 101	免疫吸着療法 130,173	MPA 150,154,160
ムチランス型関節炎 183	免疫応答 19	MPO-ANCA 150,154,159
ムチランス変形 98	免疫応答調節異常 25	MPO-ANCA 関連血管炎 152
ムンプス 146	免疫制御 T 細胞機能 27	MRA 91,95,101,102,106,108,155
ムスカリン性 M3 レセプター 146	免疫担当細胞 16	MRI 57,141,155
メモリー細胞 21	免疫抑制療法 64,130,173	MTP 97
メルファラン 186	免疫抑制薬 7,73,79,83,104,128,129,137,142,158,159,175,180,184,188	
メスナ 85	免疫抑制薬の使用上の留意点 86	
	綿花様白斑（cytoid body） 123,165	
	迷路炎 161	

MTX　104,106,182
mucocutaneous lymphnode syndrome：MCLS　168
mycophenolate mofetil：MMF　86

N

ナル細胞　16
ニューキノロン系抗生物質　66
ニューモシスチス肺炎　130,195
ニューモシスチス　194
ヌクレオゾーム　27,113
ヌクレオゾーム DNA　111
ネフローゼ型　128
ネフローゼ症候群　122,130
内膜肥厚　133
内膜肥厚性血管炎　116
難聴　161
軟骨下骨硬化　190
軟骨関節　37
軟骨石灰化像　191
粘膜皮膚リンパ節症候群　168
粘稠度　101
粘液水腫　136
熱ショック蛋白　19
日常生活動作　104
二重膜濾過法　87
二重免疫拡散法　52
肉芽腫ぶどう膜炎　187
肉芽腫形成　30
肉芽腫性肝炎　125
肉芽腫性血管炎　153
妊娠　111,201,211
妊孕性　202
日光過敏性皮膚炎　119
日光過敏症　42,111,118,128,211
日光照射　211
尿中クレアチン係数　141
尿細管性アシドーシス　144
尿酸-1-ナトリウム塩　39
尿酸1ナトリウム針状結晶　191
尿酸排泄薬　191
尿酸の産生阻害薬　191
脳波　59,156
脳血管障害　109,122,130,154,163
脳梗塞　161
膿漏性角化症　41
脳神経障害　122
脳神経症状　161
脳出血　166
naive $CD4^+T$ 細胞　26

natural killer T 細胞（NKT）　17
Neumann　5
neuropsychiatric syndrome of systemic lupus erythematosus：NPSLE　122
NF-κB　68
NK 細胞　17,92
NK 細胞活性　192
NLE　204
not-self　19
NSAIDs　66,104,175,182,184,191,207
nucleolar pattern（型）　51,136

O

オプソニン化　31
オーラノフィン　73
オーラノフィンの副作用とその対策，モニタリング　76
オスラー　4
オスラー結節　47
オステオカルシン　197
オートクライン　21
おたふくワクチン　210
横断性脊髄炎　122
温熱療法　104,138
onion-skin 像　117
Osler　4
osteoarthritis　190
overlapping syndrome　147

P

パンヌス　95
パラフィン　177
パラフィン注入　27
パラクライン　21
パルボウイルス B19　92,152
パルス療法　70,129,161,198
ピラミッド方式　103
ピロリン酸カルシウム　39,41,191
プロバジン　56
プロドラッグ　66,104
プロフェッショナル APC　18
プロスタグランジン　64
プロスタグランジン E_1　138
プロテナーゼ3（PR3）　54
プロテイン C　171
プロテイン S　171
プロトンポンプ阻害薬　66,72,138,197
ペニシリン　175,177
ペンタミジン　196
ペプチド抗体　25
ポリクローナル B 細胞　26,111,112
PADI4　25,91
PAF　94
Page　7
PA-IgG　126,130
Paine　5
palmoplantar pustulosis：PPP　183
P-ANCA　154
paracrine　21
paraneoplastic syndrome　185
PD-1　20,24
PDGF　95,133
pencil-in-cup　183
perinuclear（P）-ANCA　54
peripheral pattern　51
PET-CT　58
PG　95
PGI_2（エポプロステノールナトリウム）　138
PIP 関節　97,101
plasmapheresis：PP　87
platelet 4　33
platelet activating factor（PAF）　32
platelet associated IgG：PA-IgG　56
platelet-derived growth factor（PDGF）　33
PM/DM　35,41,44,138,147,149
PMR 症状　164
pneumocystis jiroveci　194
PN（periarteritis nodosa）型　96
poikiloderma　43,140
poly ADP ribose polymerase　111
polyarteritis nodosa：PN　157
polymerase 遺伝子　24
polymyalgia rheumatica：PMR　163,185
polymyositis　138
Potain　4
Poynton　5
PR3-ANCA　150,154,161
pre-SLE　119
primary APS　171
programmed death 1　20
prostaglandin：PG　64
prothrombin activator complex　170
P-selectin　153
pseudogout　191

psoriatic arthritis 182
pulseless disease 165
punched out lesion 191

Q

QOL 103
QOL（quality of life）評価 107

R

ライム病 40,41,189
ライター症候群 35,40,41,165,181,182
ランドレ・ボーベ 3
ランスバリー活動性評価 107
リハビリテーション 142,209
リンパ球減少 126
リンパ球除去療法 87
リンパ球性間質性肺炎 117
リンパ球幼弱化現象 57
リンパ節腫脹 36,144,146
リンパ節腫大 149
リンパ腫 146
リポ化ステロイド薬 199
リポコルチン 68
リツキシマブ 161
リップマン 4
リウマチ熱（RF） 1,2,40,41,44,175
リウマチ性紫斑病 168
リウマチ性心臓病 177
リウマチ性疾患 2,**10**,37
リウマチ性多発筋痛症 163,185
リウマチ体操 209
リウマチ様関節炎 3
リウマトイド因子 5,35,54,92,94,101,127,136,143,145,149,163,181
リウマトイド因子陰性の関節疾患 38
リウマトイド因子陰性の脊椎関節症 40,41
リウマトイド疹 174
ループ徴候 135
ループス膀胱炎 126
ループス肺臓炎 117
ループス腎炎 113,128,149
ループス腎炎の組織学的分類 118
ループス抗凝固因子 54,121,127,130,169,203
ループス様皮疹 204
レフルノミド 79,81,105,106

レギュラトリーT細胞 19,23
レクチン経路 31,56
レクリエーション 211
レイノー病 45
レイノー現象 36,44,45,119,121,122,128,132,134,135,136,137,140,144,149,210
レトロウイルス 27,143
ロベンザリット 75
ロベンザリットの副作用と対策 78
ロイコトルエン受容体拮抗薬 162
ローズベンガルテスト 143,145
冷却濾過 87
連環状亀頭炎 41
理学療法 182
輪状披裂関節 98
輪状紅斑 176
両側肺門リンパ節腫大 41
類上皮細胞肉芽腫症 187
涙腺機能検査 145
涙点プラグ 146
RA 40,44
　　——亜型 103
　　——治療ガイドライン 103
　　——関節外症状 99
　　——関節症状 97
　　——検査所見 100
　　——主な治療法 103
　　——診断基準 102
RA型 95
RANK 95
RANKL 95
RA細胞 92
RA早期症状 97
Raynaud 4
Raynaud's phenomenon 137
reactive arthritis 182
rebound現象 89,90
Reichstein 5
Reiter's syndrome 182
relapsing polychondritis：RP 184
remitting seronegative symmetrical synovitis with pitting edema 185
rheumatic fever：RF 175
rheumatoid arthritis：RA 3,91
RIアンジオグラフィ 155
RIA（radioimmunoassay）法 52
ribosomal acidic phosphoprotein（P蛋白） 55
RNAポリメラーゼI 54
RNA蛋白 112

Roittの分類 13
ROM 104
Rose 5
RS3PE症候群 185

S

サイトカインネットワーク 26
サイトメガロウイルス 195,196
サイトメガロウイルス感染 130
サイトトキシック 16
サイトトキシック・サプレッサーT細胞（T_{C/S}細胞） 16
サクソンテスト 144,145
サーモグラフィ 59,156
サーモンピンク様 40,43,103
サプレッサー 19
サプレッサー・インデューサーT細胞 27,57
サプレッサーT細胞 16,27
サプリメント 210
サラゾスルファピリジン 74,180
サラゾスルファピリジンの副作用対策とモニタリング 77
サリチル酸剤 207
サルコイド結節内 187
サルコイド心 188
サルコイドーシス 41,44,108,146,161,187
シアル酸 49,100
シデナム氏舞踏病 3
シェーグレン症候群（SjS） 35,41,143
　　——治療 146
　　——合併症 147
　　——診断 146
シェーンライン-ヘノッホ紫斑病 4,35,40,151,168
シクロホスファミド（CY） 84,129,138,142
シクロオキシゲナーゼ 64
シクロスポリン 80,129,138,142,180,183
シンチグラフィ 57,144
シリコン 27,177
シルマーテスト 143,145
シャルコー 3
シュールマン症候群 137
スチル病 174
スパイク状の発熱 103
スーパー抗原 26,111,152

スルファメトキサゾール（SMZ）-トリメトプリム（TMP）（ST）合剤　162,195	生物学的製剤　73,81,104,106,175	心伝導障害　136,182
スルファサラジン　182	生物学的製剤の使用ガイドライン　106	心エコー　155
ステント　184	制御T細胞　23	心炎　176
ステロイド　159,177,185,198	性ホルモン　24,28	心不全　166,169,177
――初回投与量　70	成人発症スチル病　40,174	心外膜炎　99,149,158
――他剤相互作用　70	成人スチル病　43,103	心因性リウマチ　191
――パルス療法　130,158,199	生検による組織学的検査　156	神経型ベーチェット病　179,180
――精神病　72	赤沈亢進　164	神経障害　146
ステロイド薬　5,66,104,137,142,146,158,163,165,168,175,180,184,188	脊椎圧迫骨折　197	心筋　175
――副作用　70	脊椎炎　183	心筋炎　99,119,176
――吸収・代謝　70	脊髄障害　122	真菌感染症　130
――抗炎症作用機序　66	声門下浮腫　185	心筋梗塞　109,130,158,169,171
――生物学的活性　68	仙腸関節炎　182,183	心嚢炎　176
――種類　68	線維芽細胞　95,133	新生児ループス　43,120,204
ストロムライシン　68	線維芽細胞増殖　133	滲出性胸膜炎　99
ストロムライシン1　101	線維筋痛症　191	身体障害福祉制度　213
スワンネック変形　97,122	線維筋痛症の診断基準　191	身体障害者手帳　213
セントロメア型　51,136	線維性炎　191	深在性真菌症　196
セントロメア抗体　133,137	線状皮膚硬化　46	視力障害　154,164,165,181,185,188
セルロプラスミン　49	線状強皮症　134,137	視力低下　179
ソフトサンティア　146	穿孔性強膜軟化症　99	指尖潰瘍　171
ソーセージ様の手指　41	染色体中心体　51	四肢脱力　144
ソーセージ様腫脹　134	染色体異常　207	指趾壊疽　154
作業訓練　104	選択的血管造影　155	肢端硬化　45,149
細胞内シグナル伝達異常　111	選択的ムスカリン薬　72	肢端硬化症　178
細胞内シグナル伝達阻害薬　86	選択的セロトニン再摂取阻害薬　192	疾患標識抗体　53
細胞性免疫　26	先天性完全房室ブロック　120,204	疾患感受性遺伝子　24,62,91,94,110
細胞性免疫型　30	先天性代謝異常症　191	疾患修飾抗リウマチ薬（DMARDs）　73
細胞性免疫検査　57	性染色体異常　28	失明　165,179,188
細胞死　16	精神病群　123	湿布剤　66
細胞浸潤　33	精神神経障害　119,130	失神発作　165
細胞傷害型　29	精神神経症状　122,129	尺側偏位　98,122
細胞周期からみた免疫抑制薬の作用　86	精神症状　122	小唾液腺生検　144
細胞融解　30	精神的安静　104	小動脈瘤　155,158
再発性　38	声帯炎　126	消化管潰瘍　130
再発性アフタ性潰瘍　179	接着分子　32,94,153	消化吸収不良　138
再発性結節性過形成　125	石灰化　134,140	消化吸収障害　135
再発性多発軟骨炎　184	赤血球沈降速度（赤沈）　49	消化性潰瘍　72,197
再発性前房蓄膿性虹彩炎　179	脂肪吸収不全　135	食道下部の拡張　135
催奇形　203,207,208	脂肪織炎　44,184	食道蠕動低下　137
細菌感染　193	紫外線曝露　42	職業訓練　104
細網肉腫　147	紫外線　27	食事療法　209
鎖骨下動脈盗血流症候群　164	紫外線照射　44	漿膜炎　119,149
三環系抗うつ薬　192	紫斑　47	少量アスピリン　203
三叉神経痛　149	子癇前症　202	掌蹠膿疱症　183
酸性核蛋白物質　51	色素沈着　43,46,134	掌蹠膿疱性骨関節炎　183
酸性リン脂質　170	色素沈着性絨毛結節性滑膜炎　39	硝子的変性　113
	色素脱失　43	習慣流産　54,170,174,203
	子宮内胎児死亡（IUFD）　202,203	習慣流産・死産　121
		手根幹症候群　98

手指硬化　45,46,149	──治療　128	トロンビン-アンチトロンビンIII複合
出血斑　44	──合併症　130	体　199
出血性膀胱炎　85	──鑑別診断　127	トシリズマブ　82,105,106
出血性梗塞　44,47	──活動性判定基準　127	多発性筋炎・皮膚筋炎（PM/DM）
出産　111,201,211	──健康度指標（QOL 評価）　127	1,142,200
腫瘍壊死因子　19	──生命予後　130	多発性筋炎（PM）　35,135,138
自然抗体　17	──診断　127	多発性脳梗塞　171
自然流産　171,203	──傷害度の評価　127	多発性単神経炎　99,154,158,159,
自然流産率　202,208	──予後　130	161,163
僧帽弁閉鎖不全　176	──薬剤誘発ループスの相違点	体重免荷　198
巣状系球体腎炎　161	120	胎内発育遅延　202
早期 RA の診断基準　102	slow reacting substance of anaphylaxis	多因子性疾患　61
側頭動脈炎　35,151,163,165,185	（SRS-A）　29	代謝拮抗薬　85
組織障害機序　29	Smith　107	耐糖能異常　197
組織トランスグルタミナーゼ　27	SNSA　183	多環性　42
組織トロンボプラスチン活性　33	SNSA の診断基準　181	多関節　37
水疱　122	Solomon　87	多関節炎，尿道炎　182
水疱形成　128	Sontheimer　118	高安動脈炎　4,35,151,163,165
睡眠障害　191,192	space available for the spinal cord：	高安動脈炎の動脈造影所見　165
水痘-帯状疱疹ウイルス　196	SAC　98	高安右人　4
Sacks　4	speckled pattern（型）　51,136	多形皮膚萎縮　140
SAPHO 症候群　183	spiking fever　40,174	多クローン性　51
SAP kinase　27	SS-A 抗体　143	多クローン性高γ-グロブリン血症
sarcoidosis　187	SS-A（Ro）　111	149
Schönlein　4	SS-B 抗体　143	蛋白漏出性腸症　125
Schönlein-Henoch purpura　168	SS-B（La）　111	単因子遺伝性疾患　61
Scl-70 抗体　133	SSc　40,45,147,148,149,178	単一光子放出型コンピュータ断層撮
SCLE　120	S-S 結合　18	影　59
sclerodactylia　137	Stanley　7	単純疱疹ウイルス　196
SDAI（simplified disease activity	Startin　4	単関節　37
index）　107	Steinbrocker 分類　102	短指症　134
secondary APS　171	Strauss　4,162	多臓器梗塞　119,171,203
self　19	stress-activated protein kinase　27	低分子ヘパリン　173,199
seronegative spondyloarthropathy：	Sweet 病　44	定常部 C　18
SNSA　181	swollen hand, sausage like finger　46	低 K 血症　144
shared epitope　25,94	systemic lupus erythematosus：SLE	低γ-グロブリン血症　196
Sharp　5,147	4,109	糖化ヘモグロビン（HbA$_{1C}$）　72,197
Sharp score　107	systemic sclerosis：SSc　132	糖化アルブミン　72,197
shawl sign　43,140		特発性大腿骨頭壊死症　198
Shulman　137	**T**	特発性血小板減少性紫斑病（ITP）
sicca alone　143		56
sIL-2R　199	タイプIIコラーゲン抗体　184	特発性クリオグロブリン血症　151,
single photon emission computed tomo-	タクロリムス　80,86,105,106,129	168
graphy：SPECT　59	タクロリムスの主な副作用　81	禿頭　46
Sir Benjamin Collins Brodie　3	ツベルクリン反応　57,188,210	糖尿病　197
Sjögren's syndrome：SjS　143	テストステロン　28	鳥の様相　134
SLE B 細胞　111	トキソイド　210	突然死　124,150,169
SLEDAI（SLE-disease activity	トキソプラズマ症　139	痛風　3,39,40,190
index）　127	トレランス　16,19	痛風結節　39,191
SLE　40,41,44,111,147,149	トロホブラスト基底膜　202	通常型間質性肺炎（UIP）　117
──病型分類　117	トロンビン　32	爪の変形　183

爪の異常　46
蛍光抗体間接法　51
Takayasu arteritis　165
TCRαβ　111
TCRγδ　111
TCRζ　24
TCRζ鎖遺伝子　110
teleangiectasia　137
telescoped sediment　122
temporal arteritis　163
TGF-β　26,27
Th0細胞　21
Th1　16,21
Th1細胞　21,57,143
Th1サイトカイン　202
Th2　16
Th2細胞　21,26,57
Th2サイトカイン　202
Th3細胞　27
Th17　26
Thibierge-Weissenbach症候群　134
thumb printing　158
thymus-derived　15
TNF　18,19,33,94,95
TNF-2対立遺伝子　110
TNF阻害薬　105,194,201
TNF阻害薬のリスク　83
TNF-α　81,112,153,174,199
TNF-α阻害薬の構造　82
TNF-β　23,26
tophus　191
transforming growth factor(TGF)-β　133
Tリンパ球　30
T細胞　15,22,111
T細胞非依存性抗原　22
T細胞抗原レセプター（TCR）　16
T細胞レセプター　20
TXA₂　33
type 1コラーゲン　133

U

ウェーバー・クリスチャン病　44,188
ウェゲナー肉芽腫症（WG）　4,37,151,160
ウェルナー症候群　136
ウイリアム　4
ウイルス　139
ウイルス関連蛋白　26,112
ウイルス感染　193
ウイルス性　40
ウイルス説　112
ウロキナーゼ　173
うつ状態　122
うっ血性心不全　154
打ち抜き像　191
運動療法　138,209
U1-RNP　5
U1-RNP抗体　147,148,150
Unverricht　4

V

VCAM-1　153
V-D-J結合　18
Virchow　4
virus-associated vasculitis　152
Visser　102
V-J結合　18
VLA-4-VCAM-1　94
von Willebrand因子（vWF）　33

W

ワイヤーループ像　115
ワルファリン療法　174
ワッセルマン反応　5
ワッセルマン反応偽陽性　36,54,127
ワッセルマン反応生物学的偽陽性　121,169
わし手　134
Waaler　5
Wagner　4
Wallace　87
Warner　5
Weber-Christian disease　188
Wegener　4
Wegener granulomatosis：WG　150,160,161
WHO分類　115
William　4
Wolfe F　192

X

X染色体　28

Y

薬物　27
薬剤性ループス　53
薬剤誘発性　152
薬剤誘発性ループス　27,111,119,127
予防接種　210
溶血性貧血　49,126,130,204
抑制性T細胞　23
抑うつ　123
抑うつ状態　191
溶連菌抗体価　176
葉酸代謝拮抗薬　79
陽性荷電抗dsDNA抗体　113
遊走性　38
遊走性慢性紅斑　40

Z

ザックス　4
坐剤　66
蠕動低下　135
全身リンパ節放射線照射療法　87
全身性動脈炎型　106
全身性エリテマトーデス（SLE）　1,35,109
全身性皮膚硬化型　134
全身性硬化症の治療　137
全身性硬化症の診断　136
全身性硬化症（SSc）（強皮症）　1,4,35,111,132,134,178
全身性ループスエリテマトーデス　4
全身的安静　104
喘息発作　163
前庭聴覚障害　157
舌小帯の短縮　48,135
臓器梗塞　154,159
臓器レイノー　45,135
続発性アミロイドーシス　106
続発性APS　171
頭痛　165,185,191

著者 略歴	橋本 博史　　HIROSHI HASHIMOTO

昭和 39 年 (1964)	3 月	順天堂大学医学部卒業
昭和 44 年 (1969)	3 月	順天堂大学大学院医学研究科（内科学）修了
昭和 47 年 (1972)	7 月	順天堂大学膠原病内科講座（医局長）
昭和 55 年 (1980)	2 月	同上　助教授
昭和 55 年 (1980)	9 月	UCLA Los Angeles 校，リウマチ科　留学 （指導；Prof. E. V. Barnett）
平成 6 年 (1994)	5 月	順天堂大学膠原病内科学講座教授
平成 14 年 (2002)	4 月	順天堂大学附属順天堂越谷病院院長（併任）
平成 17 年 (2005)	4 月	順天堂大学附属順天堂越谷病院院長， 順天堂大学名誉教授
平成 19 年 (2007)	3 月	順天堂大学附属順天堂越谷病院院長退任
	7 月	医療法人社団愛和会理事長， 馬事公苑クリニック院長

賞罰：
昭和 63 年度　日本リウマチ学会賞　受賞
平成 7 年度　日本リウマチ財団・日本チバガイギー「リウマチ賞」受賞

専攻領域：膠原病・リウマチ学
所属学会：日本内科学会（認定内科医，功労会員），日本リウマチ学会（認定専門医，指導医，評議員），日本リウマチ財団（評議員），日本アレルギー学会評議員（認定専門医，功労会員），日本腎臓学会（認定専門医，指導医，功労会員），日本再生炎症学会（功労会員），日本脈管学会（評議員），日本アフェレーシス学会（評議員），Member of American College of Rheumatology, 他。
そ の 他：元厚生省特定疾患難治性血管炎調査研究班班長，元厚生労働省厚生科学免疫疾患の合併症と治療に関する研究班班長，元ヒューマンサイエンス研究事業 ANCA 関連血管炎の本邦/欧州間での臨床疫学調査および診断薬と治療法に関する研究　主任研究者，第 45 回日本リウマチ学会会長（2001.5），他。

ⓒ2009　　　　　　　　　　　　　　第 1 版発行　2009 年 4 月 25 日

新・膠原病教室

（定価はカバーに表示してあります）

検印省略	著者	橋本 博史 (はしもと ひろし)
	発行者	服部 治夫
	発行所	株式会社 新興医学出版社

〒113-0033 東京都文京区本郷 6 丁目 26 番 8 号
電話 03(3816)2853　　FAX 03(3816)2895

印刷　三報社印刷株式会社　　ISBN 978-4-88002-673-2　　郵便振替 00120-8-191625

・本書および CD-ROM（Drill）版の複製権・翻訳権・譲渡権・公衆送信権（送信可能化権を含む）は株式会社新興医学出版社が保有します。
・JCLS 〈㈱日本著作出版権管理システム委託出版物〉
本書の無断複写は著作権法上での例外を除き禁じられています。複写される場合はその都度事前に㈱日本著作出版権管理システム（電話 03-3817-5670，FAX 03-3815-8199）の許諾を得てください。